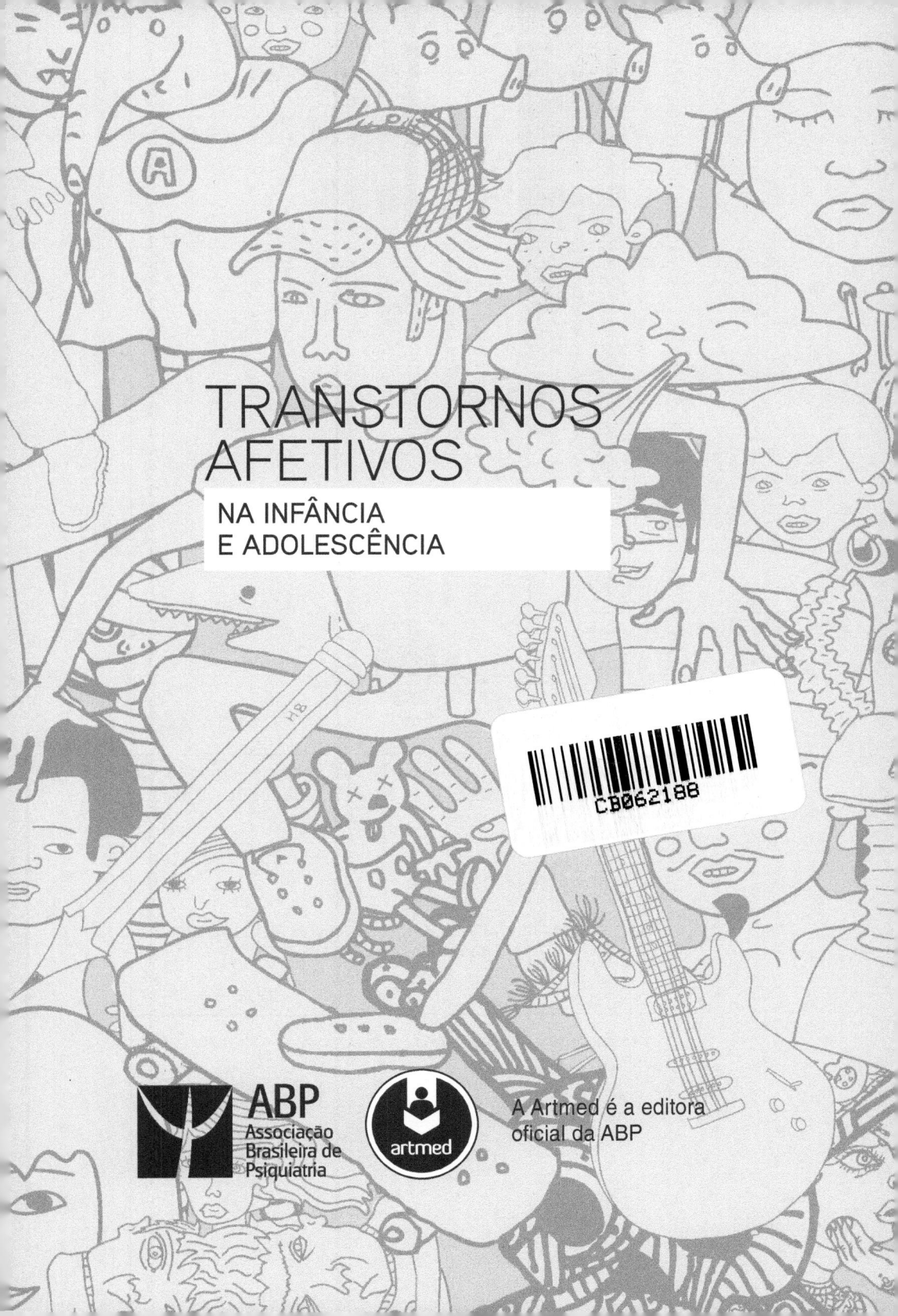

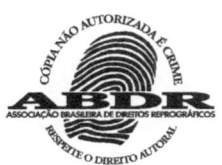

T772 Transtornos afetivos na infância e adolescência : diagnóstico e tratamento / Lee Fu-I ... [et al.].– Porto Alegre : Artmed, 2012.
375 p. ; 23 cm.

ISBN 978-85-363-2619-1

1. Psiquiatria infantil. 2. Transtorno afetivo. 3. Transtorno bipolar. 4. Depressão. I. Fu-I, Lee.

CDU 616.89-053.3/.6

Catalogação na publicação: Ana Paula M. Magnus – CRB 10/2052

LEE FU-I
MIGUEL ANGELO BOARATI
ANA PAULA FERREIRA MAIA E COLABORADORES

TRANSTORNOS AFETIVOS
NA INFÂNCIA E ADOLESCÊNCIA

DIAGNÓSTICO E TRATAMENTO

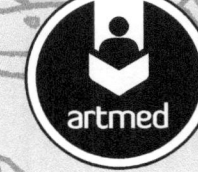

2012

© Artmed Editora S.A., 2012

Capa
Paola Manica

Preparação do original
Jeferson Mello Rocha e Adriana Lehmann Haubert

Editora Sênior – Biociências
Cláudia Bittencourt

Projeto e editoração
Armazém Digital® Editoração Eletrônica – Roberto Carlos Moreira Vieira

Reservados todos os direitos de publicação, em língua portuguesa, à
ARTMED® EDITORA S.A.
Av. Jerônimo de Ornelas, 670 – Santana
90040-340 – Porto Alegre, RS
Fone: (51) 3027-7000 Fax: (51) 3027-7070

É proibida a duplicação ou reprodução deste volume, no todo ou em parte, sob quaisquer formas ou por quaisquer meios (eletrônico, mecânico, gravação, fotocópia, distribuição na Web e outros), sem permissão expressa da Editora.

SÃO PAULO
Av. Embaixador Macedo Soares, 10.735 – Pavilhão 5
Cond. Espace Center – Vila Anastácio
05095-035 – São Paulo, SP
Fone: (11) 3665-1100 Fax: (11) 3667-1333

SAC 0800 703-3444 – www.grupoa.com.br

IMPRESSO NO BRASIL
PRINTED IN BRAZIL
Impresso sob demanda na Meta Brasil a pedido de Grupo A Educação.

Ao meu pai, que me contava histórias e lendas da China antiga, que me motivou a gostar de ler e de escrever, que me convenceu de que posso ser a melhor no que eu quero fazer e que chorou quando colocou suas mãos em meu primeiro livro.
À minha mãe, que sabia segredos das moléculas e me falava da importância de leis da física, que gostava de montar robôs para meu filho brincar, que acreditava que podia me proteger das maldades do mundo e que me fez a cópia da sua imagem.
Aos meus pacientes e seus pais, que me ensinaram as histórias de suas vidas.

Lee Fu-I

Aos meus avós, que logo na minha chegada me acolheram e me protegeram.
À tia Mabi e à tia Olivia, que sempre foram para mim exemplo de força, coragem e dedicação.
A todas as crianças e jovens que cruzaram o meu caminho e formaram o profissional que sou hoje.
Muito obrigado a todos vocês.

Miguel Angelo Boarati

Aos meus pais, a base de muitos caminhos.
Aos meus irmãos, amores incondicionais.
Ao Alexandre, pelo carinho e apoio imensuráveis.
A Sabrina, pela parceria impecável.
Aos pacientes, razão deste trabalho.

Ana Paula Ferreira Maia

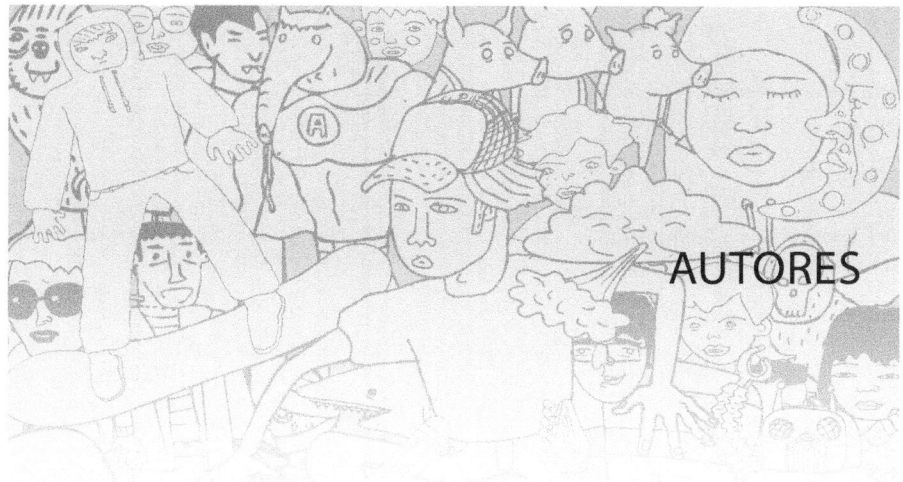

AUTORES

Lee Fu-I
Psiquiatra da Infância e Adolescência. Doutora em Medicina pela Faculdade de Medicina da Universidade de São Paulo (FMUSP). Médica Supervisora do Serviço de Psiquiatria da Infância e da Adolescência (SEPIA) e responsável pelo Programa de Atendimento aos Transtornos Afetivos (PRATA) do Instituto de Psiquiatria do Hospital das Clínicas da Faculdade de Medicina da Universidade de São Paulo (IPq-HCFMUSP).

Miguel Angelo Boarati
Psiquiatra da Infância e Adolescência. Médico Assistente do Serviço de Psiquiatria da Infância e Adolescência (SEPIA). Coordenador do Ambulatório do Programa de Atendimento aos Transtornos Afetivos da Infância e Adolescência (PRATA) do IPq-HCFMUSP. Coordenador do Hospital Dia Infantil (HDI) do IPq-HCFMUSP.

Ana Paula Ferreira Maia
Psiquiatra da Infância e da Adolescência. Médica Pesquisadora no Programa de Atendimento aos Transtornos Afetivos do Serviço de Psiquiatria da Infância e da Adolescência (PRATA-SEPIA) do Instituto de Psiquiatria do Hospital das Clínicas da Faculdade de Medicina da Universidade de São Paulo (IPq-HCFMUSP).

Adriana Dias Barbosa Vizzotto
Terapeuta Ocupacional. Mestranda no Departamento de Psiquiatria da FMUSP. Aprimoramento em Terapia Ocupacional Psiquiátrica pela Faculdade de Medicina de Ribeirão Preto da USP e Especialização em Terapia Ocupacional Dinâmica pelo Centro de Estudos de Terapia Ocupacional (CETO). Supervisora Suplente do Programa de Aprimoramento de Terapia Ocupacional em Saúde Mental, Terapeuta Ocupacional do SEPIA e Colaboradora do Programa Esquizofrenia (PROJESQ), IPq-HCFMUSP.

Adriane Bacellar Duarte Lima
Psicóloga. Especialista em Psicologia Hospitalar pelo Conselho Federal de Psicologia. Coordenadora e Supervisora do Curso de Aprimoramento e Especialização do Serviço de Psicologia do IPq-HCFMUSP. Psicóloga do Serviço de Psicologia e do Centro de Reabilitação e Hospital Dia (CRHD) do IPq-HCFMUSP.

Autores

Ana Rosa Silveira Cavalcanti
Psiquiatra da Infância e Adolescência. Pesquisadora do PRATA-SEPIA.

Beny Lafer
Psiquiatra. Doutor e Livre-docente em Psiquiatria pela FMUSP. Professor Associado do Departamento de Psiquiatria da FMUSP. Coordenador do Programa de Pós-graduação em Psiquiatria e do Programa de Transtorno Bipolar (PROMAN) do IPq-HCFMUSP.

Claudia Paula Leicand
Psicóloga. Psicanalista pelo Instituto Sedes Sapientiae. Terapeuta Familiar pela Associação Paulista de Terapia Familiar (APTF). Membro Titular da Associação Brasileira de Terapia Familiar (ABRATEF). Colaboradora do Núcleo de Terapia Familiar no SEPIA--IPq-HCFMUSP.

Cristiana Castanho de Almeida Rocca
Psicóloga. Mestre e Doutora em Ciências pela FMUSP. Supervisora do Serviço de Psicologia e Neuropsicologia do IPq-HCFMUSP. Psicóloga Colaboradora no PROMAN, no PRATA e no Ambulatório do Transtorno do Déficit de Atenção/Hiperatividade na Infância do IPq-HCFMUSP.

Daniela Rothschild
Psicóloga Clínica de Crianças e Adolescentes pelo Instituto Sedes Sapientiae. Terapeuta Familiar pela APTF. Membro Titular da ABRATEF. Colaboradora do Núcleo de Terapia Familiar do SEPIA-IPq-HCFMUSP.

Erika Bispo de Azevêdo
Neuropsicóloga. Psicóloga Colaboradora do PRATA-IPq-HCFMUSP.

Francy de Brito Ferreira Fernandes
Psicóloga e Neuropsicóloga. Mestranda em Psiquiatria na FMUSP. Colaboradora do Programa de Reabilitação Cognitiva e Treino de Habilidades Sociais do Serviço de Psicologia e Neuropsicologia do IPq-HCFMUSP.

Geraldo Busatto Filho
Psiquiatra. Doutor em Psiquiatria pela University of London, Inglaterra. Professor Associado do Departamento de Psiquiatria da FMUSP. Coordenador do Núcleo de Neurociência Aplicada da USP e do Laboratório de Neuroimagem em Psiquiatria (LIM21) do HCFMUSP.

Jonia Lacerda Felício
Psicóloga. Doutora em Psicologia Clínica pela IPUSP. Diretora do Serviço de Psicologia e Neuropsicologia do IPq-HCFMUSP. Supervisora Clínica no SEPIA. Coordenadora do Curso de Psicologia São Camilo.

Marcelo Biondo
Médico. Residente em Psiquiatria da Infância e da Adolescência no IPq-HCFMUSP.

Maria Cecília Lopes-Conceição
Neuropediatra e Médica do Sono. Doutora em Ciências pela USP-EPM. Pesquisadora Colaboradora do PRATA-SEPIA do IPq-HCFMUSP.

Maria Eugênia Mesquita
Psiquiatra. Doutora em Ciências pela UNIFESP-EPM. Colaboradora do Programa de Atendimento e Pesquisa em Violência (PROVE).

Marilia Yokota
Psicóloga Clínica. Doutora em Psiquiatria pela FMUSP. Mestre em Psicologia Clínica pela Regis University, Denver, Estados Unidos. Especialista em Psicologia Junguiana pelo C. G. Jung Institut, Zurique, Suíça. Colaboradora no PRATA-IPq-HCFMUSP.

Marina Tobias de Aguiar
Psicóloga. Psicanalista em formação no Instituto Sedes Sapientiae. Colaboradora do Programa de Atenção à Mulher Dependente Química (PROMUD), IPq-HCFMUSP.

Sabrina Amaro Vianna
Psicóloga Clínica. Psicóloga Pesquisadora do PRATA-SEPIA-HCFMUSP.

Sheila C. Caetano
Psiquiatra. Doutora em Psiquiatria pela USP. Colaboradora do Programa de Transtorno Bipolar (PROMAN) e do Laboratório de Neuroimagem em Psiquiatria (LIM21) do HCFMUSP. Médica Assistente do SEPIA-IPq-HCFMUSP.

Telma Pantâno
Fonoaudióloga e Psicopedagoga. Mestre e Doutora em Ciências pela FMUSP. Master em Neurociências pela Universidade de Barcelona, Espanha. Pós-doutora em Psiquiatria pelo IPq-HCFMUSP. Professora e Coordenadora dos Cursos de Neurociências do CEFAC – Saúde e Educação.

Yuan-Pang Wang
Psiquiatra. Mestre e Doutor em Psiquiatria pelo Departamento de Psiquiatria da FMUSP. Professor do Programa de Pós-graduação do Departamento de Psiquiatria da FMUSP.

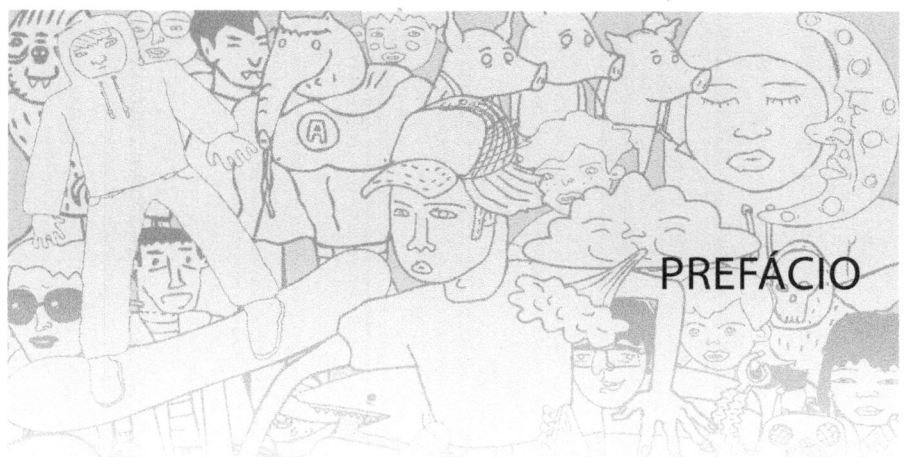

PREFÁCIO

Os transtornos afetivos englobam um grupo heterogêneo de patologias psiquiátricas que incluem as síndromes do espectro das depressões e todas as formas do chamado espectro bipolar. A característica comum a todas essas síndromes clínicas é a perturbação do humor, que nem sempre fica tão evidente em suas manifestações psicopatológicas, que confundem o especialista quando há a predominância de outros sintomas e sinais, como a presença de psicose, ansiedade, perturbações psicomotoras, nas formas mistas, ou quando há a predominância de sintomas das comorbidades, que são muito frequentes.

A doença se manifesta em várias etapas do ciclo da vida e, principalmente, na fase de desenvolvimento da pessoa, isto é, na infância e adolescência, representa um ponto importante para o clínico, particularmente na identificação de indivíduos suspeitos e portadores já com manifestações clínicas, mesmo que não típicas do transtorno. Assim, o grande desafio é identificar precocemente as pessoas que virão a desenvolver a doença para promover prevenção primária e, naqueles com a doença manifesta, prevenção secundária.

Este livro, organizado pelos doutores Lee Fu-I, Miguel Angelo Boarati e Ana Paula Ferreira Maia, conta com a colaboração de respeitáveis clínicos e pesquisadores. A obra está direcionada principalmente para o transtorno bipolar em crianças e adolescentes, o que a torna muito atual. Como sabemos, esse transtorno é potencialmente devastador, sendo a sexta maior causa de incapacidade em adultos jovens, e seu diagnóstico e tratamento são, muitas vezes, difíceis. Apesar de não conhecermos toda sua fisiopatologia, os autores discorrem sobre os avanços no conhecimento de suas bases clínicas, neurobiológicas e psicológicas, bem como a respeito da atualização sobre terapêutica, discutindo conceitos teóricos, informações atuais e considerando as diretrizes terapêuticas.

Ricardo A. Moreno
Professor Doutor do Departamento
e Instituto de Psiquiatria do HCFMUSP
Programa de Transtornos Afetivos (GRUDA)
Presidente da Associação Brasileira
de Transtorno Bipolar (ABTB)

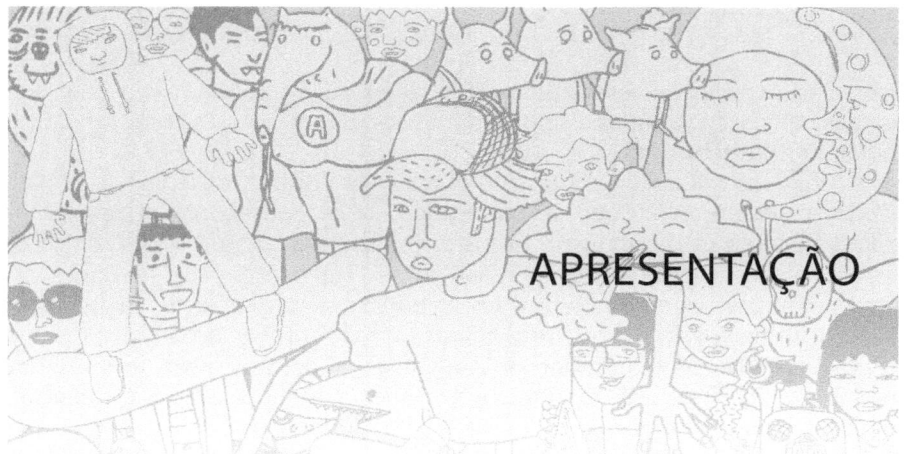

APRESENTAÇÃO

A identificação de novos casos do transtorno bipolar em crianças e adolescentes tem aumentado significativamente nos últimos anos e ganha cada vez mais importância entre os profissionais da área da saúde mental. Ao mesmo tempo, têm crescido exponencialmente as evidências científicas que auxiliam os clínicos e os profissionais da equipe especializada e multidisciplinar na decisão acerca do diagnóstico e da terapêutica desse transtorno em crianças e adolescentes.

O transtorno bipolar nessa faixa etária apresenta diversas particularidades quando comparado com quadros de início na idade adulta. Como indivíduos em desenvolvimento, crianças e adolescentes têm inúmeras características próprias, representando uma prioridade na assistência em saúde mental. O diagnóstico e o tratamento precoces de transtornos mentais nesse período podem propiciar um prognóstico mais favorável, com impacto direto na idade adulta.

Este livro representa uma leitura indispensável para pesquisadores e clínicos que se dedicam à área de saúde mental voltada à população jovem. Dividido em cinco seções, aborda desde a conceitualização e a epidemiologia até a apresentação clínica, o diagnóstico e a atualização acerca das bases neurobiológicas, com ênfase em tópicos-chave na área, como estudos genéticos, de neuroimagem e de ritmos biológicos. Também os aspectos psicológicos, a linguagem, a aprendizagem e os fatores psicossociais são descritos. Por fim, o livro aborda a terapêutica disponível, tanto farmacológica como psicoterápica. Sua organização permite ao leitor uma visão sobre os conceitos vigentes e as pesquisas atuais, de forma integrada. Os autores apresentam conceitos atuais de modo conciso, trazendo evidências científicas por meio da descrição dos principais estudos e do "estado da arte" na área.

Como coordenadores do Programa de Atendimento de Transtornos Afetivos da Infância e Adolescência (PRATA) do Instituto de Psiquiatria do Hospital das Clínicas da Faculdade de Medicina da Universidade de São

Paulo, os organizadores deste livro são referências nacionais na área e têm extensa experiência na assistência a crianças e adolescentes com transtorno bipolar e suas famílias.

Como estudioso do transtorno bipolar em adultos, observo, na prática clínica e pesquisas na área, a importância do diagnóstico e do tratamento adequados em casos de início precoce, prevenindo, muitas vezes, os casos associados a pior prognóstico na idade adulta. Um bom manejo no início certamente impactará de forma positiva no curso e no prognóstico desses casos.

A formação de novos profissionais, aptos a prover assistência, ensino e pesquisa, tem trazido importantes avanços na área. A intervenção, nesse momento crítico do ciclo vital que é a infância e a adolescência, é essencial, tendo impacto considerável na idade adulta, podendo prevenir um grau significativo de disfunção na idade adulta.

Este livro de Fu-I, Boarati, Maia e colaboradores também destaca a interface entre o transtorno bipolar na infância e adolescência, estilo de vida e estímulos ambientais, bem como seu impacto direto no processo adaptativo nos contextos social e familiar.

Com tudo isso, esta obra será de grande utilidade para auxiliar no entendimento dessa doença devastadora, que, mesmo com importantes avanços recentes, ainda gera demasiado sofrimento para o indivíduo e sua família, causando significativo impacto no funcionamento global, na qualidade de vida, nas interações com a família e a sociedade.

Rodrigo Machado-Vieira
*Professor da Pós-graduação em Psiquiatria,
Faculdade de Medicina, Universidade de São Paulo
Pós-doutor em Psiquiatria pelo Instituto Nacional
de Saúde Mental – NIMH-NIH, Estados Unidos
Ex-conselheiro da Sociedade Internacional para
o Transtorno Bipolar (ISBD), Estados Unidos*

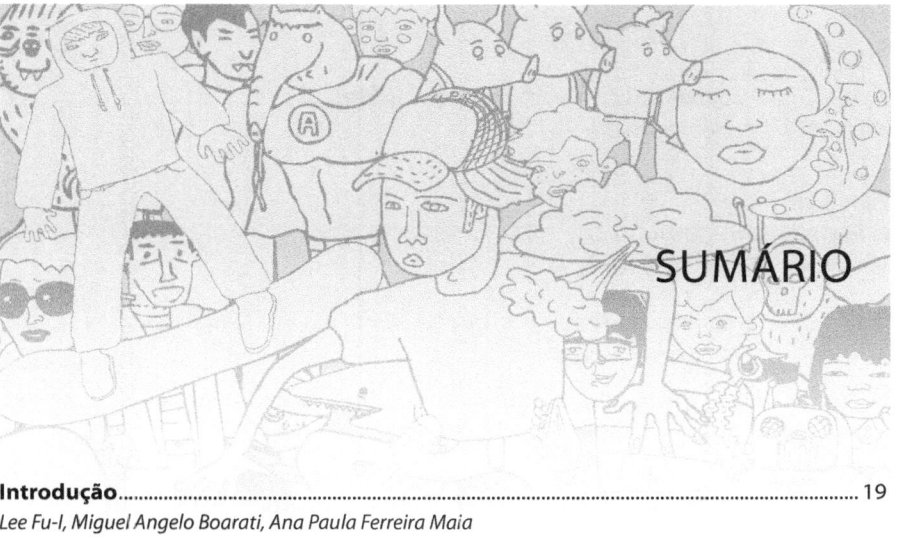

SUMÁRIO

Introdução 19
Lee Fu-I, Miguel Angelo Boarati, Ana Paula Ferreira Maia

Parte I
CONCEITOS, ASPECTOS HISTÓRICOS E EPIDEMIOLÓGICOS

1 Aspecto histórico e evolução nosológica do transtorno
bipolar na infância e na adolescência 25
Lee Fu-I

2 Epidemiologia do transtorno bipolar na infância e na adolescência 38
Marcelo Biondo, Miguel Angelo Boarati, Yuan-Pang Wang

Parte II
ASPECTOS CLÍNICOS E O DIAGNÓSTICO DOS TRANSTORNOS AFETIVOS NA INFÂNCIA E NA ADOLESCÊNCIA

3 Depressão na infância e na adolescência 63
Ana Paula Ferreira Maia

4 Mania, hipomania e transtorno bipolar
na infância e na adolescência 78
Lee Fu-I

5 Curso da doença e padrão de ciclagem
em transtorno bipolar de início precoce 97
Ana Rosa Silveira Cavalcanti, Lee Fu-I

6 Avaliação para diagnóstico de transtorno bipolar
na infância e na adolescência 117
Ana Paula Ferreira Maia, Miguel Angelo Boarati, Lee Fu-I

7 Comorbidades no transtorno bipolar de início precoce..................................137
Miguel Angelo Boarati

Parte III
ASPECTOS NEUROBIOLÓGICOS DOS TRANSTORNOS AFETIVOS NA INFÂNCIA E NA ADOLESCÊNCIA

8 Estudos genéticos de transtorno bipolar na infância e na adolescência..............169
Maria Cecília Lopes-Conceição

9 Neuroimagem em crianças e adolescentes com transtorno bipolar....................180
Sheila C. Caetano, Geraldo Busatto Filho, Beny Lafer

10 Distúrbios de ritmos biológicos e aspectos dos distúrbios do sono associados à depressão e ao transtorno bipolar com início na infância e na adolescência..198
Maria Eugênia Mesquita, Maria Cecília Lopes-Conceição

Parte IV
ASPECTOS PSICOLÓGICOS, DE LINGUAGEM, APRENDIZAGEM E PSICOSSOCIAIS

11 Avaliação psicodinâmica do transtorno bipolar na infância e na adolescência..221
Sabrina Amaro Vianna, Jonia Lacerda Felício

12 Processos e distúrbios de aprendizagem e de linguagem no transtorno bipolar de início precoce..234
Telma Pantâno

13 Situações psicossociais anormais associadas ao transtorno bipolar na infância e na adolescência.......................................248
Ana Rosa Silveira Cavalcanti, Lee Fu-I

Parte V
ABORDAGENS TERAPÊUTICAS

14 Planejamento terapêutico e tratamento psicofarmacológico da depressão e do transtorno bipolar na infância e na adolescência.....................267
Miguel Angelo Boarati, Ana Paula Ferreira Maia, Lee Fu-I

15 Tratamento psicoterápico...295
Ana Rosa Silveira Cavalcanti, Sabrina Amaro Vianna

16 Psicoterapia de família..310
Claudia Paula Leicand, Marina Tobias de Aguiar, Daniela Rothschild

17 Reabilitação neuropsicológica no transtorno bipolar
de início na infância e na adolescência 326
*Cristiana Castanho de Almeida Rocca, Francy de Brito Ferreira Fernandes,
Erika Bispo de Azevêdo*

18 Arteterapia e intervenção psicoeducacional 345
Marilia Yokota, Sabrina Amaro Vianna

19 Hospital-dia 355
Adriane Bacellar Duarte Lima, Adriana Dias Barbosa Vizzotto

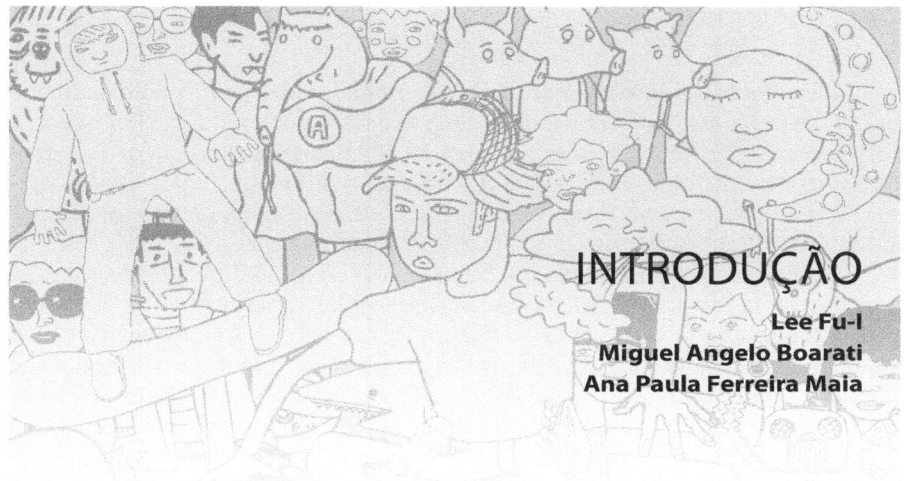

INTRODUÇÃO

Lee Fu-I
Miguel Angelo Boarati
Ana Paula Ferreira Maia

O crescente interesse no que se refere a compreender e trabalhar com os transtornos afetivos na infância e na adolescência não é algo recente. Inicialmente, esse foi um campo prioritário da psicanálise, segundo a qual o desenvolvimento psicossexual e a formação das relações objetais, com resolução ou não das diferentes fases desse processo, determinavam o surgimento de sintomas e, futuramente, de quadros depressivos na vida adulta. Não obstante, a ocorrência de transtornos afetivos em crianças era considerada improvável devido à imaturidade do ego e do superego.

Hoje, observa-se que mesmo crianças muito pequenas podem desenvolver quadros de humor semelhantes aos de adultos. É óbvio que esses são quadros mais raramente descritos, sobretudo porque sua expressão clínica dependerá da fase do desenvolvimento em que o indivíduo se encontra. No entanto, os prejuízos decorrentes da presença muito precoce de quadros de mania e depressão em crianças, tanto no desenvolvimento emocional e cognitivo quanto em aspectos mais específicos, como linguagem, aprendizagem formal (alfabetização), sociabilidade e autopercepção, são detectados desde o início.

Os critérios operacionais existentes no *Manual diagnóstico e estatístico de transtornos mentais* (DSM), da American Psychiatric Association (APA), e na *Classificação Internacional das Doenças* (CID), da Organização Mundial da Saúde (OMS), apesar de não específicos, nortearam positivamente o diagnóstico precoce de quadros de transtornos do humor na infância e adolescência. As futuras revisões desses manuais propõem critérios mais direcionados para essas faixas etárias, consolidando os quadros clínicos já estabelecidos, bem como possibilitando a detecção de grupos de risco e quadros que estejam no espectro da doença afetiva.

O desenvolvimento das neurociências também tem contribuído de forma significativa na avaliação dos fatores de proteção e dos prejuízos neurodesenvolvimentais das doenças mentais. Polimorfismos genéticos, neuroimagem (estrutural e funcional), alterações de ritmo circadiano, perfil neuropsicológico, entre outros, podem fornecer dados preciosos sobre as perdas associadas à depressão e ao transtorno bipolar de início precoce.

Outra questão é o aspecto psicodinâmico, sendo fundamental compreender como uma criança ou um adolescente adoecidos experimentam e elaboram situações próprias e esperadas ao longo da vida, como a perda e a frustração, e o que pode ser realizado para auxiliá-los a seguir um caminho mais saudável.

Por fim, os estressores psicossociais também estão presentes nesse contexto, considerando sua importância no desenvolvimento e agravamento dos transtornos do humor na infância e adolescência, antecipando o surgimento de sintomas depressivos e/ou maniformes em muitos anos.

O Programa de Atendimento aos Transtornos Afetivos (PRATA) do Serviço de Psiquiatria da Infância e Adolescência (SEPIA) do Instituto de Psiquiatria (IPq) do Hospital das Clínicas da Faculdade de Medicina da Universidade de São Paulo (HCFMUSP) foi idealizado e criado há mais de 20 anos pela doutora Lee Fu-I, em um período em que o interesse e o conhecimento a respeito dos transtornos afetivos nessa faixa etária eram ainda pouco significativos. Nesse tempo, muita experiência foi acumulada ao se cuidar de centenas de crianças e adolescentes com diferentes quadros de humor, desde os mais típicos até os mais inespecíficos, associados a comorbidades diversas e a outros fatores agravantes, como problemas sociais e, por vezes, legais.

Muitos residentes em psiquiatria da infância e adolescência, bem como outros profissionais não médicos ligados ao atendimento da criança e do adolescente, puderam, nesses anos, aprender e ensinar por meio do contato direto com os pacientes. A constante troca entre profissionais e a possibilidade de investigação e implementação de técnicas terapêuticas possibilitaram que muita experiência fosse acumulada, sendo o PRATA, hoje, fonte de dados de pesquisa de relevância significativa.

Em 2005, foi realizado o primeiro Simpósio Nacional sobre Transtorno Bipolar na Infância e Adolescência, com a participação de importantes nomes ligados ao estudo e assistência à criança e adolescente bipolar, principalmente do SEPIA e outros serviços. Esse trabalho gerou a compilação de material escrito que foi publicado dois anos depois, como o primeiro livro de circulação nacional sobre o assunto. Isso pode ser considerado um marco, pois a literatura específica sobre transtornos afetivos na infância e adolescência é bastante restrita, sendo necessário recorrer a artigos estrangeiros.

A partir da boa receptividade a esse livro, surgiu a oportunidade de agregar outros profissionais de referência em um novo trabalho, dessa vez em parceria com a Artmed, sendo lançado, em 2009, o livro *Transtorno bipolar na infância e adolescência: aspectos clínicos e comorbidades*, cujo principal desafio foi tratar a dificuldade diagnóstica associado ao transtorno bipolar de início precoce e sua associação com diferentes patologias psiquiátricas e clínicas. Nesse livro também foi destacada a importância das intervenções multidisciplinares, como a psicológica e a psicopedagógica, associadas ao tratamento farmacológico. O resultado foi bastante satisfatório, sendo o livro utilizado tanto na formação de novos profissionais como na atualização daqueles já em atividade.

Considerando a atualização neurocientífica e a evolução nosológica do transtorno bipolar de início precoce, tornou-se necessário complementar o trabalho realizado em 2009, assim como resgatar parte do que havia sido compilado no primeiro livro produzido. Daí surgiu a ideia deste novo livro: abordar de maneira aprofundada os transtornos afetivos na infância, incluindo quadros de depressão unipolar, além de novos dados de neurociências (sono, cronobiologia, genética, neuroimagem) e outras abordagens terapêuticas (como terapia familiar, psicoeducacional e reabilitação neurocognitiva), além das abordagens já estabelecidas, como a psicofarmacológica e psicoterápica, considerando especificidades dos transtornos afetivos de início precoce. Foi a partir dessa ideia principal que teve início este *Transtornos afetivos na infância e adolescência*.

Para tornar este livro uma realidade, além da confiança e do apoio editorial da Artmed, foi necessário também o esforço dos diversos colaboradores que apoiaram a proposta com grande empenho.

Os casos clínicos que ilustram vários capítulos deste livro dividem com o leitor o desafio diário que é diagnosticar e tratar essa condição clínica nessa faixa etária. Também ilustram a necessidade sempre presente de uma visão multiprofissional e individualizada para cada caso, visto que o sucesso ou insucesso pode depender, entre vários fatores, da leitura feita sobre os diversos aspectos que compõem a complexidade dos transtornos afetivos na infância e adolescência.

Tendo isso em vista, é preciso agradecer a todos os colaboradores, tanto do livro como do PRATA e do SEPIA, que possibilitaram que esta obra retratasse a realidade desse serviço e que, de alguma forma, venha a auxiliar na prática clínica e no ensino pelo País afora.

Um agradecimento especial também é devido aos pacientes e suas famílias, que vivenciam muitos momentos de dúvida e angústia e dividem suas experiências pessoais associadas ao desenvolvimento da depressão e do transtorno bipolar.

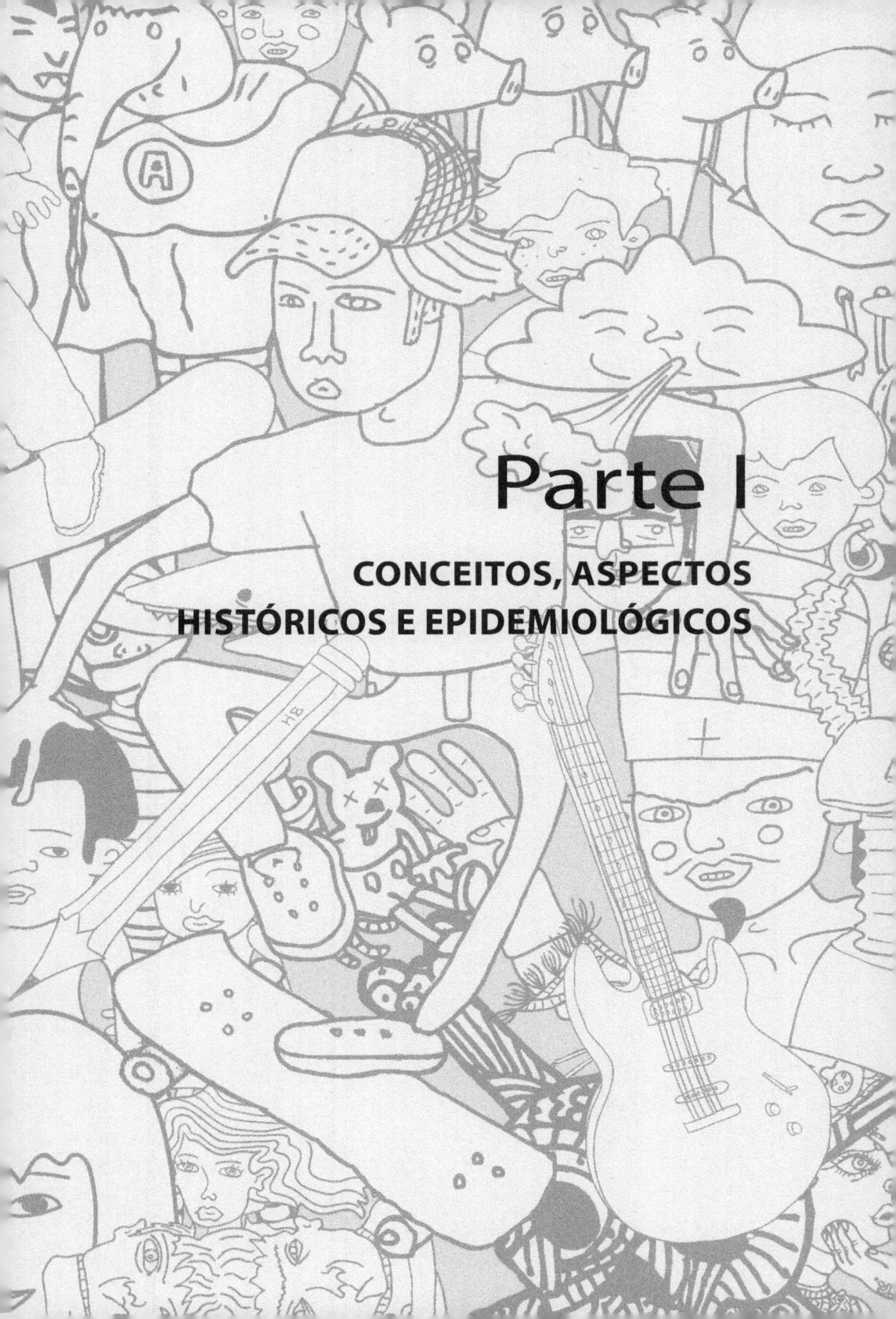

Parte I

CONCEITOS, ASPECTOS HISTÓRICOS E EPIDEMIOLÓGICOS

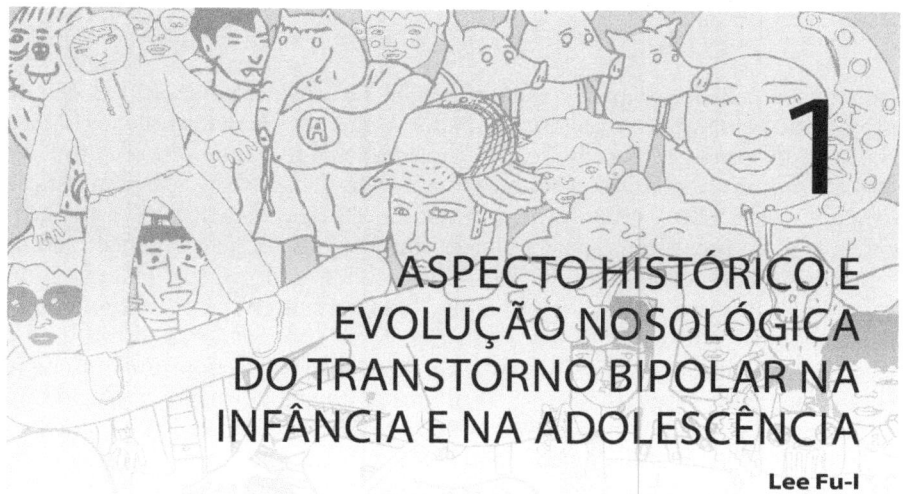

1
ASPECTO HISTÓRICO E EVOLUÇÃO NOSOLÓGICA DO TRANSTORNO BIPOLAR NA INFÂNCIA E NA ADOLESCÊNCIA

Lee Fu-I

O transtorno bipolar (TB) é uma doença mental caracterizada por recorrência de períodos de depressão e de euforia/mania.[1-3] A maioria dos adultos com TB relata o início dos sintomas ainda na infância, mas, provavelmente devido ao desconhecimento de suas reais incidência e prevalência, a investigação sobre o TB de início precoce (antes dos 18 anos) só ganhou importância nas últimas décadas.

O TB em crianças e adolescentes tem sido pouco estudado porque, durante muitas décadas, esse transtorno foi considerado raro ou inexistente nessas faixas etárias.[4]

O TB em crianças e adolescentes tem sido pouco estudado porque, durante muitas décadas, esse transtorno foi considerado raro ou inexistente nessas faixas etárias.[4] De fato, a forma clássica de TB, com ocorrência de episódios de alteração do humor que permanecem por vários dias, em geral tem início na adolescência e raramente era observado em crianças pequenas.[5] No entanto, na prática clínica, não havia como negar a existência de crianças que se apresentavam com evidentes períodos de depressão alternados com períodos de euforia e aumento de energia.[6,7]

Pesquisadores suspeitavam que crianças e adolescentes com TB eram frequentemente subdiagnosticados ao longo de quase todo o século XX. Desde os anos 1980, estudiosos da área de psiquiatria da infância têm dado ênfase às investigações de manifestações precoces de TB e chamado a atenção dos profissionais da área de saúde mental para o diagnóstico precoce.[8,9]

Tanto o DSM-IV[1] como a CID-10[10] citam o fato de que os quadros clínicos podem ser diferentes de acordo com a faixa etária e sugerem sintomas equivalentes ou substitutivos para crianças e adolescentes, mas essas medidas não parecem ser suficientes para o diagnóstico de TB nessa população.[9] Em debate promovido pelo Instituto Nacional de Saúde Mental dos Estados Unidos (NIMH, National Institute of Mental Health), considerou-se que, na prática clínica, de fato encontram-se crianças que apresentam todos os sintomas e características exigidos pelo DSM-IV[1] para o diagnóstico de TB tipo I ou tipo II,[6] e também crianças que apresentam apenas alguns sintomas de TB, não preenchendo os critérios de diagnóstico, porém com funcionamento global gravemente comprometido devido à oscilação do humor. Estas últimas em geral recebem diagnóstico de TB não especificado (TB-NOS).[6,11,12] Pesquisadores utilizam esse termo como um diagnóstico operacional (*working diagnostic*), uma descrição sindrômica para casos atípicos, com alguns sintomas de mania que não têm duração ou intensidade para ser caracterizados com um episódio de mania.[6]

Devido à dificuldade de reconhecimento de sintomas de humor em crianças pequenas e às controvérsias acerca da existência ou não de um fenótipo específico de TB para crianças, desde o ano 2000 o mundo acadêmico tem reagido com publicações abundantes sobre a investigação de fenômenos clínicos de crianças com TB e ensaios clínicos para tratamentos desses fenômenos. No entanto, em um artigo de revisão que procurava definir uma diretriz diagnóstica da Sociedade Internacional de Transtorno Bipolar (SBD, The International Society of Bipolar Disorder) para diagnóstico de TB em crianças, Youngstrom, Biermaher e Findling[12] apontaram uma nova preocupação, isto é, não somente com o subdiagnóstico, mas também com o exagero da aplicação desse diagnóstico em crianças e adolescentes com dificuldades variadas e grave prejuízo de adaptação psicossocial.[11,12]

Note-se que, devido ao fato de nos últimos anos o constructo sintomatológico e o conceito de TB em adultos também serem alvos de controvérsias, e como o diagnóstico de TB em crianças está diretamente relacionado aos critérios diagnósticos para adultos, a perspectiva de traçar um perfil clínico dessa doença nas diferentes fases de desenvolvimento tornou-se muito mais difícil.[2,13]

Discussões em relação ao constructo de TB ou aos critérios de diagnóstico de espectro bipolar para adultos parecem estar longe de terminar[2,12]. Enquanto isso, pesquisadores que estudam o TB de início precoce ainda recorrem ao consenso de adaptar os critérios de diagnóstico de acordo com diferentes fases de desenvolvimento, com sintomas equivalentes ou substitutivos para crianças e adolescentes, e baseiam-se em textos antigos para respaldar a possibilidade de a doença ocorrer ainda na infância.[3,13,15]

ASPECTOS HISTÓRICOS

A descrição de manifestações de depressão e mania pouco variou desde os tempos antigos. Poucas patologias têm descrições de forma tão única e homogênea como o TB ao longo da história da humanidade.² Historiadores da psiquiatria da infância observaram que desde a Grécia Antiga já havia relatos de melancolia e/ou de mania em crianças; porém, as manifestações de depressão e/ou mania eram diagnosticadas com mais frequência em homens jovens ou de meia-idade, raramente em idosos e mais raro ainda, em mulheres e crianças.[4,13]

> Historiadores da psiquiatria da infância observaram que desde a Grécia Antiga já havia relatos de melancolia e/ou de mania em crianças;

A partir do século XVII, tiveram início publicações de descrições clínicas mais estruturadas e, ainda no século XVII, surgiram descrições clínicas sobre as diferentes combinações e formas de alternância das condições de depressão e de mania, não somente em adultos, mas também em crianças.[12,13]

Há textos do século XVIII que relatam casos de manifestação de melancolia e de mania em crianças. Ainda que os relatos da época evoquem dúvida sobre a etiologia do quadro descrito (p. ex., se reativo à lesão no sistema nervoso central ou intoxicação exógena), os fenômenos clínicos assemelham-se aos descritos hoje para adultos e crianças portadores de TB. O trecho a seguir reproduz a descrição de um psiquiatra do século XIX sobre um menino de 13 anos:[13]

> Na ocasião da avaliação ele era uma criança pouco ativa e tinha sido repreendido repetidas vezes na escola por pouco aproveitamento e lentidão de aprendizagem, tendo ficado profundamente triste, tentando se matar. Esses momentos de melancolia alternavam com períodos de mania, nos quais ele assobiava e cantarolava o dia inteiro e, ao anoitecer, não se limpava e rasgava suas roupas[...]

Desde meados do século XIX, estudiosos como Jean-Étienne Dominique Esquirol (1772-1840) e, posteriormente, Emil Kraepelin (1856-1926) também mostraram sua preocupação com a possibilidade de crianças e adolescentes apresentarem TB. Kraepelin, por exemplo, fazia referência à possibilidade de crianças pequenas manifestarem psicose maníaco-depressiva, mas ressalta que isso era extremamente raro.[12,13] Contemporâneo a Kraepelin, Theodor Ziehen (1862-1950) dedicou, em seu livro *Doenças mentais da infância*, várias páginas para o TB, porém também considerou sua ocorrência muito rara na infância.[12,13]

Ziehen foi um dos médicos que mais registrou informações sobre o TB em criança. As suas descrições impressionam até hoje pela precisão e riqueza de detalhes, não deixando dúvida para quem estiver lendo o texto de que se tratava de crianças com TB tipo I.[16]

Segue um trecho de seu livro reproduzido por Glovinsky em estudo sobre a história do TB em crianças:[4,13,16]

> A característica mais proeminente de uma criança em mania é a jocosidade patológica. Essa característica fica evidente na expressão facial da

criança: os olhos brilham, a face é sempre sorridente e, muitas vezes, ela não consegue parar de gargalhar por horas. A jocosidade continua mesmo quando ela se machuca, queixa-se de dor ou quando é repreendida. No entanto, não é raro manifestação de fúria/raiva seguida de momentos de jocosidade e, em casos graves, podem ocorrer explosões violentas.

O pensamento acelerado, com afrouxamento de associações de ideias, pode ser observado pelo discurso logorreico, quando a criança fala rapidamente e sem parar. Com frequência, os pais e professores não conseguem conversar com a criança. Na escola, durante as aulas, ela continua tagarela e parece sem foco.

As alterações de distração e o estado de hipervigilância patológica geralmente acompanham alterações de pensamento. Qualquer barulho ou mudança no meio ambiente parecem fazer surgir uma série de ideias e fazem aumentar associações acessórias de pensamento.

As alterações de sono também parecem estar diretamente relacionadas ao aumento de atividade psicomotora e à fuga de ideias. Em casos graves, observa-se que a criança fica praticamente com insônia total.

Delírios e alucinações são variáveis nesses casos, mas o delírio parece ser mais comum do que alterações de sensopercepção em criança em mania. Esses delírios são caracterizados pelas ideias de grandeza; em muitos casos, no entanto, manifestam-se de maneira sutil, apenas como um aumento de autoconfiança. Esse aumento leva à audácia, a uma atitude impertinente e de rebeldia contra a autoridade dos pais e dos professores.

Nos seus textos, Ziehen[13,16] afirmava que a ocorrência do primeiro episódio de mania é preocupante, pois em sua experiência clínica, este geralmente é recorrente, quando não seguido de um episódio de melancolia. Na ocasião, Ziehen nomeou esse quadro de *psicose-composta* ou *psicose-periódica*, mas reconheceu ser muito semelhante aos casos descritos por Jean-Pierre Falret (1794-1870),[2] isto é, seria equivalente ao *folie-circulare*. Por alguns anos, Ziehen explorou a possibilidade de esse tipo de manifestação estar associado a epilepsia ou a outros fenômenos paroxísticos, mas não obteve dados conclusivos a respeito.[4]

Ao descrever o transtorno apresentado por seus pacientes, Ziehen afirmou que o início dos sintomas de mania muitas vezes é súbito, com rápida instalação do quadro completo e duração de semanas ou meses. Ziehen resistia em diagnosticar o TB em crianças, pois via os sintomas como comportamento comuns do desenvolvimento normal de uma criança, no entanto, a sintomatologia apresentada correspondia a uma mudança brusca e exagerada do comportamento habitual da criança para um nível que comprometia adaptações sociais e acadêmicas.[13]

Para distinguir essa síndrome das outras psicoses descritas na época (p. ex., demência precoce), Ziehen ressaltava que "quase todos os casos podem ser curados". Provavelmente, ao falar em "cura", o autor referia-se aos intervalos entre um episódio de mania e o episódio de depressão subsequente, ou seja, aos períodos de eutimia.

NO SÉCULO XX

Nos primeiros anos do século XX, tiveram início as publicações de relatos de caso de crianças com TB. Diversos pesquisadores, como Strecker, Barret e Kassanin, cada um a seu modo, investigavam apresentações clínicas de TB na infância, revisando os prontuários para redefinir o diagnóstico, ou recorriam à investigação da história dos pacientes adultos para examinar a idade de início da doença.[4,13]

Na primeira metade do século XX, nos Estados Unidos, Adolf Meyer (1866-1950)[13] predominou no cenário, destacando a importância da interação de características biológicas, a predisposição genética e o ambiente social, isto é, a condição biológica (p. ex., condição perinatal precária) e/ou predisposição genética (p. ex., familiar com transtorno mental) cria uma vulnerabilidade que pode ser atingida por determinados fatores sociais ou psicológicos (p. ex., condição precária de moradia, falecimento de um ente querido) e iniciar uma *manifestação reativa*. Note-se que essa perspectiva influenciou inclusive a primeira versão do manual de diagnóstico da American Psychiatry Association (o DSM-I), no qual poderiam ser encontrados os critérios de diagnóstico para "Reação Maníaco-Depressiva".[17]

Seguindo a tendência da época, Leo Kanner (1894-1981) empregou a ideia de manifestações reativas de Meyer para descrever as manifestações clínicas de crianças em síndrome hipertímica (*"Hyperthymergasia"*), quando uma criança apresenta alegria exagerada, risos incontinentes, aceleração de pensamentos, fuga de ideias e aumento de atividade psicomotora, e síndrome hipotímica (*"Hypothymergasia"*), quando a criança manifesta tristeza profunda, postura cabisbaixa, abatimento, lentificação do pensamento e diminuição de atividade psicomotora.[13] Em seus registros de experiências clínicas e nas primeiras edições de seu livro, Kanner descrevia cinco padrões diferentes de evolução da síndrome hipertímica-hipotímica (*"Hyperthymergasia-Hypothymergasia"*) que observou em crianças.[4]

1. Fase de mania ⇒ fase depressiva ⇒ intervalo de eutimia
2. Fase depressiva ⇒ fase de mania ⇒ intervalo de eutimia
3. Fase de mania ⇒ intervalo de eutimia ⇒ fase depressiva
4. Fase depressiva ⇒ intervalo de eutimia ⇒ fase de mania
5. Fase depressiva ⇒ intervalo de eutimia ⇒ fase depressiva

Deve-se destacar aqui que, independentemente da etiologia que Kanner atribuiu para a síndrome que observou em seus pacientes (se reativa, biológica ou interação psicobiológica), a descrição clínica feita por ele dizia respeito, sem sombra de dúvida, a casos de TB.

Nos Estados Unidos, o campo da psiquiatria foi fortemente influenciado pela teoria psicanalítica e pelas teorias de Adolf Meyer, e a maioria dos pesquisadores associou com grande ênfase os mecanismos psicodinâmicos à patogenia das doenças mentais. Acreditando que as crianças não têm estrutura cognitiva para tais vivências internas, tais pesquisadores defendiam a posição de que as fases de vulnerabilidade para a manifestação de depressão ou de mania seriam após a puberdade e, portanto, a melancolia e/ou mania não poderiam ocorrer na infância.[4] Até os anos 1970, a compreensão do desenvolvimento psicodinâmico segundo a teoria psicanalítica manteve a sua influência na literatura psiquiátrica. Credita-se a influência psicanalítica à ausência de descrições sobre TB em crianças nas últimas edições do *Tratado de psiquiatria infantil* de Leo Kanner.[13]

> Para estudiosos da área de psicanálise, a ocorrência de hipomania ou mania reflete o uso excessivo de mecanismos de defesa psicodinâmica, os quais são atribuídos à manifestação de hipomania e mania.

Para estudiosos da área de psicanálise, a ocorrência de hipomania ou mania reflete o uso excessivo de mecanismos de defesa psicodinâmica, os quais são atribuídos à manifestação de hipomania e mania, e incluem onipotência, identificação com o superego, introjeção, triunfo maníaco e idealização extrema.

Esforços posteriores foram feitos a fim de descrever e estabelecer critérios clínicos e operacionais, isto é, sem referência de bases teóricas psicodinâmicas, para o TB de início muito precoce, destacando-se os trabalhos de Anthony e Scott,[18] Weinberg e Brumback[19] e Davis.[20]

É preciso ressaltar que já nos anos 1950 a discussão sobre os critérios que se deveria aplicar para crianças, caso elas apresentassem sintomas semelhantes à mania, teria o mesmo significado quando da ocorrência em adultos. Nessa época, haviam sido publicados alguns relatos de casos, e como a ocorrência de casos típicos de TB em crianças ainda era considerada muito rara, houve a sugestão da possibilidade de uma forma alternativa de TB, isto é, as manifestações psicopatológicas de TB na infância seriam passíveis de tradução em comportamentos e fenômenos típicos da infância.

Vários pesquisadores começaram a investigar se determinado comportamento exacerbado de uma criança não deveria ser reconsiderado como TB. Havia pesquisadores (p. ex., Emest Harms) que consideravam diversos comportamentos comuns de crianças e adolescentes como sintomas "embrionários" de mania.[4]

Havia, também, pesquisadores (como Charles Bradley) que afirmavam que os casos de TB em crianças e adolescentes publicados até então seriam erros de observação ou interpretações distorcidas de alterações psicomotoras ou impulsos, e achavam o diagnóstico de TB em crianças inapropriado.[5,13]

Em 1960, Anthony e Scott, tentando acabar com a controvérsia, procuravam estruturar critérios para diagnóstico de mania na infância para, em seguida, revisar os casos já publicados na literatura. Os critérios aplicados por eles incluíam, além de evidências de sintomas clássicos de TB, evidências de história familiar para TB e de periodicidade ou recorrência das crises. Casos com indício mínimo de estressores ambientais, sintomas psicóticos, histeria, infecção ou uso de medicamento eram descartados. Nessa revisão foram encontrados cinco casos em uma amostra de 28 pacientes, e, apesar de esses critérios terem sido considerados excessivamente exigentes, para os pesquisadores isso seria indício definitivo da raridade de TB na infância.[4,18]

Antes dos anos 1970 ainda surgiram estudos que tentaram utilizar lítio, sem sucesso, para o tratamento de crianças com diagnóstico de transtornos de déficit de atenção/hiperatividade (TDAH), por reconhecer as semelhanças deste com episódios de mania. Essa situação reproduz a difícil trajetória da aceitação da ocorrência de depressão e TB na infância durante as décadas de 1960 a 1990, anteriores ao consenso geral adquirido entre clínicos e pesquisadores da área de psiquiatria.

Davis,[20] em 1979, publicou um estudo com a descrição de uma síndrome maníaco-depressiva da infância, caracterizada por cinco critérios primários e um ou mais critérios secundários. Os critérios primários de Davis incluíam tempestades afetivas (*affective storms*) (definidos como momentos de perda de controle muito intensos, perturbadores e passageiros), irritabilidade, raiva, história familiar de transtornos afetivos, aumento da fala, de pensamento e de atividade, aumento de distraibilidade e de interesses por atividades que antes não interessavam. Com essa sintomatologia, as crianças descritas por Davis tinham grandes dificuldades de socialização.[20] Os critérios secundários incluíam alterações de sono, possibilidade de lesão cerebral mínima, padrão anormal de eletroencefalograma (EEG) e possibilidade de enurese. Nenhum estudo foi realizado para validação dos critérios de Davis. Atualmente, esse tipo de criança seria diagnosticado como portador de desregulação grave de humor, descrita por Leibenluft e colaboradores[21] em 2003. Para mais detalhes sobre as diferentes definições de características de mania, hipomania e estados mistos, ver o Capítulo 4.

Somente a partir dos anos 1980 é que a literatura científica passou a esboçar uma visão aprimorada para o TB com início na infância e na adolescência. Até então, não havia mais do que 400 publicações sobre o tema, em geral relatos de caso ou ensaios clínicos abertos.

> Somente a partir dos anos 1980 é que a literatura científica passou a esboçar uma visão aprimorada para o TB com início na infância e na adolescência.

Com o aumento de interesse para descrição precisa de fenômenos clínicos, alguns pesquisadores tentaram adaptar os critérios de TB para crianças e adolescentes,[19] mas, mesmo tendo uma descrição sintomatológica razoável, a ausência de especificação sobre a duração dos sintomas e necessidade de sua co-ocorrência dificultou a compreensão como episódio ou alteração de comportamento independente. Os estudos de Weinberg e Brumback pouco contribuíram para uma definição de diagnóstico clínico de TB, porém têm auxiliado muito na compreensão sobre predisposição e traços cognitivos de crianças e adolescentes com depressão unipolar e TB.[19,22]

Desde a década de 1990, as principais instituições e centros de pesquisas da área, tais como a American Academy of Child and Adolescent Psychiatry (AACAP), têm dedicado atenção especial a esse tema. A partir disso, anos de pesquisas se passaram e algumas dificuldades foram solucionadas, mas outros problemas específicos foram percebidos. As principais dificuldades ainda são relacionadas às controvérsias no que se refere às características clínicas e ao curso da doença.[7,15]

CONTROVÉRSIAS ATUAIS

A partir de 1990 iniciaram-se os primeiros estudos específicos nos Estados Unidos para investigar a fenomenologia de mania e o curso do TB precoce em crianças (pré-púberes) e adolescentes. Por causa desse aspecto pioneiro, os pesquisadores optaram, na ocasião, por utilizar critérios diagnósticos clássicos, como os exigidos no DSM-IV para TB tipo I e tipo II, de modo a assegurar a credibilidade e a validade dos fenótipos. Nesse estudo, verificou-se, como já se suspeitava, que crianças e adolescentes precoces apresentam menos o fenótipo clássico, TB tipo I, do que TB tipo II e TB atípico.[23]

> As controvérsias atuais têm como base a possibilidade de definir um quadro específico para determinadas faixas etárias e a distinção entre sintomas sobrepostos ou comorbidades.

As controvérsias atuais têm como base a possibilidade de definir um quadro específico para determinadas faixas etárias e a distinção entre sintomas sobrepostos ou comorbidades. Por exemplo, em revisão de literatura realizada por Carlson,[8] observou-se que crianças menores de 9 anos apresentaram, com mais frequência, irritabilidade e labilidade emocional, e as maiores de 9 anos apresentaram mais euforia, exaltação, paranoia e delírios de grandeza.

Existem dúvidas sobre se os quadros de euforia e grandiosidade teriam realmente as mesmas condições clínicas descritas para adultos.[24] O aprimoramento de instrumentos estruturados ou semiestruturados para uso no diagnóstico de transtornos psiquiátricos na infância e na adolescência, a partir dos anos 1980, solucionou parte desse problema, padronizando a pesquisa de sintomas. Mas, permanecendo a questão de que os critérios não são específicos para crianças e adolescentes, dificulta-se o treinamento de pesquisadores de campo e principalmente a calibragem de visão clínica entre diversos membros da mesma equipe e, pior ainda, com os grupos de diferentes centros.[7,25]

A relação entre TB e TDAH ainda mobiliza a maior parte da discussão. Bierderman e colaboradores[26,27] sugerem que a comorbidade de TB e TDAH pode ser uma característica de TB de início precoce, concluindo que TB e TDAH são duas patologias distintas, mas frequentemente comórbidas. Os pesquisadores apontam que os casos de TDAH que evoluíram posteriormente para TB eram casos que desde o início tinham alto índice de sintomas sobrepostos com outras patologias, piores escores nas entrevistas de diagnóstico (CBCL) e história familiar de transtornos afetivos,[28,29] ou seja, casos de TDAH graves. Alguns pesquisadores acham que a mesma distinção pode ser feita entre TB e transtorno de conduta (TC) e ressaltaram a possibilidade de sintomas de (hipo)mania serem indicativos de gravidade de psicopatologia na infância, e não necessariamente de TB.[26,29]

Biederman e colaboradores,[27,30] por sua vez, continuam a defender que crianças em crise de mania podem não ter sintomas de euforia ou de grandiosidade e somente apresentar aumento de irritabilidade e humor instável. As características nesses casos seriam de irritabilidade extrema, com atitudes violentas de autoagressão ou de agressão a outros, sendo frequentes os relatos de crianças "selvagens como bichos". Essas crianças geralmente já eram hiperativas, mas em crises de mania ou hipomania falam muito mais e mais rápido do que de costume e apresentam distraibilidade ainda maior.[28,29] Na verdade, a irritabilidade pode ser análoga à febre ou à dor, isto é, funciona como um indicador sensível de que algo está errado, mas não é específica de alguma condição.[23]

Geller[31-34] defende a posição de que se deve evitar fazer diagnósticos de episódio de mania em crianças pequenas com base em sintomas inespecíficos ou que se sobrepõem a outras patologias. Geller destacou-se por obter sucesso na distinção de crianças pré-púberes portadoras de TB que apresentavam pelo menos um dos sintomas fundamentais para diagnóstico de mania, como humor eufórico ou grandiosidade, também descartando sintomas sobrepostos com TDAH ou outras patologias psiquiátricas.

Até o momento, o que ainda não está claro é se as comorbidades seriam verdadeiras ou sintomas prodrômicos de TB. O grupo de pesquisadores formado por Bierderman, Wozniak e Faraone indica a possibilidade de um subtipo de TB sempre associado a sintomas de TDAH ou até uma entidade nosográfica distinta com ocorrência simultânea de sintomas de TB e de TDAH em crianças.[27,30] O mesmo pode ocorrer com casos de ocorrência simultânea de TB e TC.[26,29] Estudos com crianças consideradas de alto risco para desenvolverem TB, TDAH ou TC, como filhos de adultos portadores desses transtornos, podem ser uma via para esclarecer essa questão.

Pesquisas recentes têm revelado que, apesar das controvérsias e dos efeitos de diferenças metodológicas, há certa homogeneidade e consistência nas descrições de sintomas de mania, do quadro clínico e de comorbidades em crianças e adolescentes nos últimos 25 anos.

Nos últimos cinco anos, grupos de pesquisas liderados por Birmaher,[35] Leibenluft[11] e Pavuluri[15] têm recorrido ao consenso de aplicar critérios do DSM-IV para definir o diagnóstico de TB, considerando sintomas de irritabilidade como parte dos critérios de diagnóstico de TB somente se há coexistência com humor eufórico ou grandiosidade. Grandiosidade sem euforia (humor exageradamente alegre ou insuportavelmente irritado) também seria descartada. Os pesquisadores ressaltam que, apesar de todos os sintomas recém-relatados serem frequentes nos pacientes, não há nenhum sintoma que por si só seja capaz de diagnosticar mania em criança ou adolescente. O diagnóstico depende da avaliação do quadro clínico geral.

COMENTÁRIOS FINAIS

Este capítulo teve como objetivo ilustrar o difícil percurso do olhar dos pesquisadores para TB. Embora atualmente a ocorrência de TB em crianças e adolescentes seja aceita, ainda há dúvidas e controvérsias no que se refere aos aspectos clínicos. Historiadores mostram que o TB, apesar de raro na infância, sempre foi alvo de relatos. Lembrando que as perspectivas atuais de TB são resultantes da compreensão clínica e científica aplicada aos transtornos mentais, tanto na Europa como nos Estados Unidos, ao longo do século XX, deve-se ter em mente que as mudanças de nomenclatura e o emprego de atributos complementares (p. ex., TB pediátrico e TB pré-puberal) não mudam a essência do transtorno.

Pesquisas relacionadas ao TB em crianças e adolescentes são raras no Brasil, e há também a escassez de literatura sobre o tema em nossa língua. Este livro vem ser uma exposição de trabalhos de profissionais dedicados à pesquisa e principalmente à assistência dessas crianças e adolescentes.

REFERÊNCIAS

1. American Psychiatric Association. Diagnostic and statistical manual of mental disorders (DSM-IV). 4th ed. Washington: American Psychiatric Association; 1994.
2. Angst J, Marneros A. Bipolarity from ancient to modern times: conception, birth and rebirth. J Affect Disord. 2001;67(1-3):3-19.

3. Faedda GL, Baldessarini RJ, Suppes T, Tondo L, Becker I, Lipschitz DS. Pediatric-onset bipolar disorder: a neglected clinical and public health problem. Harvard Rev Psychiatry. 1995;3(4):171-95.
4. Carlson GA, Glovinsky I. The concept of bipolar disorder in children: a history of the bipolar controversy. Child Adolesc Psychiatr Clin N Am. 2009;18(2):257-71, vii.
5. Horst R. Diagnostic issues in childhood bipolar disorder. Psychiatr Clin North Am. 2009;32(1):71-80.
6. National Institute of Mental Health research roundtable on prepubertal bipolar disorder. J Am Acad Child Adolesc Psychiatry. 2001;40(8):871-8.
7. McClellan J, Kowatch R, Findling RL; Work Group on Quality Issues. Practice parameter for the assessment and treatment of children and adolescents with bipolar disorder. J Am Acad Child Adolesc Psychiatry. 2007;46(1):107-25.
8. Carlson GA. Identifying prepuberal mania. J Am Acad Child Adolesc Psychiatry. 1995;34(6):750-3.
9. Fu-I L. Transtorno afetivo bipolar na infância e na adolescência. Rev Bras Psiquiatr. 2004;26(Suppl 3):22-6.
10. Organização Mundial da Saúde. Classificação Internacional de Doença (CID-10): transtornos mentais e de comportamento. 10. ed. Porto Alegre: Artmed; 1993.
11. Leibenluft E. Pediatric bipolar disorder comes of age. Arch Gen Psychiatry. 2008;65(10):1122-4.
12. Youngstrom EA, Birmaher B, Findling RL. Pediatric bipolar disorder: validity, phenomenology, and recommendations for diagnosis. Bipolar Disord. 2008;10(1 Pt 2):194-214.
13. Glovinsky I. A brief history of childhood-onset bipolar disorder through 1980. Child Adolesc Psychiatr Clin N Am. 2002;11(3):443-60, vii.
14. Pies R. The historical roots of the "bipolar spectrum": did Aristotle anticipate Kraepelin's broad concept of manic-depression? J Affect Disord. 2007;100(1-3):7-11.
15. Pavuluri MN, Birmaher B, Naylor MW. Pediatric bipolar disorder: a review of the past 10 years. J Am Acad Child Adolesc Psychiatry. 2005;44(9):846-71.
16. Baethge C, Glovinsky I, Baldessarini RJ. Manic-depressive illness in children: an early twentieth-century view by Theodor ZIEHEN (1862-1950). Hist Psychiatry. 2004;15(58 Pt 2):201-26.
17. Goodwin FK, Jamison KR. Manic depressive illness: bipolar disorders and recurrent depression. 2nd ed. New York: Oxford University; 2007.
18. Anthony EJ, Scott P. Manic-depressive psychosis in childhood. J Child Psychol Psychiatry. 1960;1:53-72.
19. Weinberg WA, Brumback RA. Mania in childhood: case studies and a literature review. Am J Dis Child. 1976;130(4):380-5.

20. Davis RE. Manic-depressive variant syndrome in childhood. Am J Psychiatry. 1979;136(5):702-6.
21. Leibenluft E, Charney D, Towbin K, Bhangoo R, Pine D. Defining clinical phenotypes of juvenile mania. Am J Psychiatry. 2003;160(3):430-7.
22. Carlson GA, Cantwell DP. Diagnosis of childhood depression: a comparison of the Weinberg and DSM-III criteria. J Am Acad Child Psychiatry. 1982;21(3):247-50.
23. Craney J, Geller B. A prepubertal and early adolescent bipolar disorder – I phenotype: review of phenomenology and longitudinal course. Bipolar Disord. 2003;5(4):243-56.
24. Harrington R, Myatt T. Is preadolescent mania the same condition as adult mania? A British perspective. Biol Psychiatry. 2003;53(11):961-9.
25. Youngstrom E, Meyers O, Youngstrom JK, Calabrese JR, Findling RL. Diagnostic and measurement issues in the assessment of pediatric bipolar disorder: implications for understanding mood disorder across the life cycle. Dev Psychopathol. 2006;18(4):989-1021.
26. Biederman J, Mick E, Wozniak J, Monuteaux MC, Galdo M, Faraone SV. Can a subtype of conduct disorder linked to bipolar disorder be indentified? Integration of findings from the Massachusetts General Hospital Pediatric Psychopharmacology Research Program. Biol Psychiatry. 2003;53(11):952-60.
27. Biederman J, Faraone SV, Wozniak J, Mick E, Kwon A, Aleardi M. Further evidence of unique developmental phenotypic correlates of pediatric bipolar disorder: findings from a large sample of clinically referred preadolescent children assessed over the last 7 years. J Affect Disord. 2004;82 Suppl 1:S45-58.
28. Mick E, Biederman J, Pandina G, Faraone SV. A preliminary meta-analysis of the child behavior checklist in pediatric bipolar disorder. Biol Psychiatry. 2003;53(11):1021-7.
29. Wozniak J. Pediatric bipolar disorder: the new perspective on severe mood dysfunction in children. J Child Adolesc Psychopharmacol. 2003;13(4):449-51.
30. Biederman J, Klein RG, Pine DS, Klein DF. Resolved: mania is mistaken for ADHD in prepubertal children. J Am Acad Child Adolesc Psychiatry. 1998;37(10):1091-6; discussion 1096-9.
31. Geller B, Williams M, Zimerman B, Frazier J, Beringer L, Warner KL. Prepubertal and early onset bipolarity differentiate from ADHD by manic symptoms, grandiose delusions, ultra-rapid or ultradian cycling. J Affec Disord. 1998;51(2):81-91.
32. Geller B, Zimerman B, Williams M, Bolhofner K, Craney J, DelBello M, et al. Diagnostic characteristics of 93 cases of a prepubertal and early adolescent bipolar disorder phenotype by gender, puberty and comorbid attention deficit hyperactivity disorder. J Child Adolsc Psychopharmacol. 2000;10(3):157-64.
33. Geller B, Zimerman MA, Williams M, Bolhofner K, Craney J, DelBello M, et al. Reliability of the Washington University in St. Louis Kiddie Schedule for Affective

Disorders and Schizophrenia (WASH-U-KSADS) Mania and Rapid Cycling Sections. J Am Acad Child Adolesc Psychiatry. 2001;40(4):450-5.

34. Geller B, Zimerman B, Williams M, DelBello MP, Frazier J, Beringer L. Phenomenology of prepubertal and early adolescent bipolar disorder: examples of elated mood, grandiose behaviors, decreased needed for sleep, racing thoughts and hypersexuality. J Child Adolesc Psychopharmacol. 2002;12(1):3-9.

35. Axelson D, Birmaher B, Strober M, Gill MK, Valeri S, Chiappetta L, et al. Phenomenology of children and adolescents with bipolar spectrum disorders. Arch Gen Psychiatry. 2006;63(10):1139-48.

2
EPIDEMIOLOGIA DO TRANSTORNO BIPOLAR NA INFÂNCIA E NA ADOLESCÊNCIA

Marcelo Biondo
Miguel Angelo Boarati
Yuan-Pang Wang

Em geral, o transtorno bipolar (TB) inicia na adolescência ou em adultos jovens; entretanto, há casos de início precoce, em crianças.[1] Atualmente, o TB é considerado uma doença crônica e recidivante, cuja evolução ocorre em fases de depressão, mania/hipomania ou estado misto, com impacto no funcionamento global dos pacientes. Esse transtorno é pouco prevalente, sobretudo quando começa ainda na infância. Apesar da existência de terapêutica eficaz, quadros leves, precoces e subsindrômicos de TB dificilmente são diagnosticados e tratados de maneira adequada,[2] demorando em média mais de 10 anos para que o paciente receba o diagnóstico correto.

> Atualmente, o TB é considerado uma doença crônica e recidivante, cuja evolução ocorre em fases de depressão, mania/hipomania ou estado misto, com impacto no funcionamento global dos pacientes.

A constatação de que identificar e tratar de maneira precoce os casos de TB pode ter implicações prognósticas, tanto no curso da doença como na qualidade de vida dos pacientes, tem despertado na comunidade acadêmica um crescente interesse pelos processos neurobiológicos subjacentes ao quadro. Cada vez mais, os pais de crianças com TB têm procurado mais cedo o tratamento e solicitado auxílio para lidar com sintomas de extrema gravidade, como problemas na aprendizagem, no comportamento e risco de suicídio.[3] Assim, paralelamente à expansão dos conhecimentos a respeito desse transtorno nos últimos 30 anos, os pesquisadores têm se preocupado em detectar os casos de forma correta e em seus estágios iniciais. Embora os quadros de TB de início precoce pareçam apresentar pior prognóstico, sua associação frequente com comorbidades psiquiátricas vem provocando discussões conceituais e etiológicas sobre sua natureza clínica. Há altas taxas de tentativas de suicídio associadas ao transtorno, e a taxa de mortalidade é maior do que a da população em geral. Apesar dos esforços clínicos para caracterizar esses casos, diversas questões continuam desafiando os pesquisadores: Há subtipos diferentes de TB de início na infância e na adolescência? Quais são as diferenças entre TB infantil e outros transtornos psiquiátricos com início nessa faixa etária? A prevalência desses casos está aumentando? Há distinção no curso do TB infantil em comparação com o adulto?

> Há altas taxas de tentativas de suicídio associadas ao transtorno, e a taxa de mortalidade é maior do que a da população em geral.

Um dos problemas mais corriqueiros é a dificuldade em detectar o início do TB, notadamente nos estudos que investigam a doença iniciando na infância ou na adolescência. Para descrever os quadros precoces de TB, são necessários estudos epidemiológicos; porém, um dos principais desafios dos psiquiatras clínicos é a carência desses estudos em crianças e adolescentes, se comparados com a quantidade de estudos em adultos.

> Um dos problemas mais corriqueiros é a dificuldade em detectar o início do TB, notadamente nos estudos que investigam a doença iniciando na infância ou na adolescência.

As dificuldades no estudo do TB na infância e na adolescência são múltiplas, e envolvem tanto aspectos conceituais quanto questões metodológicas. Faltam estudos abrangentes com amostras adequadamente selecionadas na comunidade e no âmbito clínico. Sem um consenso na nomenclatura, e com a falta de padronização, muitas vezes são utilizados termos vagos, como "transtorno bipolar pediátrico". A idade em que teve início o transtorno tampouco é caracterizada, e raramente é feita a distinção entre TB de início na infância ou na adolescência. Além disso, os critérios diagnósticos não são operacionalizados, e selecionam-se amostras heterogêneas. Por exemplo, os estudos privilegiam o TB tipo I e o espectro bipolar, ao passo que há escassez de informações sobre o TB tipo II nessa população. Essas questões têm impedido uma caracterização apropriada.

As principais pesquisas epidemiológicas sobre TB com início na infância e na adolescência são revisadas neste capítulo, destacando-se os estudos transversais e longitudinais na investigação de seu quadro clínico. A maioria dos estudos diz respeito ao subgrupo bipolar em levantamentos com crianças e adolescentes da comunidade. Também são apresentados estudos com populações de alto risco para analisar fatores de risco associados com o TB. A ênfase se concentra nos escassos estudos descritivos existentes na literatura médica.

DESCRIÇÕES CLÁSSICAS DE TRANSTORNO BIPOLAR EM CRIANÇAS E ADOLESCENTES

Historicamente, o grupo de condições hoje denominadas transtornos do humor é resultado da convergência de várias expressões, como "circular", "bipolar", "cicloide", "cíclica", "fásica", "periódica", "alternada", "dupla forma", "recorrente" e "intermitente". É proveniente também de conceitos descritivos sobre as noções teóricas e os comportamentos relacionados ao humor, observáveis por meio do discurso e das ações dos pacientes.[4] Grande parte da atual conceituação do TB deve-se às observações de Emil Kraepelin descritas em seu *Tratado de Psiquiatria* em 1899.[5] Kraepelin propôs uma nosografia psiquiátrica separando as grandes psicoses em *dementia praecox* e doença maníaco-depressiva, rebatizadas posteriormente de esquizofrenia e TB. Antes de Kraepelin, a demência que se seguia a quadros de melancolia e de mania era indistintamente vista como consequente à senilidade ou à paralisia geral progressiva. Aos poucos, todos os casos de melancolia foram incluídos sob o rótulo de doença maníaco-depressiva, e somente algumas formas de melancolia involutiva foram excluídas. As características que diferenciavam a doença maníaco-depressiva da *dementia praecox* eram: curso episódico ou periódico, prognóstico mais benigno e história familiar de doença maníaco-depressiva.

A consolidação nosográfica do conceito de doença em psiquiatria, feita por Kraepelin, ocorreu por meio de observações detalhadas sobre o curso e a evolução dos transtornos mentais, baseadas em extensas descrições clínicas cuidadosamente organizadas. Kraepelin construiu uma base sólida para futuros desenvolvimentos a partir de ideias e conceitos de várias escolas europeias bastante díspares no século XIX. Segundo ele,

> em casos raros, pode-se observar em retrospecto que os primeiros indícios ocorreram antes mesmo dos 10 anos de idade [...] A maior incidência de primeiros ataques, no entanto, ocorre no período de desenvolvimento entre os 15 e os 20 anos, com sua agitação emocional aumentada [...].[1]

Entretanto, ainda hoje não há evidências robustas sobre a real incidência e prevalência do TB em crianças e adolescentes. Apesar da existência de registros de casos de TB em crianças, alguns teóricos do século XX acreditavam que antes da puberdade não era possível a ocorrência do transtorno, pois havia poucos estudos disponíveis. Foram encontrados apenas 28 casos de suposto TB em crianças pequenas em uma revisão da literatura publicada entre 1884 e 1954.[6]

No período entre 1996 e 2004, Blader e Carlson[7] observaram um crescimento significativo no diagnóstico de TB em crianças e adolescentes internados em hospitais públicos e privados dos Estados Unidos. A taxa, que era de 1,3 a cada 10.000 habitantes, aumentou para 7,3 a cada 10.000 habitantes. Dentre os fatores responsáveis por esse crescimento, os autores apontam que houve maior atenção à presença de sintomas inespecíficos de flutuação de humor e de comportamento – que antes seriam classificados como problemas de conduta ou como problemas na relação familiar – e de episódios subliminares aos critérios operacionais do sistema DSM-IV. Esse artefato diagnóstico aumentaria, portanto, os casos detectados de TB. Stringaris e colaboradores[8] argumentam que crianças e adolescentes apresentariam episódios de mania com duração mais breve, o que contribuiria para diagnosticar mais casos de TB de subtipo sem outras especificações (SOE) nessa população.

Em 1995, Faedda e colaboradores[9] alertavam que o TB de início na infância e adolescência constitui um problema de saúde pública que estaria sendo negligenciado. Em sua revisão de literatura, pelo menos 25% da população de adultos com o transtorno já relatavam o início dos sintomas antes dos 20 anos. Wosniak e colaboradores,[10] por sua vez, também observaram que sintomas de mania não são tão raros como se pensava, sugerindo que boa parte das crianças e dos adolescentes seria erroneamente diagnosticada como portadores de transtorno de déficit de atenção/hiperatividade (TDAH).

Já estudos europeus, especialmente em países como o Reino Unido e países escandinavos, discordam dos achados norte-americanos: a frequência de TB parece ser muito pequena, de maneira que o transtorno em crianças e adolescentes seria considerado um fenômeno bastante raro na Europa. Tentando dissolver esses impasses da literatura, Soutullo e colaboradores,[11] em 2005, revisaram os principais estudos conduzidos em diferentes centros de pesquisa, buscando esclarecer os fatores que poderiam determinar a maior prevalência do TB de início precoce nos estudos realizados nos Estados Unidos, em comparação com os de outros países. A Tabela 2.1 resume os principais achados dessa revisão.

Vários fatores justificariam a discordância entre os diferentes grupos de pesquisa. Primeiro, haveria importantes diferenças entre as metodologias utilizadas nesses estudos para avaliar o TB em crianças e adolescentes:

1. critérios diagnósticos adotados em cada estudo: a CID-10, por exemplo, exige episódio de mania e depressão para o diagnóstico de TB, ao passo que, para o DSM-IV, basta apenas um episódio de mania para se firmar o mesmo diagnóstico;
2. instrumentos de avaliação clínica: nos Estados Unidos há um uso disseminado da Washington University in St. Louis Kiddie Schedule for Affective Disorders and Schizophrenia (WASH-U-KSADS), que inclui

TABELA 2.1
Estudos de TB em crianças e adolescentes em amostras não norte-americanas

País	Autor(es) e ano	Amostra n (idade)	Frequência	Diagnóstico	Amostra
Holanda	Verhulst (1997)	780 (13 a 18)	1,9% mania, 0,9% hipomania	DSM-III-R	Epidemiológica
Dinamarca	Thomsen (1992)	3.250 (<15)	1,2% de TB	DSM-IV	Clínica (internados)
Reino Unido	Ford (2003)	10.438 (5 a 15)	0% de TB	CID-9 e 10	Epidemiológica
	Sigurdsson (1999)	38 (média = 14,4 anos)	1,7 casos por ano (38 casos em 22 anos)		Clínica (ambulatorial e internados)
Irlanda	Scully (2002)	102.810 (>15)	2,2 casos/100.000 habitantes por ano de TB com psicose (total de 08 casos)	DSM-IV	Epidemiológica
Finlândia	Räsänen (1998)	(10 a 19)	1,7 casos/100.000 habitantes por ano	DSM-III-R	Clínica (internados)
	Sourander (2004)	475 (2 a 18)	1,7% de TB (8 casos)	CID-10	Clínica (internados)
Espanha	Soutullo (2003)	714 (<18)	4,0% de TB	DSM-IV	Clínica (ambulatorial)
Índia	Reddy (1997)	840 (crianças e adolescentes)	2,5% de TB (21 casos)	DSM-III-R	Clínica (internados)
	Alexander (1997)	119 (10 a 13)	4,2% de TB	DSM-IV	Clínica (internados)
Brasil	Tramontina (2003)	35 (<15)	7,2% de TB	DSM-IV	Clínica (ambulatorial)
Turquia	Emiroglu (2004)	(7 a 15)	7 casos de TB	DSM-IV	Clínica

Fonte: Adaptada de Soutullo e colaboradores.[11]

uma seção especial para os transtornos afetivos; já no Reino Unido, prefere-se a Development and Well Being Assessment (DAWBA);
3. duração da avaliação e acompanhamento dos casos: prevalência de seis meses *versus* prevalência ao longo da vida.

Em segundo lugar, há uma quantidade menor de estudos conduzidos sobre TB de início precoce fora dos Estados Unidos, refletindo maior interesse dos clínicos norte-americanos nesse quadro nos últimos 15 anos. O mesmo fenômeno ocorreria no passado com a depressão infantil e o TDAH.

Por fim, há diferenças culturais entre os países no reconhecimento do TB, mesmo entre os europeus. Os países escandinavos e os do centro-oeste da Europa apresentam maior reconhecimento de TB, enquanto nos países da Europa mediterrânea ele seria mais baixo, enviesando a prevalência dos estudos com crianças com transtornos do humor. As diferenças culturais e no estilo educacional desses países poderiam interferir de forma significativa na apresentação clínica e na heterogeneidade das amostras dos estudos revisados.

É possível que o TB esteja sendo diagnosticado em demasia nos Estados Unidos, pois existem poucos estudos prospectivos que acompanharam as crianças até a vida adulta para verificar se os critérios diagnósticos do transtorno feitos nessa população são estáveis ao longo do tempo. Esse questionamento é feito por Harrington e Myatt,[12] que argumentam que os sintomas de mania observados em pré-adolescentes poderiam não se equiparar àqueles da idade adulta. Sugere-se que estudos longitudinais com crianças e adolescentes que receberam o diagnóstico de TB sejam realizados para confirmar a estabilidade diagnóstica dos quadros detectados antes da idade adulta.

APRESENTAÇÃO CLÍNICA DO TRANSTORNO BIPOLAR COM INÍCIO NA INFÂNCIA *VERSUS* NA ADOLESCÊNCIA: PECULIARIDADES EM SEU DIAGNÓSTICO

Os critérios de anormalidade nem sempre são claros. A escolha de um ponto no qual termina o normal e inicia o patológico é, na maioria das vezes, arbitrária. Isso não é diferente em relação ao TB na infância e na adolescência, apesar de existirem critérios operacionais para o seu diagnóstico. Em termos gerais, considera-se que há uma doença quando um conjunto de características se associa a uma das três seguintes definições: ser estatisticamente incomum,

> Em termos gerais, considera-se que há uma doença quando um conjunto de características se associa a uma das três seguintes definições: ser estatisticamente incomum, ser tratável ou ser associado a uma doença.

ser tratável ou ser associado a uma doença. O TB com início na infância ou na adolescência pode ser enquadrado como patológico em qualquer uma das três instâncias: trata-se de transtorno pouco prevalente, pode ser tratado com estabilizadores do humor ou antipsicóticos e associa-se a uma ampla gama de comorbidades. Os sintomas prodrômicos muitas vezes são inespecíficos (como irritabilidade e agitação psicomotora) e não se pode delimitar o ponto em que começa o transtorno e termina o comportamento de uma criança normal. Muitas vezes, faz-se apenas o diagnóstico retrospectivo a partir de uma fase depressiva ou hipomaníaca. A evolução do quadro clínico, a idade de início e os sintomas característicos e particulares do transtorno são fundamentais para determinar sua presença.

> Na idade pré-escolar, algumas crianças têm sintomas maníacos relativamente clássicos: euforia ou grandiosidade, fuga de ideias ou pensamentos acelerados, juízo prejudicado, fala acelerada, distratibilidade, aumento de energia e agitação.

Na idade pré-escolar, algumas crianças têm sintomas maníacos relativamente clássicos: euforia ou grandiosidade, fuga de ideias ou pensamentos acelerados, juízo prejudicado, fala acelerada, distratibilidade, aumento de energia e agitação. Alguns estudos definiram mania em crianças com TB pela presença dos seguintes sintomas: humor instável, irritabilidade intensa, raiva, explosividade, destrutividade, agitação extrema e distúrbio comportamental.[13]

O curso do TB com início na infância é grave, crônico e com frequência se caracteriza por um funcionamento social prejudicado e disruptivo.[14] Em comparação com portadores de mania no começo da idade adulta, os jovens com TB infantil eram mais propensos a manifestar mania mista, ciclagem ultrarrápida, psicose e resistência ao tratamento.[15]

A fenomenologia do TB de início na infância e no começo da adolescência apresenta-se diferente do quadro clínico desse transtorno em adultos. Nas crianças, o TB ocorre com maior predomínio de curso crônico e não episódico, com ciclagem rápida[16] e estado misto, o que pode levar facilmente a confundi-lo com o diagnóstico de transtorno de conduta, transtorno desafiador de oposição ou TDAH.

Já entre os adolescentes mais velhos, na maioria dos casos, o TB é similar ao do adulto em relação aos aspectos clínicos.[17] O TB tipo I com início na adolescência pode se apresentar com depressão maior, estado misto ou mania. Vários estudos de mania em adolescentes apresentam como características mais frequentes a loquacidade, a euforia e a hiperatividade. Entretanto, algumas dificuldades no estabelecimento do diagnóstico persistem nessa faixa etária. Algumas características do TB confundem-se com comportamentos típicos de adolescentes, como preocupações mórbidas, comportamento exaltado, alterações rápidas do humor ou mau humor, irritabilidade, rebeldia e outros distúrbios de comportamento. Outro desafio no diagnóstico é a diferenciação entre a atitude normal dos jovens e os transtornos por abuso de álcool e drogas, além dos comportamentos disruptivos e dos transtornos da personalidade.

ESTUDOS EPIDEMIOLÓGICOS TRANSVERSAIS DE TRANSTORNO BIPOLAR NA COMUNIDADE

Os estudos de prevalência ou transversais constituem os primeiros passos importantes para estabelecer a frequência e a delimitação correta da magnitude de um transtorno em uma determinada população. Alguns problemas limitam a compreensão atual da prevalência do TB em jovens. Pode-se destacar que pesquisas epidemiológicas abrangendo crianças e adolescentes são raras, e poucas incluem o TB como objeto principal de investigação. Além disso, em grande parte dos estudos disponíveis na atualidade, as informações sobre crianças e adolescentes são apresentadas em conjunto, como se fossem a mesma população e, na maioria das vezes, a idade de início do transtorno não é especificada.

> Os estudos de prevalência ou transversais constituem os primeiros passos importantes para estabelecer a frequência e a delimitação correta da magnitude de um transtorno em uma determinada população.

Estudos clínicos e epidemiológicos sugerem que o início pré-púbere da mania pode ser mais frequente em meninos do que em meninas.[18] A incidência de mania aumenta após a idade puberal e estima-se que sua prevalência no final da adolescência é igual à da idade adulta.[19]

A Tabela 2.2 apresenta as taxas de prevalência do TB a partir de estudos epidemiológicos sobre adolescentes, tendo como base a população residente na comunidade.

A maior parte dos estudos incluiu apenas adolescentes, exceto o estudo Methods for the Epidemiology of Child and Adolescent Mental Disorder (MECA), que contou também com a participação de crianças. Observa-se na Tabela 2.2 que a grande variação na faixa etária pode influenciar na taxa de prevalência, que, ao longo da vida, está em torno de 1%, com uma variação de 0,4 a 1,4%, sendo maior conforme o aumento da idade dos adolescentes.

Estudos com grandes amostras foram desenvolvidos nos Estados Unidos em 1992. O National Comorbidity Study (NCS) incluiu 468 adolescentes entre 15 e 17 anos, descobrindo por meio da Composite International Diagnostic Interview (CIDI) uma taxa de prevalência de TB tipo I de 1,3%. O estudo MECA, por sua vez, foi conduzido com uma amostra domiciliar de 1.285 indivíduos entre 9 e 17 anos, a partir de entrevistas feitas por leigos com o uso do Diagnostic Interview Schedule for Children (DISC 2.3 – Entrevista Diagnóstica para Crianças 2.3) e constatou prevalência de mania de 1,2% e

TABELA 2.2
Prevalência de transtorno bipolar a partir de estudos com adolescentes

País e ano	Estudo	Amostra n (idade)	Prevalência	Diagnóstico	Período de tempo
Estados Unidos (1992)	NCS, não publicado	468 (15 a 17 anos)	1,4% TB	CIDI TB-I	Ao longo da vida
Estados Unidos (1992)	MECA, não publicado	1.285 (9 a 17 anos)	1,2% de mania e 0,6% de hipomania	DISC Mania; hipomania	6 meses
Região ocidental de Oregon (1987)	Lewinshon e colaboradores, 1995	1.709 (14 a 18 anos)	1,0% TB	KSADS e LIFE; TB	Ao longo da vida
Baváría, Alemanha (1988)	Wittchen e colaboradores, 1998	3.021 (14 a 24 anos)	1,4% TB-I e 0,4% TB-II	CIDI; TB tipos I e II	Anual
Baváría, Alemanha (1988)	Wittchen e colaboradores, 1998	3.021 (14 a 24 anos)	0,4% TB-I e 0,4% TB-II	CIDI; TB tipos I e II	Ao longo da vida
Helsinque, Finlândia (2000)	Aalto-Setälä e colaboradores, 2001	647 (20 a 24 anos)	0,2% TB-I, 0,5% TB-II e 0,2%TB SOE	SCAN; TB tipos I, II e SOE	1 mês

Fonte: Adaptada de Goodwin e Jamison.[20]
NCS, National Comorbidity Study; MECA, Methods for the Epidemiology of Child and Adolescent Mental Disorder; CIDI, Composite International Diagnostic Interview; DISC, Diagnostic Interview Schedule for Children; KSADS, Kiddie Schedule for Affective Disorder and Schizophrenia; LIFE, Longitudinal Interval Follow-up Evaluation; SCAN, Schedules for Clinical Assessment in Neuropsychiatry.

de hipomania de 0,6% (Tabela 2.2). Ambos os estudos (NCS e MECA) resultaram em protocolos de uso público e permitiram a exposição de resultados interessantes.

Uma informação interessante foi extraída a partir da análise dos dados do estudo MECA para examinar as relações entre ideação ou risco suicida, tentativas de suicídio e mania. Observou-se que 4,5% dos jovens com ideação suicida e 7,1% dos que tentaram suicídio relataram sintomas maníacos prévios, em comparação com 0,9% daqueles que não apresentaram cognição suicida.[21]

No Oregon, uma amostra de 1.709 adolescentes entre 14 e 18 anos foi selecionada aleatoriamente e entrevistada por meio do KSADS, obtendo-se a prevalência de 1% de TB ao longo da vida, sobretudo TB tipo II e ciclotimia.[22] Os pacientes bipolares apresentaram prejuízo funcional significativo, altos índices de comorbidades, várias tentativas de suicídio e maior utilização de serviços de saúde mental.

Na Baviéria, estado da Alemanha, a amostra de 3.021 adolescentes e jovens entre 14 e 24 anos foi entrevistada por meio da CIDI e do DSM-IV, constatando-se uma prevalência de TB tipo I na vida de 0,4% e de TB tipo II em 0,4%.[23] As prevalências anuais de TB I e II foram respectivamente de 1,4 e 0,4%.

O último estudo da Tabela 2.2 mostra um levantamento feito com 647 estudantes do Ensino Médio, de 20 a 24 anos, ao longo de cinco anos em Helsinque, na Finlândia, sendo observadas as prevalências de 0,2% para TB tipo I no último mês, de 0,5% para TB tipo II e de 0,2% de TB SOE.[24] Considerando que essas taxas são mensais, são mais baixas em termos absolutos, mas comparáveis com as taxas anuais da Alemanha.

ESTUDOS EPIDEMIOLÓGICOS LONGITUDINAIS DE TRANSTORNO BIPOLAR NA INFÂNCIA E NA ADOLESCÊNCIA

Os estudos de coorte são pesquisas fundamentais para analisar fatores de risco que se relacionam à eclosão de TB. Tem-se privilegiado amostras de crianças de alto risco genético nesse tipo de estudo. Entretanto, vale destacar que pesquisas com crianças de risco para TB são dispendiosas e existem em menor quantidade, mesmo em comparação com as de outros transtornos mentais, como a esquizofrenia. Na Tabela 2.3 estão resumidos os estudos sobre crianças de alto risco, com grupos de comparação por meio de avaliação direta e os achados clínicos desses estudos. Trata-se do que há de mais atual e avançado nos estudos com filhos de pais bipolares.

No estudo de Decina e colaboradores,[25] observa-se a presença de sintomas subclínicos em metade dos filhos de pais bipolares. No estudo de Klein e colaboradores,[26] por sua vez, usou-se uma escala específica de sintomas ciclotímicos. Como um dos achados principais desse estudo, foi constatado

TABELA 2.3
Estudos em crianças de alto risco com grupos de comparação

Pais e crianças de alto risco	Pais e crianças: grupo de comparação	Autor(es) e ano de publicação	Idade das crianças	Método diagnóstico	Achados importantes
11 pais TB-I e 7 TB-II; crianças 14M e 17F	14 pais sem transtorno; crianças 14M e 8F	Decina e colaboradores, 1983	7 a 14 anos	Entrevista direta com crianças e pais, semi-estruturada com itens da KSADS	50% de filhos de pais com TB tiveram algum tipo de diagnóstico psiquiátrico
24 pais com TB; crianças 19M e 18F	14 pais com transtorno psiquiátrico; crianças 13M e 9F	Klein e colaboradores, 1985	15 a 21 anos	Entrevista direta com criança, estruturada e modificada (KSADS)	Risco mais alto de transtorno do humor se um dos pais tiver TB e maior risco de ciclotimia
22 mães TB e 14 cônjuges; 44 crianças pares de irmãos	41 mães unipolares e cônjuges, 37 mães sem transtorno; crianças 41 pares e 37 pares	Radke-Yarrow e colaboradores, 1992	41 irmãos de 1,5 a 3,5 anos, 41 irmãos 5 a 8 anos. 37 crianças 1,5 a 3,5 anos, 37 crianças 5 a 8 anos	<4 anos: sessões de brincadeira e CBCL, >4 anos: CBCL, entrevista estruturada infantil	Filhos de mães unipolares ou bipolares tiveram maior chance de apresentar transtornos disruptivos ou depressivos
134 filhos de pais com TB, 125 após os 18 anos	211 de 240 filhos com depressão, esquizofrenia e abuso de substâncias; 98 de 108 controles	Carlson e Weintraub, 1993	7 a 16 anos; acompanhamento depois dos 18 anos	SCID, critérios do DSM-III	4,8% de filhos de pais com TB tiveram TB definido, 53% tiveram algum tipo de diagnóstico

(continua)

TABELA 2.3 (continuação)
Estudos em crianças de alto risco com grupos de comparação

Pais e crianças de alto risco	Pais e crianças: grupo de comparação	Autor(es) e ano de publicação	Idade das crianças	Método diagnóstico	Achados importantes
132 pais com TB, 79% mães; 210 crianças 49%F	79 pais, 79% mães	Birmaher e colaboradores, 2005	Média de idade: 12 anos, crianças de alto risco; 11,5 anos, grupo de comparação	Entrevista parental com crianças por meio do KSADS-PL, K-MRS e KSADS-P	Filhos de pais com TB tiveram 7,7 vezes mais risco de TB de qualquer tipo (I, II, SOE)

Fonte: Adaptada de Goodwin e Jamison.[20]
TB, transtorno bipolar; F, sexo feminino; M, sexo masculino; KSADS, Kiddie Schedule for Affective Disorders and Schizophrenia; KSADS-PL, versão atual e de espectro de vida; K-MRS, Kiddie Mania Rating Scale; KSADS-P, estado atual; SCID, entrevista clínica estruturada para o DSM; CBCL, Child Behavior Checklist.

que mais da metade dos filhos de pais com TB poderiam ser diagnosticados como ciclotímicos.

O maior estudo longitudinal[27] já desenvolvido foi realizado com 125 jovens adultos de alto risco, filhos de pais bipolares, comparados com um grupo--controle, cujos pais não possuíam nenhum transtorno psiquiátrico. Entre as variáveis analisadas estavam problemas de comportamento e de atenção durante a infância. Esse estudo revelou, dentre outras coisas, um índice de TB de aproximadamente 5%, assim como índices mais altos de diagnósticos em geral, em relação comparativa com o grupo-controle.[27] Entretanto, não houve diferença quanto a sintomas e funcionamento entre filhos de pais bipolares e filhos daqueles com outros transtornos mentais, como depressão unipolar, esquizofrenia e abuso de substâncias.

Em estudo de jovens e mães unipolares e bipolares encontrou-se pior funcionamento em filhos de mães unipolares no início do estudo, mas não houve diferenças após anos de seguimento de mães unipolares e bipolares.[28] Esse trabalho foi o único a emparelhar mães e filhos.

Um estudo recente realizado pelo professor Boris Birmaher, da Universidade de Pittsburgh, avaliou a prevalência de transtornos psiquiátricos ao longo da vida em 210 filhos de 132 pais com TB em comparação com 138 filhos de 79 controles saudáveis na comunidade. O resultado foi um risco 7,7 vezes maior de TB em filhos de pais com TB e 4 vezes maior para qualquer outro transtorno do humor.[29]

Os estudos listados na Tabela 2.3 apresentam poucas diferenças de gênero no conjunto. Entretanto, há uma tendência de apresentarem padrões comportamentais típicos de acordo com o gênero, como comportamentos disruptivos em meninos e mais transtornos depressivos em meninas. Uma observação interessante refere-se à tendência de uma pessoa com TB casar com outra com algum transtorno mental, tornando a prole mais vulnerável a desenvolver algum transtorno. Somado à predisposição genética, o ambiente familiar desestruturado poderá influenciar na eclosão de quadros mentais posteriormente.

Estudos longitudinais sobre depressão em crianças são raros. Considerando que, em crianças, os quadros depressivos são mais comuns do que a mania, é importante o acompanhamento até a fase puberal, a fim de avaliar a taxa de conversão para bipolaridade e averiguar a existência de fatores preditores de bipolaridade. A maioria dos estudos de acompanhamento trouxe poucas informações sobre fatores preditores de bipolaridade devido ao tamanho limitado das amostras.

Várias pesquisas tentaram identificar diferenças nos sintomas de crianças em idade pré-escolar deprimidas com e sem história de TB. Uma dessas pesquisas constatou que apenas a agitação ("não para quieto") revelou-se como um sintoma diferencial entre os grupos.[30] Em outro estudo, com amostra de 79 crianças gravemente deprimidas de 6 a 12 anos, 32% tornaram--se bipolares tipos I ou II em um acompanhamento de 2 a 5 anos,[31] e 49%

após reavaliação desses mesmos sujeitos no início da idade adulta. Os autores constataram que ter pais e avós com mania era um fator preditor importante para a posterior conversão bipolar. Pode-se argumentar que as altas taxas nessa pesquisa se devem a um viés de seleção dos casos, por conta da peculiaridade do serviço organizado e coordenado pela doutora Barbara Geller e colaboradores, que trabalham com crianças com depressão grave, amostra atípica e grupo especializado em TB, encaminhando casos já suspeitos.

No entanto, o índice de conversão torna-se bem menor em amostras de pacientes ambulatoriais mais típicos. Por exemplo, em outro estudo foi constatada taxa de conversão de menos de 1% em adolescentes com depressão e de menos de 2% em adultos jovens em amostra de base comunitária.[32] Já a prevalência de TB subsindrômico ao longo da vida era em torno de 5%.

É possível que índices diferentes de conversão devam-se a diagnósticos diferentes e critérios de exclusão diferenciados na seleção dos casos, amostras pequenas e muito variáveis em termos de gravidade. A história familiar também deve ser considerada, pois, ao se comparar crianças com depressão bipolar *versus* unipolar, a história familiar é pelo menos duas vezes mais frequente em crianças com TB (20 *versus* 8%).

Entretanto, argumenta-se que mudanças nas práticas psiquiátricas de saúde e fatores do ambiente possam induzir a expressão mais precoce do TB. Tais fatores incluem: uso de estimulantes e antidepressivos em grande quantidade; abuso de álcool e drogas em jovens menores de idade; início prematuro da puberdade e exposição aos riscos de saúde materna durante a gravidez (fumo, drogas, estressores sociais). O estudo desses fatores de risco é importante para a elucidação diagnóstica e a melhor determinação do prognóstico do transtorno.

ESTUDOS DE CASO-CONTROLE DE TRANSTORNO BIPOLAR: IDADE DE INÍCIO E FATORES DE RISCO

Os resultados de estudos de caso-controle foram resumidos em uma metanálise.[33] A partir dessa análise, concluiu-se que 52% dos filhos de pais bipolares completavam critérios diagnósticos de pelo menos um transtorno mental, em comparação com 29% dos filhos de pais sem transtornos. A combinação de várias amostras torna mais fácil observar a concentração específica de transtornos do humor nos filhos.

> O TB pode se manifestar em várias fases da vida. A precisão da data de início do quadro é um desafio clínico, pois depende da memória do paciente e de seus familiares após se acostumarem com os sinais ou sintomas observados e bem caracterizados.

O TB pode se manifestar em várias fases da vida. A precisão da data de início do quadro é um desafio clínico, pois depende da memória do paciente e de seus familiares após se acostumarem com os sinais ou sintomas observados e bem caracterizados. Embora o TB seja raro em crianças, o conhecimento proveniente dessa população vem estimulando novas pesquisas e levando à revisão constante das características clínicas do TB infantil. Alguns autores ressaltam que o diagnóstico de mania ou de depressão só deveria ser feito pelos psiquiatras quando os pacientes tivessem ego maduro, portanto, o período da infância não seria adequado para tal diagnóstico. Entretanto, as evidências atuais de estudos embasados em conceitos operacionais contestam essa argumentação. Investigações recentes vêm trazendo novos dados sobre a idade de início e desmistificando crenças equivocadas. Sabe-se que o TB de início precoce está associado a maior gravidade do quadro clínico, resposta pobre ao tratamento e pior prognóstico a longo prazo.

Não se pode esquecer que erros de diagnóstico são comuns em qualquer faixa etária. A grande falha do processo diagnóstico de TB deriva da maior queixa de sintomas depressivos pelos pacientes e do menor questionamento dos médicos em relação aos sintomas maníacos ou hipomaníacos de seus pacientes. Um número considerável de crianças diagnosticadas inicialmente como deprimidas recebeu em seguida o diagnóstico de TB. Além disso, a presença de sintomas psicóticos é frequente e, muitas vezes, dificulta a avaliação, sendo a esquizofrenia o principal diagnóstico diferencial. A evolução do conceito foi fator importante para a melhor determinação dos casos, permitindo estudos mais precisos e comparáveis.

> Os fatores de risco de TB na infância ainda são pouco estudados. Entretanto, os estudos em família têm trazido resultados promissores no sentido de identificar tais fatores e reconhecer precocemente o transtorno.

Os fatores de risco de TB na infância ainda são pouco estudados. Entretanto, os estudos em família têm trazido resultados promissores no sentido de identificar tais fatores e reconhecer precocemente o transtorno. A evolução e o acompanhamento de casos de TB nessa faixa etária podem ser esclarecedores, mas ainda encontram dificuldades metodológicas para serem implantados. O alto custo financeiro desse tipo de estudo, aliado com a dificuldade de uma melhor seleção dos casos, notadamente em países subdesenvolvidos, são alguns obstáculos à sua realização.

Tendo em mente que a história familiar é um importante fator de risco de TB em crianças, o estudo do genograma e da história objetiva, em casos de suspeita diagnóstica, ressalta a importância dessa abordagem. Disso resulta a relevância da genética do TB, já comprovada cientificamente em estudos de gêmeos. Além da presença de TB em outros indivíduos da família, deve-se pesquisar a depressão de início precoce e o transtorno depressivo recorrente no paciente e nos familiares, pois há risco de ciclagem por conta do uso de antidepressivos nessa subpopulação. Isso também é verdadeiro para crianças ciclotímicas e com instabilidade afetiva, que antecede a instalação de TB franco. São particularmente significativos os estudos na população infantil em que foram identificadas taxas de hipomania e de síndrome hipomaníaca limítrofe entre 5,7 e 13,3%,[22] concordantes com achados de elevada prevalência do espectro bipolar ao longo da vida em adultos, o que varia de 3,3 a 8,3%.

ESTUDOS EPIDEMIOLÓGICOS RECENTES

Vários estudos recentes apontam novas direções possíveis para pesquisas sobre fatores de risco e sobre mecanismos em famílias bipolares. É notória a proposta de paradigmas inovadores em estudos com famílias de pacientes bipolares nas últimas décadas. Há a citação de alguns estudos, descritos a seguir, com achados mais pertinentes em termos epidemiológicos.

O primeiro estudo a ser citado investigou filhos de pais responsivos ao lítio, comparados aos de não responsivos, e concluiu que os primeiros apresentaram menos transtornos psiquiátricos e bom ajustamento pré-mórbido, além de seus transtornos tenderem a se relacionar com o humor.[34] É interessante observar que, após cinco anos de acompanhamento, filhos de pais com TB responsivos ao lítio tiveram episódios remitidos e/ou curso episódico, enquanto filhos de pais não responsivos ao lítio tiveram curso crônico e comorbidade continuada.

A segunda pesquisa trabalhou com crianças e adolescentes de 30 famílias, sendo 12 com um progenitor bipolar ou irmão de um sujeito bipolar, e 18 famílias em que os progenitores não tinham o transtorno. O resultado, já esperado, é que filhos de progenitores com TB têm risco cinco vezes maior de ter doença afetiva e maior risco de transtornos de ansiedade, em comparação com aqueles sem história familiar de TB.[35] O grau de risco estava afetado pelo grau de parentesco com indivíduos portadores do transtorno.

Outro trabalho interessante foi realizado com 60 filhos de 37 famílias, sem grupo de comparação. Os jovens foram avaliados com a realização de entrevistas, as quais os pais também responderam. Nesse estudo, 51% dos jovens tinham um diagnóstico definido (TDAH, transtorno depressivo ou TB). Os fatores preditores de TB na infância foram transtorno bipolar parental com início precoce e TDAH parental com início na infância. Outro achado desse estudo foi que filhos de ambos os progenitores com transtorno do humor tiveram sintomas depressivos mais graves, como irritabilidade e maior sensibilidade à rejeição.[36]

Por fim, o estudo com 100 crianças Amish, das quais um dos genitores é portador de TB tipo I, e controles adequados demonstrou que 38% dos filhos de bipolares apresentam risco para o desenvolvimento de TB, em comparação com 17% de controles. Egeland e colaboradores[37] encontraram muitos sintomas depressivos, ansiedade ou medos, hipervigilância e descontrole de raiva, entre outros.

Pode-se concluir que a maioria dos estudos apresentados até aqui partiu da suposição de transmissão genética. Entretanto, não se deve descartar a influência ambiental que os pais bipolares exercem nos filhos com o aumento de estresse no ambiente familiar, causado pela instabilidade financeira, ocupacional e conjugal decorrente das fases e efeitos da doença. Devido a essa complexidade do transtorno afetivo, mais estudos são necessários para associar o curso e a evolução do transtorno dos pais ao risco de TB nos filhos.

ESTUDOS BRASILEIROS DE TRANSTORNO BIPOLAR NA INFÂNCIA E NA ADOLESCÊNCIA

O Brasil, assim como toda a América Latina, carece de estudos epidemiológicos esclarecedores sobre a situação epidemiológica do TB de início precoce. O único estudo populacional que avaliou a prevalência de transtornos psiquiátricos em crianças e adolescentes em amostra brasileira, realizado por Fleitlich-Bilyk e Goodman,[38] não observou nenhum caso de TB, e constatou apenas 1% de alguma forma de transtorno depressivo.

Já em um estudo com amostra clínica realizado por Tramontina e colaboradores,[39] foi possível verificar a prevalência de 7,2% de TB na amostra avaliada. Esses resultados foram compatíveis com achados de estudos norte-americanos, mostrando que, apesar de diferenças culturais, o TB não pode ser considerado um fenômeno raro em amostras clínicas.

Outro estudo realizado por Petresco e colaboradores[40] com filhos de mãe bipolares, demonstrou que essas crianças e esses adolescentes apresentam risco duas vezes maior de ter um ou mais diagnósticos de Eixo I, além de 2,8 vezes mais risco de ter algum transtorno de ansiedade ao longo da vida. Essas crianças apresentam escores aumentados de alterações de pensamento vistos na escala Children Behavior Checklist e sintomas de ansiedade e de depressão, problemas sociais e sintomas internalizantes vistos no Youth Self-Report.

É necessária a realização de novos estudos com amostras populacionais e clínicas, principalmente em populações de risco, a fim de se obter a real dimensão da prevalência do TB em crianças e adolescentes, bem como para que se possam desenvolver estratégias de prevenção e tratamento.

COMENTÁRIOS FINAIS

Há uma enorme variedade de direções futuras em relação ao TB com início na infância e na adolescência, mas a prioridade deve ser o investimento em mais estudos longitudinais de qualidade, com amostras maiores e critérios diagnósticos mais estratificados, procurando esclarecer questões não resolvidas. Novos paradigmas de estudos são necessários para melhor apresentar a evolução do transtorno e seu início cada vez mais precoce.

O crescente interesse no TB em crianças e adolescentes é motivado pelas incapacidades geradas na produtividade e pelos conflitos familiares subsequentes, o que tem estimulado pesquisas em âmbito internacional com o objetivo de identificar aspectos clínicos, precursores, curso e prognóstico do transtorno. Hoje, os transtornos do humor com início na infância e na adolescência estão sendo cada vez mais diagnosticados e tratados de forma mais eficiente. Apesar disso, estudos adicionais são necessários para maiores esclarecimentos quanto à idade de início, aos sintomas iniciais, ao curso e ao funcionamento da doença.

> O crescente interesse no TB em crianças e adolescentes é motivado pelas incapacidades geradas na produtividade e pelos conflitos familiares subsequentes, o que tem estimulado pesquisas em âmbito internacional com o objetivo de identificar aspectos clínicos, precursores, curso e prognóstico do transtorno.

Problemas diagnósticos são agravados pela confusão de mania com sintomas de TDAH, assim como com outras comorbidades. Recomenda-se que o diagnóstico de TB seja reservado para crianças que satisfaçam os critérios do DSM-IV para mania, e o diagnóstico de TB SOE para aquelas com desregulação comportamental e emocional grave que não satisfaçam critérios de transtorno disruptivo. Critérios operacionais mais específicos para o diagnóstico de TB na infância e na adolescência são necessários, assim como um maior cuidado na sistematização das características das crianças em análise. Além disso, instrumentos que permitam maior rastreamento de sintomas afetivos e maior homogeneização da metodologia de coleta e análise de dados poderão proporcionar dados mais confiáveis sobre a epidemiologia do TB na infância e na adolescência.

O TB parental em famílias com filhos que apresentam sintomas de mania poderia ser um potencial validador; entretanto, mais pesquisas são necessárias com esse grupo para identificar endofenótipos precisos de TB infantil. Além disso, estudos que abordam filhos de pais bipolares e que empregam metodologia de alto risco, podem trazer o aperfeiçoamento da avaliação e do diagnóstico de formas precursoras de transtornos do humor. Estudos com crianças de alto risco apontam, até o momento, índices elevados de psicopatologias desenvolvidas na infância e na adolescência.

Mais estudos longitudinais são importantes para determinar manifestações únicas e direcionadas ao desenvolvimento de sintomas maníacos ou hipomaníacos na infância e se possíveis sintomas predizem TB na adolescência ou na idade adulta. Cabe também a análise de outros sintomas prematuros e fatores preditores de bipolaridade, além da inclusão de experiências familiares e ambientais adversas nessas subpopulações.

Há muitos avanços nas áreas de neurobiologia, neurofisiologia, neuropsicologia, de genética e de neuroimagem que ajudarão na melhor compreensão desse transtorno e que serão assuntos de outros capítulos. Deve-se prestar mais atenção ao conceito de endofenótipo e, a partir de estudos em familiares de pessoas bipolares, tornar essa perspectiva de abordagem importante em relação à descoberta de fatores etiológicos ou de risco para o transtorno.

As taxas de prevalência do TB variam bastante nos diversos estudos publicados na literatura devido à variação na metodologia dos estudos, ao viés de seleção, às variações regionais, aos poucos centros de referência mundial e também devido à dificuldade diagnóstica do TB, notadamente na infância e na adolescência. Deve-se enfatizar o debate sobre uma possível variabilidade desse transtorno em diversos locais e também sobre a grande riqueza transcultural global como dificultadora do processo diagnóstico e do estabelecimento de fatores preditores. Entretanto, os atuais critérios operacionais permitem maior assertividade no diagnóstico correto.

O TB com início na infância ou na adolescência tem muitas características em confluência com a evolução do transtorno no adulto, entretanto o início precoce pode ser um fator de pior prognóstico, no sentido de maior tempo de doença. Por isso, os tratamentos psiquiátricos e psicoterapêuticos ganham maior importância em relação à intervenção precoce.

Apesar da relativa baixa prevalência, o TB prejudica o funcionamento do indivíduo e da família, gerando incapacidades e discussões frequentes no ambiente social e familiar. A terapêutica farmacológica e a intervenção psicossocial permitem melhora da sociabilidade, do prognóstico e da evolução dos casos. Disso resulta um importante trabalho de conscientização da sociedade em relação ao transtorno, sua evolução e os possíveis tratamentos.

REFERÊNCIAS

1. Kraepelin E. Manic-depressive insanity and paranoia. Edinburgh: E & S Livingstone; 1921. Reimpresso em 1976 pela Arno Press, em New York.
2. Ghaemi N, Sachs GS, Goodwin FK. What is to be done? Controversies in the diagnosis and treatment of manic-depressive illness. World J Biol Psychiatry. 2000;1(2):65-74.
3. Lewinsohn PM, Seeley JR, Klein DN. Bipolar disorders during adolescence. Acta Psychiatr Scand Suppl. 2003;(418):47-50.
4. Berrios GE. The psychopathology of affectivity: conceptual and historical aspects. Psychol Med. 1985;15(4):745-58.
5. Angst J, Marneros A. Bipolarity from ancient to modern times: conception, birth and rebirth. J Affect Disord. 2001;67(1-3):3-19.
6. Carlson GA, Glovinsky I. The concept of bipolar disorder in children: a history of the bipolar controversy. Child Adolesc Psychiatr Clin N Am. 2009;18(2):257-71, vii.

7. Blader JC, Carlson GA. Increased rates of bipolar disorder diagnoses among U.S. child, adolescent, and adult inpatients, 1996-2004. Biol Psychiatry. 2007;62(2):107-14.
8. Stringaris A, Santosh P, Leibenluft E, Goodman R. Youth meeting symptom and impairment criteria for mania-like episodes lasting less than four days: an epidemiological enquiry. J Child Psychol Psychiatry. 2010;51(1):31-8.
9. Faedda GL, Baldessarini RJ, Suppes T, Tondo L, Becker I, Lipschitz DS. Pediatric-onset bipolar disorder: a neglected clinical and public health problem. Harv Rev Psychiatry. 1995;3(4):171-95.
10. Wozniak J, Biederman J, Kiely K, Ablon JS, Faraone SV, Mundy E, et al. Mania-like symptoms suggestive of childhood-onset bipolar disorder in clinically referred children. J Am Acad Child Adolesc Psychiatry. 1995;34(7):867-76.
11. Soutullo CA, Chang KD, Díez-Suárez A, Figueroa-Quintana A, Escamilla-Canales I, Rapado-Castro M, et al. Bipolar disorder in children and adolescents: international perspective on epidemiology and phenomenology. Bipolar Disord. 2005;7(6):497-506.
12. Harrington R, Myatt T. Is preadolescent mania the same condition as adult mania? A British perspective. Biol Psychiatry. 2003;53(11):961-9.
13. Biederman J, Mick E, Faraone S, Spencer T, Wilens T, Wozniak J. Pediatric mania: a developmental subtype of bipolar disorder? Biol Psychiatry. 2000;48(6):458-66.
14. Biederman J, Faraone SV, Wozniak J, Mick E, Kwon A, Aleardi M. Further evidence of unique developmental phenotypic correlates of pediatric bipolar disorder: findings from a large sample of clinically referred preadolescent children assessed over the last 7 years. J Affect Disord. 2004;82 Suppl 1:S45-58.
15. Craney JL, Geller B. A prepubertal and early adolescent bipolar disorder-I phenotype: review of phenomenology and longitudinal course. Bipolar Disord. 2003;5(4):243-56.
16. Tillman R, Geller B. Definitions of rapid, ultrarapid, and ultradian cycling and of episode duration in pediatric and adult bipolar disorders: a proposal to distinguish episodes from cycles. J Child Adolesc Psychopharmacol. 2003;13(3):267-71.
17. Patel NC, Delbello MP, Strakowski SM. Ethnic differences in symptom presentation of youths with bipolar disorder. Bipolar Disord. 2006;8(1):95-9.
18. Geller B, Warner K, Williams M, Zimerman B. Prepubertal and young adolescent bipolarity versus ADHD: assessment and validity using the WASH-U-KSADS, CBCL and TRF. J Affect Disord. 1998;51(2):93-100.
19. Angold A, Costello EJ, Erkanli A, Worthman CM. Pubertal changes in hormone levels and depression in girls. Psychol Med. 1999;29(5):1043-53.
20. Goodwin FK, Jamison KR. Doença maniaca-depressiva: transtorno bipolar e depressão recorrente. 2. ed. Porto Alegre: Artmed; 2010. p. 193-264, cap. 5-6.
21. Gould MS, King R, Greenwald S, Fisher P, Schwab-Stone M, Kramer R, et al. Psychopathology associated with suicidal ideation and attempts among children and adolescents. J Am Acad Child Adolesc Psychiatry. 1998;37(9):915-23.

22. Lewinsohn PM, Klein DN, Seeley JR. Bipolar disorders in a community sample of older adolescents: prevalence, phenomenology, comorbidity, and course. J Am Acad Child Adolesc Psychiatry. 1995;34(4):454-63.
23. Wittchen HU, Nelson CB, Lachner G. Prevalence of mental disorders and psychosocial impairments in adolescents and young adults. Psychol Med. 1998;28(1):109-26.
24. Aalto-Setälä T, Marttunen M, Tuulio-Henriksson A, Poikolainen K, Lönnqvist J. One-month prevalence of depression and other DSM-IV disorders among young adults. Psychol Med. 2001;31(5):791-801.
25. Decina P, Kestenbaum CJ, Farber S, Kron L, Gargan M, Sackeim HA, et al. Clinical and psychological assessment of children of bipolar probands. Am J Psychiatry. 1983;140(5):548-53.
26. Klein DN, Depue RA, Slater JF. Cyclothymia in the adolescent offspring of parents with bipolar affective disorder. J Abnorm Psychol. 1985;94(2):115-27.
27. Carlson GA, Weintraub S. Childhood behavior problems and bipolar disorder--relationship or coincidence? J Affect Disord. 1993;28(3):143-53.
28. Radke-Yarrow M. Children of depressed mothers: from early childhood to maturity. Cambridge: Cambridge University Press; 1998.
29. Birmaher B, Axelson D, Strober M, Gill MK, Valeri S, Chiappetta L, et al. Clinical course of children and adolescents with bipolar spectrum disorders. Arch Gen Psychiatry. 2006;63(2):175-83.
30. Luby JL, Mrakotsky C. Depressed preschoolers with bipolar family history: a group at high risk for later switching to mania? J Child Adolesc Psychopharmacol. 2003;13(2):187-97.
31. Geller B, Fox LW, Clark KA. Rate and predictors of prepubertal bipolarity during follow-up of 6- to 12-year-old depressed children. J Am Acad Child Adolesc Psychiatry. 1994;33(4):461-8.
32. Lewinsohn PM, Klein DN, Seeley JR. Bipolar disorder during adolescence and young adulthood in a community sample. Bipolar Disord. 2000;2(3 Pt 2):281-93.
33. Lapalme M, Hodgins S, LaRoche C. Children of parents with bipolar disorder: a metaanalysis of risk for mental disorders. Can J Psychiatry. 1997;42(6):623-31.
34. Duffy A, Alda M, Kutcher S, Fusee C, Grof P. Psychiatric symptoms and syndromes among adolescent children of parents with lithium-responsive or lithium-nonresponsive bipolar disorder. Am J Psychiatry. 1998;155(3):431-3.
35. Todd RD, Reich W, Petti TA, Joshi P, DePaulo JR Jr, Nurnberger J Jr, et al. Psychiatric diagnoses in the child and adolescent members of extended families identified through adult bipolar affective disorder probands. J Am Acad Child Adolesc Psychiatry. 1996;35(5):664-71.
36. Chang KD, Steiner H, Ketter TA. Psychiatric phenomenology of child and adolescent bipolar offspring. J Am Acad Child Adolesc Psychiatry. 2000;39(4):453-60.

37. Egeland JA, Shaw JA, Endicott J, Pauls DL, Allen CR, Hostetter AM, et al. Prospective study of prodromal features for bipolarity in well Amish children. J Am Acad Child Adolesc Psychiatry. 2003;42(7):786-96.
38. Fleitlich-Bilyk B, Goodman R. Prevalence of child and adolescent psychiatric disorders in southeast Brazil. J Am Acad Child Adolesc Psychiatry. 2004;43(6):727-3.
39. Tramontina S, Schmitz M, Polanczyk G, Rohde LA. Juvenile bipolar disorder in Brazil: clinical and treatment findings. Biol Psychiatry. 2003;53(11):1043-9.
40. Petresco S, Gutt EK, Krelling R, Lotufo Neto F, Rohde LA, Moreno RA. The prevalence of psychopathology in offspring of bipolar women from a Brazilian tertiary center. Rev Bras Psiquiatr. 2009;31(3):240-6.

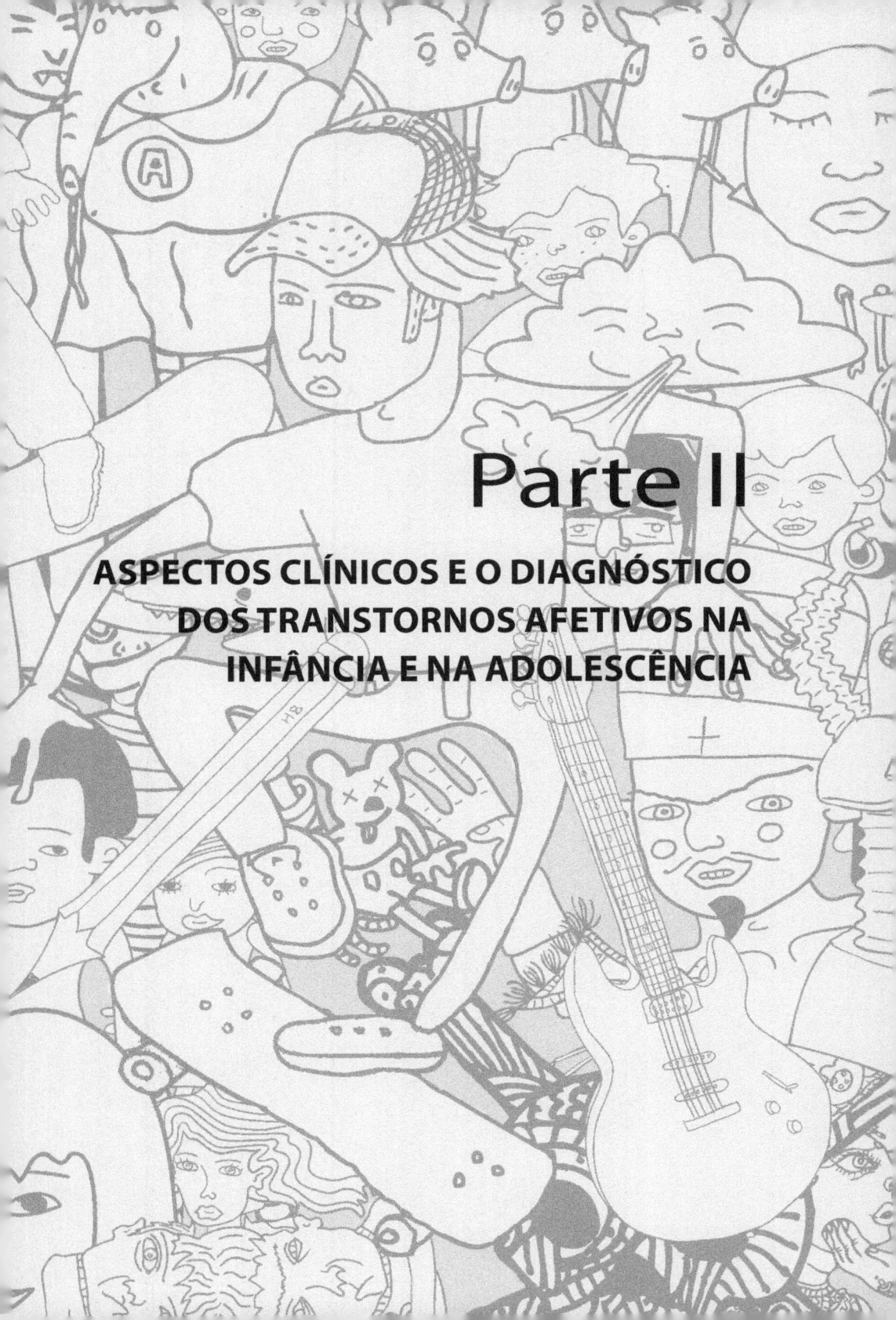

Parte II

ASPECTOS CLÍNICOS E O DIAGNÓSTICO DOS TRANSTORNOS AFETIVOS NA INFÂNCIA E NA ADOLESCÊNCIA

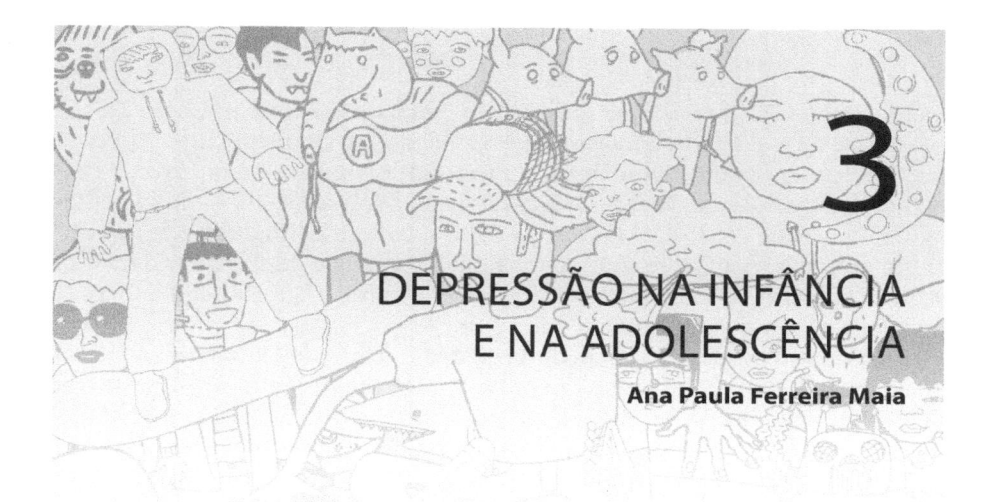

3
DEPRESSÃO NA INFÂNCIA E NA ADOLESCÊNCIA
Ana Paula Ferreira Maia

A depressão, ou transtorno depressivo maior (TDM), caracteriza-se por uma variedade de alterações em áreas emocionais, comportamentais e cognitivas do ser humano. Os sinais podem ser humor deprimido, perda ou diminuição de prazer e interesse, energia reduzida, ideias de culpa e de inutilidade, distratibilidade, pensamentos de morte, de suicídio e de menosprezo, desesperança, alterações de sono (p. ex., insônia ou hipersonia), de apetite (diminuído, aumentado ou oscilante) e de psicomotricidade (lentificação).

> A depressão, ou transtorno depressivo maior (TDM), caracteriza-se por uma variedade de alterações em áreas emocionais, comportamentais e cognitivas do ser humano.

O desenvolvimento e o crescimento neurobiológico e psicossocial do adulto facilitam o reconhecimento desse *pool* de sinais e sintomas depressivos, o que favorece a patoplastia do quadro. A identificação dos próprios sentimentos está associada à maturidade emocional e cognitiva do indivíduo; para uma criança ou um adolescente, isso pode estar menos evidente e mais inespecífico. Portanto, é fundamental avaliar as expressões verbais e não verbais dessa população, como as mudanças súbitas de comportamento em casa, na escola e com seus pares, maior sensibilidade aos acontecimentos cotidianos, queda do rendimento escolar, presença de conteúdos mórbidos na produção gráfica (desenhos) e na forma de brincar, abuso de substâncias lícitas e ilícitas, episódios de agressividade e irritabilidade e queixas somáticas sem respaldo físico.

> A identificação dos próprios sentimentos está associada à maturidade emocional e cognitiva do indivíduo; para uma criança ou um adolescente, isso pode estar menos evidente e mais inespecífico.

Atualmente, o TDM é uma questão de saúde pública e considerável fator de risco na população infantojuvenil por seu potencial dano no funcionamento global.[1] Estima-se uma prevalência anual de TDM em torno de 2% em crianças e de 4 a 7% em adolescentes.[2] Uma importante metanálise observou que o início da doença na infância tem caráter episódico e crônico, com um aumento subsequente de futuros episódios na adolescência e na idade adulta, com taxas de recorrência entre 45 e 72%, em um período de 3 a 7 anos.[3] Outra metanálise, mais recente, indica que a presença de sintomas depressivos na infância (sem constituir um transtorno) prediz um subsequente TDM na adolescência e no início da idade adulta.[4]

Um episódio depressivo pode preceder o início de sintomatologia maníaca ou hipomaníaca; logo, crianças e adolescentes que aparentam ter depressão unipolar, na verdade, poderão evoluir para o diagnóstico de transtorno bipolar (TB), tendo a depressão como apresentação inicial. Isso parece ocorrer entre 20 e 50% da população infantojuvenil deprimida, ainda na adolescência.[5,6] Até o momento, não há um critério diagnóstico de TDM específico para crianças e adolescentes. Recomenda-se utilizar como base os critérios para adultos contidos na CID-10[7] e no DSM-IV-TR,[8] atentando para a pluralidade fenomenológica de acordo com a faixa etária.

INTERPRETAÇÃO E CARACTERÍSTICAS CLÍNICAS DA DEPRESSÃO

A análise das doenças psiquiátricas com incidência precoce deve ser focada no que há de realmente diferente no desenvolvimento neuropsicomotor (DNPM) esperado, antes de procurar por sintomas. Assim, é possível entender se um quadro psicopatológico, como o TDM, é o protagonista ou não.

Os momentos de alterações de humor, como humor deprimido, irritado e elevado, ocorrem de forma normal durante toda a vida e estão intimamente ligadas a fatores externos, ou extrínsecos e internos, ou pessoais. Na infância e na adolescência, a expressão emocional e comportamental ocorre de forma diferente da idade adulta, pois o ciclo do desenvolvimento neurobiológico e psicossocial, compreendido pelo esquema inovação-desequilíbrio-integração--equilíbrio, encontra-se em pleno vapor e em construção. A criança ou o adolescente pode ficar muito triste pela morte de seu animal de estimação, irritado por perder um jogo para seu amigo, angustiado por ter brigado com o namorado ou com os pais, muito feliz e animado com a chegada de seu aniversário ou de uma viagem. Isso não significa que esteja tendo um sintoma de alteração de humor. Porém, quando essa mudança torna-se persistente e duradoura, acarretando em significativo estresse ou prejuízo nas áreas social, acadêmica e interpessoal, a possibilidade de um transtorno do humor é considerada.

As manifestações clínicas da depressão tendem a ser menos específicas nas crianças, tornando-se mais típicas na adolescência. Observar clinicamente o que as crianças e os adolescentes expõem pelos jogos, brincadeiras, atitudes e perspectivas de vida é vital para um acurado diagnóstico, assim como as entrevistas com pais e/ou cuidadores e o contato com a escola. Dividem-se as faixas etárias, de acordo com a Organização Mundial da Saúde,[9] em lactentes (até 2 anos de idade), pré-escolares (entre 2 e 7 anos de idade), escolares (entre 7 e 10 anos de idade) e adolescentes (entre 10 e 19 anos).

> As manifestações clínicas da depressão tendem a ser menos específicas nas crianças, tornando-se mais típicas na adolescência.

Depressão em lactentes

O período da vida até os 2 anos de idade é marcado pelas manifestações não verbais da criança, tornando o diagnóstico de depressão extremamente complexo. A maior parte das informações relacionadas a essa fase são retroativas e obtidas a partir do relato parental de crianças mais velhas com depressão.

Antes da aquisição da linguagem verbal, uma criança deprimida manifesta-se pela expressão facial e pela postura corporal, sendo comuns mudanças de comportamento, que incluem inquietação, maior retraimento e choro mais frequente do que o habitual. Pode recusar alimentos, ter problemas para dormir, ficar mais apática e passar a não responder aos estímulos visuais, verbais e táteis (p. ex., abraços, colo, brinquedos).[10] Enquanto algumas crianças têm explosões de raiva repentinas e descontroladas, outras ficam muito tristes, chorando à toa, ou constantemente irritadiças.

> Antes da aquisição da linguagem verbal, uma criança deprimida manifesta-se pela expressão facial e pela postura corporal, sendo comuns mudanças de comportamento, que incluem inquietação, maior retraimento e choro mais frequente do que o habitual.

Depressão em crianças pré-escolares

A prevalência de depressão em pré-escolares é em torno de 1 a 2%, porcentagem semelhante à encontrada em crianças mais velhas.[10-12] Inúmeros trabalhos envolvendo essa população destacam a presença dos sintomas depressivos da seguinte forma: tristeza (relato ou apenas fisionomia), perda de interesse nas atividades de lazer, desânimo evidente, perda de habilidades previamente adquiridas (p. ex., regressão da linguagem, ecolalia, encoprese e enurese), dependência excessiva, sintomas de ansiedade de separação, impulsividade, irritabilidade, instabilidade emocional, dificuldades em adquirir peso e altura esperados, auto e/ou heteroagressividade, diminuição de interesse ou prazer nas atividades ou brincadeiras próprias para a idade e anteriormente prazerosas, isolamento, engajamento persistente em atividades e brincadeiras com temas mórbidos ou de suicídio, sentimentos inadequados de culpa e de vergonha, queixas somáticas vagas (p. ex., dor de barriga) e extrema fadiga.[11-14]

O curso dos sintomas depressivos nas crianças pré-escolares parece diferir do observado em crianças mais velhas, nos adolescentes e nos adultos; nota-se uma flutuação dos sintomas e, por isso, pesquisadores sugerem que, em vez da presença diária de sintomas por duas semanas (como preconizado na CID-10 e no DSM-IV-TR), os sintomas precisariam estar presentes no maior número de dias por pelo menos duas semanas.[12-14]

> O curso dos sintomas depressivos nas crianças pré-escolares parece diferir do observado em crianças mais velhas, nos adolescentes e nos adultos,

Depressão em crianças escolares

A criança em idade escolar encontra-se mais apta a expressar-se verbalmente, sendo fundamental a avaliação de sua percepção sobre os sintomas por ela relatados e que os pais e educadores relatam.

Os sintomas depressivos mais comuns nessa faixa etária são apatia, choro sem motivo, interesses sociais reduzidos, disforia (mudança de humor desproporcional ao estímulo), raiva de si mesmo, baixa autoestima (p. ex., verbalizações frequentes de que ninguém no mundo gosta dele), reclamações constantes por não ter amigos, queda no rendimento escolar, culpa exagerada e pensamentos mórbidos e de morte (verbalizações de que é culpado pelas coisas ruins que ocorrem para sua família, que seria melhor sumir e que gostaria de estar morto).[15,16] Não raro, as crianças escolares deprimidas apresentam queixas somáticas (p. ex., dor de barriga e dor de cabeça) e sintomas de ansiedade, como fobia escolar e fobias específicas, pesadelos, despertares noturnos, distratibilidade e irritabilidade.[17,18]

Depressão em adolescentes

A sintomatologia depressiva na adolescência assemelha-se à observada na idade adulta. As principais queixas dos adolescentes deprimidos são humor depressivo, sentimento de inutilidade, persistente falta de interesse, isolamento social, desesperança (p. ex., ao ser questionado sobre seus planos de vida, o adolescente menciona não ter qualquer desejo futuro), dificuldade de concentração, irritabilidade, hostilidade extrema, alterações importantes de sono e de apetite, abuso de substâncias lícitas e ilícitas.[1,19]

Muitos desses sintomas são confundidos pelos pais e até pelo próprio paciente como algo comum e natural da adolescência, retardando a procura por ajuda profissional, a qual pode advir somente após um episódio de autolesão ou tentativa de suicídio.

DISTIMIA

Apesar dos poucos estudos sobre a prevalência da distimia, ela varia de 0,6 a 1,7% para crianças e de 1,6 a 8% para adolescentes.[20] É caracterizada por um estado crônico e persistente de humor deprimido ou irritado por, no mínimo, um ano para a população infantojuvenil, em vez de dois anos, como nos adultos.[7,8] Outros sintomas incluem diminuição ou aumento do apetite, insônia ou hipersonia, falta de energia ou fadiga, baixa autoestima, dificuldade de concentração e em tomar decisões e sentimento de desesperança.[7,8]

Em um importante estudo,[21] o humor depressivo, o humor irritado, a baixa autoestima, a falta de energia ou fadiga, a culpa inapropriada, a dificuldade de concentração, a anedonia e a desesperança estiveram presentes em mais de 50% das crianças e adolescentes distímicos, sem diferenças significativas no perfil sintomático entre os sexos e tendo os transtornos de ansiedade como as comorbidades mais comuns. A ansiedade de separação ocorre principalmente em crianças, e o transtorno de ansiedade generalizada e as fobias simples, nos adolescentes. Crianças e adolescentes devem experienciar dois ou mais desses sintomas, podendo haver uma redução deles por não mais de dois meses.[7,8]

Geralmente, os sintomas distímicos são subdiagnosticados ou negligenciados, por terem intensidade menor do que os sintomas de TDM ou serem confundidos como parte da personalidade desses jovens. Entretanto, em muitos casos, a distimia parece preceder em 2 a 3 anos um primeiro episódio depressivo.[22] O diagnóstico precoce é importante tanto para prevenir um prejuízo no funcionamento global como para evitar uma condição subsequente de depressão dupla (distimia acompanhada de TDM).[21,22]

FATORES DE RISCO

Crescimento e desenvolvimento

Até a puberdade, meninos e meninas apresentam o mesmo risco para desenvolver TDM. Porém, após seu início, o risco torna-se duas vezes maior nas meninas do que nos meninos.[23] Alterações hormonais, como níveis de testosterona, estradiol e hormônio folicular estimulante, parecem estar correlacionadas a isso.[24]

> Até a puberdade, meninos e meninas apresentam o mesmo risco para desenvolver TDM. Porém, após seu início, o risco torna-se duas vezes maior nas meninas do que nos meninos.

O desenvolvimento social pode também predispor os adolescentes para sintomas depressivos, pois implica diminuição de supervisão e de suporte por um adulto, aumento das preocupações sobre *status* e a possível rejeição social, aumento dos conflitos entre pais e filhos e mudanças de estilo de vida, bem como uso de substâncias lícitas e ilícitas e privação de sono.[25]

Genética

Filhos de pais com TDM apresentam um risco três vezes maior para um episódio depressivo do que filhos de pais sem esse transtorno. Uma maior carga genética familiar para depressão, precocidade de início e caráter recorrente do TDM nos pais estão implicados. Além disso, a maior carga genética familiar para depressão está associada também com início mais precoce da doença na prole, altas taxas de comorbidade com ansiedade e maior risco para cronificação.[26]

A depressão maternal parece ser fator de maior risco para depressão em crianças e adolescentes do que a paternal, em especial nas filhas, as quais, uma vez deprimidas, continuam com alta intensidade sintomatológica quando entram na adolescência, o que não ocorre com meninos.[27]

Interação familiar

Os conflitos familiares associam-se de forma proporcional a maior risco para depressão em crianças e adolescentes. Mazza e colaboradores[28] observaram, em estudo longitudinal comunitário com crianças entre 6 e 8 anos, uma associação entre conflitos familiares e maritais com sintomas depressivos sete anos mais tarde. Bond e colaboradores,[29] em um largo estudo com 8.984 estudantes entre 12 e 17 anos, também reportaram a correlação entre conflitos familiares e sintomatologia depressiva na adolescência. Além disso, o conflito entre pais e filhos e altos níveis de emoção expressa estão relacionados com início, recorrência e maior duração dos episódios depressivos.[30]

> Baixo peso ao nascer e idade maternal precoce, depressão pós-parto, baixa qualidade dos cuidados parentais no início da vida, morte e divórcio dos pais são fatores estressores de risco para o desenvolvimento de depressão na prole.[23]

Eventos de vida

Baixo peso ao nascer e idade maternal precoce, depressão pós-parto, baixa qualidade dos cuidados parentais no início da vida, morte e divórcio dos pais são fatores estressores de risco para o desenvolvimento de depressão na prole.[23]

Alguns fatores, como alimentação em excesso e obesidade, uso de substâncias lícitas (p. ex., álcool e tabaco) e ilícitas, pouca atividade física e atitudes sexuais de risco (p. ex., sexo sem proteção) são aspectos importantes de precipitação ou prolongamento de um episódio depressivo em adolescentes.[23] Além disso, o envolvimento dos jovens em grupos antissociais eleva o risco para depressão, devido ao aumento de eventos de vida depressiogênicos, como conflitos entre pais e filhos e problemas legais.[23]

Escola e sociabilidade

O desempenho escolar e os sintomas depressivos parecem ter uma relação longitudinal importante em crianças e adolescentes.[31,32] Em estudo com alunos meninos entre 6 e 10 anos de idade, observou-se que aqueles com menor desempenho escolar (relatado por eles mesmos, por pais e professores) apresentaram maior proporção de humor deprimido 13 anos mais tarde do que aqueles com desempenho adequado.[32] A insatisfação acadêmica igualmente prediz sintomatologia depressiva futura nos jovens.[31]

Habilidades e isolamento sociais também influenciam na fenomenologia da depressão. Mesman e Koot[33] observaram isolamento e problemas sociais em idade pré-escolar (relatados por professores) como preditores de gravidade da depressão no início da adolescência. Já Altmann e Gotlib[34] apontam que jovens deprimidos gastam mais tempo sozinhos e entendem-se como mais inábeis socialmente do que seus pares saudáveis.

Crianças e adolescentes deprimidos normalmente apresentam desempenho escolar insatisfatório, isolamento e diminuição de suas habilidades sociais, aventando a hipótese de que, em muitos casos, as questões escolares e sociais individuais desempenham, ao menos em parte, papéis tanto de risco quanto de consequência da depressão.

> Crianças e adolescentes deprimidos normalmente apresentam desempenho escolar insatisfatório, isolamento e diminuição de suas habilidades sociais.

SUICÍDIO

Pensamentos sobre a morte deles próprios ou de outros indivíduos, desejo de morrer, ideações suicidas, planejamento da forma de morrer e tentativas de suicídio podem estar presentes em todas as faixas etárias, sendo prevalentes em adolescentes sobretudo as tentativas de suicídio.[35,36]

> Em torno de 60% das crianças e dos adolescentes deprimidos apresentam ideação suicida em algum momento da doença, e 30% apresentarão ao menos uma tentativa de suicídio.

Em torno de 60% das crianças e dos adolescentes deprimidos apresentam ideação suicida em algum momento da doença, e 30% apresentarão ao menos uma tentativa de suicídio.[36] Dados atuais indicam que, de todos os adolescentes que cometem suicídio, 40 a 80% o fizeram na vigência de um episódio depressivo.[37]

PECULIARIDADES ENTRE IDADE E GÊNERO

Apesar de não ser algo observado em todos os estudos sobre TDM de início precoce, algumas possíveis diferenças entre idade e gênero são apontadas. Yorbik e colaboradores[38] observaram mais desesperança, sensação de desamparo, falta de energia, fadiga, hipersonia, perda de peso e comportamento suicida em adolescentes do que em crianças deprimidas, assim como maior taxa de abuso de substâncias ilícitas e menor comorbidade com ansiedade de separação e transtorno de déficit de atenção/hiperatividade (TDAH). Entre os gêneros, meninas apresentaram, de forma significativa, aumento de apetite e mais comportamento suicida do que meninos, diferença que se manteve internamente no subgrupo de adolescentes, mas não no de crianças.

Ainda nesse estudo, não houve diferença significativa na frequência do sintoma de melancolia entre crianças e adolescentes. Em outro estudo,[39] ao contrário, esse sintoma foi a única distinção encontrada, sendo mais predominante em adolescentes deprimidos. A duração e a gravidade do primeiro episódio depressivo, bem como as taxas de recuperação, recorrência, comorbidades e história psiquiátrica familiar, foram semelhantes entre crianças e adolescentes nesse segundo estudo.[39]

No Brasil, Fu-I e Wang,[1] em uma população infantojuvenil deprimida, observaram os sintomas de humor depressivo, baixa autoestima e dificuldade de concentração em uma frequência maior nos adolescentes do que nas crianças. Além disso, meninas mostraram autoestima mais baixa, e os meninos, pior concentração.

ASPECTOS COMÓRBIDOS

Uma característica dos transtornos mentais de início precoce é a presença frequente de sobreposição de sintomas de múltiplas patologias ou comorbidades psiquiátricas.

Em 1987, Puig-Antich[40] já atestava que "pesquisar a forma pura de transtornos afetivos de início precoce pode ser perda de tempo, pois os sintomas coexistentes, considerados como comorbidade, podem ser uma característica intrínseca de doenças afetivas ocorridas na infância".

Laurent e colaboradores[41] observaram, em crianças e adolescentes deprimidos, uma taxa de comorbidade com transtornos de ansiedade entre 16 e 62%. Similarmente, Angold e Costello[42] encontraram uma variação dessa taxa entre 30 e 75%; Axelson e Birmaher[43] observaram que 25 a 50% dos jovens deprimidos apresentam comorbidade com transtornos de ansiedade, enquanto 10 a 15% dos jovens ansiosos apresentam TDM comórbido.

Em termos gerais, a relação do nível de ansiedade é diretamente proporcional à gravidade do quadro depressivo em crianças e adolescentes. Muitas vezes, essa população preenche critérios diagnósticos tanto para um transtorno de ansiedade como para TDM. Sintomas como choro imotivado, pensamentos de inadequação, menosvalia, inquietação, culpa excessiva, autoagressão, preocupações desproporcionais com acontecimentos cotidianos e/ou futuros podem existir em ambas as patologias em comorbidade ou em separado. A complexidade e a proximidade do TDM com os transtornos de ansiedade expressam a dificuldade que muitas vezes pode haver para distinguir um transtorno do outro. Não obstante, os transtornos de ansiedade de separação, de ansiedade generalizada e de fobia social são os transtornos de ansiedade mais comumente associados à depressão em crianças e adolescentes, e parecem preceder os sintomas depressivos, sugerindo uma possível relação preditiva entre ambas.

O transtorno obsessivo-compulsivo é comórbido em 10 a 30% das crianças e adolescentes deprimidos e associa-se à persistência da sintomatologia depressiva.[41] Por vezes, há dificuldades em se distinguir os pensamentos obsessivos dos pensamentos reverberantes de cunho negativo, comuns no TDM.

A presença de comportamentos antissociais e transtornos disruptivos (como os transtornos de conduta e desafiador de oposição) em crianças e adolescentes deprimidos é semelhante à dos transtornos de ansiedade, variando de 21 a 83%.[42] Estudos longitudinais apontam uma relação preditiva entre a presença de comportamentos antissociais em idade pré-escolar e desenvolvimento de problemas internalizantes, em especial sintomatologia depressiva, na idade escolar e na adolescência.[44,45]

As taxas de comorbidade entre transtorno de déficit de atenção/hiperatividade (TDAH) e transtornos do humor estão em torno de 20 a 30%. Em amostras comunitárias, as taxas de TDM em jovens com TDAH é 5,5 vezes maior do que em jovens sem TDAH.[46] Em geral, o TDM ocorre alguns anos após o início do TDAH e é atribuído, com frequência, ao potencial nível de impacto negativo deste último em áreas vitais da vida desses jovens, como a relação social, o desempenho acadêmico e a interação familiar. Porém, a associação entre a gravidade dos sintomas do TDAH e o risco para o desenvolvimento de TDM não é encontrada em todos os estudos, sendo necessários ainda dados futuros.[47]

Faraone e Biederman,[48] em estudo de revisão, sugerem uma ligação genética familiar entre TDAH e TDM, sobretudo naquelas famílias que apresentam também transtorno de conduta. Apesar dessas duas patologias dividirem fatores familiares de risco, as diferenças entre jovens hiperativos com e sem depressão estão mais correlacionadas com efeitos ambientais do que genéticos.

EPISÓDIO DEPRESSIVO UNIPOLAR OU BIPOLAR?

Essa pergunta sempre é feita quando nos deparamos com um indivíduo em curso de um episódio depressivo, tanto na clínica quanto no campo das pesquisas, independentemente da idade. Contudo, esse questionamento torna-se ainda mais essencial na infância e na adolescência, pois o início do TDM nesses períodos já é por si só um fator de risco para bipolaridade.

Diversos estudos sobre o tema apontam que a maioria dos jovens com TB apresentam a depressão como primeiro episódio de humor, principalmente se iniciado na adolescência.[49] A depressão bipolar de início precoce tem caráter de maior gravidade, maior presença de características atípicas (p. ex., hiperfagia e hipersonia), sintomas psicóticos e melancolia, maiores taxas de abuso de substâncias e maior relação com comportamento suicida do que a depressão unipolar.[19] Além disso, labilidade afetiva (mesmo em eutimia) e uma extensa história familiar positiva de transtornos afetivos (ou seja, três ou mais parentes de primeiro grau afetados ou três gerações consecutivas afetadas) são mais observadas em crianças e adolescentes com depressão bipolar do que unipolar (Figura 3.1).[19,50]

Ainda é controverso se os aspectos descritos seriam fatores de risco para o desenvolvimento da bipolaridade ou marcadores precoces da doença.

CONCLUSÃO

A depressão na infância e na adolescência é associada a altas taxas de recorrências e de comorbidades. As manifestações clínicas são influenciadas pelo estágio de DNPM, e as áreas de risco parecem atuar de forma sinérgica para o desenvolvimento da doença, assim como para sua perpetuação. O comportamento suicida, bem como a possibilidade de depressão bipolar, também acontece nessas faixas etárias de forma significativa, não devendo ser negligenciado.

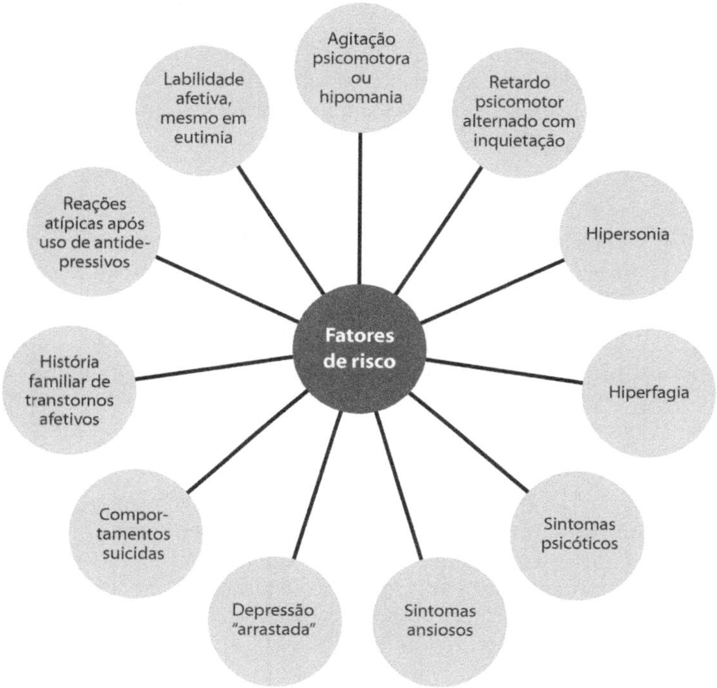

FIGURA 3.1
Fatores de risco para depressão bipolar de início precoce.

Fatores de risco (diagrama): Agitação psicomotora ou hipomania; Retardo psicomotor alternado com inquietação; Hipersonia; Hiperfagia; Sintomas psicóticos; Sintomas ansiosos; Depressão "arrastada"; Comportamentos suicidas; História familiar de transtornos afetivos; Reações atípicas após uso de antidepressivos; Labilidade afetiva, mesmo em eutimia.

A detecção precoce pode permitir a maximização dos benefícios das intervenções, acarretando menor impacto social, acadêmico e interpessoal, além do retorno mais breve à infância ou adolescência saudáveis.

REFERÊNCIAS

1. Fu-I L, Wang YP. Comparison of demographic and clinical characteristics between children and adolescents with major depressive disorder. Rev Bras Psiquiatr. 2008;30(2):124-31.
2. Costello EJ, Pine DS, Hammen C, March JS, Plotsky PM, Weissman MM, et al. Development and natural history of mood disorders. Biol Psychiatry. 2002;52(6):529-42.

3. Horowitz JL, Garber J. The prevention of depressive symptoms in children and adolescents: a meta-analytic review. J Consult Clin Psychol. 2006;74(3):401-15.
4. Kovacs M, Lopez-Duran N. Prodromal symptoms and atypical affectivity as predictors of major depression in juveniles: implications for prevention. J Child Psychol Psychiatry. 2010;51(4):472-96.
5. Geller B, Zimerman B, Williams M, Bolhofner K, Craney J. Bipolar disorder at prospective follow-up of adults who had prepubertal major depressive disorder. Am J Psychiatry. 2001;158(1):125-7.
6. Axelson D, Birmaher B, Strober M, Gill MK, Valeri S, Chiappetta L, et al. Phenomenology of children and adolescents with bipolar spectrum disorders. Arch Gen Psychiatry. 2006;63(10):1139-48.
7. Organização Mundial da Saúde. Classificação Internacional de Doenças (CID-10): classificação de transtornos mentais e de comportamento. Porto Alegre: Artmed; 1993.
8. American Psychiatric Association. Diagnostic and statistical manual of mental disorders: text revision (DSM-IV-TR). 4th ed. Washington: APA; 2000.
9. World Health Organization. World Bank Special Programme of Research, Development and Research Training in Human Reproduction (HRP). Guidelines for research on reproductive health involving adolescents. From the Programme's document preparing a project proposal, guidelines and forms [Internet]. 3th ed. Geneva: WHO; 2003 [capturado em 30 jun. 2010]. Disponível em: http://www.who.int/reproductivehealth/hrp/guidelinesadolescent.en.html.
10. Luby JL, Heffelfinger AK, Mrakotsky C, Brown KM, Hessler MJ, Wallis JM, et al. The clinical picture of depression in preschool children. J Am Acad Child Adolesc Psychiatry. 2003;42(3):340-8.
11. Luby JL, Belden AC, Pautsch J, Si X, Spitznagel E. The clinical significance of preschool depression: Impairment in functioning and clinical markers of the disorder. J Affect Disord. 2009;112(1-3):111-9.
12. Task Force on Research Diagnostic Criteria: Infancy and Preschool. Research diagnostic criteria for infants and preschool children: the process and empirical support. J Am Acad Child Adolesc Psychiatry. 2003;42(12):1504-12.
13. Luby J, Belden A, Sullivan J, Hayen R, McCadney A, Spitznagel E. Shame and guilt in preschool depression: evidence for elevations in self-conscious emotions in depression as early as age 3. J Child Psychol Psychiatry. 2009;50(9):1156-66.
14. Luby JL, Mrakotsky C, Heffelfinger A, Brown K, Hessler M, Spitznagel E. Modification of DSM-IV Criteria for Depressed Preschool Children. Am J Psychiatry. 2003;160(6):1169-72.
15. Chrisman A, Egger H, Compton SN, Curry J, Goldston DB. Assessment of Childhood Depression. Child Adolesc Mental Health. 2006;11(2):111-6.

16. Kovacs M, Obrosky DS, Sherrill J. Developmental changes in the phenomenology of depression in girls compared to boys from childhood onward. J Affect Disord. 2003;74(1):33-48.
17. Ryan ND, Puig-Antich J, Ambrosini P, Rabinovich H, Robinson D, Nelson B, et al. The clinical picture of major depression in children and adolescents. Arch Gen Psychiatry. 1987;44(10):854-61.
18. Lack CW, Green AL. Mood disorders in children and adolescents. J Pediatr Nurs. 2009;24(1):13-25.
19. González-Tejera G, Canino G, Ramirez R, Chavez L, Shrout P, Bird H, et al. Examining minor and major depression in adolescents. J Child Psychol Psychiatry. 2005;46(8):888-99.
20. Lewinsohn PM, Hops H, Roberts RE, Seeley JR, Andrews JA. Adolescent psychopathology: I. Prevalence and incidence of depression and other DSM-III-R disorders in high school students. J Abnorm Psychol. 1993;102(1):133-44.
21. Masi G, Millepiedi S, Mucci M, Pascale RR, Perugi G, Akiskal HS. Phenomenology and comorbidity of dysthymic disorder in 100 consecutively referred children and adolescents: beyond DSM-IV. Can J Psychiatry. 2003;48(2):99-105.
22. Nobile M, Cataldo GM, Marino C, Molteni M. Diagnosis and treatment of dysthymia in children and adolescents. CNS Drugs. 2003;17(13):927-46.
23. Brent DA, Maalouf FT. Pediatric depression: is there evidence to improve evidence-based treatments? J Child Psychol Psychiatry. 2009;50(1-2):143-52.
24. Angold A, Costello EJ, Erkanli A, Worthman CM. Pubertal changes in hormone levels and depression in girls. Psychol Med. 1999;29(5):1043-53.
25. Nelson EE, Leibenluft E, McClure EB, Pine DS. The social re-orientation of adolescence: A neuroscience perspective on the process and its relation to psychopathology. Psychol Med. 2005;35(2):163-74.
26. Weissman MM, Wickramaratne P, Nomura Y, Warner V, Pilowsky DJ, Verdell H. Offspring of depressed parents: 20 years later. Am J Psychiatry. 2006;163(6):1001-8.
27. Cortes RC, Fleming CB, Catalano RF, Brown EC. Gender differences in the association between maternal depressed mood and child depressive phenomena from grade 3 through grade 10. J Youth Adolesc. 2006;35(5):810-21.
28. Mazza JJ, Fleming CB, Abbott RD, Haggerty KP, Catalano RF. Identifying trajectories of adolescents' depressive phenomena: an examination of early risk factors. J Youth Adolesc. 2010;39(6):579-93.
29. Bond L, Toumbourou J, Thomas L, Catalano RF, Patton G. Individual, family, school and community risk and protective factors for depressive symptoms in adolescents: a comparison of risk profiles for substance use and depressive symptoms. Prev Sci. 2005;6(2):73-88.

30. Silk J, Ziegler M, Whalen D, Dietz L, Dahl R, Birmaher B, et al. Expressed emotion in mothers of currently depressed, remitted, high-risk and low-risk youth: Links to child depression status and longitudinal course. J Clin Child Adolesc Psychol. 2009;38(1):36-47.
31. Lewinsohn PM, Gotlib IH, Seeley JR. Adolescent psychopathology: IV. Specificity of psychosocial risk factors for depression and substance abuse in older adolescents. J Am Acad Child Adolesc Psychiatry. 1995;34(9):1221-9.
32. Loeber R, Farrington DP, Loeber MS, Moffitt TE, Caspi A, Lynam, D. Male mental health problems, psychopathy, and personality traits: Key findings from the first 14 years of the Pittsburgh Youth Study. Clin Child Fam Psychol Rev. 2001;4(4):273-97.
33. Mesman J, Koot HM. Child-reported depression and anxiety in preadolescence: I. Associations with parent-and teacher-reported problems. J Am Acad Child Adolesc Psychiatry. 2000;39(11):1371-8.
34. Altmann EO, Gotlib IH. The social behavior of depressed children: an observational study. J Abnorm Child Psychol. 1988;16(1):29-44.
35. Wagner KD, Emsilie GJ, Kowatch RA. An update on depression in children and adolescents. J Clin Psychiatry. 2008;69(11):1818-28.
36. Birmaher B, Brent D; AACAP Work Group on Quality Issues, et al. Practice parameters for the assessment and treatment of children and adolescents with depressive disorders. J Am Acad Child and Adolesc Psychiatry. 2007;46(11):1503-26.
37. Barbe RP, Williamson DE, Bridge JA, Birmaher B, Dahl RE, Axelson DA, et al. Clinical differences between suicidal and nonsuicidal depressed children and adolescents. J Clin Psychiatry. 2005;66(4):492-8.
38. Yorbik O, Birmaher B, Axelson D, Willimson DE, Ryan ND. Clinical characteristic of depressive symptoms in children and adolescents with major depressive disorder. J Clin Psychiatry. 2004;65(12):1654-59.
39. Birmaher B, Williamson DE, Dahl RE, Axelson DA, Kaufman J, Dorn LD, et al. Clinical presentation and course of depression in youth: does onset in childhood differ from onset in adolescence? J Am Acad Child Adolesc Psychiatry. 2004;43(1):63-70.
40. Puig-Antich J. Affective disorders in children and adolescents: diagnostic validity and psychobiology. In: Meltzer HY, editor. Psychopharmacology: the third generation of progress. New York: Raven Press; 1987.
41. Laurent J, Landau S, Stark KD. Conditional probabilities in the diagnosis of depressive and anxiety disorders in children. Sch Psychol Rev. 1993;22(1):98-114.
42. Angold A, Costello EJ. Depressive comorbidity in children and adolescents: Empirical, theoretical, and methodological issues. Am J Psychiatry. 1993;150(12):1779-91.
43. Axelson DA, Birmaher B. Relations between anxiety and depressive disorders in childhood and adolescence. Depress Anxiety. 2001;14(2):67-78.
44. Mesman J, Bongers IL, Koot HM. Preschool developmental pathways to preadolescent internalizing and externalizing problems. J Child Psychol Psychiatry. 2001;42(5):679-89.

45. Mazza JJ, Abbott RD, Fleming CB, Harachi TW, Cortes RC, Park J, et al. Early predictors of adolescent depression: a 7-year longitudinal study. J Early Adolesc. 2009;29(5):664-92.
46. Angold A, Costello EJ, Erkanli A. Co-morbidity. J Child Psychol Psychiatry. 1999;40(1):57-87.
47. Daviss WB. A review of co-morbid depression in pediatric ADHD: etiologies, phenomenology and treatment. J Child Adolesc Psychopharmacol. 2008;18(6):565-71.
48. Faraone SV, Biederman J. Do attention deficit hyperactivity disorder and major depression share familial risk factors? J Nerv Ment Dis. 1997;185(9):533-41.
49. Birmaher B, Axelson D, Strober M, Gill MK, Yang M, Ryan N, et al. Comparison of manic and depressive symptoms between children and adolescents with bipolar spectrum disorders. Bipolar Disord. 2009;11(1):52-62.
50. McMahon FJ, Simpson SG, McInnis MG, Badner JA, MacKinnon DF, DePaulo JR. Linkage of bipolar disorder to chromosome 18q and the validity of bipolar II disorder. Arch Gen Psychiatry. 2001;58(11):1025-31.

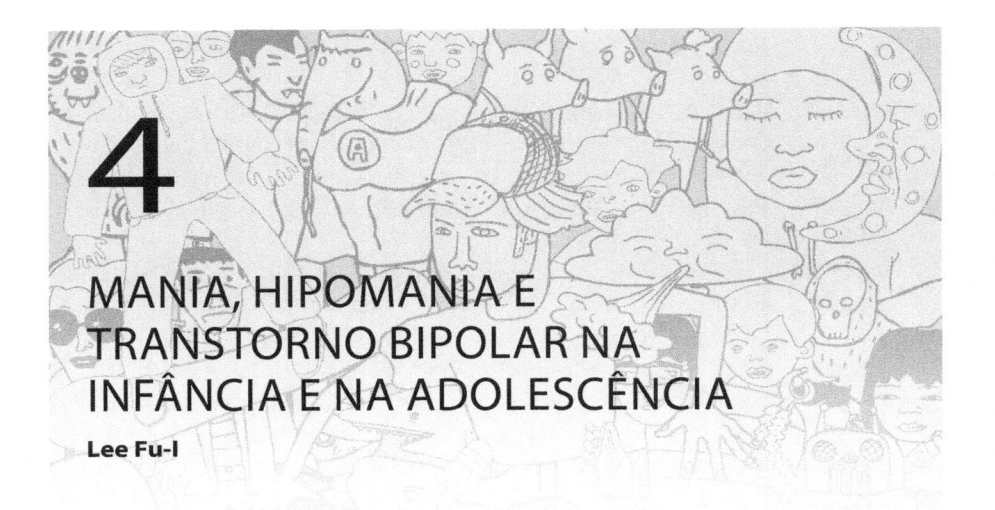

4
MANIA, HIPOMANIA E TRANSTORNO BIPOLAR NA INFÂNCIA E NA ADOLESCÊNCIA

Lee Fu-I

Da mesma forma que para adultos, o surgimento e o diagnóstico de um episódio de mania são considerados indicadores claros de transtorno bipolar (TB) para crianças e adolescentes.[1-4] No entanto, pesquisadores e clínicos ainda tentam chegar a um consenso em relação aos fenômenos clínicos observados nessa população nas fases de mania e hipomania e em estados mistos.

> Da mesma forma que para adultos, o surgimento e o diagnóstico de um episódio de mania são considerados indicadores claros de transtorno bipolar (TB) para crianças e adolescentes.[1-4]

A rigor, não se consegue estabelecer um quadro próprio de TB para crianças e adolescentes, mas é possível seguir os critérios diagnósticos já estabelecidos para adultos com esse transtorno. A American Psychiatric Association (DSM-IV),[1] a Organização Mundial da Saúde (CID-10)[5] e a American Academy of Child and Adolescent Psychiatry[4,6,7] sugerem a aplicação dos mesmos critérios e definições estabelecidos para adultos, com a possibilidade de variação de fenômenos clínicos de acordo com a faixa etária, e a identificação de sintomas equivalentes ou substitutivos para crianças e adolescentes.

Diferentes centros de pesquisa têm nomeado de forma variada múltiplas condições de transtornos do humor com início na infância e na adolescência, aplicando termos como: TB pediátrico; TB juvenil; mania juvenil; mania pediátrica; TB puberal; TB pré-puberal; TB com fenótipos bem definidos ou pouco definidos. Essas denominações podem referir-se a uma mesma condição clínica apresentada por crianças e adolescentes com o mesmo padrão de instabilidade do humor, assim como podem representar crianças com quadros clínicos totalmente distintos, o que resulta em confusão e perda de parâmetro para os médicos por desconhecerem qual seria o tipo exato de crianças estudadas em uma determinada pesquisa.[8-12]

Essas denominações também instigam debates sobre a possibilidade da existência de algum subtipo específico, com ou sem causas e cursos diferentes, quando o TB é diagnosticado na infância e na adolescência,[9] bem como sobre a relação de sobreposição de sintomas considerados de TB com sintomas de outros transtornos psiquiátricos da infância (p. ex., transtorno de déficit de atenção/hiperatividade [TDAH]).

Para que seja estabelecido um diagnóstico psiquiátrico distinto, é necessário que a doença atenda alguns parâmetros, como os propostos por Robins e Guze na década de 1970:[13] existência de um quadro clínico bem definido e claro, com características clínicas e achados laboratoriais distintos dos de outras patologias; existência de achados laboratoriais patognomônicos e reproduzíveis; e existência de estudos de seguimento confirmando a estabilidade diagnóstica e a presença de história da doença na família (indício de predisposição genética).

Apesar dos esforços de muitos pesquisadores,[14-17] a definição continua imprecisa e os sistemas de classificação e diagnóstico (CID e DSM) ainda não permitem a aplicação de um diagnóstico específico para casos de início precoce de TB como se já houvesse uma entidade nosográfica bem estabelecida e validada. Por consenso, aconselha-se referir esses casos como TB com início na infância e na adolescência, sem recorrer a termos equivalentes ou substitutos.[4]

CARACTERÍSTICAS DO TRANSTORNO BIPOLAR COM INÍCIO NA INFÂNCIA E NA ADOLESCÊNCIA

Transtornos afetivos são transtornos psiquiátricos com alterações clínicas que podem interferir em todo o período de desenvolvimento de uma pessoa devido ao caráter penetrante e impregnante dos sintomas sobre o modo de pensar e o comportamento do indivíduo, afetando sua adaptação social, acadêmica e profissional.[18]

O nível de desenvolvimento de regulação emocional, o grau de compreensão da realidade, o temperamento pré-mórbido, o nível de desenvolvimento da cognição social e da linguagem e o início da puberdade são aspectos importantes para compreender quando e como ocorre o desenvolvimento e o crescimento, devendo ser investigados para um melhor entendimento dos sinais e sintomas apresentados por crianças e adolescentes com o transtorno.[4,9]

Mesmo sendo uma patologia com caráter penetrante, o TB pode comprometer crianças e adolescentes de forma variada, dependendo da gravidade do quadro clínico e/ou da situação. Crianças com hipomania podem apresentar-se em uma determinada ocasião social de maneira mais adequada do que aquelas que apresentam quadro de mania psicótica. Uma criança pode, devido à ansiedade, comportar-se bem na escola, por causa da conscientização da adequação social, e, depois, apresentar-se gravemente sintomática em casa, onde se sente mais à vontade. O significado da manifestação de sintomas de mania em apenas uma determinada situação ambiental necessita maior elucidação, podendo ser, por exemplo, decorrente de condições clínicas menos graves ou de observações clínicas inconsistentes.[9,18-20]

Pesquisas de fenômenos clínicos de transtorno bipolar com início na infância e na adolescência

Note-se que apenas em 1995 teve início, nos Estados Unidos, o primeiro estudo específico voltado à investigação da fenomenologia de mania e hipomania em crianças (pré-púberes) e adolescentes. Os pesquisadores optaram por utilizar critérios diagnósticos clássicos, como os exigidos no DSM-IV para TB tipo I e tipo II, a fim de assegurar a credibilidade e a validade do diagnóstico. Nesse e em outros estudos, verificou-se que crianças e adolescentes precoces apresentavam menos fenótipos clássicos de TB tipo I, do que de TB tipo II e TB atípico.[19-21]

Muitos pesquisadores defendem que, apesar da dificuldade, é possível diagnosticar um episódio de mania em crianças pequenas com base nos critérios clássicos de mania.

Geller e colaboradores[14,15,17] definiram o diagnóstico de TB em pacientes descartando sintomas que também faziam parte do quadro clínico de TDAH (p. ex., hiperatividade, distratibilidade, pouco tempo de sono) e exigindo que os pacientes apresentassem pelo menos um dos sintomas fundamentais para diagnóstico de mania, como humor eufórico ou grandiosidade (Tab. 4.1). Essa decisão seria análoga à exigência do DSM-IV para o diagnóstico de depressão (DP), que deve incluir pelo menos um de seus sintomas fundamentais (p. ex., humor depressivo ou anedonia). Para Geller e colaboradores, a validação de um fenótipo específico para os pré-púberes é evidente, pois consideram que há clara distinção desse quadro clínico de TB em relação a outras patologias comuns da infância e da adolescência, mesmo se comparado a TDAH. A estabilidade do diagnóstico e do fenótipo descritos por esses pesquisadores foi demonstrada em um estudo longitudinal e prospectivo de quatro anos com 93 crianças com TB; as crianças e os adolescentes com TB apresentaram significativamente mais antecedentes familiares de TB do que aquelas com TDAH e outros transtornos psiquiátricos, e achados laboratoriais evidenciaram desequilíbrio de fator neurofisiológico cerebral ligado ao alelo Val66 em filhos de pacientes com TB.[13]

O resultado do estudo de Findling e colaboradores[20] com crianças e adolescentes de 5 a 17 anos também corrobora essa opinião. Os autores observaram alta ocorrência de sete sintomas clássicos de mania: grandiosidade, diminuição da necessidade de sono, tagarelice, pensamento acelerado, aumento de distratibilidade, diminuição da objetividade associada a agitação

TABELA 4.1

Ocorrência de sintomas de mania em uma amostra de 93 pacientes, de 6 a 17 anos, com 57 meninos e 36 meninas

Sintoma	%
Humor irritável	98
Agitação motora	99
Discurso acelerado	97
Hiperenergético	95
Distratibilidade	94
Humor eufórico	89
Sociabilidade exagerada	66
Atitudes arriscadas	66
Comportamentos bobos, risos sem motivo	63
Sintomas psicótipos	60
Fuga de ideias	57
Sharpened think	50
Delírio de grandeza	51
Aceleração do pensamento	49
Aumento de variedade de atividade	46
Hipersexualidade	43
Necessidade diminuída de sono	40
Produtividade aumentada	33

Fonte: Adaptada de Geller e colaboradores.[22]

e diminuição da crítica; e cada um dos pacientes apresentou em média seis sintomas típicos de TB.

Em 2005, Kowatch e colaboradores[23] realizaram uma metanálise para investigar a consistência fenomenológica e as características clínicas de crianças e adolescentes nas pesquisas já realizadas sobre TB nessa população. Esses pesquisadores analisaram sete estudos realizados ao longo dos últimos 23 anos, com uma amostragem total de 362 pacientes de 5 a 18 anos. Todos os estudos primários da metanálise foram conduzidos por pesquisadores e entrevistadores de campo com experiência clínica e utilizaram critérios do DSM-III-R e do DSM-IV consensualmente (Tab. 4.2).

Nessa metanálise, verificou-se que a maioria dos sintomas de mania constantes nos critérios diagnósticos de TB do DSM-IV também era frequente em crianças e adolescentes com TB. Os sintomas mais prevalentes foram: aumento de energia (90% dos casos); aumento de distratibilidade e pressão por falar. Mais de 70% dos casos mostraram humor eufórico, diminuição da necessidade de sono ou aumento de velocidade de pensamento. Aproximadamente 70% apresentaram prejuízo da crítica; 56% demonstraram fuga de ideias; e cerca de 38% mostraram hipersexualidade e sintomas psicóticos (Quadro 4.1).[23]

O resultado dessa análise fez emergir o seguinte perfil clínico de crianças e adolescentes em mania ou hipomania: período de aumento de energia, acompanhado de aumento da irritabilidade e da distratibilidade, pressão por falar e aumento de velocidade da fala, grandiosidade, euforia e diminuição da necessidade de sono. O padrão de fenômenos clínicos resultante dessa metanálise também foi observado em análises recentes de amostras representativas tanto nos Estados Unidos como na Europa, indicando que, apesar dos efeitos de diferenças metodológicas, existe certa homogeneidade e consistência entre as descrições de sintomas de mania, o quadro clínico e a comorbidade em crianças e adolescentes nos últimos 25 anos.[10]

Os pesquisadores ressaltam que, apesar de todos os sintomas relatados anteriormente serem frequentes nos pacientes, não há nenhum sintoma que, por si só, possibilite o diagnóstico de mania em crianças ou adolescentes: o diagnóstico depende da avaliação do quadro clínico geral.[10,12]

APRESENTAÇÃO CLÍNICA

A fenomenologia do episódio de mania em adultos é caracterizada geralmente por mudança de humor para elação (arrogância, altivez), euforia ou irritação. Há presença frequente de sintomas de grandiosidade ou autoestima exagerada, necessidade de sono reduzida, aumento da quantidade de fala (tagarelice), fuga de ideias, velocidade de pensamento aumentada, aumento da distratibilidade, agitação psicomotora e aumento de várias ativi-

TABELA 4.2
Ocorrência de sintomas de TB em cada um dos estudos primários da metanálise

Sintomas	Ballenger et al.	Lewinsohn et al.	Wozniak et al.	Findling et al.	Bhangoo et al.	Faedda et al.	Geller et al.
Euforia/elação	33,0	88,9	14,0	85,6	88,0	59,8	89,5
Irritabilidade	22,0	22,2	77,0	92,2	82,0	97,6	97,7
Grandiosidade	78,0	61,1	n/a	83,3	68,0	n/a	86,0
Fuga de ideias	44,0	44,4	n/a	69,0	47,0	n/a	57,0
Pensamento acelerado	n/a	n/a	n/a	87,8	74,0	78,0	46,5
Diminuição da necessidade de sono	67,0	61,1	n/a	72,2	76,0	95,1	43,0
Julgamento pobre	44,0	33,3	n/a	85,6	n/a	n/a	89,5
Hipersexualidade	44,0	n/a	n/a	32,2	n/a	34,1	45,3
Pressão por falar	67,0	72,2	n/a	81,1	88,0	68,3	96,5
Distratibilidade	n/a	61,1	n/a	84,4	88,0	n/a	93,0
Aumento da energia	n/a	94,4	n/a	81,1	85,0	n/a	100,0

n/a = não aplicável
Fonte: Organização Mundial da Saúde.[5]

> **QUADRO 4.1**
> **Exemplos de manifestações de alteração de humor, grandiosidade e aumento de energia em crianças com mania**
>
> **Humor elevado ou expansivo**
> 1. Garoto de 7 anos de idade é repetidamente levado à diretoria por fazer palhaçadas e dançar na classe quando todos estão quietos – "Não consigo parar de rir".
> 2. Menina de 11 anos – "Não estou feliz, estou muito, muito, muito feliz e nem sei por quê. Não pode ser só porque vou tomar sorvete".
>
> **Grandiosidade**
> 1. Garota de 10 anos começa a dar aulas "Porque a professora ensina tudo errado" e recusa-se a fazer as tarefas propostas "Porque já sei tudo", apesar de ter notas baixas.
> 2. Garoto rouba um carrinho da loja, simplesmente porque queria ter um. Ele sabe que é errado, mas *diferente* dos outros, não seria errado para ele!
>
> **Humor irritado com explosão**
> 1. Menino de 10 anos irrita-se ao receber uma resposta negativa a seu pedido de ir a uma lanchonete. Sua irritação torna-se cada vez mais intensa e incontrolável até começar a agredir a mãe a socos e pontapés e quebrar o vidro da janela da loja. Permanece assim por mais de uma hora.
>
> **Aumento da energia e nível de atividade**
> 1. Menina de 8 anos relata que, após ficar uma semana sentindo muita "dor" e vontade de chorar, passou a querer fazer muitas coisas, andar de bicicleta, pular o dia todo, brincar sem parar. "Eu fazia tanta coisa, tanta coisa... não sei como não ficava cansada."
>
> Fonte: Dados da autora e Geller e colaboradores.[16,22]

> Algumas crianças parecem apresentar, já na idade pré-escolar, sintomas maníacos relativamente típicos, mas, de maneira geral, o diagnóstico de TB em crianças menores costuma ser difícil. A manifestação clínica pode apresentar-se apenas como piora de comportamentos inadequados (disruptivos) já existentes.

dades (social, sexual, profissional ou escolar), bem como diminuição da crítica (p. ex., gastos exagerados, aventuras sexuais ou investimentos imprudentes).

Algumas crianças parecem apresentar, já na idade pré-escolar, sintomas maníacos relativamente típicos, mas, de maneira geral, o diagnóstico de TB em crianças menores costuma ser difícil. A manifestação clínica pode apresentar-se apenas como piora de comportamentos inadequados (disruptivos) já existentes.

Crianças e adolescentes em mania ou hipomania geralmente manifestam felicidade extraordinária ou euforia sem motivo aparente. Com a elevação repentina da autoestima, é comum apresentarem ideias de grandiosidade, acreditando-se capazes de feitos irreais. A manifestação de extrema altivez ou arrogância deve destoar do comportamento habitual da criança. A irritabilidade e as explosões de raiva muitas vezes são uma reação ao fato de os outros não reconhecerem a sua "genialidade".

Evidenciando diferença em relação ao seu habitual, a criança ou o adolescente em mania torna-se tagarela, o discurso não se atém aos temas e não pode ser interrompido; parece não se cansar, demonstrando estar sempre cheio de energia, ainda que tenha dormido pouco; o comportamento é extravagante e até bizarro (p. ex., move-se constantemente de um lado para o outro sem se importar com a reação dos demais ou repete ações e atividades de risco que lhe causem satisfação, tornando-se impulsivo e imprudente, tendo comportamentos como promiscuidade sexual, condução perigosa ou uso abusivo de álcool e drogas).

Mudança de humor (labilidade), distúrbios do sono (p. ex., insônia, pesadelo, falar dormindo, sonambulismo), dificuldade de concentração, aumento de atos impulsivos e consequente piora da interação social são frequentes. Quando os sintomas são leves, moderados ou intermitentes, muitas vezes podem passar despercebidos pelos pais e cuidadores, mas as mudanças também podem ser bastante bruscas e explosivas, havendo relatos de crianças-modelo que subitamente se tornaram "selvagens".[9]

Alguns sintomas de mania ou hipomania (p. ex., instabilidade emocional, mau humor, obstinação, egocentrismo, bravatas e afoitamento a risco) podem ser comportamentos normais e passageiros de uma criança ou adolescente. A intensidade, a constância e o prejuízo funcional das reações e dos atos é que tornam essas manifestações significativas para o diagnóstico

> Alguns sintomas de mania ou hipomania podem ser comportamentos normais e passageiros de uma criança ou adolescente. A intensidade, a constância e o prejuízo funcional dessas reações e desses atos é que tornam essas manifestações significativas para o diagnóstico de mania.

de mania. Por isso, o diagnóstico, na maioria dos casos, infelizmente só é realizado quando a criança ou o adolescente apresentam grave prejuízo no funcionamento global.

Em 1983, estados prolongados de descontrole emocional em resposta a estímulos mínimos e sintomas depressivos já eram descritos por Carlson em crianças muito pequenas. Essas crianças geralmente são descritas como explosivas, temperamentais, de difícil manejo, como praticantes de jogos sexuais e como tendo pesadelos de conteúdo violento.[24,25]

Em crianças em idade escolar, o humor instável, exaltado ou irritadiço diferente do habitual pode chamar atenção dos professores e colegas. A atitude é de inquietação e de excitação constante, com diminuição da crítica. Esses jovens podem se queixar de excesso de pensamentos, mostrar diminuição de objetividade de raciocínio e fuga de ideias. Podem apresentar pensamentos fantasiosos e de grandeza, como o de possuir o poder mágico de entender "a língua dos anjos", ter aparência excepcional, saber mais que os professores ou sentir-se já como o "melhor jogador do mundo" ou a "*miss* Brasil". Quando a crise é de menor intensidade, é frequente a confusão entre o diagnóstico de hipomania e o de TDAH. A distinção depende da presença ou não de euforia e sintomas psicóticos como alucinações ou delírios, ausentes nos casos de TDAH (Quadros 4.1 e 4.2).

> A alteração de comportamento geralmente é mais evidente na adolescência do que na infância, e os adolescentes em fase de mania começam a ter apresentação clínica similar à dos adultos.

A alteração de comportamento geralmente é mais evidente na adolescência do que na infância, e os adolescentes em fase de mania começam a ter apresentação clínica similar à dos adultos. No entanto, a relutância em aceitar a possibilidade de início precoce de TB pode fazer com que sintomas como preocupações mórbidas, comportamento exaltado, mau humor ou alterações rápidas de humor, irritabilidade e atitudes opositoras e desafiantes sejam considerados como manifestações exageradas, até mesmo típicas, da adolescência.[3]

Devido à similaridade com o quadro clínico de adultos e às habilidades linguísticas mais refinadas da adolescência, o humor exaltado é claramente perceptível, e a atitude é de inquietação maníaca e exaltada. Nessa fase, há maior frequência de sintomas psicóticos que na fase adulta, e a confusão com esquizofrenia é muitas vezes inevitável.[3,9,26,27]

A chegada da puberdade, assim como a descoberta da sexualidade, poderia confundir e dificultar a investigação de sintomas e sinais de hipersexualidade típica da mania. Analisar de forma cuidadosa possíveis indícios e investigar incessantemente a fim de descartar história de abuso sexual é tarefa obrigatória dos médicos, pois, assim como abuso sexual prévio à instalação da doença, a promiscuidade sexual secundária à hipersexualização em fase de mania também pode trazer graves consequências sociais.

QUESTÕES AINDA EM DEBATE

Euforia, grandiosidade ou irritabilidade para definir diagnóstico de transtorno bipolar em crianças?

Para alguns pesquisadores, humor eufórico e grandiosidade são considerados sintomas fundamentais para o diagnóstico de mania[28] e constituem

QUADRO 4.2
Exemplos de manifestações de alteração de pensamento, fala, socialização e hipersexualidade em crianças com mania

Pensamento abundante e acelerado
1. Criança diz: "Tem tanta coisa para pensar e vem tudo de uma vez".
2. Menina de 9 anos fala, apontando para a testa: "Eu preciso colocar um semáforo aqui dentro, meus pensamentos estão a mil por hora".
3. Menino de 10 anos não quer mais ir à escola, pois está cheio de letras, números e palavras dentro de seu cérebro.

Tagarelice
1. Garota de 8 anos – "Tem horas que tenho de falar, falar e falar, falo até se tomei banho para a tia da cantina, nada a ver".
2. Menino fala muito e sem parar com passageiros de metrô ou ônibus. Em casa, segue os familiares para qualquer cômodo falando de detalhes de sua atividade diária.

Desinibição social
1. Menina de 6 anos traz para casa dois homens que acabara de conhecer na rua para almoçar, referindo serem seus amigos.
2. Criança fala muito mais do que o habitual, contando para colegas de classe detalhes da intimidade do divórcio de seus tios.
3. Garoto fala com todos e "chama" de amigo todas as pessoas em um restaurante.

Hipersexualidade
1. Garoto de 9 anos fez propostas de casamento a todas as professoras e colegas e garante que é excelente amante. Na escola, dança e baixa as calças para exibir o órgão sexual.
2. Menino de 9 anos aponta para algumas médicas: "Quero uma loira, uma morena e uma chinesa, quero todas as panteras". Vai até elas e as abraça, tentando beijá-las na boca.

Brincadeiras e riscos inapropriados
1. Criança de 11 anos começa a rir alto e a provocar as crianças do lado durante o culto de sua igreja, quando ninguém mais o está fazendo.
2. Garoto de 12 anos insiste em contar piadas durante as aulas e no cinema.

Envolvimento em situações arriscadas
1. Garota de 8 anos chuta e soca um cavalo grande porque o animal não permitiu que ela o montasse.
2. Menino de 9 anos quer pular do terceiro andar e promete ao irmão que "vai cair de pé", porque é mais ágil que um gato.

Fonte: Dados da autora e Geller e colaboradores.[16,22]

os principais elementos para o diagnóstico de TB na infância ou adolescência precoce (até 14 anos). Para evitar confusão e a dificuldade de distinguir TB e TDAH, Geller e colaboradores[16] valorizaram apenas os sintomas principais de (hipo)mania, como euforia, expansão do humor ou grandiosidade, para o diagnóstico do primeiro.

Biederman e colaboradores[29] continuam a defender que crianças em crise de mania podem apresentar somente o humor instável. Essas crianças em geral já eram hiperativas, mas, em crises de mania ou hipomania, falam muito mais e mais rápido e apresentam ainda mais distratibilidade do que de costume.[30]

Ainda assim, irritação não é um sintoma específico de mania. Aumento da irritabilidade também é sintoma prevalente em casos de DP, transtorno de ansiedade generalizada, transtorno desafiador de oposição, transtorno de estresse pós-traumático, transtorno de explosão intermitente, transtorno obsessivo-compulsivo e transtorno da conduta, TDAH, síndrome de Asperger, autismo e várias outras condições. Na verdade, irritabilidade pode ser análoga a febre ou dor: funciona como um indicador sensível de que algo está errado, mas não é específico de nenhuma condição.[10,28]

Resultados de pesquisas têm indicado que humor eufórico é bastante específico de TB, pois episódios de humor eufórico com frequência, intensidade ou duração desproporcionais ou anormais para cada fase de desenvolvimento raramente ocorrem fora do contexto de um episódio maníaco. A presença de humor eufórico de fato auxilia e respalda o diagnóstico de TB. No entanto, exigir que o diagnóstico seja definido apenas com presença de humor eufórico pode levar a subdiagnóstico desse transtorno. Na prática, muitos casos com humor eufórico passam despercebidos por causar menos dificuldades sociais do que irritabilidade.[10]

> Pode-se afirmar que presença de irritabilidade é bastante sensível para detecção de TB em crianças e adolescentes, mas humor eufórico seria mais específico para descartar casos de falso-positivo.[10]

Pode-se afirmar que presença de irritabilidade é bastante sensível para detecção de TB em crianças e adolescentes, mas humor eufórico seria mais específico para descartar casos de falso-positivo.[10]

Grandiosidade sem euforia também tem sido considerada insuficiente para diagnosticar TB, pois parte dos jovens com esse transtorno não apresentam esse sintoma. Além da complexidade e do desafio de reconhecer grandiosidade patológica em crianças pequenas, sintomas como grandiosidade, autoestima inflada e arrogância, bem como traços de personalidade narcisista, podem ser frequentes em crianças e adolescentes com comportamento antissocial, sem que necessariamente estejam em fase de mania.

Por classificar sintomas de irritabilidade e hiperatividade social como muito inespecíficos para diferenciar o TB das demais patologias psiquiátricas da infância, os grupos de pesquisas liderados por Birmaher e colaboradores,[19] Carlson e Meyer,[9] Findling e colaboradores,[20] Geller e colaboradores,[15] e Leibenluft e Rich,[11] que aplicam critérios do DSM-IV para definir o diagnóstico de TB, preferem eleger humor eufórico como sintoma mais específico de TB. A definição de diagnóstico para esses pesquisadores depende tanto de sintomas específicos como da somatória de sintomas associados, tais como aumento de energia, irritabilidade e grandiosidade, além da exigência de evolução episódica.

Alteração do padrão de sono

Para alguns pesquisadores, a diminuição da necessidade de sono, apesar de significativa, não é mais considerada essencial para o diagnóstico de mania ou hipomania em crianças,[2,10,31] mas, se ocorrer de uma criança ou adolescente dormir apenas 2 ou 3 horas e não se sentir cansado, deve ser cuidadosamente avaliado quanto à possibilidade de estar em mania. Note-se que pesquisadores de neurociências têm dado cada vez mais importância à alteração de padrão de sono e a sintomas de parassonias, como falar ou gritar dormindo (sonilóquio), sonambulismo, paralisia do sono, terror noturno, insônia inicial e despertar noturno, como fatores fortemente relacionados a transtornos afetivos.

Deve-se lembrar que queixas subjetivas de distúrbios do sono também podem se alternar conforme a oscilação de humor. Assim como uma criança deprimida pode se queixar de cansaço por sentir que dormiu pouco após oito horas contínuas de sono, a criança em fase de mania pode afirmar que dormiu muito bem após três horas de descanso. As queixas espontâneas ocorrem com mais frequência nas fases de depressão e quase nunca durante episódio de mania. Neste caso, são os pais ou familiares que ficam incomodados.

Presença de sintomas psicóticos

A revisão da literatura mostra que 24 a 62% dos casos de TB em crianças e adolescentes apresentam algum tipo de sintoma psicótico. Essa grande variação de índice de ocorrência de sintomas psicóticos, mais uma vez, pode estar associada à heterogeneidade metodológica entre os diferentes estudos.

> Adolescentes com TB são com frequência diagnosticados erroneamente como esquizofrênicos. Alucinações incongruentes com o humor, paranoia e desorganização do pensamento são sintomas que costumam levar a esse diagnóstico equivocado.

Adolescentes com TB são com frequência diagnosticados erroneamente como esquizofrênicos. Alucinações incongruentes com o humor, paranoia e desorganização do pensamento são sintomas que costumam levar a esse diagnóstico equivocado. Em 1984, Joyce mostrou que, enquanto apenas 24% dos pacientes que iniciaram TB após os 30 anos apresentam sintomas de psicose durante episódio de mania, 72% dos que tiveram a doença antes dos 20 anos de idade tinham sintomas psicóticos; isto é, a possibilidade de sintomas psicóticos no episódio maníaco é inversamente proporcional à idade de início da doença.[32]

McGlashan[33] comparou 31 pacientes com TB de início na idade adulta com 35 pacientes com TB de início na adolescência, diagnosticados segundo os critérios do DSM-III, e verificou que estes apresentavam mais sintomas psicóticos, como delírios e alucinações, do que os que tiveram início mais tardio. Entre os pacientes adolescentes, 83% também preenchiam critérios para transtorno esquizoafetivo no início da doença.

No estudo de Findling e colaboradores,[20] tanto crianças como adolescentes apresentaram sintomas psicóticos durante episódio de mania (16%). Geller e colaboradores[14] e Tillman e colaboradores[27] encontraram 23% de crianças e adolescentes com TB com alucinações (principalmente de comando/imperativo e religioso) e 34,6% com delírios (principalmente de grandeza, perseguição, de referência e de culpa). Os autores observaram que a ocorrência de alucinações na doença bipolar é mais constante e mais variada, não se restringindo a alucinações auditivas que apenas "chamam" pelo nome do paciente, como nos casos de DP. Esses achados preocupam, pois, além da dificuldade de distinção em relação a esquizofrenia, também há possibilidade de esses pacientes evoluírem com pior prognóstico, como nos casos de TB em adultos com sintomas psicóticos.[20,27,28]

Temperamento pré-mórbido

Alguns pesquisadores defendem a ideia de que as crianças com TB de início precoce já apresentavam temperamento pré-mórbido anterior ao desenvolvimento da doença distinto do de seus pares. No estudo de Findling e colaboradores,[20] os pais descrevem os filhos com TB como sendo cronicamente perturbados e irritados nos períodos de estado misto, hipomania ou mania e mais irritados do que tristes em período de DP, bem como irritadiços em momentos de eutimia. Não é de se estranhar que metade dessas crianças e desses adolescentes também tenha preenchido critérios para transtorno desafiador de oposição, mesmo no período de eutimia.

Ciclotimia *versus* hipomania

Segundo os critérios do DSM-IV para TB adulto, o aspecto essencial de ciclotimia é uma alteração arrastada/crônica e flutuante do humor, envolvendo numerosos períodos com sintomas de alegria exagerada e de depressão.[1] Os sintomas de hipomania têm quantidade de sinais, gravidade, prejuízo funcional e duração insuficientes para preencher os critérios diagnósticos para episódio de mania, e os sintomas depressivos têm quantidade, gravidade, prejuízo de funcionamento global ou duração insuficientes para satisfazer os critérios diagnósticos para um episódio de DP.

A ciclotimia se distingue dos demais transtornos pelo arrastamento dos períodos sintomáticos, que devem chegar a dois anos, porém nenhum dos episódios é suficientemente grave ou prolongado para preencher os critérios de TB.[1,5] Em crianças e adolescentes, o tempo exigido para a definição do diagnóstico é de um ano, mas, ainda assim, são raras as descrições desse transtorno na literatura, estando presente muitas vezes apenas como diagnóstico diferencial de TB.

Acredita-se que a ciclotimia comece cedo na vida e, às vezes, é considerada um reflexo da predisposição temperamental de outros transtornos de humor, em especial do TB. Em estudos realizados em amostras da população não clínica, a ciclotimia tem se apresentado em igual proporção entre homens e mulheres.

TIPOS CLÍNICOS

Em debate promovido pelo Instituto Nacional de Saúde Mental dos Estados Unidos (NIMH) em 2001,[8] os pesquisadores concluíram que há, na prática clínica, dois tipos de crianças descritas com TB: o primeiro tipo seriam crianças que apresentam todos os sintomas e características exigidos pelo DSM-IV para o diagnóstico de TB tipo I ou tipo II, e o segundo, seriam crianças que apresentam apenas alguns sintomas de TB, porém não os principais, e sofrem cronicamente de instabilidade de humor, com funcionamento global gravemente comprometido. Por ter algumas características de TB, este segundo grupo costuma receber diagnóstico de TB sem outra especificação (TB-SOE). Para a maioria dos pesquisadores, o termo TB-SOE foi considerado um bom diagnóstico operacional (*working diagnostic*) e deve ser aplicado aos casos atípicos ou de difícil definição diagnóstica. Para alguns pesquisadores, o termo TB-SOE equivale ao "órfão de diagnóstico".[8-10]

> Leibenluft e colaboradores[11,34] sugeriram três tipos clínicos de TB:
> - Tipo bem definido (*narrow*)
> - Tipo intermediário-I
> - Tipo intermediário-II

Tentando discriminar e coordenar as diferentes frentes de pesquisas, Leibenluft e colaboradores[11,34] sugeriram três tipos clínicos de TB:

- **Tipo bem definido (*narrow*)** são os casos que preenchem totalmente os critérios do DSM-IV para TB tipo I, com presença obrigatória de humor eufórico ou exaltado ou grandiosidade. Os episódios devem ter a duração exigida pelo DSM-IV e ter bem definidos o início e o fim de cada fase.
- **Tipo intermediário-I** são casos que apresentam sintomas de euforia, exaltação ou grandiosidade e outros sintomas de (hipo)mania, mas os episódios geralmente têm duração mais curta do que a exigida pelo DSM-IV para crise de (hipo)mania.
- **Tipo intermediário-II** são casos que não apresentam humor eufórico e grandiosidade, mas envolvem aumento de irritabilidade e outros sintomas de (hipo)mania e têm duração prolongada.

Os tipos intermediários geralmente recebem o diagnóstico de (hipo)mania sem outra especificação segundo os critérios do DSM-IV (TB-SOE).

Nesse mesmo trabalho, Leinbenluft havia descrito um quarto tipo de apresentação clínica, a desregulação grave de humor (DGH – *severe mood dysregulation*), que havia recebido o nome de fenótipo tipo pouco definido (*broad*) e era inicialmente incluída como um dos fenótipos de TB. No entanto, a partir de 2005, após estudos de seguimento prospectivo, observou-se que os pacientes com DGH não apresentaram evolução episódica, como se esperava em casos de TB clássico, nem evidências de mania ou hipomania para sustentar a proposta de ser um dos fenótipos de TB.[11,34,35]

A DGH representa aquelas crianças constantemente mal humoradas, chateadas ou entristecidas e que têm explosões reativas exageradas por interpretar de forma negativa os estímulos emocionais ou ambientais com frequência aproximada de três ou mais vezes por semana por um período de quatro semanas. Apresentam, também, hiperatividade motora, distratibilidade, insônia, pensamento acelerado e pressão por falar. Essas crianças têm problemas permanentes de relacionamento com os pais, colegas e irmãos, o que contribui muito para prejuízo na socialização no lar e na escola, bem como no funcionamento global. História familiar positiva de transtorno afetivo faz parte do diagnóstico nesse tipo clínico.[34]

Esses pacientes assemelham-se à grande maioria das crianças e dos adolescentes que comparecem a clínicas ou consultórios procurando tratamento por causa de mau humor, irritabilidade e/ou agressividade constantes. Muitos poderiam preencher os critérios do DSM-IV para TB não especificado, e alguns desses podem ou não evoluir para quadro de TB-I ou TB-II subsequentemente. Para esclarecimento, são necessários estudos longitudinais prospectivos.

DIAGNÓSTICO DIFERENCIAL DE MANIA, HIPOMANIA E TRANSTORNO BIPOLAR EM CRIANÇAS

Distinguir TB de outros transtornos psiquiátricos geralmente é difícil. Sintomas comuns a diversos transtornos psiquiátricos, como hiperatividade, agressividade e comportamentos antissociais, podem estar presentes em crianças com TB. Os diagnósticos diferenciais mais importantes de TB com início na infância e na adolescência são TDAH,[29] transtorno da conduta (TC),[36] esquizofrenia de início precoce[37] e reação atípica ao uso de substâncias psicoativas, porém não se deve esquecer que há altos índices de comorbidade com TDAH (57 a 86%),[29,38] transtorno obsessivo-compulsivo (TOC; 16 a 35%),[39] TC (69%),[36] transtornos de ansiedade, transtorno de pânico ou fobia social ou agorafobia[40] e comportamentos secundários a uso de substâncias psicoativas.

> Distinguir TB de outros transtornos psiquiátricos geralmente é difícil. Sintomas comuns a diversos transtornos psiquiátricos, como hiperatividade, agressividade e comportamentos antissociais, podem estar presentes em crianças com TB.

A dificuldade de distinção diagnóstica, devido à sobreposição de sintomas, e as possíveis comorbidades serão mais exploradas no capítulo sobre comorbidades.

REFERÊNCIAS

1. American Psychiatric Association. Diagnostic and statistical manual of mental disorders: DSM-IV. 4th ed. Washington: American Psychiatric Association; 1994.
2. Faedda GL, Baldessarini RJ, Suppes T, Tondo L, Becker I, Lipschitz DS. Pediatric-onset bipolar disorder: a neglected clinical and public health probelm. Harv Rev Psychiatry. 1995;3(4):171-95.
3. Goodwin FK, Jamison KR. Manic depressive illness: bipolar disorders and recurrent depression. 2nd ed. New York: Oxford University Press; 2007.
4. McClellan J, Kowatch R, Findling RL, Work Group on Quality Issues. Practice parameter for the assessment and treatment of children and adolescents with bipolar disorder. J Am Acad Child Adolesc Psychiatry. 2007;46(1):107-25.
5. Organização Mundial da Saúde. CID-10: classificação de transtornos mentais e de comportamento da CID-10. Porto Alegre: Artmed; 1993.
6. Pavuluri MN, Birmaher B, Naylor MW. Pediatric bipolar disorder: a review of the past 10 years. J Am Acad Child Adolesc Psychiatry. 2005;44(9):846-71.
7. Leibenluft E. Pediatric bipolar disorder comes of age. Arch Gen Psychiatry. 2008;65(10):1122-4.

8. National Institute of Mental Health Research roundtable on prepubertal bipolar disorder. J Am Acad Child Adolsc Psychiatry. 2001;40(8):871-8.
9. Carlson GA, Meyer SE. Phenomenology and diagnosis of bipolar disorder in children, adolescents, and adults: complexities and developmental issues. Dev Psychopathol. 2006;18(4):939-69.
10. Youngstrom EA, Birmaher B, Findling RL. Pediatric bipolar disorder: validity, phenomenology, and recommendations for diagnosis. Bipolar Disord. 2008;10(1 Pt 2):194-214.
11. Leibenluft E, Rich BA. Pediatric bipolar disorder. Annu Rev Clin Psychol. 2008;4:161-87.
12. Carlson GA, Findling RL, Post PM, Birmaher B, Blumberg HP, Correll C, et al. AACAP 2006 Research Forum: advancing research in early-onset bipolar disorder: barriers and suggestions. J Child Adolesc Psychopharmacol. 2009;19(1):3-12.
13. Geller B, Tillman R. Prepubertal and early adolescent bipolar I disorder: review of diagnostic validation by Robins and Guze criteria. J Clin Psychiatry. 2005;66(Suppl 7):21-8.
14. Geller B, Williams M, Zimerman B, Frazier J, Beringer L, Warner KL. Prepubertal and early adolescent bipolarity differentiate from ADHD by manic symptoms, grandiose delusions, ultra-rapid or ultradian cycling. J Affect Disord. 1998;51(2):81-91.
15. Geller B, Craney J, Bolhofner K, Nickelsburg MJ, Williams M, Zimerman B. Two-year prospective follow-up of children with a prepubertal and early adolescent bipolar disorder phenotype. Am J Psychiatry 2002;159(6):927-33.
16. Geller B, Zimerman B, Williams M, DelBello MP, Frazier J, Beringer L. Phenomenology of prepubertal and early adolescent bipolar disorder: examples of elated mood, grandiose bahaviors, decreased neeed for sleep, rancing thoughts and hypersexuality. J Child Adolesc Psychopharmacol. 2002;12(1):3-9.
17. Geller B, Tillman R, Bolhofner K, Zimerman B. Child bipolar I disorder: prospective continuity with adult bipolar I disorder; characteristics of second and third episodes; predictors of 8-year outcome. Arch Gen Psychiatry. 2008;65(10):1125-33.
18. Fu-I L. Transtorno bipolar na infância e na adolescência: atualidades e características clinicas. In: Fu-I L, Boarati MA, organizadores. Transtorno bipolar na infância e adolescência: aspectos clínicos e comorbidades. Porto Alegre: Artmed; 2010. p. 17-35.
19. Birmaher B, Axelson D, Strober M, Gill MK, Valeri S, Chiappetta L, et al. Clinical course of children and adolescents with bipolar spectrum disorders. Arch Gen Psychiatry. 2006;63(2):175-83.
20. Findling RL, Gracious BL, McNamara NK, Youngstrom EA, Demeter CA, Branicky LA, et al. Rapid, continuous cycling and psychiatric co-morbidity in pediatric bipolar I disorder. Bipolar Disord. 2001;3(4):202-10.
21. Axelson D, Birmaher B, Strober M, Gill MK, Valeri S, Chiappetta L, et al. Phenomenology of children and adolescents with bipolar spectrum disorders. Arch Gen Psychiatry. 2006;63(10):1139-48.

22. Geller B, Zimerman B, Williams M, Bolhofner K, Craney JL, Delbello MP, et al. Diagnostic characteristics of 93 cases of a prepubertal and early adolescent bipolar disorder phenotype by gender, puberty and comorbid attention deficit hyperactivity disorder. J Child Adolesc Psychopharmacol. 2000;10(3):157-64.
23. Kowatch RA, Youngstrom EA, Danielyan A, Findling RL. Review and meta-analysis of the phenomenology and clinical characteristics of mania in children and adolescents. Bipolar Disord. 2005;7(6):483-96.
24. Ferreira-Maia AP, Boarati MA, Kleinman A, Fu-I L. Preschool bipolar disorder: Brazilian children case reports. J Affect Disord. 2007;104(1-3):237-43. Epub 2007 May 18.
25. Ferreira-Maia AP. Transtorno bipolar com início na idade pré-escolar. In: Fu-I L, Boarati MA, organizadores. Transtorno bipolar na infância e adolescência: aspectos clínicos e comorbidades. Porto Alegre: Artmed; 2010. p. 177-93
26. Pavuluri MN, Herbener ES, Sweeney JA. Psychotic symptoms in pediatric bipolar disorder. J Affect Disord. 2004;80(1):19-28.
27. Tillman R, Geller B, Klages T, Corrigan M, Bolhofner K, Zimerman B. Psychotic phenomena in 257 young children and adolescents with bipolar I disorder: delusions and hallucinations (benign and pathological). Bipolar Disorder. 2008;10(1):45-55.
28. Craney J, Geller B. A prepubertal and early adolescent bipolar disorder-I phenotype: review of phenomenology and longitudinal course. Bipolar Disorders. 2003;3(4):243-56.
29. Biederman J, Klein RG, Pine DS, Klein DF. Resolved: mania is mistaken for ADHD in prepubertal children. J Am Acad Child Adolesc Psychiatry. 1998;37(10):1091-6; discussion 1096-9.
30. WozniaK J. Pediatric bipolar disorder: the new perspective on severe mood dysfunction in children. J Child Adolesc Psychofarmachol. 2003;13(4):449-51.
31. Sanchez L, Hagino O, Weller E, Weller R. Bipolarity in children. Psychiatr Clin North Am. 1999;22(3):629-48.
32. Joyce PR. Age of onset in bipolar affective disorder and misdiagnosis as schizophrenia. Psycholo Med. 1984;14(1):145-9.
33. McGlashan TH. Adolescent versus adult onset of mania. Am J Psychiatry. 1998;145(2):221-3.
34. Leibenluft E, Charney D, Towbin K, Bhangoo R, Pine D. Defining clinical phenotypes of juvenile mania. Am J Psychiatry. 2003;160(3):430-7.
35. Rich BA, Schmajuk M, Perez-Edgar KE, Fox NA, Pine DS, Leibenluft E. Different psychophysiological and behavioral responses elicited by frustration in pediatric bipolar disorder and severe mood dysregulation. Am J Psychiatry. 2007;164(2):309-17.
36. Bierdeman J, Mick E, Wozniak J, Monuteaux MC, Galdo M, Faraone SV. Can a subtype of conduct disorder linked to bipolar disorder be indentified? Integration of finding from the Massachusetts General Hospital Pediatric Psychopharmacology Research Program. Biol Psychiatry. 2003;53(11):952-60.

37. Carlson GA, Fennig S, Bromet EJ. The confusion between bipolar disorder and schizophrenia in youth: where does it stand in the 1990s? J Am Acad Child Adolesc Psychiatry. 1994;33(4):453-60.
38. Faraone SV, Biederman J, Wozniak J, Mundy E, Mennin D, O'Donnell D. Is co-morbidity with adha a marker for juvenil-onset mania? J Am Acad Child Adolesc Psychiatry. 1997;36(8): 1046-55.
39. Joshi G, Wozniak J, Petty C, Vivas F, Yorks D, Biederman J, et al. Clinical characteristics of comorbid obsessive-compulsive disorder and bipolar disorder in children and adolescents. Bipolar Disord. 2010:12(2):185-95.
40. Birmaher B, Kennah BS, Brent D, Ehmann M, Bridge J, Axelson D. Is bipolar disorder specifically associated with panic disorder in youth? J Clin Psychiatry. 2002;63(5):414-9.

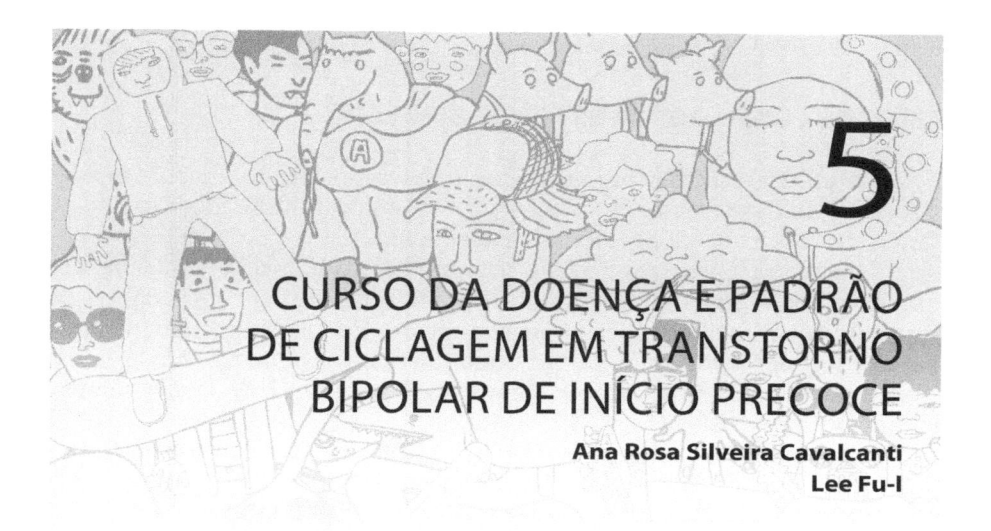

CURSO DA DOENÇA E PADRÃO DE CICLAGEM EM TRANSTORNO BIPOLAR DE INÍCIO PRECOCE

Ana Rosa Silveira Cavalcanti
Lee Fu-I

O transtorno bipolar (TB) geralmente se estende ao longo da vida, com os sintomas de depressão e de mania alternando-se em diferentes combinações e durações ao longo da vida dos portadores de TB.

A forma de alternar a sequência dos diferentes estados de humor, a intensidade e a predominância de determinados tipos de sintomas, como, por exemplo, se mais depressivos ou mais de mania, caracterizam o *curso da doença*, isto é, a trajetória da evolução clínica ou o caminho traçado pelo transtorno em um determinado indivíduo.

Em crianças e adolescentes, a dificuldade diagnóstica envolve não apenas as controvérsias acerca dos sintomas clínicos e dos fenótipos do TB nessa população, mas também as diferentes apresentações de curso do transtorno, o qual costuma se estender e se modificar ao longo do desenvolvimento, com padrões de alternância de estados de humor diferentes daqueles habitualmente vistos nos adultos.

> Em crianças e adolescentes, a dificuldade diagnóstica envolve não apenas as controvérsias acerca dos sintomas clínicos e dos fenótipos do TB nessa população, mas também as diferentes apresentações de curso do transtorno.

Essas diferenças manifestam-se sobretudo como a maior tendência dessa população a apresentar sintomatologia subsindrômica e curso com maior cronicidade. Além disso, crianças e adolescentes tendem a manifestar maiores taxas de sintomas mistos e ciclagem rápida e maior prevalência de comorbidades.[1,2]

Este capítulo destina-se a descrever os tipos de curso de TB observados com mais frequência na prática clínica e a discutir os dados relevantes da literatura sobre os aspectos de definição e investigação dos padrões de ciclagem.

TIPOS DE CURSO DO TRANSTORNO BIPOLAR

Na prática clínica, observa-se que o curso do TB em crianças e adolescentes pode apresentar-se de maneira bastante variável e modificar-se de forma significativa ao longo do desenvolvimento.[1-3]

Como ocorre nos adultos, as crianças e os adolescentes podem, por exemplo, apresentar um período de depressão seguido por um período de mania.[4] Podem também iniciar com um quadro de euforia e hiperatividade para depois desenvolverem um processo depressivo, e podem, ainda, apresentar momentos em que ocorrem sintomas depressivos e de mania ao mesmo tempo (fase mista).[3-5]

É frequente também a sobreposição de sintomas com outros transtornos de ocorrência mais comum na infância, como transtorno de déficit de atenção/hiperatividade (TDAH), transtorno de conduta (TC), transtorno desafiador de oposição (TDO) e esquizofrenia.[6-8]

Além disso, ao longo da evolução do transtorno, crianças e adolescentes podem preencher critérios para diferentes subtipos de TB. Uma criança que inicialmente preenchia critérios para TB tipo II, por exemplo, pode, ao longo de seu desenvolvimento, apresentar sintomas que justificam o diagnóstico de TB tipo I.[1,2]

Por essas razões, antes do diagnóstico definitivo de TB, muitos adolescentes e crianças recebem múltiplas hipóteses diagnósticas e podem ser tratados de forma inadequada, o que muitas vezes promove a piora do transtorno.[1,2,6-8]

Exemplos de trajetória de evolução clínica do TB em crianças e adolescentes

> Na prática clínica, observa-se que a trajetória da doença dos pacientes com TB pode apresentar-se de forma bastante variável.

Na prática clínica, observa-se que a trajetória da doença dos pacientes com TB pode apresentar-se de forma bastante variável. Os exemplos a seguir contemplam alguns dos principais padrões de evolução clínica apresentados por crianças e adolescentes ao longo do curso da doença.

1. **Evolução clínica do tipo "internalizante" ou com predomínio de sintomas emocionais**: pesquisas indicam que crianças previamente tratadas como portadoras de depressão e transtornos de ansiedade, como transtorno de ansiedade generalizada, transtorno de ansiedade de separação ou transtorno de pânico, logo se revelam portadoras de TB (Figura 5.1).[4,9,10] Sala e colaboradores,[9] por exemplo, consta-

taram que 44% das crianças e adolescentes de uma amostra de 446 indivíduos preenchiam os critérios para algum tipo de transtorno de ansiedade, e 20% dessa amostra preenchiam critérios para pelo menos dois tipos de transtornos de ansiedade. Um fato interessante ressaltado pelos autores é que, na maioria dessas crianças e adolescentes, os sintomas de ansiedade precederam o início dos sintomas de TB, como observa-se com frequência na prática clínica diária.

Outro estudo, conduzido por Masi e colaboradores,[10] demonstrou que, de 224 crianças e adolescentes com idade média de 13,8 anos e diagnóstico de TB segundo os critérios do DSM-IV,[11] 22% apresentavam comorbidade com transtorno de pânico ao longo da vida. Dentre os jovens com diagnóstico de TB e transtorno de pânico associados, foram encontradas maiores taxas de comorbidade com outros transtornos de ansiedade (como, por exemplo, ansiedade de separação) do que naqueles jovens apenas com diagnóstico de TB. As crianças e os adolescentes com maiores taxas de sintomas internalizantes apresentaram taxas ainda menores de transtornos externalizantes (disruptivos). Isso sugere, conforme destacado pelos autores, que o grupo com sintomas do tipo "internalizantes" pode representar um subgrupo diferente daquele com TB acompanhado de sintomas e transtornos externalizantes comórbidos (como TDAH).

> Dentre os jovens com diagnóstico de TB e transtorno de pânico associados, foram encontradas maiores taxas de comorbidade com outros transtornos de ansiedade do que naqueles jovens apenas com diagnóstico de TB.

2. **Evolução clínica do tipo "disruptivo" ou com predomínio de sintomas comportamentais:** determinadas crianças portadoras de TB sofrem de mau humor crônico, sobretudo irritabilidade, agressividade, explosões temperamentais e labilidade afetiva, com prejuízo

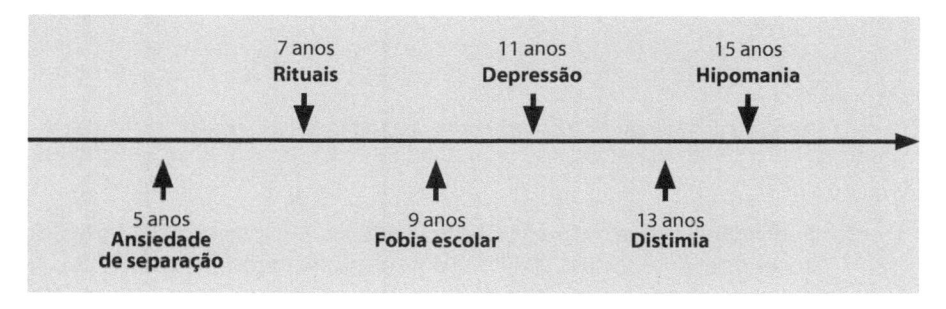

FIGURA 5.1
Exemplo de trajetória de evolução clínica do tipo internalizante até 15 anos.

considerável das relações sociofamiliares e do desempenho acadêmico, mas não preenchem critérios para nenhum diagnóstico constante no DSM-IV, nem na CID-10.[12] Essas crianças em geral recebem múltiplos diagnósticos de transtornos disruptivos, como TDAH, TDO e TC, antes do diagnóstico definitivo de TB, e são tratadas com associações dos mais diversos medicamentos, correndo grande risco de prejuízo físico, social e acadêmico.[12]

> O diagnóstico definitivo de TB em crianças e adolescentes deve ser realizado com cautela, após descartar o diagnóstico de outros transtornos disruptivos ou de desregulação grave do humor

O diagnóstico definitivo de TB em crianças e adolescentes deve ser realizado com cautela, após descartar o diagnóstico de outros transtornos disruptivos ou de desregulação grave do humor, uma vez que há uma crescente preocupação com o diagnóstico errôneo de TB em crianças e adolescentes com predomínio de sintomas de irritabilidade.[13,14] Embora alguns autores tenham sugerido[15,16] que o diagnóstico de TB deveria ser realizado apenas mediante a presença de humor elevado/eufórico, parece haver evidências de que uma parte das crianças com TB, em especial aquelas mais jovens, apresenta sintomas de irritabilidade e explosividade episódicos ou crônicos, sem a presença de humor elevado (Figura 5.2).[14]

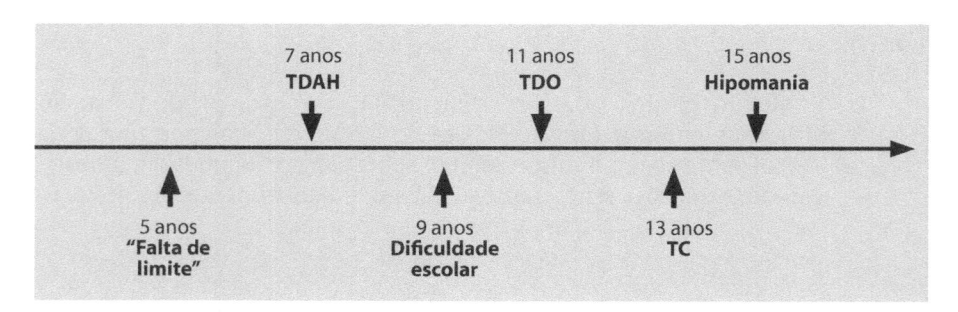

FIGURA 5.2
Exemplo de trajetória de evolução clínica do tipo disruptivo até 15 anos.

3. **Evolução clínica "típica" ou "clássica":** em pacientes adultos, a apresentação habitual de TB é de episódios com duração de 2 a 9 meses, com início e fim bem delimitados, intercalados por um período de humor habitual do indivíduo. Esse padrão de evolução é definido no DSM-IV como tipo I ou, pela maioria dos pesquisadores, como

tipo bem-definido (ver Capítulo 4). O padrão clássico de evolução e ciclagem, com episódios de mania e depressão bem delimitados, intercalados com períodos de eutimia, pode, portanto, ser encontrado em crianças e adolescentes de diferentes idades, inclusive pré-escolares, embora com menor frequência do que em pacientes adultos.[5,15-17]

TRANSTORNO BIPOLAR
"tradicional/típico/clássico"
Com início e término bem definidos, intercalados por períodos de humor normal.

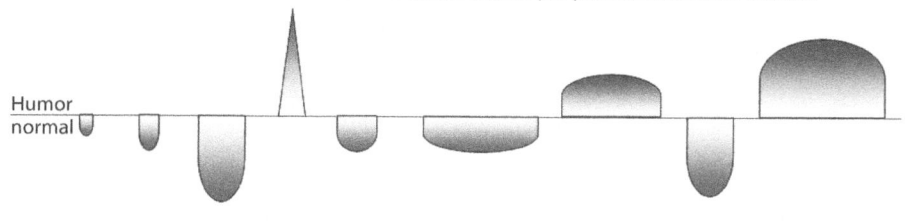

FIGURA 5.3
Representação gráfica do curso de TB tipo clássico.

4. **Evolução clínica com "predomínio de episódios depressivos":** assim como em adultos, é frequente que o TB na infância e na adolescência tenha como primeira manifestação um quadro depressivo.[4] Entre as crianças e os adolescentes deprimidos, 20 a 30% têm possibilidade de desenvolver episódios maníacos posteriormente.[4,18] Além disso, uma parte significativa das crianças e adolescentes com TB apresenta maior predomínio de sintomas depressivos ao longo da vida, em vez de sintomas maníacos (Figura 5.4). Esse tipo de evolução é definido como TB tipo II no DSM-IV.[11] Birmaher e colaboradores,[19] por exemplo, estudando 173 crianças bipolares menores de 12 anos, 101 adolescentes com sintomatologia de início na infância e 90 adolescentes com sintomatologia de início na adolescência, encontraram uma predominância de episódios depressivos em ambos os grupos de adolescentes, sendo em maior número aqueles adolescentes que tiveram como primeira manifestação clínica um episódio depressivo. A maior parte do grupo de adolescentes também apresentou maior frequência de episódios depressivos em comparação aos episódios maníacos ou mistos ao longo da vida.

> Assim como em adultos, é frequente que o TB na infância e na adolescência tenha como primeira manifestação um quadro depressivo.[4]

TRANSTORNO BIPOLAR
"com predomínio de episódio depressivo"
Quando em contato com substâncias psicoativas,
pode desencadear episódios de mania ou hipomania.

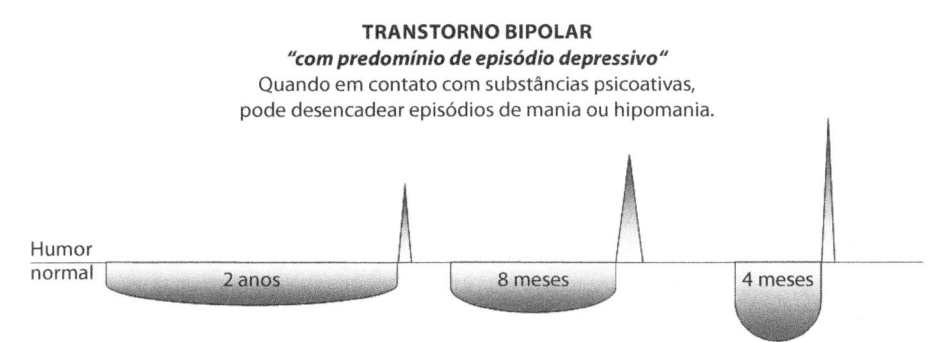

FIGURA 5.4
Representação gráfica do curso do TB com predomínio de episódios depressivos.

Crianças e adolescentes com esse tipo de evolução apresentam apenas manifestações sutis de hipomania após episódios de depressão recorrentes, o que pode dificultar bastante o diagnóstico.[18,19]

5. Evolução clínica do tipo "curso contínuo com hiperatividade": uma grande parte das crianças, em especial aquelas cujos primeiros sintomas aparecem em idades mais precoces, pode ter como primeira manifestação sintomas que se sobrepõem ao diagnóstico de TDAH, isto é, predomínio de hiperatividade, impulsividade e desatenção, sendo erroneamente diagnosticadas (Figura 5.5).[6,8] A definição do diagnóstico de TB tem dependência direta da observação de um momento de piora de sintomas apresentados previamente e a manutenção contínua dessa piora por anos.

TRANSTORNO BIPOLAR
"com início na infância"
Com sintomas iniciais que confundem com TDAH.

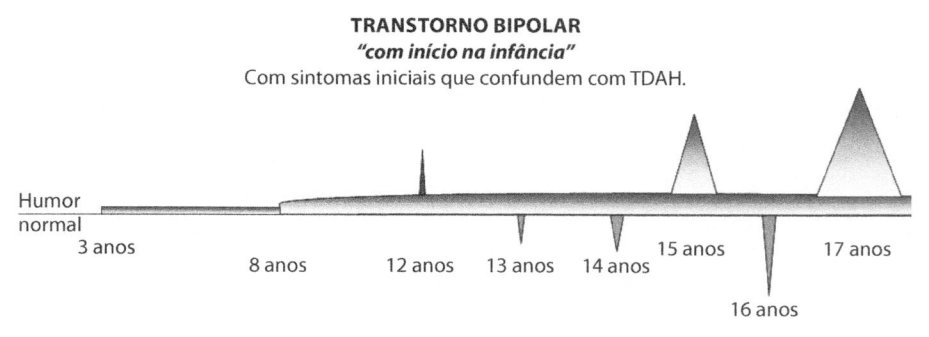

FIGURA 5.5
Representação gráfica do TB com início na infância, com curso contínuo.

PADRÕES DE CICLAGEM

Tanto o DSM-IV[11] quanto a CID-10[20] preconizam que um episódio (maníaco ou depressivo) caracteriza-se por um período de ruptura significativa do funcionamento basal de um indivíduo. No entanto, a definição de quando se inicia e quanto tempo deve durar um episódio de mania é uma questão polêmica na psiquiatria da infância e da adolescência. Muitos autores adaptam os critérios de duração dos episódios para uma melhor adequação às características do TB na infância.[2,3,21,22] Dessa forma, explosões emocionais, mudanças súbitas e alterações mais breves de humor poderiam ser classificadas como episódios de mania.

> Tanto o DSM-IV[11] quanto a CID-10[20] preconizam que um episódio (maníaco ou depressivo) caracteriza-se por um período de ruptura significativa do funcionamento basal de um indivíduo.

Em 1974, Dunner e Fieve[23] denominaram de ciclagem rápida casos de TB com quatro ou mais episódios de mania ou de depressão ao ano, tendo cada episódio duração mínima de duas semanas, até o momento da avaliação. Apesar da escassez de características que distinguem pacientes com ciclagem rápida de outros e da arbitrariedade da opção por critério de quatro ou mais episódios de humor ao ano, essa descrição foi incluída como uma das especificações do DSM-IV[11] para definir o padrão de ciclagem da doença bipolar tipo I e tipo II.[24]

Os termos ciclagem ultrarrápida e "ultra-ultrarrápida" são de uso comum, mas ainda não consensual para definir padrões de ciclagem de TB, tanto para adultos quanto para crianças. Todos são termos frequentemente empregados nos artigos científicos, mas não são originários do DSM-IV e da CID-10.[21,22,25,26]

- O termo *ciclagem ultrarrápida* tem sido aplicado aos casos com presença de breves e frequentes episódios de mania que duram horas ou dias, porém menos do que quatro dias, o que seria pré-requisito para diagnóstico de hipomania. Geller e colaboradores[15] definiram ciclagem ultrarrápida como tendo de 5 a 364 ciclos por ano.
- O termo *ciclagem ultra-ultrarrápida* tem sido aplicado em casos com presença de ciclos repetidos e breves, de minutos a horas, que ocorrem todos os dias. Geller e colaboradores[15] usam a definição de mais de 365 ciclos ao ano (Figura 5.5). Esse termo foi originalmente proposto por Kramlinger e Post[21] em 1996 para descrever um número pequeno de pacientes adultos com mudanças rápidas de humor, mas não foi adotado como parte dos critérios do DSM-IV.

Diferentemente dos adultos, os episódios de mania em crianças podem ter duração apenas de horas, dias ou semanas. Por isso, podem passar des-

> Diferentemente dos adultos, os episódios de mania em crianças podem ter duração apenas de horas, dias ou semanas. Por isso, podem passar despercebidos, sendo tolerados pelos pais como mudanças de "fases do crescimento", especialmente se não interferirem no rendimento escolar.

percebidos, sendo tolerados pelos pais como mudanças de "fases do crescimento", especialmente se não interferirem no rendimento escolar. Um dos estudos pioneiros na investigação dos padrões de ciclagem nessa população foi realizado por Findling e colaboradores[25] em 2001. Analisando 90 crianças e adolescentes com idade entre 5 e 17 anos, os autores observaram que 50% desses indivíduos portadores de TB apresentavam episódios longos e 50% apresentavam ciclagem rápida dentro do episódio, sem períodos de eutimia entre os ciclos.

Um dos pacientes, com diagnóstico de TB tipo II, estudado por esses autores, chegou a apresentar 104 ciclos diferentes de mais ou menos quatro horas de duração, em um episódio que durou 104 dias (Figura 5.6).

DISTINÇÃO DE CICLO E EPISÓDIO

> O DSM-IV não faz distinção específica entre os termos *episódio* e *ciclo*, e ambos têm sido empregados como sinônimos para denominar fase ou período de estado do humor.

O DSM-IV não faz distinção específica entre os termos *episódio* e *ciclo*, e ambos têm sido empregados como sinônimos para denominar fase ou período de estado do humor. Seguindo esse raciocínio, um episódio de mania significa também um ciclo com humor maníaco, e a cada mudança desse estado tem-se então um final de episódio e início de outro, portanto, uma ciclagem.

CURSO DA DOENÇA
com ciclos ultra-ultrarrápidos
(> de 365 fases por ano)

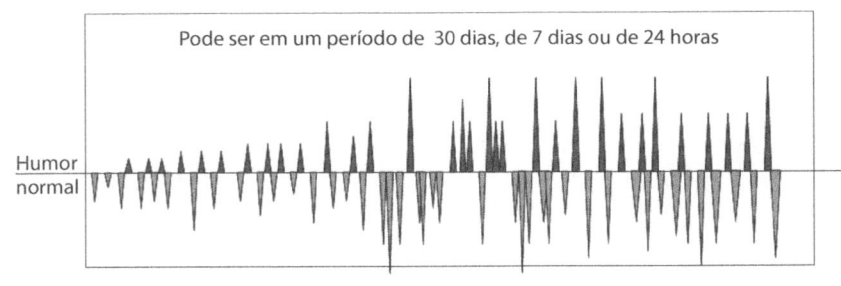

Pode ser em um período de 30 dias, de 7 dias ou de 24 horas

Humor normal

FIGURA 5.6
Representação gráfica do TB com curso "ultra-ultrarrápido".

Na tentativa de uniformizar a utilização dos termos *episódio* e *ciclo* e também o uso dos termos *ciclagem ultrarrápida* e *ciclagem ultra-ultrarrápida*, o grupo composto por Geller e colaboradores propôs alguns critérios para diferenciar os termos *episódio* e *ciclo* na doença bipolar e os fenômenos de ciclagem ultrarrápida ou ultra-ultrarrápida (*ultradian*) tanto em crianças quanto em adultos.[16,26]

Em 1995, esses autores sugeriram o termo *ciclagem complexa* para descrever casos que manifestaram ciclos breves, ou seja, mudanças de duas ou mais fases de humor encaixadas em um mesmo período de tempo, chamado de *episódio*.[26] Os termos *ciclagem ultrarrápida*, que significa presença de 5 a 364 ciclos por ano, e *ciclagem ultra-ultrarrápida (ultradian)*, de mais de 365 ciclos por ano, ou seja, mais de um ciclo ao dia, foram usados para documentar as flutuações rápidas de humor. Em outro estudo, Geller e colaboradores[27] alertam que se deve documentar como flutuações rápidas de humor, na ciclagem ultra-ultrarrápida, somente se o ciclo ou a fase de mania ou hipomania apresentarem duração total de quatro horas por dia.

Portanto, as propostas do grupo de Geller são:[22,26-28]

1. Um *episódio* seria:
    a) O período de tempo delimitado por início e término de uma crise de pelo menos duas semanas, no qual persiste um único estado de humor; ou
    b) O período de tempo delimitado por início e término de uma crise de pelo menos duas semanas, no qual o paciente tenha ciclagem de humor rápida ou ultrarrápida.
    Por exemplo, um sujeito que apresenta mania durante dois meses tem uma duração de episódio de dois meses, e um sujeito que apresenta ciclagem ultra-ultrarrápida a cada dia durante um ano tem um episódio com duração de um ano.

2. *Ciclos* seriam definidos por mudanças de estados de humor que ocorrem diariamente ou com intervalo de poucos dias em um determinado episódio.
    Por exemplo, um menino de 8 anos ficou doente durante dois anos. Ao longo desses dois anos, ele *ciclou* duas vezes por dia todos os dias. Com a terminologia proposta, ele apresentaria um episódio de dois anos, tendo múltiplos ciclos dentro desse episódio, caracterizados por ciclos ultra-ultrarrápidos.

EVOLUÇÃO EPISÓDICA OU CURSO CRÔNICO (CONTÍNUO)

Seguindo as propostas de Geller e colaboradores,[22,26] é possível que crianças com TB apresentem curso da doença *não episódico* ou *crônico*, também

> Seguindo as propostas de Geller e colaboradores,[22,26] é possível que crianças com TB apresentem curso da doença *não episódico* ou *crônico*, também chamado de *contínuo*, que pode ter duração de anos e, dentro desses episódios, apresentarem diferentes padrões de ciclagem.

chamado de *contínuo*, que pode ter duração de anos e, dentro desses episódios, apresentarem diferentes padrões de ciclagem, assim como nos exemplo citados. Essa é uma ideia que gera muitos debates e controvérsias na comunidade científica. Esses autores[15,16,28,29] publicaram uma série de estudos que examinam o TB em crianças baseando-se nos critérios propostos para as definições de episódio e de padrão de ciclagem, e concluíram que cerca de 10% de pré-púberes com TB apresentavam ciclagem tipo ultrarrápida e 77% tinham ciclagem ultra-ultrarrápida. Em média, as crianças eram descritas tendo 2 a 4 ciclos ao dia, com episódios que duravam anos.[15,16,22,29]

Apesar das conclusões de Geller sobre a existência de curso não episódico de TB em crianças e adolescentes, e de suas propostas sobre definição de episódio e ciclo também não serem aceitas por completo, suas ideias já são amplamente consideradas no meio científico devido a sua aplicabilidade e ao seu poder descritivo nos casos de TB de início na infância.[12]

Além de Geller e colaboradores, outros autores dedicaram-se a estudar o curso e a evolução do TB de início precoce. Masi e colaboradores,[30] por exemplo, analisaram a evolução do TB em 136 crianças e adolescentes. Destes, 57% apresentaram evolução episódica e 43%, curso crônico/contínuo. Os pacientes com evolução crônica eram significativamente mais jovens, com início da doença mais precoce, e apresentavam maior índice de comorbidade com TDAH, TDO e TC. Os autores observaram a existência de um subgrupo, com cerca de 20% do total das crianças analisadas, que manifestou associação de curso crônico e humor eufórico. O caso dessas crianças com o quadro clínico de *mania crônica* parece ser grave e merece maior atenção em pesquisas futuras.

Bhangoo e colaboradores,[31] estudando 87 pacientes de 6 a 17 anos, observaram que os indivíduos com TB de curso episódico apresentavam mais sintomas psicóticos, e quase 80% tinham euforia, grandiosidade e autoestima inflada, além de história parental de TB. A maioria também teve história de pelo menos um episódio de depressão ao longo da vida. Entre os pacientes de evolução crônica/contínua, a maioria tinha humor irritável e somente 20% manifestavam sintomas de grandiosidade, aumento de autoestima e euforia. Para esses pesquisadores, a diferença do curso, episódico ou contínuo, poderia ser um marcador de subtipos de TB de início precoce.

Em um dos maiores estudos realizados acerca do tema, Birmaher e colaboradores[1] avaliaram prospectivamente o curso e a evolução do TB em 413 crianças e adolescentes por um período de quatro anos. Os autores constataram que, de forma geral, 81% das crianças e dos adolescentes recuperaram-se totalmente do episódio-índice, em média 123 semanas após seu início. As taxas de recuperação foram maiores nos indivíduos com TB tipo I e II do que naqueles tipo NOS.

Apesar de 81% dos indivíduos apresentarem evolução episódica, com recuperação total dos episódios na maioria dos casos, os autores encontraram altas taxas de recorrência, uma vez que 62% dos sujeitos da amostra apresentaram um novo episódio de humor um ano e meio após a recuperação.

Os resultados desse estudo mostraram também que 38% das pessoas continuaram a apresentar sintomas sindrômicos ou subsindrômicos de humor por um período igual ou superior a 75% do tempo em que estiveram em seguimento, corroborando a ideia de que parte das crianças e adolescentes bipolares apresenta um curso crônico da doença.

Embora ainda existam definições, opiniões e olhares diferentes de diversos pesquisadores sobre o tema, têm sido feitos esforços com o intuito de melhor compreender o sofrimento desses pacientes e tornar mais preciso o diagnóstico do TB na infância e na adolescência, tanto no que concerne à presença ou ausência do transtorno quanto à compreensão dos padrões evolutivos do TB nessa população.

Novos estudos sobre a evolução e o curso do TB de início precoce devem, ao longo dos próximos anos, melhorar a compreensão de diferentes aspectos do transtorno, favorecendo o reconhecimento de sintomas, de sinais precoces e de recidiva. As pesquisas auxiliarão também na compreensão dos fatores de risco e dos fatores de proteção, facilitando a criação de estratégias para minimizar o impacto do transtorno no desenvolvimento desses jovens.

> Novos estudos sobre a evolução e o curso do TB de início precoce devem, ao longo dos próximos anos, melhorar a compreensão de diferentes aspectos do transtorno, favorecendo o reconhecimento de sintomas, de sinais precoces e de recidiva.

CONSIDERAÇÕES FINAIS

O curso e a evolução do TB na infância e na adolescência têm sido motivo de debates e controvérsias na comunidade científica. Definir e classificar os padrões de ciclagem nessa população – que muitas vezes apresenta variações constantes na expressão dos sintomas –, o curso crônico e os sintomas subsindrômicos tem sido um desafio para os pesquisadores nessa área. Nos últimos anos, diferentes grupos têm-se dedicado a explorar o tema, e estudos de seguimento demonstram que o TB na infância pode ter curso e evolução bastante variáveis, com períodos longos de tempo para atingir a remissão completa, altos índices de recidiva e mudanças na expressão sintomatológica ao longo do desenvolvimento, exigindo do clínico conhecimento e experiência sobre o tema para a avaliação e condução do tratamento nessa população.

> Pesquisas futuras, em especial estudos de seguimento a longo prazo, devem, nos próximos anos, incrementar o conhecimento sobre os padrões de evolução do TB em crianças e adolescentes

Pesquisas futuras, em especial estudos de seguimento a longo prazo, devem, nos próximos anos, incrementar o conhecimento sobre os padrões de evolução do TB em crianças e adolescentes, esclarecendo questões como a estabilidade dos subtipos de TB (I, II e NOS) ao longo do tempo, os padrões de recuperação e recorrência, a variabilidade da expressão sintomatológica e sua cronicidade, bem como o impacto da evolução da doença sobre o desenvolvimento e a adaptação psicossocial desses jovens.

CASOS ILUSTRATIVOS

Caso clínico 1

Joãozinho (nome fictício) é um menino de 4 anos, saudável, brincalhão, sorridente e alegre. Já frequentava a escolinha, onde tinha muitos amigos. Em casa, assistia a filmes na televisão e brincava com seu irmão mais velho.

Com 4 anos e 10 meses, ficou triste, chateado, deitado o dia inteiro no sofá; recusava alimentos, emagreceu, tinha pesadelos, falava que queria morrer, não queria brincar com ninguém e dizia que queria morrer para virar uma estrela no céu como o pai do "Rei Leão, Simba". Permaneceu assim por

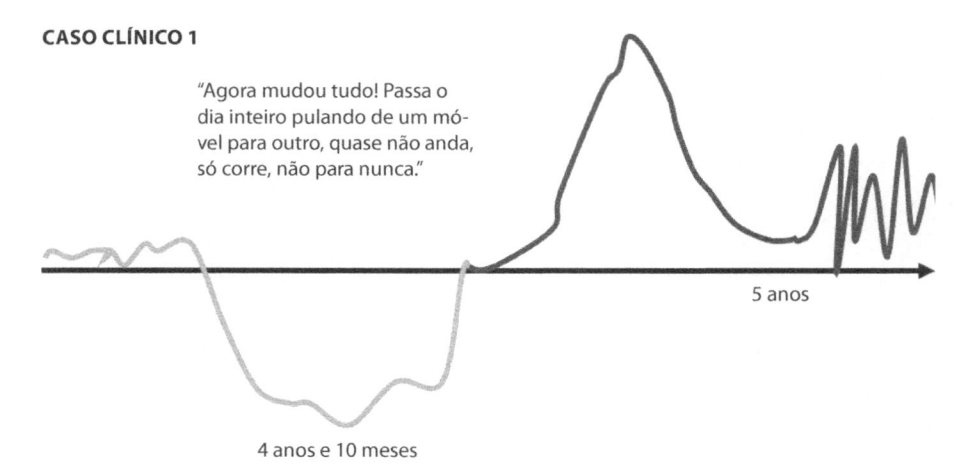

CASO CLÍNICO 1

"Agora mudou tudo! Passa o dia inteiro pulando de um móvel para outro, quase não anda, só corre, não para nunca."

5 anos

4 anos e 10 meses

"Não brincava mais, passou um mês deitado no sofá, dizendo que queria morrer e ser uma estrela do céu."

mais de 30 dias e, de repente, passou a ficar extremamente inquieto, mais hiperativo do que era antes; falava com todos na rua; no ônibus, contava detalhes de sua vida familiar, e estava sempre pulando de um móvel para outro. De noite não deixava o irmão dormir, pedindo que brincasse com ele até de madrugada, quando ia acordar os pais para fazer comida para ele.

Discussão

Joãozinho apresentou, inicialmente, sintomas típicos de depressão. Devido à pouca idade, tentou-se investigar a influência de fatores ambientais na precipitação do quadro, mas, ao mudar o quadro espontaneamente, sem intervenção terapêutica, para sintomas eufóricos e maniformes, não houve como negar que se tratava de um quadro de TB, neste caso com início bem definido e grave, portanto tipo I.

Fatores que contribuíram para a definição do diagnóstico incluíram a história de depressão do irmão, que teve início aos 7 anos, e uma prima de 16 anos portadora de TB tipo I.

Caso clínico 2

Aos 12 anos de idade, Willian (nome fictício) começou a dizer que o mundo havia acabado e que ele era o culpado. Para justificar seus delírios,

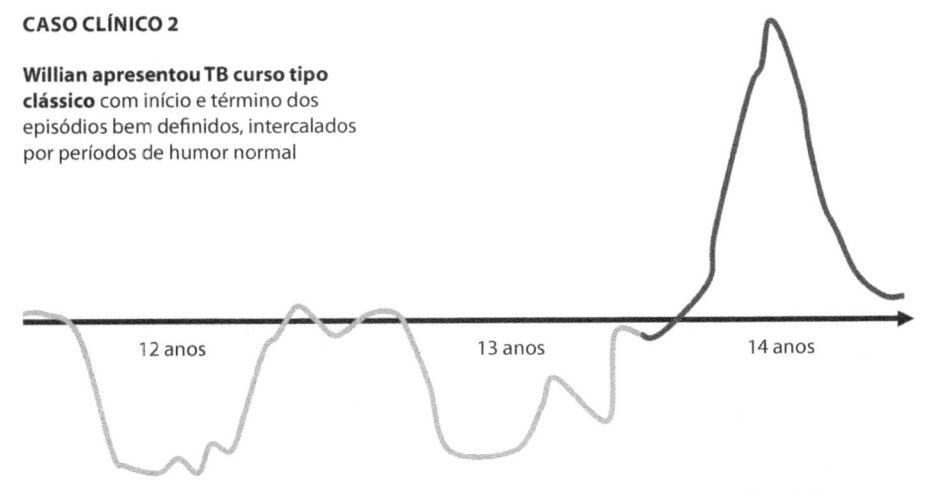

CASO CLÍNICO 2

Willian apresentou TB curso tipo clássico com início e término dos episódios bem definidos, intercalados por períodos de humor normal

12 anos   13 anos   14 anos

Depressão psicótica-Melhora rápida-Depressão psicótica-Mania de grandiosidade narrava que, subindo para entrar no ônibus, a mulher que se encontrava atrás dele escorregara, e o motorista olhara para ele, o que o fez deduzir que "todos sabiam que eu era o culpado" pelo escorregão dela. Willian foi internado com hipótese diagnóstica de depressão psicótica. Após a internação, foi devidamente tratado e o quadro melhorou de forma rápida. Alguns meses depois, Willian voltou a apresentar os mesmos sintomas depressivos, com os mesmos delírios e, dessa vez, acompanhados de tratamento psicossocial. Após três meses, o paciente retornou ao hospital alegando novamente que o mundo havia acabado, mas agora, "eu, somente eu, serei o salvador do mundo". Willian, antes de chegar ao hospital, estava "liderando uma oração pela salvação da humanidade" numa praça pública. Foi retirado de lá e trazido ao hospital por seu pai, que é cético e vendedor ambulante no local.

Discussão

Willian apresentou depressão de início precoce, isto é, antes dos 18 anos; o quadro depressivo foi grave, com presença de sintomas psicóticos (delírio de culpa e ruína). Por ser adotivo, não foi possível obter com exatidão informações se há história de TB na família biológica. O diagnóstico somente foi definido após o surgimento de sintomas de euforia e delírio de grandeza. Mas, pela característica e intensidade dos sintomas psicóticos, caso não fossem considerados a história longitudinal do menino, o padrão distinto de humor e o conteúdo dos delírios, o paciente poderia receber erroneamente o diagnósticado de esquizofrenia.

Caso clínico 3

Tânia Maria (nome fictício) sempre foi triste, quieta, caseira e boa aluna. Tinha poucas amigas, e havia dias em que estava contente, mas nunca

CASO CLÍNICO 3

Tânia apresentou TB de curso com predomínio de episódio depressivo

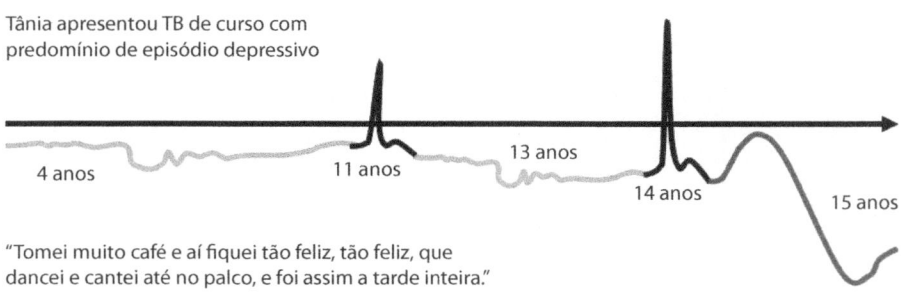

4 anos — 11 anos — 13 anos — 14 anos — 15 anos

"Tomei muito café e aí fiquei tão feliz, tão feliz, que dancei e cantei até no palco, e foi assim a tarde inteira."

muito empolgada. Ela relata que aos 11 anos houve um momento em que se sentiu muito mais feliz do que de costume, porém não se recorda o porquê. Após a passagem pela menarca, a paciente começou a ter momentos de desânimo, irritação e continuava sempre triste. Aos 15 anos, foi encaminhada pela psicoterapeuta para tratamento psiquiátrico e recebeu diagnóstico de depressão dupla. Tânia Maria mostrou-se refratária aos efeitos dos antidepressivos, com piora dos sintomas de irritabilidade e insônia. Finalmente, em um relato espontâneo da paciente, ela contou que, aos 13 anos, indo a um passeio, após tomar muito café e refrigerante e comer um pacote de chocolate, sentiu-se muito feliz, não se sabe como; cheia de energia, dançou e cantou a tarde inteira até no palco, ou seja, ficou eufórica e sentindo-se poderosa durante esse período. Após uma tarde de euforia, nunca mais voltou a sentir-se assim. No dia seguinte, voltou a ser triste e desanimada como sempre. Com esse novo dado, a equipe médica decidiu refazer a anamnese objetiva e subjetiva, o que resultou em diagnóstico de TB tipo II, com predomínio de depressão e pelo menos quatro episódios de euforia e grandiosidade (p. ex., achava-se a mais inteligente do mundo) com duração mínima de seis horas ao longo da vida.

Discussão

Tânia Maria provavelmente iniciou quadro de *distimia* muito cedo, e isso fez com que todos a vissem como uma pessoa triste, apagada e quieta. Próximo à puberdade, apresentou alguns momentos de oscilação de humor, mas, como não houve maior prejuízo, não chamou a atenção dos pais. O encaminhamento para atendimento psiquiátrico por parte da psicoterapeuta mostra o quanto a piora dos sintomas depressivos é inevitável para a maioria das meninas no período pós-menarca. A refratariedade ao antidepressivo e a piora da irritabilidade mostraram, no entanto, que havia algo mais. Investigar com maior cuidado cada detalhe da vida da paciente e repensar o diagnóstico, muitas vezes é a única forma de conduzir o tratamento.

Caso clínico 4

Rui (nome fictício) sempre foi inquieto, hiperativo, mexia em tudo, mas obedecia às regras sociais, era bom aluno e frequentava a igreja evangélica com sua avó materna todos os dias. Era considerado o melhor aluno da escola, e suas matérias preferidas eram matemática e ciências. Na 5ª série, sem motivo aparente, começou a ficar mais inquieto e hiperativo: "de repente, me deu vontade de 'zoar'; eu simplesmente não conseguia parar quieto, nem durante a aula ou no culto". Também não precisava dormir, porque não sentia cansaço e estava sempre fazendo ou jogando alguma coisa; por exemplo, se

CASO CLÍNCO 4

Rui apresentou curso da doença do tipo com início na infância, com sintomas iniciais que confundem com TDAH.

"Desde pequeno"   7   9   10   11   12   13   14

"De repente, não consegui mais parar quieto."

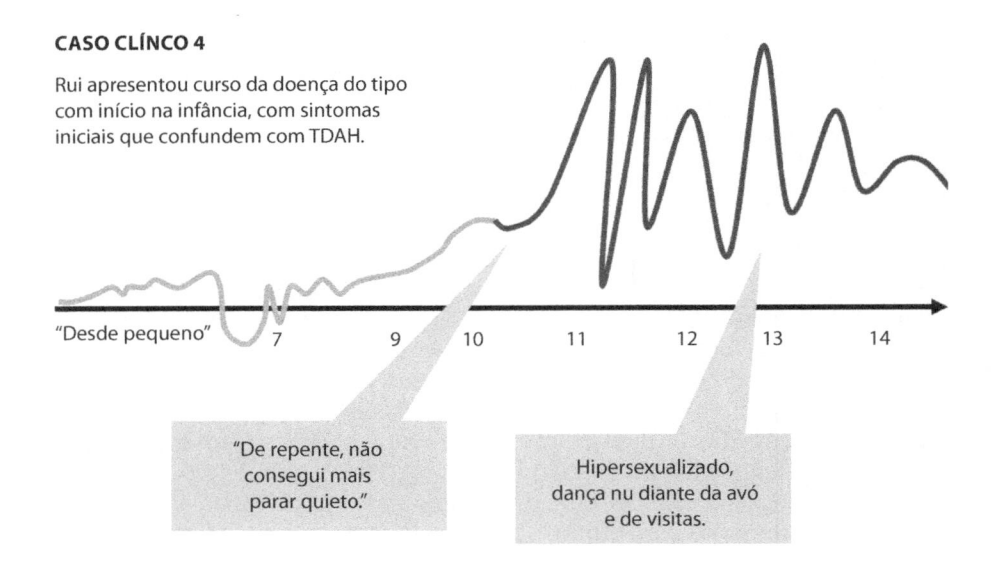

Hipersexualizado, dança nu diante da avó e de visitas.

iniciasse um jogo de dominó com seu amigo e este quisesse parar, passava a jogar com o vizinho; se o vizinho se cansava, passava a jogar com outro, e assim ia, até oferecer jogos e brincadeiras aos desconhecidos que passavam pela rua. Com esse quadro, foi levado ao médico e medicado com 40mg diárias de Ritalina por 60 dias. Não obteve melhora e, ao contrário, apresentou piora; ficou explosivo, respondia às ordens da avó com gritos e debroches e uma vez dançou nu diante da avó e suas visitas para humilhá-la. Na igreja, começou a apalpar as nádegas das garotas. Teve queda de rendimento escolar e, apesar de se importar com as faltas, não conseguia ficar dentro da sala de aula. Recebeu sucessivamente periciazina, haloperidol, risperidona e clorpromazina, e nenhum medicamento ajudou a diminuir a irritação, a hipersexualidade, a insônia e a inquietação. Chegou ao Serviço de Psiquiatria da Infância e Adolescência (SEPIA) ainda com hipótese diagnóstica de TDAH, mas logo recebeu diagnóstico de TB tipo I, pelo aparecimento espontâneo dos sintomas de aumento de energia, euforia, hipersexualidade, diminuição de necessidade de sono e aumento de irritabilidade. Na história familiar, consta que a mãe já teve depressão, uma tia materna tem transtorno de pânico e a avó materna tem traços de obsessividade.

Discussão

O fato de Rui ter apresentado sintomas que se assemelham ao TDAH foi um fator de confusão que adiou o tratamento correto. Ele apresentava hiperatividade e inquietação, mas não tinha prejuízo de funcionamento global como as crianças portadoras de TDAH e, o mais importante, apresentou piora espontânea aos 11 anos, fato que não ocorre nos casos de TDAH.

Caso clínico 4 (evolução do caso clínico 4)

Depois de três meses de estabilidade, Rui comunica: "Doutora, acho que estou oscilando quase que de hora em hora". Começa a falar: "A senhora lembra que, quando estive na consulta, falei que não consegui dormir na noite anterior e acreditei que era por conta de ter que acordar cedo para ir ao hospital? Pois é, às seis horas da manhã eu acordo legal para ir à escola. Às sete horas, estou na escola e me sinto bem. Às oito e meia, depois que inicia a segunda aula, começam a vir vários pensamentos negativos; peço para levantar da carteira e ir ao banheiro e me esforço para pensar em coisas boas, como passar de ano, encontrar um bom cursinho e entrar em uma boa faculdade" [ele está no terceiro ano do ensino médio, com 17 anos]. Mas, uma hora depois, em uma fração de segundo, ocorrem-lhe vários pensamentos bons; tudo passa e se sente eufórico e feliz demais. Uma hora depois, vêm os pensamentos negativos, e ele se sente exausto. Rui estava oscilando de forma ultrarrápida, tendo ciclos com duração de mais ou menos uma hora. Ao meio-dia ele chega em casa, almoça, vai ficando mais calmo, cansado e, com o pensamento menos acelerado, vai dormir. Dorme até as 18 horas e acorda para estudar; volta a dormir por volta de meia-noite.

CASO CLÍNICO 4 (CONTINUAÇÃO)
Um dia na vida de Rui
"Doutora, a cada hora vem um tipo de pensamento: uma hora coisas boas e outra hora só coisa ruim."

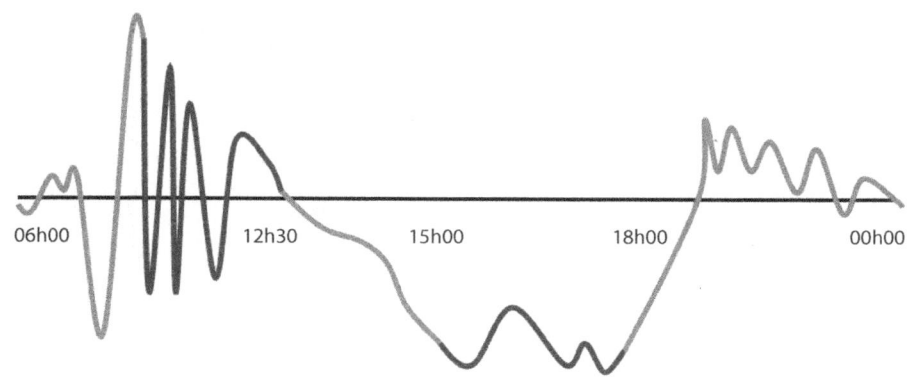

06h00   12h30   15h00   18h00   00h00

REFERÊNCIAS

1. Birmaher B, Axelson D, Goldstein B, Strober M, Gill MK, Hunt J, et al. Four-year longitudinal course of children and adolescents with bipolar spectrum disorders: the Course and Outcome of Bipolar Youth (COBY) study. Am J Psychiatry. 2009;166(7):795-804.
2. Strober M, Birmaher B, Ryan N, Axelson D, Valeri S, Leonard H, et al. Pediatric bipolar disease: current and future perspectives for study of its lomg-term course and treatment. Bipolar Disord. 2006;8(4):311-21.
3. Birmaher B, Axelson D, Strober M, Gill MK, Valeri S, Chiappetta L, et al. Clinical course of children and adolescents with bipolar spectrum disorders. Arch Gen Psychiatry. 2006;63(2):175-83.
4. Akiskal HS. Developmental pathways to bipolarity: are juvenile-onset depressions pre-bipolar? J Am Acad Child Adolesc Psychiatry. 1995;34(6)754-63.
5. Sanchez L, Hagino O, Weller E, Weller R. Bipolarity in children. Psychiatr Clin North Am. 1999 Sep;22(3):629-47.
6. Biederman J, Klein RG, Pine DS, Klein DF. Resolved: mania is mistaken for ADHD in prepubertal children. J Am Acad Child Adolesc Psychiatry. 1998;37(10)1091-9.
7. Carlson G, Fennig S, Bromet EJ. The confusion between bipolar disorder and schizophrenia in youth: where does it stand in the 1990s? J Am Acad Child Adolesc Psychiatry. 1994;33(4):453-60.
8. Pavuluri MN, Birmaher B, Naylor MW. Pediatric bipolar disorder: a review of the past 10 years. J Am Acad Child Adolesc Psychiatry. 2005;44(9):846-71.
9. Sala R, Axelson DA, Castro-Fornieles J, Goldstein TR, Ha W, Liao F, et al. Comorbid anxiety in children and adolescents with bipolar spectrum disorders: prevalence and clinical correlates. J Clin Psychiatry. 2010;71(10):1344-50.
10. Masi G, Perugi G, Millepiedi S, Toni C, Mucci M, Bertini N, et al. Clinical and research implications of panic-bipolar comorbidity in children and adolescents. Psychiatry Res. 2007;153(1):47-54.
11. American Psychiatric Association. Diagnostic and statistical manual of mental disorders (DSM-IV). 4th ed. Washington (DC): APA; 1994.
12. McClellan J, Kowatch R, Findling R, Bernet W, Bukstein O, Beitchman J, et al. Practice parameter for the assessment and treatment of children and adolescents with bipolar disorder. J Am Acad Child Adolesc Psychiatry. 2007;46(1):107-25.
13. Leibenluft E, Charney D, Towbin K, Bhangoo R, Pine D. Defining clinical phenotypes of juvenile mania. Am J Psychiatry. 2003;160(3):430-37.
14. Hunt J, Birmaher B, Leonard H, Strober M, Axelson D, Ryan N, et al. Irritability without elation in a large bipolar youth sample: frequency and clinical description. J Am Acad Child Adolesc Psychiatry. 2009;48(7):730-9.

15. Geller B, Zimerman B, Williams M, Bolhofner K, Craney J, DelBello M, et al. Diagnostic characteristics of 93 cases of a prepubertal and early adolescent bipolar disorder phenotype by gender, puberty and comorbid attention deficit hyperactivity disorder. J Child Adolesc Psychopharmacol. 2000;10(3)157-64.
16. Geller B, Zimerman B, Williams M, DelBello MP, Frazier J, Beringer L. Phenomenology of prepubertal and early adolescent bipolar disorder: examples of elated mood, grandiose behaviors, decreased need for sleep, rancing thoughts and hypersexuality. J Child Adolesc Psychopharmacol. 2002;12(1):3-9.
17. Ferreira Maia AP, Boarati MA, Kleinman A, Fu-I L. Preschool bipolar disorder: brazilian children case reports. J Affect Disord. 2007;104(1-3):237-43.
18. Geller B, Fox LW, Clark KA. Rate and predictors of prepubertal bipolarity during follow-up of 6-to 12-years-old depressed children. J Am Acad Child Adolesc Psychiatry. 1994;33(4):461-8.
19. Birmaher B, Axelson D, Strober M, Gill MK, Yang M, Ryan N, et al. Comparison of manic and depressive symptoms between children and adolescents with bipolar spectrum disorders. Bipolar Disord. 2009;11(1):52-62.
20. Organização Mundial da Saúde. Classificação Internacional de Doenças (CID): transtornos mentais e de comportamento (CID-10). Porto Alegre: Artmed; 1993.
21. Kramlinger KG, Post RM. Ultra-rapid and ultradian cycling in bipolar affective illness. Br J Psychiatry .1996;168(3):314-23.
22. Tillman R, Geller B. Definitions of rapid, ultrarapid, and ultradian cycling and of episode duration in pediatric and adult bipolar disorders: a proposal to distinguish episodes from cycles. J Child Adolesc Psychopharmacol. 2003;13(3):267-71.
23. Dunner DL, Fieve RR. Clinical factors in lithium carbonate prophylaxis failure. Arch Gen Psychiatry. 1974;30(2):229-33.
24. Maj M, Magliano L, Pirozzi R, Marasco C, Guarneri M. Validity of rapid cycling as a course specifier for bipolar disorder. Am J Psychiatry. 1994;151(7):1015-19.
25. Findling RL, Gracius BL, McNamara NK, Youngstrom EA, Demeter CA, Branicky LA, et al. Rapid, continuous cycling and psychiatric co-morbidity in pediatric bipolar I disorder. Bipolar Disord. 2001;3(4):202-10.
26. Geller B, Sun K, Zimerman B, Luby J, Frazier J, Willims M. Complex and rapid-cycling in bipolar children and adolescents: a preliminary study. J Affect Disord. 1995 Aug;34(4):259-68.
27. Geller B, Zimerman B, Williams M, Bolhofner K, Craney JL, DelBello MP, et al. Reliability of the Washington University in St. Louis Kiddie Schedule for Affective Disorders and Schizophrenia (WASH-U-KSADS) mania and rapid cycling sections. J Am Acad Child Adolesc Psychiatry. 2001 Apr;40(4):450-5.
28. Craney J, Geller B. A prepubertal and early adolescent bipolar disorder-I phenotype: review of phenomenology and longitudinal course. Bipolar Dis. 2003 Aug;5(4):243-56.

29. Geller B, Tillman R, Craney JL, Bolhofner K. Four-year prospective outcome and natural history of mania in children with a prepubertal and early adolescent bipolar disorder phenotype. Arch Gen Psychiatry. 2004 May;61(5): 459-67.
30. Masi G, Perugi G, Toni C, Millepiedi S, Mucci M, Bertini N, et al. The clinical phenotypes of juvenile bipolar disorder: toward a validation of the episodic-chronic--distinction. Biol Psychiatry. 2006 Apr;59(7):603-10.
31. Bhangoo RK, Dell ML, Towbin K, Myers FS, Lowe CH, Pine DS, et al. Clinical correlates of episodicity in juvenile mania. J Child Adolesc Psychopharmacol. 2004 Winter;13(4):507-514.

LEITURA RECOMENDADA

National Institute of Mental Health research roundtable on prepubertal bipolar disorder. 2001;40(8)871-8.

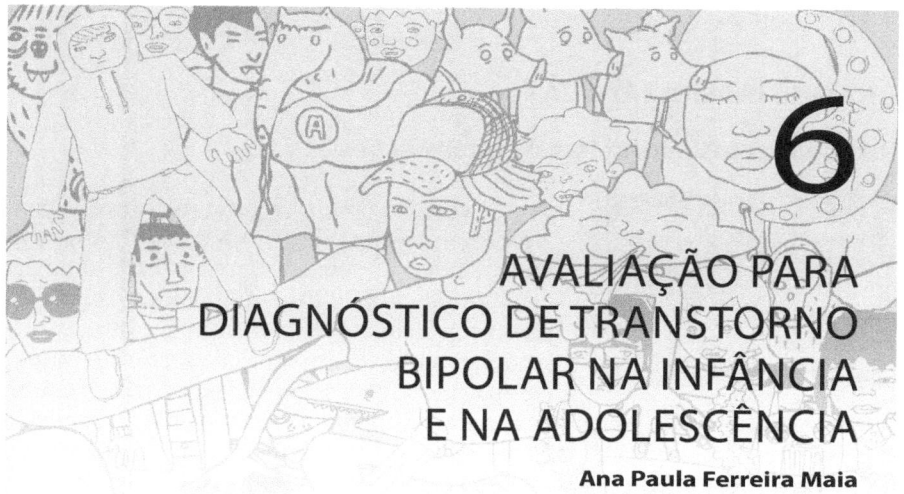

6
AVALIAÇÃO PARA DIAGNÓSTICO DE TRANSTORNO BIPOLAR NA INFÂNCIA E NA ADOLESCÊNCIA

Ana Paula Ferreira Maia
Miguel Angelo Boarati
Lee Fu-I

Na psiquiatria da infância e da adolescência, a avaliação clínica íntegra e completa é composta de anamnese objetiva, anamnese subjetiva, exame do paciente e exames complementares.

Na anamnese objetiva, pais, cuidadores, professores e outras pessoas que tenham conhecimento e contato com a criança ou com o adolescente, seriam os responsáveis pelo fornecimento de dados sobre sintomas e sinais clínicos do paciente, sobre o tempo de evolução, os fatores agravantes e associados e sua modificação ao longo do desenvolvimento. Já na subjetiva, o próprio paciente, seja criança ou adolescente, seria entrevistado para informar sobre o quadro clínico e a evolução da doença. A avaliação deve seguir por meio da realização de exame do estado mental, com a observação direta do paciente, para verificar a presença ou a ausência de sintomas ou sinais clínicos relatados em ambos os processos.

> Na psiquiatria da infância e da adolescência, a avaliação clínica íntegra e completa é composta de anamnese objetiva, anamnese subjetiva, exame do paciente e exames complementares.

Neste capítulo serão abordados alguns recursos utilizados na coleta de dados, na avaliação inicial, na observação de características clínicas e no exame psíquico para definição do diagnóstico de transtorno bipolar (TB). O capítulo divide-se em duas grandes partes: a avaliação clínica por meio da anamnese psiquiátrica e a avaliação por instrumentos.

ANAMNESE PSIQUIÁTRICA

Procedimentos para coleta de informações

> A coleta de informação clínica deve iniciar-se com entrevista de pelo menos um dos pais ou cuidador e, sempre que possível, também com a criança.

A coleta de informação clínica deve iniciar-se com entrevista de pelo menos um dos pais ou cuidador e, sempre que possível, também com a criança. O ideal é que ambos os pais estejam presentes na entrevista, para que se possa obter dados sob pontos de vista diferentes, compará-los entre si e verificar possíveis conflitos e divergências de opinião. Caso haja dificuldade em conciliar a presença dos adultos (incompatibilidade de horário ou dificuldade na relação entre os pais, principalmente quando separados e em litígio), talvez seja melhor realizar a entrevista separadamente. No caso de adolescentes ou de suspeita de abuso (sexual, físico ou emocional), deve-se tentar avaliar o paciente em separado.

Sabe-se que as crianças falam de seus sintomas internalizantes, emocionais ou de humor (tristeza, angústia, anedonia) melhor do que os adultos. Muitas vezes, elas podem ser as únicas fontes de informação sobre ideação suicida, alucinações ou sintomas de ansiedade que não revelaram aos seus pais. Estes, por sua vez, podem descrever sintomas comportamentais e externalizantes, como irritabilidade, alteração de conduta, hiperatividade e explosões de raiva, negados pelo paciente mas que afetaram profundamente o seu funcionamento global e a dinâmica familiar.

As discrepâncias de dados entre diversos informantes são comuns. Se um dos pais e a criança, por exemplo, negarem um sintoma que outros informantes relataram, deve-se buscar esclarecimento consultando mais informantes (p. ex., um professor ou um dos avós). As discrepâncias significativas entre os pais e demais adultos do ambiente familiar sugerem a necessidade de intervenções psicossocial e psicoeducacional, descritas em outros capítulos.

As informações a respeito do comportamento da criança ou do adolescente no ambiente acadêmico são de extrema importância, principalmente para avaliação do progresso do tratamento e do funcionamento global. Professores e acompanhantes de atividades extracurriculares também poderiam fornecer dados valiosos sobre a evolução clínica.

> As informações a respeito do comportamento da criança ou do adolescente no ambiente acadêmico são de extrema importância, principalmente para avaliação do progresso do tratamento e do funcionamento global.

São de grande importância as informações sobre o processo psicoterápico em andamento, bem como os dados de tratamentos anteriores e de eventuais avaliações (neuropsicológica, emocional, fonoaudiológica, psicopedagógica), além da história familiar de doenças crônicas e psiquiátricas, sobretudo se os familiares e outros profissionais participarem no monitoramento da medicação.

Procedimento da anamnese clínica

A definição do diagnóstico de TB em crianças e em adolescentes também depende do conhecimento e da experiência clínica do médico investigador em TB e em outras patologias psiquiátricas. Note-se que o clínico também deve ter conhecimento sobre o crescimento e o desenvolvimento normal de crianças, assim como sobre aspectos socioculturais do paciente.

Deve-se ter o cuidado para não "sugerir" ou "induzir" respostas, como, por exemplo, perguntar: "É verdade que você tem dias de muita alegria e dias de muita tristeza?". Melhor seria perguntar: "Você já teve dias em que ficou muito mais alegre do que de costume?".

É provável que esse tipo de entrevista dure algumas horas, podendo também ser realizada por vários dias. Talvez seja necessário entrevistar mais de um membro da família (p. ex., quando a criança passa a maior parte do tempo com outro familiar ou na escola). A entrevista poderá ser totalmente conduzida pelo mesmo profissional médico (psiquiatra da infância e adolescência) ou ser complementada por dados colhidos por outro profissional da mesma equipe multidisciplinar (p. ex., psicólogo ou terapeuta familiar). O sucesso de uma boa entrevista depende essencialmente da habilidade dos informantes de comunicar sobre os sintomas e os sinais do paciente, e também do profissional em detectar eventuais vieses da informação recebida.

> Deve-se ter o cuidado para não "sugerir" ou "induzir" respostas, como, por exemplo, perguntar: "É verdade que você tem dias de muita alegria e dias de muita tristeza?". Melhor seria perguntar: "Você já teve dias em que ficou muito mais alegre do que de costume?".

> O sucesso de uma boa entrevista depende essencialmente da habilidade dos informantes de comunicar sobre os sintomas e os sinais do paciente, e também do profissional em detectar eventuais vieses da informação recebida.

Investigação da história clínica

A história clínica deverá ser pautada em uma queixa principal que motivou a vinda ao atendimento. Ela deverá ser sucinta e objetiva, concentrando-se nas alterações apresentadas pela criança ou pelo adolescente. Inicia-se, então, o relato sobre as manifestações apresentadas pelo paciente e que, ao longo do tempo, promoveram alterações clinicamente observadas, interferindo em seu desenvolvimento global e afetando-o em diferentes *settings*, como em casa, na vizinhança, na escola e em outros grupos sociais. É importante pontuar o surgimento de cada sinal e de cada sintoma clínico, e o impacto que tiveram na vida do indivíduo, ressaltando a intensidade, a frequência, os fatores agravantes e os prejuízos associados a seu surgimento (comprometimento do desempenho escolar, dificuldades sociais e comportamentais, perda de interesse, isolamento, etc.).

> É importante pontuar o surgimento de cada sinal e de cada sintoma clínico, e o impacto que tiveram na vida do indivíduo, ressaltando a intensidade, a frequência, os fatores agravantes e os prejuízos associados a seu surgimento.

O Serviço de Psiquiatria da Infância e da Adolescência (SEPIA) no Instituto de Psiquiatria (IPq), do Hospital das Clínicas da Faculdade de Medicina da Universidade de São Paulo (HCFMUSP), utiliza um roteiro de anamnese para a investigação da história clínica (Anexo 1). Esse roteiro, conhecido como *Roteiro de Anamnese da Psiquiatria Infantil*, foi utilizado para treinamento de várias gerações de médicos em fase de especialização em psiquiatria da infância e da adolescência no SEPIA, e traz orientações para coleta de dados nos aspectos biopsicossociais do paciente.

A entrevista geralmente se inicia com o médico psiquiatra apresentando-se ao paciente e ao acompanhante. Quando viável, deve-se entrevistar o informante e o paciente em separado. É possível solicitar que a criança faça desenhos enquanto aguarda ou que participe de atividades na sala de espera.

É preciso conhecer a relação do informante com o paciente e investigar se a criança é adotiva ou não, mas, neste caso, somente quando ela não estiver presente. Se for adotiva, será necessário obter informações sobre a adoção e manter o sigilo caso os pais assim desejem.

A avaliação diagnóstica deve incluir dados sobre os sintomas clínicos manifestos tanto no presente como no passado, mesmo que tenham desaparecido, como, por exemplo, a presença de ansiedade de separação. Devem-se anotar tratamentos já realizados, medicamentos utilizados e a resposta a cada um desses, as situações ambientais, os estressores psicossociais e a história de doença psiquiátrica entre os familiares. Condições transculturais também devem ser analisadas, pois podem influenciar no relato, na expressão e na interpretação de sintomas e/ou da resposta terapêutica por parte dos pacientes e de seus familiares.

> A avaliação diagnóstica deve incluir dados sobre os sintomas clínicos manifestos tanto no presente como no passado, mesmo que tenham desaparecido.

Inúmeros medicamentos ou doenças podem exacerbar ou minimizar sintomas de TB (Tabela 6.1). É importante que o médico psiquiatra tenha acesso a essas informações, que podem eventualmente causar confusões no raciocínio clínico antes do início de qualquer procedimento terapêutico.

A história de tratamentos já realizados também é de suma importância. Por meio do conhecimento das abordagens terapêuticas anteriores, o médico

TABELA 6.1
Condições clínicas que podem assemelhar-se aos sintomas de mania ou aumentar a ciclagem de humor em crianças e adolescentes

Condições que assemelham ao quadro de mania
Epilepsia temporal
Hipertireoidismo
Traumatismo craniano
Esclerose múltipla
Lúpus eritematoso sistêmico
Síndrome alcoólico-fetal
Doença de Wilson

Condições que aumentam ciclagem de humor
Uso de antidepressivos tricíclicos
Uso de inibidor de recaptura de serotonina
Uso de inibidor de recaptura de serotonina e noradrenanina
Uso de aminofilina
Uso de corticosteroides
Uso de aminas simpatomiméticas (p. ex., pseudoefedrina)
Uso de antibióticos (p. ex., claritromicina, eritromicina, amoxicilina)

pode verificar se houve modificação do curso da doença a partir de alguma intervenção medicamentosa anterior, como, por exemplo, ocorrência de hipomania após uso de antidepressivos ou psicoestimulantes.[1,2] As associações múltiplas de medicamentos sempre devem ser identificadas, pois, por mais inocentes que sejam, sempre há a possibilidade de interação medicamentosa.

Os processos alérgicos e os agentes alergênicos devem ser anotados. Eventuais desconfortos ou reações alérgicas após uso de medicamentos precisam ser investigados com profundidade e, quando há conhecimento de que o paciente utilizou algum medicamento com maior potencial alergênico (p. ex., lamotrigina, que poderia causar reação tipo angioedema ou síndrome de Stevens-Johnson),[3] é necessário investigar, além da possibilidade de processo alérgico, reações cruzadas e interações medicamentosas.

É de grande auxílio organizar as informações clínicas seguindo a ordem cronológica, para facilitar a caracterização do curso da doença, o padrão dos episódios, a gravidade, a resposta a cada terapêutica instituída e os possíveis obstáculos. A visão longitudinal da história pregressa da moléstia atual (HPMA), base de

> É de grande auxílio organizar as informações clínicas seguindo a ordem cronológica, para facilitar a caracterização do curso da doença, o padrão dos episódios, a gravidade, a resposta a cada terapêutica instituída e os possíveis obstáculos.

toda anamnese da medicina desde a época de Hipócrates, ainda é o melhor instrumento para um diagnóstico acurado.

É obrigatória a realização de avaliação clínica e laboratorial com o objetivo de afastar possibilidades de condições médicas (p. ex., anemia e disfunções hormonais) e, também, para traçar um perfil metabólico basal para futuros exames periódicos de controle. Deve-se atentar para condições médicas como o hipertireoidismo, que pode apresentar alguns sintomas similares de (hipo)mania, assim como a exposição a medicamentos para emagrecer, infecções de vias aéreas superiores (p. ex., pseudoefedrina) ou uso de drogas ilícitas. Recomenda-se avaliação hematológica da função hepática, da função tireoidiana, da função renal, de aspectos metabólicos e ECG.[4,5]

História clínica com enfoque no diagnóstico de transtorno bipolar

A história clínica não deve, em princípio, ser focada apenas na investigação do diagnóstico de transtorno do humor, seja depressão ou TB. Ela deverá ser ampla, visando rastrear sintomas que possam ser determinantes no diagnóstico de algum quadro psicopatológico mais específico, ou mesmo no levantamento de diagnósticos mais amplos e pouco específicos. É importante fazer o diagnóstico diferencial das diversas condições clínicas, pois, a partir disso, será feito um desenho das abordagens terapêuticas necessárias e mais adequadas.

> É importante fazer o diagnóstico diferencial das diversas condições clínicas, pois, a partir disso, será feito um desenho das abordagens terapêuticas necessárias e mais adequadas.

É também fundamental que seja feito o diagnóstico das eventuais comorbidades presentes, para que possam ser tratadas de forma individualizada.

Ante a suspeita clínica do diagnóstico de TB, durante a própria história clínica ou por conta de um diagnóstico anterior que precisará ser confirmado ou descartado, é necessário que se faça um amplo rastreio sobre a presença de sintomas afetivos e sobre como é o seu comportamento ao longo do tempo. Os critérios diagnósticos utilizados para o TB são os que constam no DSM-IV[6] e na CID-10,[7] sendo necessário avaliar a presença de sintomas de mania/hipomania (como euforia, humor elado, grandiosidade, irritação, diminuição na necessidade de sono, logorreia, pensamento acelerado) ou de sintomas depressivos, sejam eles emocionais (tristeza, anedonia, choro fácil), físicos (alterações do padrão de sono e de apetite) ou cognitivos (desatenção, pensamentos mórbidos e suicidas, dificuldades executivas). Esses sintomas deverão ser descritos levando em conta o início, a intensidade, a duração e a associação a outros sintomas, e fatores precipitantes, agravantes e perpetuadores. Esses dados são fundamentais para que o diagnóstico de TB seja realizado.

Entretanto, na infância e na adolescência, muitas vezes esses sintomas não são claramente evidentes ou podem não estar presentes nas consultas iniciais. Em crianças pequenas, devido à fase de desenvolvimento emocional e cognitivo, frequentemente não é possível acessar esses dados de forma direta (a criança pode não relatar aos pais ou ao médico sentimentos de tristeza e menosvalia), sendo necessário o uso de técnicas indiretas, como desenhos e atividades lúdicas. Por sua vez, sintomas externalizantes nessa faixa etária são bastante semelhantes a outros quadros psicopatológicos comuns na infância, como o transtorno de déficit de atenção/hiperatividade (TDAH) e o transtorno desafiador de oposição (TDO), cujo diagnóstico é realizado de forma incorreta e precoce.

Observar a flutuação do humor exige habilidade e experiência. É preciso "treinar" pais e cuidadores para que avaliem como se modifica o padrão de humor da criança ao longo do dia. O uso de um "afetivograma", que seria uma lista descritiva do humor da criança ao longo do dia, pelo período mínimo de um mês, dá uma ideia da existência de um padrão de flutuação de humor. O Anexo 2 mostra o exemplo de um afetivograma que pode ajudar na prática clínica. Cores diferentes podem ser utilizadas para indicar a intensidade do grupo de sintomas presente naquele determinado dia ou momento. É importante dizer aos pais que essa tabela deverá ser preenchida diariamente, ao final do dia, pois é possível que se percam detalhes sutis da flutuação de humor que a criança ou o adolescente tenham apresentado com o tempo. Pode-se ter ou não a participação da criança no processo de preenchimento do afetivograma. É interessante que crianças mais velhas participem diretamente, o que ajudaria a se observarem e perceberem suas mudanças de humor. Dados relevantes, como a presença de algum estressor associado à flutuação do humor, ou relatos diretos da própria criança podem ser anotados de maneira conjunta.

No caso do adolescente, por estar em um grau de maior desenvolvimento emocional e cognitivo, é mais fácil que ele mesmo relate, por si só, as mudanças de humor. Entretanto, devido a características próprias dessa faixa etária, é necessário que haja empatia e uma boa relação com o médico, além de uma boa visão de si, para que ele possa contar com detalhes sobre como se sente na maior parte do tempo, sobre alterações do pensamento e flutuações de humor ou de sensopercepção. É comum que adolescentes apresentem resistência inicial ao relato espontâneo, principalmente se houver ideação suicida, uso de substâncias psicoativas ou estiver iniciando a vida sexual.

USO DE INSTRUMENTOS DE APOIO AO DIAGNÓSTICO

Os instrumentos de apoio ao diagnóstico, como questionários e entrevistas estruturados e semiestruturados, vêm sendo amplamente utilizados na psiquiatria da infância e da adolescência, tanto no campo de pesquisas como no campo clínico. Esses instrumentos auxiliam na sistematização e registro de coleta de dados e no monitoramento das terapêuticas aplicadas. É aconselhável, sempre que possível, realizar separadamente as aplicações nos pais e nas crianças ou adolescentes.

Em termos de TB, temos disponíveis atualmente instrumentos de apoio ao diagnóstico como o K-SADS-PL (Schedule for Affective Disorders and Schizophrenia for School-Age Children-Present and Lifetime Version),[8] o WASH-U-SADS (Washington University in St. Louis Kiddie Schedule for Affective Disorders and Schizophrenia)[9] e a CBCL (Child Behavior Checklist)[10] e os de monitoramento de gravidade dos sintomas de depressão e de mania.

K-SADS

> O K-SADS é uma entrevista semiestruturada destinada a acessar sinais e sintomas psicopatológicos em crianças e adolescentes, dirigida aos pais e aos jovens entre 6 e 18 anos de idade.

O K-SADS é uma entrevista semiestruturada destinada a acessar sinais e sintomas psicopatológicos em crianças e adolescentes, dirigida aos pais e aos jovens entre 6 e 18 anos de idade. Há três versões: K-SADS-E (epidemiológica), K-SADS-PL (diagnósticos atuais e ao longo da vida) e K-SADS-P IV-R (diagnósticos nos últimos 12 meses, incluindo medida de gravidade dos sintomas). A versão mais utilizada é o K-SADS-PL e está disponível na versão em português.[11]

Em 2009, o K-SADS-PL foi revisado: todas as referências do DSM-III-R foram retiradas e as questões para a maioria das doenças foram refinadas, adicionando-se questões de *screener* (varredura) e um caderno suplementar de perguntas para os transtornos globais do desenvolvimento. Também foram revisadas as seções sobre TB.[12]

Birmaher e colaboradores[13] avaliaram o uso do K-SADS-PL em uma amostra de pré-escolares, entre 2 e 5 anos de idade, e os resultados preliminares obtidos sugerem que esse instrumento também é útil para acessar psicopatologias nessa faixa etária.[14]

WASH-U-K-SADS

O WASH-U-K-SADS destaca-se pela ênfase para cada episódio de depressão e de mania. Foi criado pelo grupo da doutora Barbara Geller, a partir da versão modificada do K-SADS. É dirigida aos pais e aos jovens entre 6 e 18 anos de idade.[9]

Nesse instrumento, há uma descrição pormenorizada de cada sintoma, incluindo anotações de narrativas para cada item, como: frequência, duração, intensidade e se as alterações foram perceptíveis por outros (p. ex., irmãos, pais, professores, etc.). Os jovens são incentivados a citar exemplos demonstrativos de sintomas (p. ex., ser convidado a ficar fora da sala de aula por falar demais ou fazer brincadeiras inadequadas) e a relacionar esses sintomas com as situações de seu dia a dia ou com datas especiais, como Natal, Ano Novo, Páscoa, aniversário próprio e de colegas, início das aulas, entre outras.[15]

CBCL

O CBCL é um dos instrumentos mais utilizados para identificar problemas de saúde mental na população infantojuvenil. É um inventário dos comportamentos de crianças e adolescentes entre 18 meses e 18 anos de idade. Inicialmente, era de caráter apenas parental, ou seja, as informações eram provenientes dos pais. Posteriormente, foram desenvolvidas as versões de autoavaliação para os jovens entre 11 e 18 anos (YSR, Youth Self-Report Form) e outra destinada aos professores (TRF, Teacher Report Form). Existem duas versões para os pais, o CBCL de crianças entre 18 meses e 5 anos[16] e o CBCL de crianças e adolescentes entre 6 e 18 anos.[10]

O princípio de construção do CBCL foi totalmente empírico, baseado no tratamento estatístico (análise fatorial) de uma lista de queixas na área de saúde mental, com frequência presentes em prontuários médicos.

> O princípio de construção do CBCL foi totalmente empírico, baseado no tratamento estatístico (análise fatorial) de uma lista de queixas na área de saúde mental, com frequência presentes em prontuários médicos.

Ele é constituído de 118 itens, 11 subescalas e está disponível em mais de 55 idiomas. A versão brasileira do CBCL é denominada Inventário de Comportamentos da Infância e Adolescência.[17]

As versões para pais (CBCL – 6 a 18 anos), professores (TRF) e autoavaliação (YSR) do inventário podem ser adquiridas sob orientação da professora doutora Isabel A. Bordin, da UNIFESP, e da professora doutora Edwiges M. Silvares, do Instituto de Psicologia da USP. A versão para crianças entre 18 meses a 5 anos de idade (CBCL – 1 e meio a 5 anos) pode ser encontrada somente sob os cuidados da professora Edwiges.[15]

Apesar de ser um instrumento dimensional, Biederman e colaboradores,[18] um dos principais grupos de pesquisa a utilizar o CBCL, sugerem 3 de suas 11 subescalas (subescala de atenção, de ansiedade/depressão e de agressão) como específicas para diagnosticar o TB em pré-púberes. Porém, em uma recente pesquisa, utilizando a amostra do estudo COBY,[19] foi testada a especificidade diagnóstica dessas três subescalas, e os resultados foram negativos.[14]

INSTRUMENTOS DE MONITORAMENTO DE GRAVIDADE DOS SINTOMAS DE DEPRESSÃO E DE MANIA

Esses instrumentos são úteis para auxiliar na avaliação da intensidade e da gravidade dos sintomas de humor tanto inicialmente quanto ao longo do acompanhamento terapêutico e têm propriedades psicométricas suficientes para discriminar o TB de outros transtornos psiquiátricos.

Young Mania Rating Scale (YMRS)

Esse questionário de autoavaliação possui 11 itens de múltipla escolha que avaliam a gravidade de sintomas de mania. Ele foi desenvolvido em 1978, por Young e colaboradores, inicialmente para pacientes adultos internados, os quais respondiam aos itens baseados nas últimas 48 horas.[20] Posteriormente, foi utilizado para pacientes adultos ambulatoriais[21] e também para crianças e adolescentes.[22,23]

Gracious e colaboradores,[21] em 2002, desenvolveram a versão parental (P-YMRS) e obtiveram bons resultados.

Children Mania Rating Scale by Parents (CMRS-P)

Essa escala constitui-se de 22 perguntas, com escores de frequência de 0 a 3 (0, nunca; 3, muito frequente), relacionadas aos sintomas de mania e ao comportamento das crianças e dos adolescentes na última semana. É direcionada aos pais, mas há uma versão autoaplicável para adolescentes.[24]

Children Depression Rating Scale-Revised Version (CDRS-R)

Essa escala de avaliação de sintomas depressivos para crianças entre 6 e 12 anos tem 17 itens de múltipla escolha, é aplicada nos pais e na criança, preferencialmente em separado. Apesar de projetada somente para crianças, demonstra bom desempenho com adolescentes. Mostra-se um excelente instrumento para avaliar a presença e a intensidade dos sintomas depressivos.[25] Ela exige vivência clínica, sobretudo nos itens finais, cuja interpretação por parte do avaliador é fundamental.

Beck Depression Inventory (BDI)

É um inventário autoaplicativo para avaliação de sintomas depressivos, originalmente com 21 itens, cuja intensidade varia de 0 a 3, compreendendo cognições depressivas e sintomas somáticos ocorridos nos últimos 15 dias. É amplamente utilizado e há uma versão para adolescentes validada em português.[26]

Child Depression Inventory (CDI)

Foi o primeiro instrumento desenvolvido para avaliar sintomas depressivos em crianças e adolescentes entre 7 e 17 anos, e surgiu de uma adaptação do BDI.[27] Inclui 27 itens e uma versão resumida de 10 itens. Gouveia e colaboradores[28] desenvolveram uma versão brasileira adaptada.

General Behavior Inventory (GBI)

Esse inventário foi, em princípio, destinado a adultos e, posteriormente, adaptado para adolescentes, criando-se também uma versão parental.[29] É dividido em um questionário autoaplicável e outro para aplicação com os pais. Ele descreve sintomas de depressão e de mania em 79 e 76 itens, respectivamente, com escores que variam da frequência de 1 (nunca ou quase nunca) a 4 (com muita frequência ou quase constantemente). É um instrumento promissor para detecção de sintomas precoces de bipolaridade.[30]

Mood Disorder Questionnaire-Adolescent Version (MDQ-A)

É um questionário de 13 itens para rastrear sinais e sintomas de humor na população adolescente e, como muitos outros, originou-se da versão para adultos.[31]

Durante o processo de validação em adolescentes, foram avaliadas três formas de aplicação: a versão MDQ-A de autoaplicação; a versão preenchida por adolescentes sobre opinião de seus professores ou amigos a respeito de seus sintomas, e a versão parental. Esta última versão mostrou-se a mais eficiente das três.[31]

CONCLUSÕES

O diagnóstico de TB de início precoce é altamente complexo, e por isso a coleta ampla de informações sobre a criança e o adolescente, provenientes dos pais, da escola e de outros cuidadores (como avós e funcionários da casa), somada à observação direta e criteriosa do paciente, constituem a melhor opção de avaliação psiquiátrica na população infantojuvenil.

A avaliação inicial é um passo fundamental e de extrema importância em todo o processo diagnóstico e na adequada condução do caso. Ela permitirá uma maior acertividade e um melhor planejamento terapêutico, evitando-se tratamentos desnecessários e incorretos, bem como condutas iatrogênicas (p. ex., uso de medicamentos que desencadeiem novas crises de mania ou que acentuem a instabilidade do humor), além de definir curso clínico e prognóstico mais satisfatórios.

As primeiras entrevistas também são importantes no diagnóstico diferencial de outras condições psicopatológicas e médicas, além de ser o momento para o estabelecimento do vínculo de confiança na tríade criança/adolescente-pais-médico.

A integração dos instrumentos de apoio diagnóstico à avaliação clínica tem se mostrado importante e promissora em todo o processo de investigação e acompanhamento da doença, e deve ser usada com critérios científicos, porém sem substituir essa avaliação.

REFERÊNCIAS

1. Joseph MF, Youngstrom EA, Soares JC. Antidepressant-coincident mania in children and adolescents treated with selective serotonin reuptake inhibitors. Future Neurol. 2009;4(1):87-102.

2. Ross RG. Psychotic and manic-like symptoms during stimulant treatment of attention deficit hyperactivity disorder. Am J Psychiatry. 2006;163(7):1149-52.

3. Hilas O, Charneski L. Lamotrigine-induced Stevens-Johnson syndrome. Am J Health Syst Pharm. 2007;64(3):273-5.

4. Kowatch R, Fristad M, Birmaher B, Wagner KD, Findling RL, Hellander M. Treatment guidelines for children and adolescents with bipolar disorder. J Am Acad Child Adolesc Psychiatry. 2005;44(3):213-35.

5. Pavuluri MN, Birmaher B, Naylor MW. Pediatric bipolar disorder: a review of the past 10 years. J Am Acad Child Adolesc Psychiatry. 2005;44(9):846-71.

6. American Psychiatric Association. Diagnostic and statistical manual of mental disorders (DSM-IV-TR). 4th ed. Washington: APA; 2000.

7. Organização Mundial da Saúde. Classificação Internacional de Doenças: transtornos mentais e de comportamento (CID-10). Porto Alegre: Artmed; 1993.

8. Kaufman J, Birmaher B, Brent D, Rao U, Flynn C, Moreci P, et al. Schedule for Affective Disorders and Schizophrenia for School-Age Children-Present and Lifetime Version (K-SADS-PL): initial reliability and validity data. J Am Acad Child Adolesc Psychiatry. 1997;36(7):980-88.

9. Geller B, Zimerman MA, Williams M, Bolhofner K, Craney J, DelBello M, et al. Reliability of the Washington University in St. Louis Kiddie Schedule for Affective Disorders and Schizophrenia (WASH-U-KSADS) mania and rapid cycling sections. J Am Acad Child Adolesc Psychiatry. 2001;40(4):450-5.

10. Achenbach TM, Edelbrock C. Manual for the child behavior checklist and revised child behavior profile. Burlington: University of Vermont, Department of Psychiatry; 1983.

11. Brasil HA. Desenvolvimento da versão brasileira da K-SADS-PL (Schedule for Affective Disorders and Schizophrenia for School Age Children Present and Lifetime Version) e estudo de suas propriedades psicométricas [tese]. São Paulo: Escola Paulista de Medicina da Universidade Federal de São Paulo; 2003.

12. Axelson D, Birmaher B, Zelazny J, Kaufman J, Gill MK. Schedule for affective disorders and schizophrenia for school-age children-present and lifetime version (K-SADS-PL) 2009 Working Draft. J Psychiatr Res. 2009;43(7):680-6.

13. Birmaher B, Ehmann M, Axelson DA, Goldstein BI, Monk K, Kalas C, et al. Schedule for affective disorders and schizophrenia for school-age children (K-SADS-PL) for the assessment of preschool children: a preliminary psychometric study. J Psychiatr Res. 2009;43(7):680-6.

14. Ferreira-Maia AP. Transtorno bipolar com início na idade pré-escolar. In: Fu-I L, Boarati MA, coordenadores. Transtorno bipolar na infância e adolescência. Porto Alegre: Artmed; 2010. cap.12.

15. Brasil HA. Processo diagnóstico do transtorno bipolar de início precoce: clínico e instrumental. In: Fu-I L, coordenador. Transtorno bipolar na infância e na adolescência. São Paulo: Segmento Farma; 2007. cap. 7.

16. Achenbach TM, Rescorla LA. Child behavior checklist for ages 1 ½ – 5 – CBCL. In: Achenbach TM, Rescorla LA. Manual for the ASEBA preschool forms and profiles. Burlington: University of Vermont; 2000. Traduzido por Santa Maria-Mengel e Linhares no ano de 2003.

17. Bordin IAS, Mari JJ, Caeiro MF. Validação da versão brasileira do "Child Behavior Checklist" (CBCL) (Inventário de Comportamentos da Infância e Adolescência): dados preliminares. Rev ABP-APAL. 1995;17(2):55-6.

18. Biederman J, Wozniak J, Kiely K, Ablon S, Faraone SV, Mick E, et al. CBCL clinical scales discriminate prepubertal children with structured interview-derived diagnosis of mania from those with ADHD. J Am Acad Child Adolesc Psychiatry. 1995;34(4):464-71.

19. Diler RS, Birmaher B, Axelson DA, Goldstein B, Gill MK, Strober M, et al. The Child Behavior Checklist (CBCL) and the CBCL-Bipolar Phenotype Are Not Useful in Diagnosing Pediatric Bipolar Disorder. J Child Adolesc Psychopharmacol. 2009;19(1):23-30.

20. Young RC, Biggs JT, Ziegler VE, Meyer DA. A rating scale for mania: reliability, validity and sensitivity. Br J Psychiatry. 1978;133:429-35.

21. Gracious BL, Youngstrom EA, Findling RL, Calabrese JR. Discriminative validity of a parent version of the Young Mania Rating Scale. J Am Acad Child Adolesc Psychiatry. 2002;41(11):1350-9.
22. Fristad MA, Weller EB, Weller RA. The Mania Rating Scale: can it be used in children? A preliminary report. J Am Acad Child Adolesc Psychiatry. 1992;31:252-7.
23. Gracious BL, Holmes WD, Ruppar N, Burke KC, Hurt J. Mania Rating Scale reliability in children and adolescents. In: First Annual International Conference on Bipolar Disorders, 1994 June, Pittsburgh.
24. Pavuluri M, Henry D, Devineni B, Carbray J, Birmaher B. Child Mania Rating Scale (CMRS): development, reliability and validity. Biol Psychiatry. 2004;45(5):550-60.
25. Poznanski EO, Mokros HB. Revised Children's depression ranting scale: manual. Los Angeles: Western Psychological Services; 1994.
26. Gorenstein C, Andrade L. Validation of a Portuguese version of the Beck Depression Inventory and the State-Trait Anxiety Inventory in Brazilian subjects. Braz J Med Biol Res. 1996;29(4):453-7.
27. Kovacs M. Children's Depressive Inventory (CDI): manual. Toronto: Multi-Health Systems; 1992.
28. Gouveia VV, Barbosa GA, Almeida JH, Gaião A. Inventário de depressão infantil - CDI: estudo de adaptação com escolares de João Pessoa. J Bras Psiq. 1995;44(7):345-9.
29. Youngstrom EA, Findling RL, Danielson CK, Calabrese JR. Discriminative validity of parent report of hypomanic and depressive symptoms on the General Behavior Inventory. Psychol Assess. 2001;13(2):267-76.
30. Youngstrom EA, Findling RL, Calabrese JR, Gracious BL, Demeter C, Bedoya DD, et al. Comparing the diagnostic accuracy of six potential screening instruments for bipolar disorder in youth aged 5 to 17 years. J Am Acad Child Adolesc Psychiatry. 2004;43(7):847-58.
31. Wagner KD, Hirschfeld RM, Emslie GJ, Findling RL, Gracious BL, Reed ML. Validation of the mood disorder questionnaire for bipolar disorders in adolescents. J Clin Psychiatry. 2006;67(5):827-30.

LEITURA RECOMENDADA

Fristad MA, Weller RA, Weller EB. The Mania Rating Scale (MRS): further reliability and validity studies with children. Ann Clin Psychiatry. 1995;7(3):127-32.

ANEXO 1

ESQUEMA DE OBSERVAÇÃO PSIQUIÁTRICA INFANTIL

Serviço de Psiquiatria da Infância e Adolescência (SEPIA) do Instituto de Psiquiatria do Hospital das Clínicas da FMUSP

1. Entrevistar o informante e o paciente separadamente (solicitar à criança que execute o desenho de uma casa, de uma árvore, de uma ou de mais pessoas, e desenhos livres, enquanto aguarda).
2. Não se esquecer de anotar a relação do informante com o paciente.
3. Perguntar aos pais se a criança é adotiva ou não somente quando esta não estiver presente. Caso seja adotiva, obter informações sobre a revelação (respeitando o ponto de vista dos pais adotivos).

Identificação: dados referentes à criança ou ao adolescente (nome, idade, escolaridade, naturalidade, procedência, região da cidade em que vive, religião, etc.).

Queixa: motivo principal da consulta em rápidas palavras.

HPMA (História Principal da Moléstia Atual): dar oportunidade ao informante de falar livremente, mas procurar orientá-lo de modo a conseguir uma exposição clara, completa e em ordem cronológica dos fatos significativos. Quando for conveniente, transcrever as palavras do informante, colocando-as entre aspas.

Anotar tratamentos da moléstia atual eventualmente realizados e, sempre que possível, local, nome do médico e medicamentos empregados.

Este item pode ser colocado antes, caso os pais estejam muito ansiosos e dificultando as informações para itens anteriores.

Antecedentes pessoais

Gestação: gravidez desejada ou não, e se foi planejada ou não.
- Fez pré-natal? Anotar eventuais intercorrências, utilização de medicamentos, tabagismo e uso de álcool e drogas (especificar quantidade e frequência).
- Estado psicológico da mãe durante a gestação e no puepério.

Parto: local do parto, tipo de parto e por quem foi assistido (médico, parteira).
- Cesárea para laqueadura? Trabalho de parto prolongado?
- Apgar ou descrição da condição do bebê ao nascer (cianose, choro logo ao nascer e circular de cordão).

- Evolução no berçário (icterícia, desconforto respiratório, etc.).
- Condição materna após o parto (febre, infecções, etc.).

DNPM (Desenvolvimento Neuropsicomotor): descrição das fases do desenvolvimento, principalmente no primeiro ano de vida (idade em que segurou a cabeça, sentou sem apoio, começou a andar, começou a lalação, começou a falar, falou corretamente (frases), vestiu-se sozinho, deu recado, etc).

Se houver suspeita de transtorno global do desenvolvimento (TGD) associado: verificar forma de comunicação (gestual, verbal, mímica), presença de ecolalia, repertório restrito da linguagem, uso repetitivo ou estereotipado de linguagem, incapacidade de comunicação verbal e não verbal, uso idiossincrático das palavras, tonalidade anômala da voz, anomalia na produção de discursos, discurso anômalo e incapacidade de sustentar um diálogo.

Antecedentes mórbidos: doenças pregressas e idade em que surgiram (tipo de evolução).

- Manifestações deficitárias ou comiciais anteriores à moléstia atual
- Traumas cranianos (anotar eventuais consequências)
- Intervenções cirúrgicas (anotar eventuais consequências físicas e psicológicas)
- Viroses próprias da infância (anotar época e tipo de evolução)
- Menarca: característica dos ciclos menstruais (TPM?)

Hábitos pré-mórbidos

- Sono (insônia, sono agitado, sonilóquio, pesadelo, terror noturno, sonambulismo, despertar frequente, etc.);
- Controle de esfincteres vesical diurno, vesical noturno e anal (enurese diurna e/ou noturna e encoprese primária ou secundária). Corre para o banheiro constantemente? Hábitos intestinais inconstantes?
- Hábitos alimentares (tipo de aleitamento; como foi o desmame; aceitação de salgados/doces e sólidos). Demonstra sentir fome e sede? É exigente e melindroso? Não come o suficiente? Tem excesso de peso? É inquieto durante as refeições?
- Demonstra sentir calor/frio? Percepção e reação à luz/escuridão? Percepção e reação aos sons específicos?
- Onicofagia? Tiques? Gestos? Tremores? Rigidez? Morder ou mastigar roupas e/ou outros objetos? Sugar polegar?
- Quando existirem hábitos incomuns, descrevê-los em detalhes (características, época de início, duração, frequência, etc.).

Conduta pré-mórbida

Descrição pormenorizada e evolutiva desde o nascimento até a ocasião do início da moléstia atual. Considerar:

- Labilidade de humor, facilmente irritável, acessos temperamentais, choro fácil.
- Instabilidade psicomotora, agitado, não para quieto para nada, faz várias coisas ao mesmo tempo, facilmente excitável, não consegue terminar as atividades que inicia, desatenção, imprudência, impulsivo.
- Auto e heteroagressividade, comportamento explosivo, perturba outras crianças, provocativo, atira e quebra coisas, sempre começa brigas, crises de fúria incontroláveis, crueldade com animais ou pessoas, desafio constante às autoridades.
- Ansiedade, preocupação, medo de não agradar ou de errar, mal estar em situações novas ou de separação, insegurança, recuo diante de situações novas, sempre tenso.
- Medo de tudo e de todos, não revida quando ofendido/agredido, passividade excessiva, mantém a raiva para si mesmo, medos de objetos/pessoas/situações que atrapalhem a rotina.
- Atitudes imaturas, dependência, quer ajuda para fazer coisas que consegue fazer sozinho; age como criança menor; agarra-se aos pais ou a outros adultos.
- Tendência à depressão, pouco riso, retraído, tristeza frequente, chora sozinho, chora sem motivo, desânimo, pouca iniciativa, falta de prazer, descuida-se e sofre acidentes frequentes, recusa experiências novas.
- Manifestações de ciúme, brigas frequentes com irmãos, disputas infundadas com irmãos, não divide nada com irmãos.
- Intolerância às frustrações, crises incontroláveis de birra, desobediência frequente.
- Traços obsessivos, perfeccionismo, sempre faz as coisas de mesma forma, irrita-se com quebra de rotina, reage desfavoravelmente à mudança.
- Fugas de casa, frequentemente pernoitar fora de casa, nunca comunica onde vai e quando volta.
- Furtos (dos pais, na escola ou em outros lugares), confrontando-se ou não com as vítimas.
- Mitomania – relata fatos irreais sem motivo aparente, etc.
- Socialização – faz amizade com facilidade? Participa de grupo? Procura entrar em atividades de grupo? Divide brinquedos com outras crianças? Conserva amizades?

Quando houver suspeita de TGD, verificar presença ou não de: sorriso social, contato olho a olho, aceitação ao contato físico, atitude de antecipação para colo, aconchega-se, quando colocado no colo, percepção e reação a presença ou ausência de pessoas ou objetos, busca de consolo por ocasião de sofrimento, jogos solitários e de interesse restrito, ausência de imitação ou imitação mecânica, apego a objetos de forma inusitada, utilização anormal de brinquedos e interesse por partes de um brinquedo sem motivo aparente.

Escolaridade

- Idade em que começou a frequentar escola. Adaptação inicial.
- Dedicação aos estudos. Aproveitamento escolar. Dificuldades específicas de aprendizado.
- Conduta e aceitação de regras disciplinares na escola.
- Socialização na escola (amizades, participação em grupos, etc).

Interrogatório sobre os diferentes aparelhos (ISDA): Anotar eventuais queixas sobre diversos aparelhos.

Antecedentes familiares

- Pai – idade, transtornos psiquiátricos, patologias orgânicas crônicas, etc.
- Mãe – idade, transtornos psiquiátricos, patologias orgânicas crônicas, etc.
- Irmãos – sexo, idade, transtornos psiquiátricos, etc.
- Outros familiares de 1º e 2º graus (tios, primos, sobrinhos, avós, filhos).
- Nos transtornos psiquiátricos considerar principalmente transtornos de ansiedade e de humor, manifestações psicóticas, alcoolismo, distúrbio de aprendizagem global ou específica, epilepsia, cefaleias, outras doenças neurológicas, conduta psicopática e suicídios – descrever quadros eventualmente citados.
- Perguntar sobre consanguinidade.

Estudo familiar

- Nível socioeconômico e situação de habitação desde o nascimento do paciente (quarto individual ou não, etc).

- Estruturação familiar (membros que coabitam, quem são os responsáveis pelo sustento do lar e quais são as figuras dominantes).
- Situação conjugal dos pais (casados legalmente ou não e há quanto tempo) e como se relaciona o casal.
- Pais – Tipo de atividade ocupacional, tipo de personalidade/temperamento e como se relacionam com os outros familiares, em especial com o paciente. Houve período de afastamento? Como reagiram os membros da família?
- Personalidade de eventuais co-habitantes, atuação e grau de relacionamento com o paciente e os outros membros.
- Métodos educacionais empregados (quem atua mais, quem é omisso e quem influencia).
- Hábitos religiosos.
- Lugar de origem da família, eventuais mudanças e suas consequências.

Exame físico: Peso e altura; estado nutricional; estado geral, etc.

Exame psíquico: Descrever os comportamentos ou transcrever as palavras do paciente sempre que possível, pois esses podem ser necessários e de grande valor para compreensão do estado mental das crianças.

- Aparência, percepção e recepção ao entrevistador e modo de contato inicial (visual/físico).
- Nível de consciência neurológica.
- Postura, comportamento e eventuais movimentos.
- Contato verbal e tipo de discurso (fluência, coerência, tonalidade da voz e adequação com idade cronológica).
- Atenção e concentração.
- Memória.
- Afetividade (humor, tônus, ressonância e modulação).
- Pensamento (curso, forma e coerência com tema e realidade).
- Produção intelectual (adequado ou não ao esperado para a idade cronológica).
- Iniciativas e planejamento de seus atos.
- Juízo e crítica.
- Pragmatismo.

ANEXO 2 – AFETIVOGRAMA

Relatório sobre os estados de humor do paciente			
Data	Período	Estado de humor	Observações
	Manhã / Tarde / Noite	😊 😁 😠 😢	
	Manhã / Tarde / Noite	😊 😁 😠 😢	
	Manhã / Tarde / Noite	😊 😁 😠 😢	
	Manhã / Tarde / Noite	😊 😁 😠 😢	
	Manhã / Tarde / Noite	😊 😁 😠 😢	
	Manhã / Tarde / Noite	😊 😁 😠 😢	
	Manhã / Tarde / Noite	😊 😁 😠 😢	
	Manhã / Tarde / Noite	😊 😁 😠 😢	
	Manhã / Tarde / Noite	😊 😁 😠 😢	
	Manhã / Tarde / Noite	😊 😁 😠 😢	
	Manhã / Tarde / Noite	😊 😁 😠 😢	

Intensidade: ▫ Fraca   ▪ Moderada   ■ Forte

Afetivograma elaborado por IFS, ex-paciente do PRATA, hoje adulto e que autorizou a publicação.

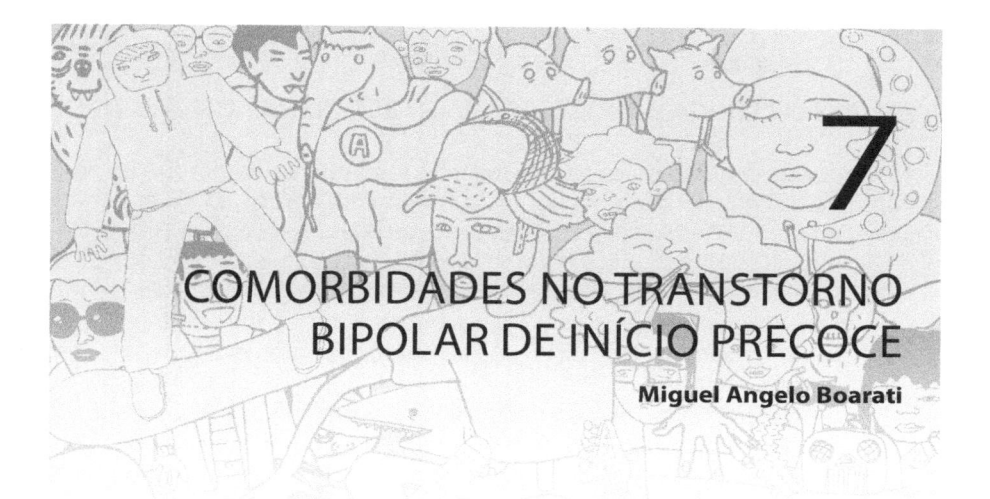

COMORBIDADES NO TRANSTORNO BIPOLAR DE INÍCIO PRECOCE

Miguel Angelo Boarati

O transtorno bipolar (TB) com início na infância e na adolescência dificilmente ocorre sem a presença de uma ou mais comorbidades psiquiátricas. Isso gera grandes desafios no diagnóstico e no tratamento, sendo fundamental o conhecimento do impacto que a presença de uma comorbidade tem sobre o curso clínico da doença e sobre a resposta terapêutica.[1]

> O transtorno bipolar (TB) com início na infância e na adolescência dificilmente ocorre sem a presença de uma ou mais comorbidades psiquiátricas.

O TB, quando precoce, cursa com maior gravidade e com maiores complicações, e a presença de comorbidades geralmente contribui para a piora do prognóstico e para um tratamento mais difícil. Dessa forma, a correta identificação da comorbidade permite planejar e acompanhar melhor o tratamento clínico, e ajuda também na prevenção de complicações ao longo do tempo. No entanto, desconhecer ou não identificar a presença da comorbidade no diagnóstico do TB pode levar a diagnóstico tardio, piora dos sintomas e exposições desnecessárias e iatrogênicas a tratamentos inadequados. Esse assunto foi amplamente abordado e discutido em outro trabalho realizado por nossa equipe.[2]

> Desconhecer ou não identificar a presença da comorbidade no diagnóstico do TB pode levar a diagnóstico tardio, piora dos sintomas e exposições desnecessárias e iatrogênicas a tratamentos inadequados.

Este capítulo propõe-se a realizar uma breve exploração dos mais recentes estudos relacionados ao TB de início precoce e às suas principais comorbidades, a sua interferência no processo diagnóstico, seu curso clínico e aos desafios do tratamento.

AVALIAÇÃO CLÍNICA E PROCESSO DIAGNÓSTICO DA COMORBIDADE

O reconhecimento da comorbidade é de fundamental importância, principalmente em função de implicações no tratamento clínico do TB em crianças e adolescentes. Vários aspectos são considerados, dentre eles:

1. Utilização de medicamentos para o tratamento das condições comórbidas, como antidepressivos e psicoestimulantes, que têm o potencial de provocar desestabilização do humor (virada maníaca, estados mistos, ciclagem rápida)
2. Resposta atípica ou insatisfatória aos principais medicamentos estabilizadores do humor no tratamento do TB em comorbidade com certos transtornos de cárater penetrante, como o transtorno global do desenvolvimento (TGD)
3. Menor resposta aos estabilizadores do humor clássicos, como o lítio e os antiepilépticos, na presença de certas comorbidades, como o transtorno de déficit de atenção/hiperatividade (TDAH) e o transtorno obsessivo-compulsivo (TOC).

O diagnóstico da comorbidade deverá ser considerado positivo somente quando houver a presença de sintomas suficientes para preencher os critérios diagnósticos (CID-10 e DSM-IV)[3,4] para ambas as condições clínicas de maneira simultânea e independente. É necessária a presença dos sintomas cardinais de dois ou mais diagnósticos psiquiátricos, e que ocorram alterações clinicamente significativas. Sintomas inespecíficos (como agressividade, impulsividade, hiperatividade, irritação ou alteração do padrão alimentar), quando presentes somente em fase de mania ou de depressão, e remitindo após a estabilização do humor, deverão ser considerados como parte do episódio afetivo, não como uma comorbidade verdadeira.

Dessa forma, é fundamental, durante o processo diagnóstico, que seja determinado cronologicamente o início de cada sintoma comórbido presente, considerando-se a intensidade, a frequência e o curso. É importante também que se estabeleça uma hierarquização dos diagnósticos (p. ex., euforia desencadeada somente após uso de drogas não poderá ser chamada de comorbidade, e sim de sintoma de mania provocado por uso de substância).

A resposta terapêutica, por sua vez, pode evidenciar a existência de condições clínicas distintas. A significativa piora do quadro e o desenvolvimento de sintomas maniformes pelo uso de psicoestimulantes ou antidepressivos em uma criança com o diagnóstico de TDAH ou TOC, respectivamente, podem nos fazer inferir (considerando outros fatores, como início dos sintomas, história familiar de transtornos do humor, antecedentes de depressão e um padrão de ciclidade) que se trata de um potencial caso de TB em comorbidade com essas condições.[5,6]

O tratamento do TB em crianças e adolescentes, quando na presença de uma ou mais comorbidades, apresenta peculiaridades e desafios, principalmente quando o tratamento da comorbidade (p. ex., transtorno de pânico) envolve o uso de medicamentos que pioram a estabilização do humor (no caso, antidepressivos). Por essa razão, é prioritário estabilizar o humor e, somente então, iniciar o tratamento da comorbidade. Esse tema será abordado com mais propriedade no capítulo sobre tratamento clínico.

> O tratamento do TB em crianças e adolescentes, quando na presença de uma ou mais comorbidades, apresenta peculiaridades e desafios, principalmente quando o tratamento da comorbidade envolve o uso de medicamentos que pioram a estabilização do humor

As principais comorbidades associadas ao TB em crianças e adolescentes são o TDAH, os transtornos disruptivos (transtorno da conduta – TC – e transtorno desafiador de oposição – TDO), o transtorno por uso de substância (TUS), os transtornos de ansiedade (incluindo transtorno de pânico, transtorno de estresse pós-traumático, TOC, etc.), o TGD e os transtornos da alimentação. A Figura 7.1 mostra a ocorrência das principais comorbidades psiquiátricas apresentadas por crianças e adolescentes com diagnóstico de TB.[7]

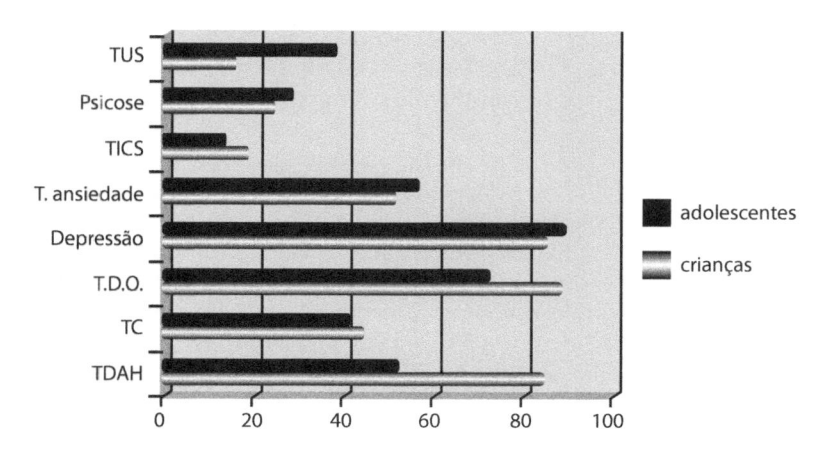

FIGURA 7.1
Taxas de comorbidades psiquiátricas em crianças e adolescentes com TB, estratificado por idade. Fonte: Adaptada de Biederman e colaboradores.[7]

PRINCIPAIS COMORBIDADES

Transtorno de déficit de atenção/hiperatividade

Existem diversos trabalhos que mostram a alta associação entre o TB de início na infância e na adolescência e a sua comorbidade com o TDAH. A prevalência dessa condição comórbida varia de 60 a 90%,[8,9] apesar de alguns estudos mostrarem ocorrências mais baixas.[10] Isso provavelmente ocorre devido às diferenças metodológicas utilizadas em diferentes pesquisas.

A taxa de comorbidade entre o TDAH e o TB parece variar também conforme o tipo clínico de TDAH, sendo mais prevalente no subtipo combinado (presença associada de hiperativo-impulsivo e desatento) e no subtipo hiperativo-impulsivo.[11] Alguns estudos também sugerem que o quadro de TB em comorbidade com TDAH seria um fenótipo específico do TB de início precoce.[12] Os mecanismos que modulam essa associação entre o TDAH e o TB não são bem claros, mas parece haver marcadores genéticos comuns entre eles. Enquanto filhos de pais bipolares apresentam risco aumentado para o desenvolvimento do TDAH, pais de crianças com o TDAH apresentam maior chance de desenvolver o TB.[13]

O TDAH apresenta a hiperatividade, a impulsividade e o déficit de atenção como sintomas cardinais. Esses são também sintomas presentes nas fases de mania, depressão e estados mistos do TB. Por essa razão, muitas vezes é difícil diferenciar um quadro psicopatológico do outro na infância e na adolescência, sobretudo porque a distinção das fases do TB de início precoce pode não ser claramente definida.

> O TDAH apresenta a hiperatividade, a impulsividade e o déficit de atenção como sintomas cardinais. Esses são também sintomas presentes nas fases de mania, depressão e estados mistos do TB.

Como regra geral a ser seguida no processo diagnóstico, a presença de comportamento sugestivo de TDAH (como agitação, inquietação, hiperatividade, dificuldades atencionais) e a piora clínica ou não melhora com o uso de psicoestimulante, associadas a oscilações do humor e à presença de sintomas típicos de mania (principalmente grandiosidade e euforia), serão preditores da condição comórbida com TB. Por sua vez, o diagnóstico de TDAH em comorbidade com TB será feito após a remissão dos sintomas afetivos e a estabilização, com manutenção do déficit atencional, da hiperatividade e da impulsividade. Em caso de remissão de todos os sintomas do TDAH na fase de eutimia, estaremos diante de um quadro de TB sem a comorbidade com o TDAH. Pesquisas sugerem que, nessas situações, os sintomas de TDAH geralmente têm início bastante cedo, na idade pré-escolar, e surgirão, posteriormente, os sintomas de oscilação do humor e de mania.

A presença da comorbidade do TDAH com o TB na infância e na adolescência apresenta implicações tanto no processo diagnóstico como no tratamento clínico. Isso porque a resposta ao tratamento clássico com lítio é significativamente menor se comparada ao tratamento feito em crianças com TB sem a comorbidade com o TDAH.[14] Além disso, o tratamento com psicoestimulantes pode agravar o quadro do humor, provocando instabilidade mesmo quando sob efeito de medicamentos estabilizadores do humor. Por essa razão, o tratamento do TDAH somente deverá ser realizado após a remissão completa dos sintomas de mania, depressão ou estados mistos, com estabilização do humor.

Transtorno desafiador de oposição e transtorno da conduta

O transtorno desafiador de oposição (TDO) e o transtorno da conduta (TC) são entidades nosológicas consideradas típicas da infância e da adolescência, nas quais há um predomínio de alterações comportamentais, não necessariamente exclusivas desses transtornos. Comportamentos como agressividade, irritabilidade, impulsividade e crises de birra podem estar presentes em qualquer quadro psicopatológico e mesmo em crianças sem qualquer diagnóstico psiquiátrico, com problemas de adaptação, estilo educacional ou baixa tolerância a frustrações. O que diferencia esses comportamentos, muitas vezes próprios da criança e do adolescente em seu processo de desenvolvimento e educação, de transtornos é intensidade, constância, refratariedade a medidas educativas (e até mesmo punitivas) e prejuízo psicossocial provocado por tais comportamentos.

> O TDO e o TC são entidades nosológicas consideradas típicas da infância e da adolescência, nas quais há um predomínio de alterações comportamentais, não necessariamente exclusivas desses transtornos.

Há uma grande sobreposição de sintomas do TDO e do TC com o TB na infância e adolescência. Principalmente nas fases de mania e em estados mistos, são observados sintomas que sugerem a presença de TDO ou TC, como crises de birra e fúria, heteroagressividade, desrespeito a regras e a figuras de autoridade, com postura de arrogância e grandiosidade. Entretanto, esses sintomas estão presentes somente durante a fase de alteração de humor, quando há descontrole comportamental e prejuízo da crítica, e remitem após o estabelecimento do período de eutimia. Nesse caso, não estamos diante de um quadro de comorbidade, mas sim de sintomas comportamentais próprios das fases do TB.

Diversos trabalhos mostram uma importante associação entre o TB de início precoce, o TDO e o TC. Com relação ao diagnóstico do TB em comorbidade com o TDO, as taxas variam entre 47 e 88%.[15,16] O diagnóstico do TDO no contexto do TB é um grande desafio, devido ao alto índice de sobreposição entre os sintomas. O tratamento do TDO é, a princípio, psicoterapia comportamental com orientações aos pais. Entretanto, a presença da comorbidade

> O TC é considerado por alguns pesquisadores como uma evolução continuada ou uma complicação do TDO, com sintomas de maior gravidade comportamental que envolvem uso de violência, agressividade, desrespeito a regras sociais e violação do direito alheio sem experimentação de empatia ou arrependimento.[3,4]

do TB exigirá abordagem psicofarmacológica com o intuito de estabilizar o humor, possibilitando a efetividade da abordagem específica para o TDO.

O TC é considerado por alguns pesquisadores como uma evolução continuada ou uma complicação do TDO, com sintomas de maior gravidade comportamental que envolvem uso de violência, agressividade, desrespeito a regras sociais e violação do direito alheio sem experimentação de empatia ou arrependimento.[3,4] Durante os episódios de mania e de depressão, a criança e o adolescente apresentam importantes alterações comportamentais que levariam a prejuízos psicossociais semelhantes aos apresentados por pacientes com TC,[17] o que poderia indicar a presença de comorbidade entre essas duas condições clínicas. Entretanto, a remissão dos sintomas produz um retorno ao padrão basal pré-crise, o que possibilita que abordagens clínicas e psicoterápicas minimizem os prejuízos futuros.

A associação entre TC e mania é documentada em estudos como os de Kovacs e Pollock,[18] que observaram uma taxa de 69% de comorbidade ao longo da vida e de 54% de sintomas de conduta durante episódios. Os autores reforçam a existência dessa comorbidade concluindo que ela dificultaria o diagnóstico e o tratamento clínico, bem como agravaria o curso clínico, e que talvez esse seja um subtipo de TB.

O tratamento medicamentoso do TB em comorbidade com o TC e com o TDO deverá priorizar o controle de impulso e a estabilização do humor. Deverão ser a primeira escolha aqueles medicamentos com um perfil de ação sobre sintomas inespecíficos, como agressividade, irritabilidade e impulsividade. Dentre esses a risperidona,[19] o divalproato de sódio[20] e a quetiapina[21] apresentam resultados bastante satisfatórios. No entanto, o tratamento psicofarmacológico deverá sempre estar associado às abordagens psicossocial e familiar, além da terapia comportamental, a fim de produzir modificações consistentes nos comportamentos disruptivos apresentados pelo paciente e na estrutura educacional desenvolvida pela família e em seu meio social.

Transtorno de uso e dependência de substâncias

O transtorno de uso e dependência de substâncias (TUS) tem aumentado significativamente na população infantojuvenil, e atinge idades cada vez menores, havendo uma variedade bastante diversificada entre as substâncias utilizadas.[22] Por sua vez, o TB de início precoce expõe mais cedo a criança e o adolescente a esse contato com substâncias psicoativas.

Quando comparados à população adulta com TB, crianças e adolescentes com o mesmo diagnóstico apresentam um risco significativamente maior de desenvolver o TUS.[23] A prevalência de TUS e de TB é considerável na adolescência (16 a 39%), e os sintomas de TB precedem os de TUS em 55 a 83% dos casos.

> O transtorno de uso e dependência de substâncias (TUS) tem aumentado significativamente na população infantojuvenil, e atinge idades cada vez menores, havendo uma variedade bastante diversificada entre as substâncias utilizadas.[22]

Essa associação torna o quadro de TB de início na infância e na adolescência mais grave e com maior comprometimento clínico e psicossocial. Goldstein e colaboradores,[24] avaliando uma amostra de 249 adolescentes com idade entre 12 e 17 anos e que apresentavam o diagnóstico de TB (tipo I, II e sem outras especificações – SOE), observaram uma prevalência de 16% de TUS ao longo da vida. Quando comparada com o grupo que não apresentava problemas relacionados a drogas, havia, nessa amostra, uma maior prevalência de história de abuso físico e sexual, tentativas de suicídio, TC, transtorno de estresse pós-traumático (TEPT) e desagregação familiar (os adolescentes bipolares com TUS não viviam com ambos os pais). Além disso, esses adolescentes apresentavam maior prevalência de gravidez precoce, prática de aborto e problemas com a polícia.

Wilens e colaboradores[25] observaram que jovens que tiveram o início do TB na adolescência apresentam maior risco de desenvolver TUS, quando comparados a jovens que tiveram o início da doença na infância (8,8 vezes mais chance de desenvolver a comorbidade entre TB e TUS), independentemente da presença ou não de outra condição comórbida (como o TDAH e o TC). A razão para essa diferença não é muito clara, apesar de haver especulações que envolvem influências de vulnerabilidade genética em um subtipo de TB de início precoce. No entanto, a adolescência já é, por si só, um período de maior risco para a experimentação de drogas por questões relacionadas à maturação cerebral (mudanças no córtex frontal e nos sistemas monoaminérgicos subcorticais), impulsividade e motivação. Talvez o surgimento do TB nessa faixa etária possa contribuir para o desenvolvimento dos problemas relacionados ao TUS.[26]

Em relação ao planejamento terapêutico do TB em comorbidade com o TUS em crianças e adolescentes, faz-se necessário estabelecer planos e metas específicas. É fundamental considerar que ambas as condições deverão ser tratadas, algumas vezes, de forma individual. A utilização de medicamentos com ação esta-

> A utilização de medicamentos com ação estabilizadora do humor deverá levar em conta a questão do uso e do abuso de substâncias, e é necessário que abordagens psicossociais relacionadas ao TUS sejam adotadas.

bilizadora do humor deverá levar em conta a questão do uso e do abuso de substâncias, e é necessário que abordagens psicossociais relacionadas ao TUS sejam adotadas. Dois ensaios clínicos, um utilizando antiepilépticos (em particular, o ácido valproico)[27] e outro utilizando o lítio,[28] demonstraram eficácia bastante significativa na estabilização do humor e no controle do uso das substâncias psicoativas. Entretanto, o uso de medicamentos psicotrópicos (principalmente na fase ativa do uso de substâncias que necessitam de controle hematológico, como o lítio e os antiepilépticos) é bastante difícil, pois nessa fase o jovem é pouco ou nada colaborativo. Além disso, há o risco de abuso e intoxicação. Nesse caso, a internação para a introdução do medicamento estabilizador do humor e a promoção da abstinência forçada do uso de drogas podem ser uma alternativa.

Transtornos de ansiedade

A taxa de comorbidade entre o TB e os transtornos de ansiedade (TAs) é bastante significativa, variando de 22,6 a 76% (dependendo da amostra estudada e da metodologia utilizada).[29] A Figura 7.2 mostra a prevalência de comorbidade entre o TB e os diferentes subtipos de TAs.

Harpold e colaboradores,[30] avaliando uma amostra clínica, compararam crianças e adolescentes com TB com crianças com algum transtorno disruptivo de comportamento (TDC), ou seja, TDAH, TC ou TDO. Eles observaram que 56% dos portadores de TB apresentavam comorbidade com dois ou mais

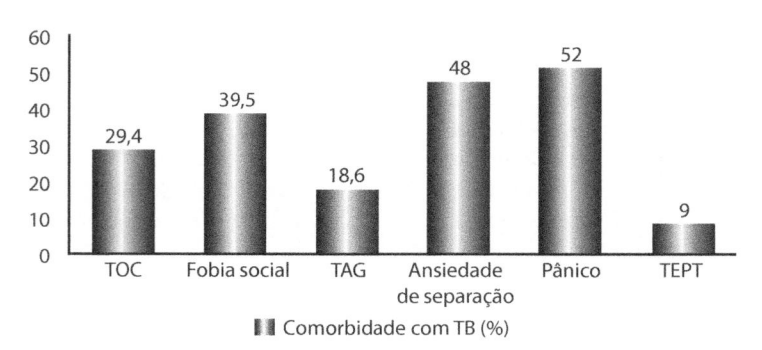

FIGURA 7.2
Taxa de comorbidade dos transtornos ansiosos em crianças e adolescentes com transtorno bipolar.
TOC, transtorno obsessivo-compulsivo; TAG, transtorno de ansiedade generalizada; TEPT, transtorno de estresse pós-traumático.
Fonte: Produzida a partir de Wagner.[29]

TAs ao longo da vida. A prevalência era significativamente mais alta (variando de 2,1 a 5,4 vezes, dependendo do subtipo de TAs) do que as taxas observadas em portadores de qualquer TDC.

Entre os TAs parece haver alguns subtipos mais relacionados a comorbidade com TB em crianças e adolescentes do que outros. Birmaher e colaboradores[31] observaram que adolescentes que apresentam o transtorno de pânico (TP) apresentam também maior incidência de TB do que aqueles com outros TAs e/ou controles. Esse grupo (TB com TP), quando comparado aos outros dois, também apresenta quadros mais graves, com maior incidência de sintomas psicóticos e ideação suicida. Isto é semelhante ao observado por Biederman e colaboradores,[32] que observaram uma taxa de 52% de TP dentro da amostra de adolescentes com TB. MacKinnon e Zamoiski[33] sugerem uma gênese comum para essas duas condições, envolvendo alterações na amígdala e em estruturas associadas, bem como em moléculas relacionadas à neuroplasticidade, como serotonina, noradrenalina, BNDF (*brain-derived neurotrophic factor*) e CRF (*corticotrophin releasing factor*). Dentre as diferentes implicações estariam a ocorrência de um subgrupo de TB associado ao TP e a resposta parcial aos tratamentos psicofarmacológicos-padrão.

> Birmaher e colaboradores[31] observaram que adolescentes que apresentam o transtorno de pânico (TP) apresentam também maior incidência de TB do que aqueles com outros TAs e/ou controles.

Sintomas de ansiedade também precedem o início do TB em crianças e adolescentes, e estão associados a outros fatores de risco para a bipolaridade nessa faixa etária. Além disso, um diagnóstico de TAs ou apenas de sintomas de ansiedade pode levar ao uso precoce de medicamentos da classe dos antidepressivos, principalmente os inibidores seletivos da recaptação de serotonina (ISRSs), o que poderia desencadear o primeiro episódio de mania/hipomania. Dessa forma, é importante ser muito criterioso no uso dessa classe farmacológica, sobretudo em crianças com sintomas de ansiedade muito precoces, associados a outros fatores de risco, como história familiar de TB (ou outro transtorno do humor), hiperatividade, alterações precoces e persistentes no padrão de sono e depressão atípica, optando-se por abordagem não farmacológica (psicoterapia, orientação familiar) ou uso de medicamentos que apresentem potencial estabilizador do humor e que tenham ação sobre os sintomas próprios da ansiedade, como os antiepilépticos.

> Um diagnóstico de TAs ou apenas de sintomas de ansiedade pode levar ao uso precoce de medicamentos da classe dos antidepressivos, principalmente os inibidores seletivos da recaptação de serotonina (ISRSs), o que poderia desencadear o primeiro episódio de mania/hipomania.

Transtorno obsessivo-compulsivo

> A comorbidade entre o TOC e o TB é descrita tanto na população adulta como na infância e na adolescência, e trabalhos com população adulta mostram que o TOC em comorbidade com o TB apresentaria características próprias.

A comorbidade entre o TOC e o TB é descrita tanto na população adulta como na infância e na adolescência, e trabalhos com população adulta mostram que o TOC em comorbidade com o TB apresentaria características próprias. Zutshi e colaboradores[34] compararam um grupo de 28 pacientes com TOC e TB e outro grupo de 78 pacientes com TOC sem o TB. A conclusão foi que indivíduos com TOC e TB apresentavam curso episódico dos sintomas de TOC e história familiar de TB, além de comorbidade com depressão, fobia social (FS) e transtorno de ansiedade generalizada (TAG). Além disso, os portadores de TOC e TB apresentavam piora dos sintomas de TOC na fase depressiva e melhora na fase de mania/hipomania. Eles sugerem que o quadro de TOC poderia ser uma característica psicopatológica relacionada ao TB, não duas patologias distintas. Tükel e colaboradores[35] observaram que indivíduos com TOC comórbido a TB apresentavam um padrão de sintomas episódicos de TOC, algo que não ocorria com indivíduos com somente TOC, cujo curso clínico era mais crônico e mais grave. O TOC comórbido ao TB ou com um padrão ciclotímico pode ser considerado uma entidade particular de TOC muitas vezes não reconhecida.

Tendo isso por base, é crescente o interesse em tentar descrever e entender melhor essa condição comórbida em crianças e adolescentes. Reddy e colaboradores,[36] avaliando uma população de jovens com TOC, evidenciaram comorbidade com diferentes quadros psicopatológicos, dentre eles o TB.

Masi e colaboradores,[37] avaliando crianças e adolescentes com TOC e TB, observaram que eles desenvolviam os sintomas de TOC mais precocemente, com maior gravidade clínica e piora no funcionamento global, maior perfil de obsessões e compulsões e pior resposta ao tratamento farmacológico.

> Em crianças e adolescentes, os sintomas de TOC normalmente surgem mais cedo do que os sintomas de TB. Dessa forma, eles iniciarão o tratamento-padrão com o uso de medicamentos antidepressivos tricíclicos (ADT) ou ISRSs. Nesse momento, podem desenvolver seu primeiro episódio de mania/hipomania ou estado misto e, como consequência, o TB.

Em crianças e adolescentes, os sintomas de TOC normalmente surgem mais cedo do que os sintomas de TB. Dessa forma, eles iniciarão o tratamento-padrão com o uso de medicamentos antidepressivos tricíclicos (ADT) ou ISRSs. Nesse momento, podem desenvolver seu primeiro episódio de mania/hipomania ou estado misto e, como consequência, o TB. Esse quadro é acompanhado de oscilação do comportamento obsessivo-compulsivo. Nas fases depressivas ocorrerá uma piora das obsessões e das compulsões, com melhora nas fases de mania/hipomania e no período de eutimia.

Uma vez estabelecido o diagnóstico de TOC e TB, é fundamental e prioritário o tratamento do TB com a estabilização do humor, utilizando-se medicamento apropriado. O uso de medicamentos descritos para o tratamento do TOC, como os ADTs e os ISRSs, deverá ser evitado, sobretudo enquanto a remissão completa dos sintomas de humor não for obtida.

Muitas vezes, com a estabilização do humor, parte dos sintomas obsessivo-compulsivos poderá se reduzir. Nesse caso, deverá ser feita avaliação clínica periódica, associada à terapia cognitivo-comportamental (TCC), primeira escolha psicoterápica no tratamento de TOC. Há evidências, no entanto, que corroboram a eficácia do uso de antipsicóticos de segunda geração (APSGs) no tratamento de TOC refrário. Essas medicações, como a risperidona e a olanzapina, são também estabilizadores do humor, sendo assim preferíveis como escolha no tratamento psicofarmacológico do TOC em comorbidade com o TB.

COMORBIDADES MENOS FREQUENTES

Transtornos de tiques e transtorno de Tourette

O transtorno de Tourette (TT) consiste de múltiplos tiques motores e um ou mais tiques fônicos.[3,4] Cerca de 90% dos pacientes apresentam algum quadro psicopatológico associado, especialmente o TDAH e o TOC. Dos transtornos do humor, a depressão é o mais prevalente, com risco de 10% ao longo da vida e com prevalência ocorrendo entre 13 e 76%.[38] Já a prevalência da comorbidade entre o TB e o TT, ou mesmo tiques simples, é pouco estudada.

Alguns relatos de casos têm mostrado que a presença dessa comorbidade dificulta de maneira significativa o seu diagnóstico e a estabilização do humor. Em um caso grave e de difícil controle de nossa clínica,[39] somente após a retirada da risperidona (a qual estava sendo utilizada como estabilizadora do humor e que, naquele momento, não se mostrava eficaz o suficiente) é que os tiques motores e fônicos ficaram bastante evidentes, possibilitando o diagnóstico de TT em comorbidade com TB.

Além da presença de tiques, que surgem de forma episódica e flutuante, o TT também apresenta quadros de "explosão de raiva", conhecidos como *ranges*, que se confundem com explosões afetivas próprias das fases de mania e da fase mista do TB. A associação entre TT e TB torna o caso mais grave, com sintomas mais

> Além da presença de tiques, que surgem de forma episódica e flutuante, o TT também apresenta quadros de "explosão de raiva", conhecidos como *ranges*, que se confundem com explosões afetivas próprias das fases de mania e da fase mista do TB.

duradouros e com maior necessidade de internação psiquiátrica. Em uma amostra de 156 crianças e adolescentes com TT, Coffey e colaboradores[40] observaram que 12% necessitaram de internação psiquiátrica, e que a comorbidade com depressão e TB foram os maiores preditores da necessidade de internação.

Transtornos globais do desenvolvimento

É crescente o interesse na intersecção entre o TB e os transtornos globais do desenvolvimento (TGDs). Se, por um lado, há poucos dados na literatura sobre a sistematização do processo diagnóstico, do diagnóstico diferencial e do tratamento, por outro, a evidência de que essa comorbidade existe é consistente, sobretudo quando se observa que há uma forte associação entre sintomas de agressividade, hiperatividade, agitação e outros sintomas maniformes em pacientes com algum transtorno do espectro autista e que tenham história familiar de TB.[41]

> São altas as taxas de comportamento agressivo e graves distúrbios do humor em crianças com TGD, havendo consideráveis evidências de que crianças com quadros do espectro autista e alterações do humor apresentam sintomas-chave que, fenomenologicamente, são consistentes com um quadro bipolar.

São altas as taxas de comportamento agressivo e graves distúrbios do humor em crianças com TGD, havendo consideráveis evidências de que crianças com quadros do espectro autista e alterações do humor apresentam sintomas-chave que, fenomenologicamente, são consistentes com um quadro bipolar. Outro dado que corrobora a existência da associação entre TB e TGD são os inúmeros casos descritos de piora significativa do comportamento e de regressão dos progressos obtidos (principalmente na esfera da linguagem e da sociabilidade) após o uso de medicamento antidepressivo, com posterior reestabilização por meio do uso de medicamentos estabilizadores do humor, como os antiepilépticos, o lítio e os antipsicóticos de segunda geração (APSGs).

Jovens com diagnóstico de algum TGD e que apresentam história familiar de TB são frequentemente de mais alto funcionamento, e suas alterações de humor apresentam um padrão cíclico e grave, com agitação psicomotora e agressividade, associado a distúrbios neurovegetativos. O diagnóstico clínico é bastante complexo. A observação de uma súbita mudança no funcionamento global da criança ou do adolescente portador de um TGD, acompanhada por oscilação do humor e do comportamento, agressividade, irritabilidade, agitação psicomotora e história familiar de primeiro grau de algum transtorno do humor, especialmente o TB, são bastante sugestivas da presença de TGD em comorbidade com o TB.

Se o diagnóstico já é bastante difícil e controverso, o tratamento não será menos complicado. O manejo no uso de diferentes psicofármacos com o intuito de promover remissão dos sintomas e estabilização do humor dependerá de habilidade e prática por parte do clínico responsável. Há evidências de boa resposta com APSG, sobretudo com a risperidona,[42] único medicamento até agora aprovado para o uso em quadros de irritabilidade e agressão em autismo a partir dos 6 anos de idade. Outros medicamentos que demonstraram eficácia e boa tolerabilidade, sem apresentar aumento de peso e de prolactina (bastante comum com a risperidona) foram a ziprasidona[43] e o aripiprazol.[44] Outros APSGs não demonstraram eficácia semelhante.

Transtornos da alimentação

Os transtornos da alimentação constituem o grupo de maior mortalidade entre as patologias psiquiátricas. A *causa mortis* geralmente está relacionada a complicações clínicas decorrentes do quadro de desnutrição grave e crônica, girando em torno de 5,6% a cada década. As principais comorbidades relacionadas a esses transtornos são a depressão, o TOC, outros transtornos ansiosos e também o TUS.

> Os transtornos da alimentação constituem o grupo de maior mortalidade entre as patologias psiquiátricas.

A comorbidade entre os transtornos da alimentação e o TB já foi diversas vezes relatada, porém ainda é pouco explorada. Isso porque sua prevalência é bastante rara, principalmente quando se consideram os casos típicos desses transtornos (anorexia e bulimia nervosa) e de TB (tipos I e II). Entretanto, quando se correlaciona o espectro de cada uma dessas patologias, ou seja, os subtipos não especificados (TANE e TB-SOE), a prevalência torna-se maior.[45]

A associação entre o TB e algum transtorno da alimentação é bastante grave, e exigirá grande empenho em seu diagnóstico e em sua abordagem específica. A alta mortalidade, o risco da desnutrição prolongada (no caso da anorexia) ou a utilização maciça de métodos purgativos (no caso da bulimia) podem comprometer o desenvolvimento físico e mental da criança e do adolescente.

> A alta mortalidade, o risco da desnutrição prolongada (no caso da anorexia) ou a utilização maciça de métodos purgativos (no caso da bulimia) podem comprometer o desenvolvimento físico e mental da criança e do adolescente.

Em estudo recente realizado por McElroy e colaboradores,[46] que avaliaram 875 pacientes com TB (tipos I e II), foi possível verificar que a prevalência de algum transtorno da alimentação ao longo da vida era de 14,3%. A associação mais comum foi com quadros de bulimia nervosa (BN). Não foram observadas diferenças entre o tipo de TB e a presença ou não de transtorno da alimentação comórbido. Essa comorbidade em pacientes bipolares apresentou maior associação com sexo feminino, idade jovem, início precoce dos sintomas de humor ou do TB propriamente dito, presença de estados mistos, grande número de episódios de humor, história de ciclagem rápida, tentativas de suicídio, obesidade, história familiar de depressão, TB, alcoolismo e abuso de substâncias. Dessa forma, é possível concluir que, em mulheres que iniciaram o TB ainda na infância ou na adolescência e que tiveram uma evolução não satisfatória, com inúmeras crises e difícil estabilização, a comorbidade com transtornos da alimentação não é incomum.

A abordagem terapêutica nesse tipo de comorbidade exigirá o uso de técnicas específicas para o tratamento do transtorno da alimentação, como TCC, abordagem nutricional e terapia familiar, além do uso de medicamento com função estabilizadora do humor. Considerando-se o caráter refratário e a recusa alimentar desses pacientes, não é incomum que eles também não aceitem o uso de medicamentos. Nesses casos, conforme a gravidade do transtorno da alimentação e do TB, será necessário internação integral com o intuito de restabelecer a dieta e o peso adequados, além da estabilização do humor.

CONCLUSÃO

> O diagnóstico e o tratamento do TB em crianças e adolescentes devem sempre considerar possível a existência de uma ou mais comorbidades psiquiátricas, que deverão ser tratadas de forma específica

O diagnóstico e o tratamento do TB em crianças e adolescentes devem sempre considerar possível a existência de uma ou mais comorbidades psiquiátricas, que deverão ser tratadas de forma específica, algumas vezes simultaneamente (como no caso dos transtornos da alimentação e do TUS), e outras somente após a estabilização do humor, como no caso dos transtornos de ansiedade (incluindo o TOC e o TDAH), visto que os medicamentos necessários ao seu controle exigem que o humor esteja estabilizado.

> O impacto da comorbidade no curso clínico e na evolução do TB é bastante significativo, aumentando a chance de recaídas, dificultando a estabilização e diminuindo a resposta aos tratamentos farmacológicos-padrão.

O impacto da comorbidade no curso clínico e na evolução do TB é bastante significativo, aumentando a chance de recaídas, dificultando a estabilização e diminuindo a resposta aos tratamentos farmacológicos-padrão. Além disso, a comorbidade dificulta de maneira significativa o diagnóstico do TB em crianças e adolescentes, principalmente quando os sintomas dessa comorbidade são anteriores ao início do TB ou são bastante semelhantes aos apresentados pelos pacientes no período de maior crise.

A razão para a presença de comorbidades psiquiátricas no TB de início precoce é ainda desconhecida. Entretanto, as diferentes comorbidades parecem definir diferentes subtipos de TB. Novos estudos na área da genética, da neuropsicologia, da neuroimagem e da neurobiologia poderão responder melhor essa e outras perguntas.

CASOS CLÍNICOS

Caso 1 – TB e TDAH

Vanessa (nome fictício), 10 anos de idade, procurou o SEPIA com queixas de ansiedade e depressão, evoluindo rapidamente em dois meses, sendo esse o pior momento. Desejava andar sozinha e sem rumo, não queria retornar para casa.

Relatava que as amigas da escola não a aceitavam e a ofendiam, principalmente por não ser uma boa aluna (apresentava dificuldades atencionais desde o início da escolarização, com baixo rendimento nas notas). Esses problemas sempre ocorreram, mas pioraram na nova escola.

Fez tratamento psicoterápico, mas não gostava de falar de si. Era uma criança alegre, sem birra ou hiperatividade; calma, obediente, comportada e sociável. Feita a hipótese diagnóstica inicial de distimia, Vanessa foi medicada com imipramina.

Retornou após 20 dias sem melhora do comportamento. Continuava chorando, inquieta, irritada e dizendo que ninguém gostava dela. A medicação foi substituída por fluoxetina 20 mg/dia.

Após um mês retornou com uma melhora na aparência, mas a mãe relatou que a menina chorava muito e que mantinha a queixa de que ninguém gostava dela. A fluoxetina foi aumentada para 40 mg/dia. Vanessa seguiu apresentando agressividade acentuada (agrediu fisicamente a tia), falando em tom alto e bastante exaltada. Prescreveu-se sertralina 50 mg, e a paciente foi reavaliada em um mês.

Ela se manteve sorridente, falante, muito agitada; saía de casa, perambulava pelas ruas, entrava em várias lojas e falava com as pessoas. Apresentava dificuldade em controlar-se, pois estava muito inquieta.

Foi feito o diagnóstico de TB em fase de mania, suspendendo-se o antidepressivo e iniciando-se ácido valproico 500 mg/dia. Houve discreta melhora do comportamento após uma semana de uso do medicamento. Vanessa tornou-se mais obediente, aceitando ir para a cama mais cedo (antes, só deitava às 2h).

Após um mês, passou a apresentar lesões pelo corpo, associadas, segundo a mãe, a pruridos causados pelo uso do ácido valproico. Estava mais calma, adequada e coerente. Na escola, porém, não conseguia acompanhar as atividades e ainda sentia que as pessoas não gostavam dela. A mãe relatava que ela ainda estava desobediente. Foi suspenso o ácido valproico e introduzido o carbonato de lítio 600 mg/dia.

A paciente retornou após 30 dias com o humor eutímico, mas com dificuldades para dormir. Queixava-se também de desatenção e parara de sair de casa. Foi introduzido o haloperidol 2 mg/dia, não sendo observada qualquer alteração após 15 dias. O sono permanecia agitado e Vanessa voltara a sair sozinha de casa, a ser desobediente em sala de aula e com dificuldades de aprendizagem. A litemia estava em 0,4 mEq/L. Foi suspenso o haloperidol, aumentando-se a dose de carbonato de lítio para 900 mg/dia e introduzindo-se a olanzapina 5 mg/dia.

Vanessa retornou após três semanas, mais sonolenta e com dificuldades na escola, porém mais calma e com o humor eutímico. Após um mês, a litemia era de 0,3 mEq/L; Vanessa não apresentava crise de mania ou hipomania, mas batia nas pessoas que a irritavam.

No mês seguinte, estava ocasionalmente eufórica e de forma espontânea. Apresentava dificuldade para dormir, brigava por qualquer coisa e mostrava-se desinibida. O medicamento era corretamente administrado e controlado pela mãe. A olanzapina foi aumentada para 10 mg/dia, e manteve-se o carbonato de lítio em 900 mg/dia.

Após 20 dias, Vanessa mantinha um padrão de ciclagem ultradiana, no qual ficava por algumas horas sentindo-se triste, e em outras, muito alegre, porém em intensidade anterior ao que apresentara no início. Ficara mais desatenta e apresentava sonolência diurna. A litemia estava em 0,8 mEq/L. Reintroduziu-se o ácido valproico de maneira bastante cuidadosa, com especial atenção ao risco de reações dermatológicas.

Vanessa apresentou melhora clínica, mantendo sintomas hipomaníacos e alguma oscilação de humor. Teve importante aumento de apetite associado ao uso da olanzapina. Não apresentou novamente farmacodermia ao ácido valproico. Reduziu-se a olanzapina e introduziu-se a ziprasidona 40 mg/dia.

Com a introdução da ziprasidona, a paciente apresentou-se mais agressiva e impulsiva, ameaçando jogar as coisas nos outros. Sentia que a mãe a odiava. Estava mais expansiva e mantinha a hiperfagia e a hipersonia. Nunca apresentara compulsão alimentar em outro momento, anterior ao uso de olanzapina. Piorou significativamente, recusando-se a ir às consultas. Passou a apresentar bruxismo, falta de sono, fala desconexa e em alto tom, desinibição, piora da agitação (principalmente com a morte do avô). Foi prescrita clorpromazina 25 mg/dia, sem sucesso.

Três meses depois, mantinha-se agitada, acelerada, eufórica, logorreica, comportava-se inadequadamente, e tinha dificuldade em dormir. Foi introduzida carbamazepina até a dose de 600 mg/dia. Houve melhora do humor, mas apresentou placas pruriginosas como efeito colateral.

Introduziu-se a risperidona 1 mg/dia em associação a clonidina 0,100 mg/dia.

Houve melhora do humor e diminuição da agitação. Apresentava ciclo menstrual regular desde os 11 anos e 7 meses. Mantinha o déficit atencional, com dificuldades na escola. Foi ministrado metilfenidato, para melhora significativa do padrão atencional.

Aos 12 anos, Vanessa apresentou novo episódio depressivo. Prescreveu-se lamotrigina 100 mg/dia e fluoxetina 20 mg/dia (introduzida de forma lenta e gradual), mantendo-se a risperidona 6 mg/dia. A paciente evoluiu para novo episódio de mania, com logorreia, euforia, irritação e impulsividade. Foi necessário suspender a fluoxetina e a lamotrigina, mantendo-se as demais medicações, e em 10 dias a adolescente estava mais calma, eutímica, sem oscilações de humor ou acessos de raiva. Mas, como manteve alguns sintomas residuais de mania, foi associado o carbonato de lítio até 600 mg/dia (litemia 0,4 mEq/L), com posterior ajuste para 900 mg/dia.

Devido à manutenção dos sintomas de desatenção (causada pela comorbidade com o TDAH), introduziu-se o metilfenidato em associação com os estabilizadores do humor.

Vanessa parecia bem em alguns períodos e instável em outros, nos quais o humor ficava lábil, com oscilações, alternando momentos de raiva e irritação. Devido ao aumento de peso, que a paciente e a mãe associaram à introdução do carbonato de lítio, optou-se pela retirada dessa medicação, mantendo-se a risperidona e o metilfenidato, em doses variadas que eram ajustadas em retornos mensais.

A paciente mostrou desenvolvimento normal durante três anos, com alguns "altos e baixos" sem, no entanto, ocorrerem novas crises de mania ou depressão. Contudo, após alguns meses de tratamento e já em eutimia, Vanessa apresentou importante galactorreia secundária por conta do uso da risperidona, associada à irregularidade menstrual (oligomenorreia). Optou-se pela retirada da risperidona e pela observação clínica sem a medicação. A paciente queixava-se de irritação, mas esse quadro estava associado a problemas no relacionamento com a família, típicos da adolescência. Foi encaminhada à terapia familiar, obtendo bons resultados com o trabalho efetivo sobre as dificuldades vinculares.

Vanessa manteve problemas atencionais que a prejudicavam muito em seu rendimento escolar, na dinâmica e no planejamento de sua rotina diária. Sua desorganização piorava os conflitos familiares. Com a reintrodução do metilfenidato, pode concluir o ensino médio e fazer novos projetos de vida.

Caso 2 – TB e TC

João Felipe (nome fictício), 14 anos, relatava que, desde o jardim de infância, era uma criança muito inquieta, agitada, que não conseguia ficar parada por muito tempo. Na escola, era bastante desorganizado, perdia objetos constantemente (lápis, cadernos, carteira, chaves de casa), era desatento nas aulas, brincava muito e atrapalhava os colegas. Por vezes, brigava com as outras crianças e desafiava os adultos (pais, professores, diretor da escola).

Em agosto de 1999, aos 5 anos, iniciou tratamento no Instituto de Psiquiatria (IPq), tendo TDAH como hipótese diagnóstica inicial. Fez uso de metilfenidato até 20 mg/dia, que fez diminuir a hiperatividade e a desatenção. A mãe, após suspender a medicação nas férias, percebeu que o filho começou a ficar muito preguiçoso, lento, sem iniciativa. João Felipe voltou a receber, então, metilfenidato com dose de até 30 mg/dia. Entretanto, mantinha-se desobediente, teimoso e, aos 6 anos, começou a furtar objetos de outras pessoas, mentir, fazer gestos obscenos na rua e agredir fisicamente crianças mais novas, chegando a ser expulso da escola.

Foi prescrita clonidina até 0,2 mg/dia, por quatro meses. Como não houvesse resposta, o medicamento foi substituído por imipramina até 75 mg/dia, durante 12 meses, sem melhora satisfatória no comportamento disruptivo. Devido ao aumento da frequência cardíaca, foram suspensos tanto o metilfenidato quanto a imipramina. Após tentativa de introdução de fluoxetina 20 mg/dia, o paciente ficou muito agitado, eufórico e com dificuldade para dormir, sob hipótese de virada maníaca. Foram suspensas todas as medicações e introduzidos ácido valproico até 500 mg/dia e risperidona 1 mg/dia, observando-se considerável melhora no comportamento. O aumento de peso, (9 kg em dois meses), a hiperglicemia e a sonolência excessiva levaram a redução gradual dessas medicações, as quais foram substituídas por oxcarbazepina 600 mg/dia e ziprasidona até 40 mg/dia.

João Felipe permaneceu mais calmo por cerca de dois meses, mas em alguns momentos fazia muita bagunça nas aulas, recusava-se a ir à escola ou a tomar a medicação. Depois de mais dois meses, começou a ofender colegas com nomes de baixo calão e a passar a mão nas partes íntimas das meninas contra a vontade delas. Foi suspenso da escola por ter coagido violentamente um colega de classe a lhe dar dinheiro. Observou-se que apresentava oscilações de humor várias vezes ao longo do dia. A oxcarbazepina foi aumentada até 900 mg/dia e a ziprasidona até 120 mg/dia, com relativa melhora no desempenho escolar. Passou a usar levotiroxina 50 μg/dia, prescrita por endocrinologista devido ao hipotireoidismo.

Após três meses, apresentou piora sintomatológica, voltando a enfrentar colegas, professores e familiares, ficando agressivo e tornando a "paquerar" meninas de maneira rude. Relatava ter muitas ideias na cabeça e dormia poucas horas por noite. Foram associados lítio 600 mg/dia e haloperidol 2 mg/dia devido à hipótese de crise maníaca. Como chegou a 1.200 mg/dia de lítio com litemia de 0.6, a dose diária foi aumentada até 1.500 mg sem, entretanto, observar-se remissão dos sintomas maníacos. Em abril de 2005, associou-se novamente ácido valproico até 2 g/dia, havendo melhora parcial.

Após cinco meses, João Felipe começou a usar topiramato até 500 mg/dia para controle da compulsão alimentar que vinha apresentando desde o início do tratamento, porém manteve ganho de peso acentuado e apresentou hipercolesterolemia crescente. Nessa época, atentou-se para a suspeita da mãe de que o paciente não vinha fazendo uso regular dos medicamentos, pois, apesar das altas doses diárias tomadas, o nível sérico do lítio e do ácido valproico mostravam-se abaixo do valor de referência, o TSH aumentava constantemente, e João Felipe não aceitava tomar os medicamentos sob supervisão, reagindo com violência quando tal medida era tentada. Prosseguia com piora na conduta, sempre agindo de maneira agressiva quando contrariado, tendo inclusive batido no avô, tentado enforcar a mãe com as próprias mãos após discussão acalorada, e ameaçado a avó com faca. Segundo a mãe, "para ele, não existiam regras". Na escola, não fazia as lições, enfrentava continuamente os professores e ofendia os colegas, que o evitavam e temiam, e tinha rendimento bem abaixo da média. Faltava muito às consultas, pois não queria tomar remédio, dizendo que estava bem assim. Foi prescrita quetiapina até 300 mg/dia, sem melhora aparente. Trocou-se para risperidona até 3 mg/dia após quatro meses, com melhora parcial na insônia.

O ácido valproico foi suspenso por conta da elevação na fosfatase alcalina sérica. João Felipe continuava cometendo furtos (em uma ocasião, levou para casa um celular de uma loja e mentiu dizendo que o tinha achado na lotação), gastando de maneira supérflua o dinheiro que tomava à força de outras crianças, tendo pensamentos acelerados e momentos de euforia sem causa aparente, que duravam de horas a alguns dias (no máximo, cinco). Foi reprovado na escola pela primeira vez (8ª série).

Quando João Felipe estava com 13 anos, foi encaminhado ao PRATA para otimização do manejo medicamentoso no tocante ao transtorno bipolar. Faltou às primeiras consultas agendadas, até que foi introduzida risperidona de liberação prolongada a 25 mg IM de duas em duas semanas. Após duas semanas, a mãe observou melhora estimada em 40%. João Felipe parecia mais calmo, obediente, aceitando o tratamento, mas em determinada ocasião foi surpreendido furtando dinheiro da carteira da mãe. Após um mês, suspendeu-se a risperidona ministrada via oral. A melhora estimada era de 60%: João Felipe não efetuava mais furtos, não agredia nem xingava outras pessoas, e dormia melhor à noite. Além disso, seu rendimento escolar melhorou sensivelmente, voltando a tirar boas notas ("antes, eram só notas ruins e no máximo uma boa"). Passou a ser elogiado pela professora, que notou que João Felipe prestava atenção às aulas, participava mais e fazia menos bagunça. As advertências escolares semanais não mais se repetiram. Após quatro meses, mantém comportamento considerado "ótimo" pela mãe. O próprio paciente percebe estar bem melhor e tem crítica em relação ao comportamento disruptivo que apresentava outrora.

Após seis meses, João Felipe voltou a apresentar comportamentos disruptivos com pequenos furtos, mentiras e uso de substâncias psicoativas.

Nessa ocasião, ele estava com o humor estável e sem oscilações. Sua crítica era parcial e não demonstrava arrependimento de suas falhas.

A comorbidade com TC foi estabelecida nesse momento, pois os comportamentos antissociais estavam desvinculados da presença de alterações de humor ou de pensamento. A abordagem comportamental com o paciente e com a mãe foi adotada tanto pela equipe médica como pelo serviço social. Durante alguns meses a queixa comportamental se manteve, diminuindo de maneira gradativa, conforme João Felipe se desenvolvia e amadurecia.

Hoje com 17 anos, encontra-se estável, sob o ponto de vista do humor, concluindo os estudos e iniciando o primeiro emprego sem apresentar comportamento psicopático.

Caso 3 – TB e TOC

Lúcio (nome fictício) estava com 8 anos quando começou a apresentar comportamento repetido de lavagem das mãos. Iniciou as férias escolares com lavagem esporádica e perguntava constantemente para a mãe se antes de manusear a comida, ela lavava as mãos. Isso ocorria no momento de se alimentar e quando ele colocava algo na boca.

Lúcio estava em acompanhamento psicológico; sua psicoterapeuta, após avaliação do paciente e da família, orientou os pais a iniciarem terapia de casal.

Na escola, o menino ia diversas vezes ao banheiro, mas não dizia à professora que era para lavar as mãos, de forma que ela negava quando a mãe perguntava se Lúcio mantinha esse comportamento. Como a mãe explicava a Lúcio que lavar as mãos a todo momento não era algo normal, ele passou a esconder o ato.

Após seis meses, nas férias de janeiro, o menino apresentou intensa piora da preocupação com limpeza. Queria vigiar o processo de preparo dos alimentos feitos pela mãe, deixou de comer qualquer coisa em que pudessem ter encostado a mão, e continuava lavando as mãos diversas vezes, com medo de se contaminar.

As dificuldades sociais causadas pelo comportamento obsessivo não eram evidentes, pois durante as férias Lúcio não saiu de casa, já que seu pai, portador de TB, estava em crise.

No início das aulas, Lúcio enfrentou muitas dificuldades, pois tinha de comer no refeitório da escola e, em casa, insistia em perguntar se a mãe tinha lavado as mãos, os copos e os talheres. A partir desse momento, passou ao atendimento psiquiátrico no ambulatório geral do SEPIA e foi diagnosticado como portador de TOC de início na infância. Com o uso da sertralina, obteve melhora dos sintomas, lavando menos vezes as mãos durante as aulas e alimentando-se com maior tranquilidade.

Entretanto, após algum tempo de uso do medicamento, Lúcio começou a ficar muito agitado, extremamente desolado, desafiando e questionando a autoridade das pessoas. Pendurava-se na trave do gol durante jogos dos alunos do terceiro ano, pulava escadas da altura de um andar; na rua, escalava todos os muros e canteiros. Não demonstrava medo de nada nem de ninguém. Deitava-se tarde, o sono era escasso e de má qualidade. Ficou muito falante, expressava mil ideias, pressão de discurso, emendava um assunto no outro e mantinha um discurso cujo encadeamento era de difícil compreensão. Apresentava-se o tempo todo elétrico e bem-humorado; porém, começou a ficar irritado, violento e agressivo, inclusive com a irmã mais velha, maior que ele e com quem nunca brigava.

Na hora das lições, o menino começava a gritar, dizendo que não conseguiria fazê-las. Nesse estágio, foi avaliado no PRATA. Na consulta médica, fez bom contato, mas não conseguia manter-se por muito tempo no consultório, saindo diversas vezes. Seu diagnóstico foi revisado após discussão clínica e modificado para TOC em comorbidade com TB.

Introduziu-se divalproato de sódio, porém não se obteve melhora dos sintomas de humor. Retirada a sertralina, Lúcio passou a ter sonolência com o divalproato, que foi trocado por oxcarbazepina, mas o paciente não se adaptou, pois ainda apresentava sonolência. Tentou-se o uso da risperidona, mas a queixa de sonolência persistia.

Sem o uso da sertralina, Lúcio voltou a apresentar sintomas de TOC. Alimentava-se mal porque referia não ter fome e ainda se preocupava com o preparo dos alimentos (preocupações obsessivas). A mãe contou que, quando trocava a comida, ele comia. Também ficava muito incomodado com o fato de encostar a mão na boca, pois dizia ter medo de se contaminar com alguma coisa que tivesse sujado o alimento. Seu medo era ter vermes, ficar doente ou morrer.

O antidepressivo permaneceu suspenso, usando-se apenas a risperidona em baixa dose. Com isso, houve melhora lenta e gradual dos sintomas de TOC, seguida de estabilização do humor.

Após dois anos de acompanhamento clínico, ocorreu a estabilização dos sintomas de TB. Lúcio e a família passaram a não desejar o uso de qualquer medicamento psicotrópico, optando por se desligarem do acompanhamento ambulatorial no PRATA. No momento de sua alta, ele estava bem, em eutimia, com alguns sintomas de TOC. Ainda assim, seu funcionamento psicossocial era bastante satisfatório.

Caso 4 – TB e transtorno de Tourette

Carlos iniciou o acompanhamento no PRATA-SEPIA em junho de 2004, aos 8 anos, com a história de que, há cerca de dois anos, sem causa aparente, começou a apresentar um quadro de impaciência, heteroagressividade, indisposição em ir para a escola, sono agitado e sonilóquio. Ocasionalmente, falava em morrer.

Sua mãe contou que desde os 11 meses de vida, assim que começara a andar, Carlos não conseguia ficar quieto, corria para todos os lados. Aos 4 anos, quando passou a frequentar a escola, não conseguia ficar sentado por muito tempo nem prestar atenção na aula, não aceitava regras e atrapalhava os colegas.

Procedeu-se tratamento psicoterápico durante quatro meses. Os sintomas perduraram por 12 meses, remitindo sem tratamento clínico. Após esse período, o menino apresentou crises de tristeza e baixa autoestima, mas sem alteração no rendimento escolar ou alteração de equivalentes orgânicos do afeto.

Depois de dois meses, a mãe voltou a trabalhar fora de casa, meio expediente, deixando o paciente aos cuidados da avó materna. Nesse período, o paciente passou a apresentar queda no rendimento escolar, perda da iniciativa para o autocuidado, choro constante, irritação e agressividade (apenas com os familiares). Dizia que não devia ter nascido e que queria morrer, mas não apresentava tentativas de suicídio. Achava que ninguém gostava dele, tinha sono agitado e às vezes queria dormir com a mãe.

A mãe relatou episódios em que o menino falava sem parar e não conseguia ficar parado. Apresentava postura desafiadora com a família. A mãe não conseguia precisar os intervalos e a duração dessas "oscilações de humor".

Na ocasião foi feita a hipótese diagnóstica de um episódio depressivo associado a um quadro de TDAH. Iniciou-se o uso de carbamazepina 200 mg/noite, e exames de rotina foram solicitados.

O paciente retornou após 15 dias com melhora no padrão de sono e brigando menos com o irmão mais velho. Os episódios de tristeza foram menos intensos e conseguia prestar mais atenção nas aulas, mas apresentava dificuldade em frequentar a escola e no cuidado com a higiene pessoal. A mãe não conseguia dizer o quanto o filho havia melhorado. Associou-se fluoxetina com carbamazepina em doses progressivas de 10 a 20 mg/dia marcando-se retorno após 15 dias.

Nas consultas subsequentes, observou-se piora do humor, irritação e agressividade; Carlos havia se tornado mais agitado e desafiador. No início, a tristeza havia diminuído. Na ocasião, cogitou-se a possibilidade de bipolaridade, mas o diagnóstico não havia sido confirmado. A carbamazepina foi ajustada para 400 mg, mantendo-se a fluoxetina em 20 mg/dia.

Carlos continuou irritado, agressivo, inquieto e apresentou problemas de comportamento e aprendizagem na escola. A fluoxetina foi suspensa e a dose da carbamazepina foi ajustada para 600 mg/dia. O menino retornou ainda irritado, com problemas de relacionamento na escola (provocando os colegas) e com atitudes impulsivas. A dosagem sérica da carbamazepina foi de 2,7 ng/mL (valor normal = 8-12 ng/mL). Aumentou-se a dose da carbamazepina para 800 mg/dia, associada ao Neuleptil 4% (15 gotas ao dia em três tomadas).

Após três meses, Carlos voltou a apresentar novo episódio depressivo, com tristeza, choro e diminuição do apetite. Retomou-se a fluoxetina, que foi introduzida de maneira lenta e gradual. Houve diminuição da tristeza, do choro e do desânimo. Houve um dia inteiro em que Carlos ficou muito agitado e feliz, sentindo-se bem, hiperativo, o que cessou de maneira espontânea.

Nessa mesma época, o menino começou a apresentar "manias ou cacoetes" de cuspir e de limpar a garganta que desapareceram espontaneamente (desde pequeno possui o hábito de imitar os sons de carros). Foram retiradas a carbamazepina (por falta de resposta satisfatória) e a fluoxetina, introduzindo-se o ácido valproico. Desenvolvendo quadro de agitação e insônia, Carlos não conseguia parar no lugar, andando de um lado para o outro (reação paradoxal). Apresentou também piora da ansiedade e do hábito de cuspir e fazer sons vocais. Nessa ocasião, foi retirado o ácido valproico e introduzida a olanzapina a 5 mg/dia. Houve melhora global do seu comportamento, apesar do aumento do apetite. Após discussão da equipe, o diagnóstico foi redefinido para TB tipo I e tiques fônicos e motores, sem o tempo suficiente para critérios do transtorno de Tourette (TT). A melhora não se sustentou por muito tempo, pois o paciente evoluiu para fase de hipomania, quando a olanzapina foi reajustada para 12,5 mg/dia.

Seu prejuízo escolar mostrou-se permanente (evidenciando-se prejuízos cognitivos nas testagens neuropsicológicas). Manteve sintomatologia depressiva, e associou-se lamotrigina à olanzapina. Houve melhora das queixas depressivas, apesar de a mãe sempre pontuar que o paciente mantinha-se irritado e agressivo. A dose da olanzapina, ao longo do tempo, foi ajustada para 17,5 mg/dia e a de lamotrigina para 112,5 mg/dia. O paciente manteve os tiques fônicos e motores, associados a alguns ataques explosivos de raiva ao longo do acompanhamento, o que possibilitou confirmar o diagnóstico de comorbidade com TT.

Em dezembro de 2005, além da olanzapina a 17,5 mg/dia e da lamotrigina a 100 mg/dia, foi associada a atensina a 0,100 mg ½ comprimido ao dia para controle dos sintomas de TT e melhora do padrão de sono. Um mês depois, o paciente desenvolveu nova alteração de humor, ficando por um dia mais elétrico, hiperativo, eufórico e insone. Mesmo com o aumento da olanzapina para 20 mg/dia, o paciente se manteve logorreico, hiperativo, irritado, "pavio curto", triste e com o sono mais agitado (fase mista). Fez-se a substituição gradual da olanzapina pela risperidona até a dose de 6 mg/dia, mantendo-se a lamotrigina (até a dose de 125 mg/dia) e retirando-se a atensina.

A situação familiar era bastante complexa, uma vez que o pai apresentava comportamento disruptivo e não aceitava tratamento, e mãe tinha dificuldades em coordenar a vida familiar. O paciente ainda brigava muito com o irmão.

Os tiques se modificavam de acordo com o quadro de humor apresentado. Retirou-se a lamotrigina, devido a uma resposta terapêutica insuficiente e à promoção da virada maníaca. Foi feita uma tentativa com o citalopram até 30 mg/dia, mas não se obteve sucesso porque o paciente mantinha-se deprimido e bastante irritado.

Carlos passou a ficar deprimido continuamente, sem apresentar melhora desse padrão. Os tiques alternavam-se quanto à qualidade, à intensidade e à frequência. Ele fez também o uso de quetiapina para tratamento do quadro depressivo, porém apresentou piora da irritação e da agressividade após uma semana de uso.

Com a piora do sono e da irritação, foi utilizado o topiramato em associação à risperidona, 8 mg/dia. Entretanto, o paciente permaneceu irritado e ficou mais impulsivo, por isso o topiramato foi retirado após um mês e meio de uso. Optou-se, então, pela introdução do lítio a 300 mg, mantendo-se a risperidona. Nessa ocasião, devido aos graves conflitos familiares, o paciente, a mãe e o irmão mudaram-se para uma cidade do interior, para viverem próximo à família materna.

Em outra cidade e ausente do serviço, Carlos manteve o quadro de tristeza e de queixas físicas (diarreia e vômitos na escola, obrigando a mãe a buscá-lo constantemente). Em outros momentos ficava agitado e logorreico.

O paciente retomou o atendimento no PRATA-SEPIA em janeiro de 2008, em uso de risperidona a 3 mg/dia e de lítio a 450 mg/dia. Os sintomas depressivos de tristeza e desesperança, as ideias mórbidas e suicidas, o sentimento de solidão e irritação permaneciam, intensificando-se em alguns momentos. Após seis meses de acompanhamento, Carlos passou a recusar o tratamento clínico. Não aceitava mais tomar medicação e estava irritado, arrogante, colocava-se em situações de risco e envolvia-se em brigas na escola. O humor estava elado, mas sem prejuízo da crítica. Optou-se pela introdução da risperidona de longa ação injetável (RLAI), pela falta de adesão ao tratamento farmacológico e piora clínica significativa (paciente em crise e colocando-se em situações de risco).

Carlos apresentou melhora do quadro inicial, o que motivou, depois de um novo contato, a retomar a formulação oral após oito semanas de uso. Em março de 2009, foi reintroduzida a lamotrigina para manutenção dos sintomas depressivos (no momento ele está na dose de 100 mg/dia). Desde então, Carlos mantém quadro relativamente estável, mas apresenta problemas no relacionamento com a família e no rendimento escolar. Ele está em terapia familiar há mais de 12 meses, além de passar por acompanhamento no Hospital-Dia Infantil (HDI), onde realiza atividades terapêuticas e reforço escolar.

Caso 5 – TB e TGD

Luis Gustavo (nome fictício) iniciou acompanhamento no PRATA com 15 anos porque, desde a primeira infância, não aceitava o contato físico, mesmo com pessoas mais próximas, como a mãe. Apresentava raiva quando frustrado, sintomas obsessivo-compulsivos e de ansiedade. Arrumava seus objetos da maneira que desejava e reclamava quando os tiravam do lugar. Apresentava ecolalia, regressão da fala, vocabulário empobrecido e não brincava com outras crianças. Seus interesses eram bastante restritos e mantinha um funcionamento rígido, de padrão obsessivo. Seu nível de inteligência era elevado, mas o funcionamento global era baixo, dado o padrão de inflexibilidade mental e a ausência de interação social. Apresentava fala pedante e cadenciada, o que piorava sua interação com outras crianças.

O pai sempre teve dificuldades em compreender as limitações apresentadas pelo paciente, o que gera grandes problemas de relacionamento familiar. Feito o diagnóstico de síndrome de Asperger, que pertence aos TGD de alto funcionamento, fez-se o acompanhamento escolar especializado, o que permitiu o desenvolvimento da escolarização e a melhora do funcionamento social e da comunicação.

Aos 10 anos, Luis Gustavo passou a manifestar sintomas depressivos, como tristeza, isolamento social e perda do interesse por coisas nas quais até então estava fixado. Medicado com imipramina, apresentou quadro de agitação psicomotora, logorreia, pensamentos acelerados, reverberantes e invasivos, arrogância e mentira. Ficou mais "respondão", falando em "matar a professora", sem, no entanto, qualquer ação dirigida para essa finalidade. Suspensa a medicação antidepressiva, o paciente manteve o mesmo padrão de humor e de comportamento. Falava com rapidez, mas sem efeito ou sentido (aparentemente repetindo algo que fora dito por outra pessoa). Foi feito o diagnóstico de TB em comorbidade com TGD. Nesse período, houve importante regressão nos ganhos que o paciente vinha obtendo até então, sobretudo na interação social, na aprendizagem e na linguagem.

A risperidona foi prescrita até 5 mg/dia. Indicou-se também carbamazepina a 600 mg/dia. Entretanto, a resposta não foi satisfatória. Com a introdução do lítio (1.250 mg/dia) e da olanzapina (30 mg/dia), houve melhora considerável por algum tempo, mas Luis Gustavo mantinha oscilações de humor, irritabilidade e momentos de agressividade. Também não apresentou melhora significativa com o divalproato de sódio (1.250 mg/dia) e com a quetiapina (200 mg/dia). Foi introduzido o aripiprazol até a dose de 15 mg/dia, junto com o lítio, a risperidona e o divalproato de sódio, o que resultou em importante melhora clínica. O menino permaneceu estável por mais de dois anos, sem novas recaídas, mantendo apenas as características próprias do TGD, mas possibilitando a abordagem de reabilitação multidisciplinar.

Caso 6 – TB e transtorno da alimentação

Fernanda (nome fictício) comparece para a primeira consulta com 15 anos. Sua mãe conta que, após a menina ir ao ginecologista para reposição hormonal (visto que fora ooforectomizada quimicamente devido a tratamento para linfoma na infância), foi solicitada a consulta com um endocrinologista. O médico prescreveu dieta e orientou o peso ideal para a paciente. Não foi prescrita medicação, apenas exercícios físicos e organização na alimentação. Fernanda começou com a prática de exercícios físicos que foram gradativamente se intensificando. Em seguida, iniciou restrição alimentar e troca de alimentos por versões *light* e *diet*, além do controle de calorias. Emagreceu 17 kg em 10 meses, atingindo um IMC de 13,58.

A paciente começou a apresentar autoagressão (arrancava pedaços da pele), vômitos induzidos e uso de métodos purgativos, como laxantes. Sempre se achava gorda e procurava confirmar essa informação com qualquer pessoa. Iniciou acompanhamento psicoterápico e posterior tratamento psiquiátrico em outro serviço; prescreveu-se clomipramina 75 mg/dia e olanzapina 10 mg/dia.

Seguiu-se quadro de irritação, piora da autoagressão, desinteresse em se levantar da cama e em comer, piora do relacionamento familiar (brigas com a mãe) e algumas tentativas de suicídio. Fernanda se sentia triste, sem esperança e tinha sensação de culpa ("não faço nada direito"). O quadro depressivo piorou progressivamente, com início de alucinações auditivas congruentes com o humor (vozes que a criticavam e a tratavam de maneira pejorativa, além de orientá-la a se machucar), delírios de conteúdo persecutório, agitação psicomotora, aumento de ideação e de tentativas de suicídio, alteração no padrão do sono e momentos de auto e heteroagressividade.

Encaminhada ao PRATA-SEPIA já em uso de risperidona 4 mg/dia e de oxcarbazepina 450 mg/dia, ficou evidente a oscilação de humor desde o início do quadro de transtorno da alimentação, com fases claras de alegria, nas quais Fernanda ficava desinibida e hipersexualizada, e outras de tristeza, quando ficava quieta, dormia muito e não queria contato com as pessoas, além de momentos de raiva e irritação, sobretudo quando eram frustradas as suas expectativas.

A medicação foi ajustada para 900 mg de oxcarbazepina, mantendo-se a risperidona em 4 mg/dia. Fernanda apresentava alguns momentos de melhora, porém o padrão de humor continuava a oscilar, com momentos de explosão de raiva, irritação, tristeza e conduta contestadora, além de irregularidade no padrão de sono e na alimentação. Apresentava constantemente o desejo de morrer, com sinais de planejamento. Não aderia à proposta de tratamento da equipe do Programa de Transtornos Alimentares do SEPIA (PROTAD), que era rotina alimentar, orientação e controle do emagrecimento.

À medida que os sintomas de humor melhoravam, incluindo o padrão de sono, a paciente apresentou maior adesão ao tratamento do transtorno da alimentação, realizando consultas com o endocrinologista e o nutricionista e seguindo a rotina alimentar.

Fernanda permaneceu com certa estabilidade do humor após remissão da fase mista, quando o funcionamento global estava satisfatório e os sintomas de transtorno da alimentação estavam controlados. Não apresentou novamente fases de mania, hipomania, mista ou depressiva. Havia, no entanto, momentos de instabilidade do humor, muitas vezes relacionados a estressores ambientais e dificuldades no relacionamento familiar. A avaliação de personalidade mostrou um desenvolvimento *borderline*, o que justificaria essas pequenas alterações ao longo de sua evolução clínica. Fernanda também não apresentou nova recaída no quadro de anorexia nervosa.

REFERÊNCIAS

1. Joshi G, Wilens T. Comorbidity in pediatric bipolar disorder. Child Adolesc Psychiatr Clin N Am. 2009;18(2):291-319, vii-viii.
2. Fu-I L, Boarati MA, organizadores. Transtorno bipolar na infância e adolescência: aspectos clínicos e comorbidades. Porto Alegre: Artmed; 2010.
3. World Health Organization. The ICD-10 classification of mental and behavioural disorders: diagnostic criteria for research. Geneva: WHO; 1992.
4. American Psychiatric Association. Diagnostic and statistical manual of mental disorders. 4th ed. Washington: APA; 1994.
5. Go FS, Malley EE, Birmaher B, Rosenberg DR. Manic behaviors associated with fluoxetine in three 12- to 18-year-olds with obsessive-compulsive disorder. J Child Adolesc Psychopharmacol. 1998;8(1):73-80.
6. Ross RG. Psychotic and manic-like symptoms during stimulant treatment of attention deficit hyperactivity disorder. Am J Psychiatry. 2006;163(7):1149-52.
7. Biederman J, Petty C, Faraone SV, Hirshfeld-Becker D, Pollack MH, Henin A, et al. Moderating effects of major depression on patterns of comorbidity in patients with panic disorder. Psychiatry Res. 2004;126(2):143-9.
8. Sala R, Axelson D, Birmaher B. Phenomenology, longitudinal course, and outcome of children and adolescents with bipolar spectrum disorders. Child Adolesc Psychiatr Clin N Am. 2009;18(2):273-89.
9. Masi G, Perugi G, Toni C, Millepiedi S, Mucci M, Bertini N, et al. Attention-deficit hyperactivity disorder: bipolar comorbidity in children and adolescents. Bipolar Disord. 2006;8(4):373-81.
10. Jaideep T, Reddy YC, Srinath S. Comorbidity of attention deficit hyperactivity disorder in juvenile bipolar disorder. Bipolar Disord. 2006;8(2):182-7.

11. Faraone SV, Biederman J, Mennin D, Russell R. Bipolar and antisocial disorders among relatives of ADHD children: parsing familial subtypes of illness. Am J Med Genet. 1998;81(1):108-16.
12. Singh MK, DelBello MP, Kowatch RA, Strakowski SM. Co-occurrence of bipolar and attention-deficit hyperactivity disorders in children. Bipolar Disord. 2006;8(6):710-20.
13. Faraone SV, Biederman J, Mennin D, Wozniak J, Spencer T. Attention-deficit hyperactivity disorder with bipolar disorder: a familial subtype? J Am Acad Child Adolesc Psychiatry. 1997;36(10):1378-87; discussion 1387-90.
14. Strober M, DeAntonio M, Schmidt-Lackner S, Freeman R, Lampert C, Diamond J. Early childhood attention deficit hyperactivity disorder predicts poorer response to acute lithium therapy in adolescent mania. J Affect Disord. 1998;51(2):145-51.
15. Findling RL, Gracious BL, McNamara NK, Youngstrom EA, Demeter CA, Branicky LA, et al. Rapid, continuous cycling and psychiatric co-morbidity in pediatric bipolar I disorder. Bipolar Disord. 2001;3(4):202-10.
16. Geller B, Zimerman B, Williams M, Bolhofner K, Craney JL, Delbello MP, et al. Diagnostic characteristics of 93 cases of a prepubertal and early adolescent bipolar disorder phenotype by gender, puberty and comorbid attention deficit hyperactivity disorder. J Child Adolesc Psychopharmacol. 2000;10(3):157-64.
17. Goldstein TR, Birmaher B, Axelson D, Goldstein BI, Gill MK, Esposito-Smythers C, et al. Psychosocial functioning among bipolar youth. J Affect Disord. 2009;114(1-3):174-83.
18. Kovacs M, Pollock M. Bipolar disorder and comorbid conduct disorder in childhood and adolescence. J Am Acad Child Adolesc Psychiatry. 1995;34(6):715-23.
19. Saxena K, Chang K, Steiner H. Treatment of aggression with risperidone in children and adolescents with bipolar disorder: a case series. Bipolar Disord. 2006;8(4):405-10.
20. Barzman DH, McConville BJ, Masterson B, McElroy S, Sethuraman G, Moore K, et al. Impulsive aggression with irritability and responsive to divalproex: a pediatric bipolar spectrum disorder phenotype? J Affect Disord. 2005;88(3):279-85.
21. Barzman DH, DelBello MP, Adler CM, Stanford KE, Strakowski SM. The efficacy and tolerability of quetiapine versus divalproex for the treatment of impulsivity and reactive aggression in adolescents with co-occurring bipolar disorder and disruptive behavior disorder(s). J Child Adolesc Psychopharmacol. 2006;16(6):665-70.
22. Bessa MA, Boarati MA, Scivoletto S. Crianças e Adolescentes. In: Diehl A, Cordeiro DC, Laranjeira R, organizadores. Dependência química: prevenção, tratamento e políticas públicas. Porto Alegre: Artmed; 2010. p. 359-74.
23. Goldstein BI, Bukstein OG. Comorbid substance use disorders among youth with bipolar disorder: opportunities for early identification and prevention. J Clin Psychiatry. 2010;71(3):348-58.

24. Goldstein BI, Strober MA, Birmaher B, Axelson DA, Esposito-Smythers C, Goldstein TR, et al. Substance use disorders among adolescents with bipolar spectrum disorders. Bipolar Disord. 2008;10(4):469-78.

25. Wilens TE, Biederman J, Millstein RB, Wozniak J, Hahesy AL, Spencer TJ. Risk for substance use disorders in youths with child- and adolescent-onset bipolar disorder. J Am Acad Child Adolesc Psychiatry. 1999;38(6):680-5.

26. Chambers RA, Taylor JR, Potenza MN. Developmental neurocircuitry of motivation in adolescence: a critical period of addiction vulnerability. Am J Psychiatry. 2003;160(6):1041-52.

27. Donovan SJ, Nunes EV. Treatment of comorbid affective and substance use disorders. Therapeutic potential of anticonvulsants. Am J Addict. 1998;7(3):210-20.

28. Geller B, Cooper TB, Sun K, Zimerman B, Frazier J, Williams M, et al. Double-blind and placebo-controlled study of lithium for adolescent bipolar disorders with secondary substance dependency. J Am Acad Child Adolesc Psychiatry. 1998;37(2):171-8.

29. Wagner KD. Bipolar Disorder and Comorbidity Anxiety Disorders in Children and Adolescents. J Clin Psychiatry. 2006;67 Suppl 1:16-20.

30. Harpold TL, Wozniak J, Kwon A, Gilbert J, Wood J, Smith L, et al. Examining the association between pediatric bipolar disorder and anxiety disorders in psychiatrically referred children and adolescents. J Affect Disord. 2005;88(1):19-26.

31. Birmaher B, Kennah A, Brent D, Ehmann M, Bridge J, Axelson D. Is bipolar disorder specifically associated with panic disorder in youths? J Clin Psychiatry. 2002;63(5):414-9.

32. Biederman J, Faraone SV, Marrs A, Moore P, Garcia J, Ablon S, et al. Panic disorder and agoraphobia in consecutively referred children and adolescents. J Am Acad Child Adolesc Psychiatry. 1997;36(2):214-23.

33. MacKinnon DF, Zamoiski R. Panic comorbidity with bipolar disorder: what is the manic-panic connection? Bipolar Disord. 2006;8(6):648-64.

34. Zutshi A, Kamath P, Reddy YC. Bipolar and nonbipolar obsessive-compulsive disorders: a clinical exploration. Compr Psychiatry. 2007;48(3):245-51.

35. Tükel R, Oflaz SB, Ozyildirim I, Aslantaş B, Ertekin E, Sözen A, et. al. Comparison of clinical characteristics in episodic and chronic obsessive-compulsive disorder. Depress Anxiety. 2007;24(4):251-5.

36. Reddy YC, Reddy PS, Srinath S, Khanna S, Sheshadri SP, Girimaji SC. Comorbidity in juvenile obsessive-compulsive disorder: a report from India. Can J Psychiatry. 2000;45(3):274-8.

37. Masi G, Perugi G, Toni C, Millepiedi S, Mucci M, Bertini N, et al. Obsessive-compulsive bipolar: comorbidity focus on children and adolescents. J Affect Disord. 2004;78(3):175-83.

38. Robertson MM. Mood disorders and Gilles de la Tourette's syndrome: an update on prevalence, etiology, comorbidity, clinical associations, and implications. J Psychosom Res. 2006;61(3):349-58.
39. Boarati MA, Castillo AR, Castillo JC, Fu-I L. Gilles de la Tourette syndrome in a child with bipolar disorder. Rev Bras Psiquiatr. 2008;30(4):407-8.
40. Coffey BJ, Biederman J, Geller DA, Spencer TJ, Kim GS, Bellordre CA, et al. Distinguishing illness severity from tic severity in children and adolescents with Tourette's disorder. J Am Acad Child Adolesc Psychiatry. 2000;39(5):556-61.
41. DeLong R. Children with autistic spectrum disorder and a family history of affective disorder. Dev Med Child Neurol. 1994;36(8):674-87.
42. Nagaraj R, Singhi P, Malhi P. Risperidone in children with autism: randomized, placebo controlled, double-blind study. J Child Neurol. 2006;21(6):450-5.
43. Malone RP, Delaney MA, Hyman SB, Cater JR. Ziprasidone in adolescents with autism: an open-label pilot study. J Child Adolesc Psychopharmacol. 2007;17(6):779-90.
44. Stigler KA, Diener JT, Kohn AE, Erickson CA, Posey DJ, McDougle CJ. A prospective, open-label study of aripiprazole in youth with Asperger's disorder and pervasive development disorder not otherwise specified. Neuropscyhopharmacology. 2006;31 Suppl 1:S194.
45. McElroy SL, Kotwal R, Keck PE Jr, Akiskal HS. Comorbidity of bipolar and eating disorders: distinct or related disorders with shared dysregulations? J Affect Disord. 2005;86(2-3):107-27.
46. McElroy SL, Frye MA, Hellemann G, Altshuler L, Leverich GS, Suppes T, et al. Prevalence and correlates of eating disorders in 875 patients with bipolar disorder. J Affect Disord. 2011;128(3):191-8.

Parte III

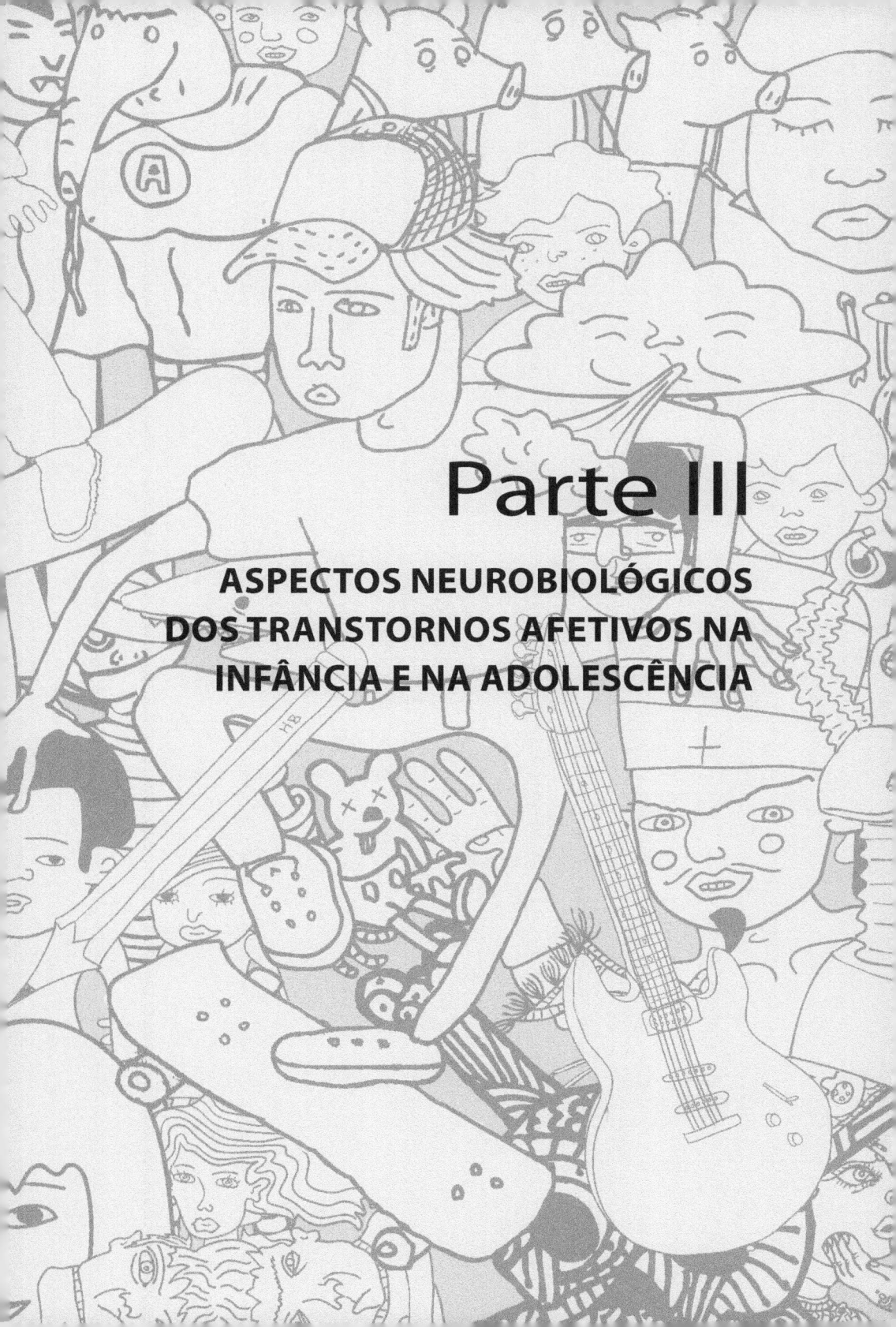

ASPECTOS NEUROBIOLÓGICOS DOS TRANSTORNOS AFETIVOS NA INFÂNCIA E NA ADOLESCÊNCIA

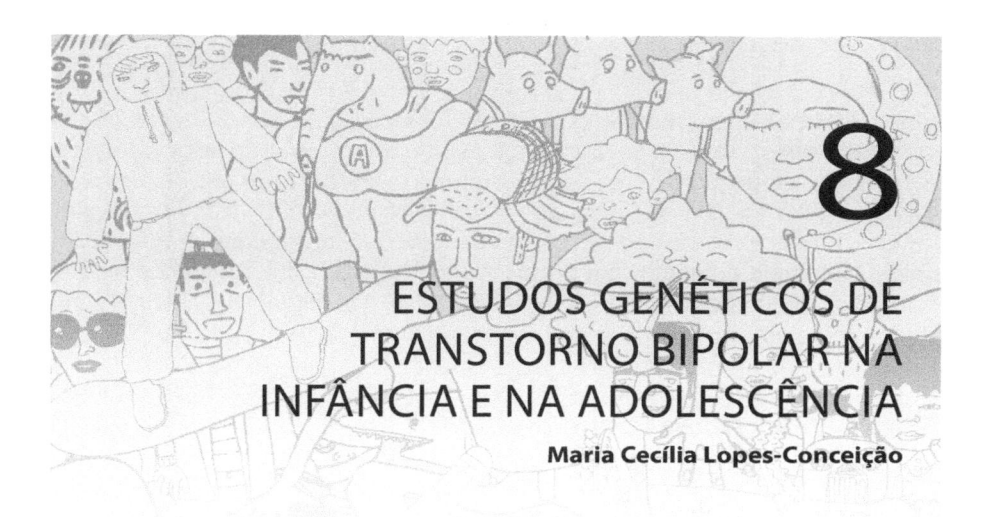

8
ESTUDOS GENÉTICOS DE TRANSTORNO BIPOLAR NA INFÂNCIA E NA ADOLESCÊNCIA

Maria Cecília Lopes-Conceição

O transtorno bipolar (TB) acomete crianças, adolescentes e adultos, sendo que em torno de 1 a 3% dos adultos apresentam o transtorno.[1] Estima-se que 5,7 milhões de norte-americanos tenham TB,[2] e cerca de 1% dos adolescentes desse país entre 14 e 18 anos de idade são afetados por ele.[3] O TB de início precoce pode ser definido como o quadro do transtorno com início na infância e na adolescência e está associado a um curso crônico; tem alta prevalência de comorbidade com transtorno de déficit de atenção/hiperatividade (TDAH), transtornos da conduta (TCs) e abuso/dependência de álcool e drogas; envolve altas taxas de tentativa de suicídio[4] e é acompanhado de importantes prejuízos funcionais, como dificuldades escolares e nas relações interpessoais, problemas legais e múltiplas hospitalizações. Biederman e colaboradores,[5] após o seguimento de 10 anos de adolescentes com TB, descreveram que 80% não apresentaram remissão funcional ou eutimia. Estima-se que o TB de início precoce representa em torno de 50% dos adultos com TB.[6]

> O transtorno bipolar (TB) acomete crianças, adolescentes e adultos, sendo que em torno de 1 a 3% dos adultos apresentam o transtorno.[1]

A fenomenologia de episódios de mania em crianças é complexa, pois sua manifestação clínica pode, por vezes, apresentar-se apenas como piora de comportamentos inadequados preexistentes. De acordo com o estudo de Findling e colaboradores,[7] observa-se alta ocorrência de sete sintomas clássicos de mania: grandiosidade, diminuição da necessidade de

> A fenomenologia de episódios de mania em crianças é complexa, pois sua manifestação clínica pode, por vezes, apresentar-se apenas como piora de comportamentos inadequados preexistentes.

sono, logorreia, pensamento acelerado, aumento da distratibilidade, diminuição da objetividade associada à agitação e diminuição de crítica. Sugere-se ainda a definição de três subtipos clínicos, de acordo com Leibenluft e colaboradores:[8] o TB tipo I, segundo os critérios do DSM-IV, com presença de humor eufórico ou exaltado e grandiosidade; o tipo intermediário, que recebe diagnóstico de hipomania sem outras especificações; e a alteração de humor, com crianças constantemente mal-humoradas, chateadas ou entristecidas, com reações emocionais exageradas ao ambiente.

GENÉTICA NO TRANSTORNO BIPOLAR

Acredita-se que fatores genéticos sejam determinantes para a ocorrência do TB de início precoce. No entanto, esses fatores parecem estar associados aos fatores ambientais que interagem e contribuem para o desenvolvimento desse transtorno na infância. A vulnerabilidade genética a fatores ambientais pode favorecer o aparecimento precoce do transtorno,[4] pois uma característica da heterogenicidade nos indivíduos é o efeito que diversas exposições ambientais produzem na expressão e na penetrância fenotípica. Os pacientes com início de doença precoce frequentemente apresentam curso mais grave e crônico, o que pode dever-se a acometimentos precoces no curso normal do desenvolvimento, incluindo grandes prejuízos na emoção, nas habilidades autorregulatórias, nas habilidades interpessoais e no funcionamento social, com repercussão nas relações familiares, ativando provavelmente todos os componentes ambientais que envolvem o curso natural da doença.

As características individuais são manifestações da combinação de alelos ou genes, cujo resultado é denominado *genótipo*, ao passo que o *fenótipo* pode ser definido como o aparecimento de uma característica específica. A relação entre genótipo e fenótipo tem sido avaliada no TB de início precoce, sendo o aparecimento de sintomas para qualquer patologia que tenha alguma relação com exposição ao ambiente nomeado de endofenótipo. A relação entre fatores externos e endofenótipo pode influenciar o curso da doença no TB de início precoce.[9] Os estudos sobre os possíveis candidatos para endofenótipos em crianças baseiam-se nos seguintes critérios:

1. Especificidade
2. Hereditariedade

3. Estabilidade temporal
4. Prevalência de sintomas cognitivos

Esses critérios também podem ser estudados em parentes de primeiro grau não afetados. Existem sintomas cognitivos já bem estabelecidos nessas crianças, que são: déficit de atenção, déficit no aprendizado verbal e na memória e disfunção da motivação e dos mecanismos de recompensa.

Outro fato interessante é a ocorrência de TB em filhos de pacientes com esse transtorno. A descendência de pacientes com TB é uma população considerada de alto risco para desenvolvê-lo ainda na infância ou na adolescência. Existe uma alta prevalência de transtornos psiquiátricos em filhos de pacientes com TB, tendo sido observado por Chang e colaboradores,[10] em uma avaliação de 37 crianças e adolescentes filhos de indivíduos com TB, um percentual de 15% com esse transtorno. O TB é descrito como um quadro psiquiátrico com características genéticas e ambientais, componentes também presentes no TB de início precoce. Observa-se, na prática clínica, o diagnóstico de crianças e, posteriormente, o dos pais. No entanto, apesar de ter impactos graves no crescimento e no desenvolvimento dessas crianças, esse transtorno vem sendo subdiagnosticado. A história familiar desses pacientes é um marcante fator pré-mórbido. Um estudo realizado por Todd e colaboradores[11] em 1996 por meio de probandos demonstrou a existência de forte interação genética na expressão do TB de início precoce.

> Existe uma alta prevalência de transtornos psiquiátricos em filhos de pacientes com TB, tendo sido observado por Chang e colaboradores,[10] em uma avaliação de 37 crianças e adolescentes filhos de indivíduos com TB, um percentual de 15% com esse transtorno.

No entanto, os fatores ambientais são demarcados por eventos estressores com interferência na expressão do humor e parecem ter um efeito reduzido sobre a saúde mental dos filhos de pacientes com TB ao longo do tempo, aumentando, assim, a importância de fatores genéticos. Há pesquisadores que acreditam que filhos de pais bipolares e sem diagnóstico de TB de início precoce tenham maior índice de criatividade em estudos de caso-controle.[12] A criatividade envolve fatores genéticos implicados e transmitidos intergeração, e os filhos de pacientes com TB oferecem dados para tais estudos genéticos.[12] Porém, os estudos em pacientes com TB de início precoce englobando a avaliação dos pais com e sem o transtorno são escassos até o momento.

MARCADORES BIOLÓGICOS DO TRANSTORNO BIPOLAR E GENÉTICA

Os transtornos psiquiátricos apresentam um componente genético já reconhecido e reforçado por estudos com gêmeos, com famílias e estudos de de-

> Os transtornos psiquiátricos apresentam um componente genético já reconhecido e reforçado por estudos com gêmeos, com famílias e estudos de desequilíbrio de ligação de determinados genes, além de estudos de associação dos genes em pequenas e largas escalas.

sequilíbrio de ligação de determinados genes, além de estudos de associação dos genes em pequenas e largas escalas. O estudo da neurobiologia do TB tem buscado marcadores biológicos que participam de sua fisiopatologia. Porém, o TB é uma doença complexa, influenciada pela variação ou alteração em muitos genes, por meio da qual cada um pode contribuir com um pequeno ou modesto efeito. Individualmente, é provável que cada variação não seja necessária ou suficiente para determinar o fenótipo da doença, sofrendo influências dos fatores ambientais. Por essa razão, tais genes são chamados de "genes de suscetibilidade". Uma das formas de caracterização desses genes são os estudos de associação, em que são avaliadas alterações em uma única base de uma dada sequência de DNA (polimorfismos de nucleotídeo único, do inglês *Single Nucleotide Polymorphisms* – SNPs), que, quando não sinônimas, situadas em *exon-intron boundaries* ou em regiões promotoras, têm potencial de causar mudanças na estrutura e na função das proteínas.

Existem aspectos genéticos relacionados à análise espectral durante o sono. A análise espectral do eletroencefalograma (EEG) vem sendo estudada como um marcador biológico de quadros psiquiátricos, com alta hereditariedade para as bandas de frequência EEG.[13] No entanto, ainda não está estabelecido como cada banda de frequência EEG avaliada nas análises espectrais pode ser influenciada ou determinada por fatores genéticos. Zietsch e colaboradores[14] observaram que fatores genéticos comuns estão associados às bandas de frequência expressas na região occipital, e outros fatores genéticos específicos influenciam mais as regiões frontais. Fatores ambientais parecem influenciar particularmente as bandas delta, teta e alfa em região frontal.[14]

INTERAÇÃO SONO E GENÉTICA NO TRANSTORNO BIPOLAR

> A instabilidade do sono tem sido apontada como um fator endofenotípico fundamental no TB. Alterações de sono podem ser preditoras de recorrência de sintomas, bem como de tentativa de suicídio nesses pacientes.

A instabilidade do sono tem sido apontada como um fator endofenotípico fundamental no TB. Alterações de sono podem ser preditoras de recorrência de sintomas, bem como de tentativa de suicídio nesses pacientes. Têm sido descritas alterações do ritmo circadiano em adolescentes saudáveis, filhos de pacientes com TB, sendo tais alterações detectadas por meio de estudos com medidores de movimento. Esses dados reforçam a ideia da existência de uma predisposição genética ao TB e aos transtornos do sono que ainda está por ser esclarecida.

Estudos genéticos relacionados ao sono têm demonstrado que a redução do tempo total de sono, associada às condições de privação parcial e por vezes total dele, pode produzir mudanças na expressão genética do ritmo circadiano. Tem se tornado cada vez mais clara a participação do ciclo sono-vigília e dos ritmos circadianos na fisiopatologia de diversos transtornos psiquiátricos.

> Tem se tornado cada vez mais clara a participação do ciclo sono-vigília e dos ritmos circadianos na fisiopatologia de diversos transtornos psiquiátricos.

Os genes referentes ao ritmo circadiano comumente estudados estão relacionados ao metabolismo de energia, ao transporte vesicular, às sinapses e, ainda, a receptores e transportadores de neurotransmissores, bem como à expressão de:[15]

1. immediate early-genes (IEG), ou genes de resposta imediata;
2. fatores de transcrição;
3. fatores de crescimento celular;
4. moléculas de adesão;
5. genes relacionados a situações de estresse.

Em pacientes bipolares, o aumento da densidade de receptores 5-HT(2A) excitatórios polissinápticos em indivíduos geneticamente predispostos parece levar ao aumento da neurotransmissão de serotonina após repetidos ciclos de privação total de sono.[16] A adaptação homeostática para perda de sono, bem como influências epigenéticas para a resposta antidepressiva à privação de sono também têm sido discutidas.[16]

As alterações nos ritmos circadianos parecem ter um papel importante na fisiopatologia do TB.[17] Primeiro, porque os pacientes com esse transtorno frequentemente apresentam sintomas relacionados a essas alterações, tais como: variação diurna do humor, periodicidade de exacerbações e remissões da doença, alterações do sono (p. ex., diminuição do sono durante a fase de mania, insônia ou hipersonia durante a fase depressiva). É sugerido que as alterações do sono em TB sejam causadas por uma disfunção circadiana (período de sono não funcional, quantidade de sono alterada, ritmo social instável ou alterações nos *zeitgebers* ou marca-passos interno e externo). As alterações no sono possivelmente podem promover distúrbios da emoção, mas a relação causal entre alterações do sono (ou alterações do ritmo em alguma extensão) e problemas emocionais tendem a ser bidirecionais.

Segundo, porque alguns tratamentos para transtornos do humor podem exercer seus papéis pela modulação do ritmo circadiano e/ou aliviando o transtorno do sono.[2] Por exemplo, o lítio é um estabilizador do humor e tem ação inibidora da GSK3B (*glycogen synthase kinase 3 beta*). A GSK3B regula

> Vários estudos de associação e expressão gênica têm sugerido que os genes circadianos podem ser a base do desenvolvimento de transtornos do humor, incluindo o TB e as alterações de ritmos vistas nesses pacientes.[20]

várias moléculas proteicas do ritmo circadiano[18] e pode representar um alvo potencial para novas substâncias estabilizadoras do humor.[19]

E, terceiro, porque vários estudos de associação e expressão gênica têm sugerido que os genes circadianos podem ser a base do desenvolvimento de transtornos do humor, incluindo o TB e as alterações de ritmos vistas nesses pacientes.[20] Existem evidências sobre o papel dos CLOCK genes nos processos emocionais e motivacionais, com estudos genéticos buscando polimorfismo nesses genes. Por exemplo, pacientes homozigotos para o CLOCK gene no alelo 3111C parecem ter mais propensão a transtornos de sono e a transtornos afetivos. Já a presença de polimorfirmos no CLOCK gene Per3 parece estar associada à existência de fatores correlacionados nos transtornos do humor. Mansour e colaboradores[21] encontraram associações sugestivas entre polimorfismos nos genes ARNTL, PER3 e TIMELESS e TB do tipo I. Já Nievergelt e colaboradores[22] relataram uma associação haplotípica nos genes ARNTL e PER3 e TB. Um polimorfismo (T3111C; rs1801260) na região 3' flanqueadora do CLOCK gene foi relatado como associado a alteração do sono em pacientes com TB e depressão maior,[23,24] bem como a uma elevada taxa de recorrência do TB.[25] Ogden e colaboradores[26] encontraram uma diminuição na expressão de CSNK1D e CRY2 causada pelo ácido valproico na amígdala de camundongos, enquanto o metilfenidato causou diminuição da expressão do ARNTL em córtex pré-frontal de camundongos, implicando-os como genes candidatos em transtornos do humor.

Além disso, camundongos transgênicos portadores de uma mutação no CLOCK gene apresentam um comportamento *mania-like* (incluindo hiperatividade, diminuição do sono, comportamento mais lento semelhante ao depressivo), o qual foi revertido à condição próxima do normal após administração crônica de lítio. Os camundongos clock-mutantes apresentaram também um aumento na atividade dopaminérgica na área do tegmento ventral, e suas alterações de comportamento são restabelecidas pela expressão da proteína *clock* funcional, via transferência mediada por vírus, especificamente na área do tegmento ventral.[27] Camundongos transgênicos com expressão aumentada de GSK3b também mostram hiperatividade e comportamento *mania-like*.[28]

Pacientes com alterações no gene HOMER1 podem estar mais suscetíveis a transtornos psiquiátricos, pois modificações na expressão desse gene têm sido associadas a condições de estresse crônico. Estressores ambientais e farmacológicos fazem uma regulação no RNA mensageiro HOMER1 em várias estruturas cerebrais,[29] e a expressão do HOMER1 parece estar *up-regulated* também depois da privação do sono, tendo relação com a melhora da depressão observada nessas condições. Tem sido proposto que HOMER1 pode ser um marcador de suscetibilidade genética à perda de sono.

A proteína CREB1 (*cyclic-AMP response element binding protein*) promove a transcrição de vários genes, incluindo o fator de crescimento neuronal BDNF.[30,31] O papel da CREB1 na memória de armazenamento e na plasticidade sináptica tem sido apontado, e evidências sugerem que possa desempenhar um papel na regulação sono/vigília em mamíferos, bem como a presença de mutações na proteína CREB1 pode apresentar interferência no tempo de sono REM.[32]

O fator de crescimento neuronal BDNF (*brain derived neurotrofic factor*) está representado no alelo Val66Met, cujo polimorfismo tem sido amplamente estudado em vários transtornos psiquiátricos, com achados positivos e negativos. Há estudos em ratos demonstrando um papel essencial do BDNF como mediador da plasticidade neural e comportamental ao longo do tempo em resposta a experiências sociais aversivas.

A presença de polimorfismo no BDNF foi observada em crianças com TB.[33] O BDNF participa da cascata bioquímica de memória de consolidação e de persistência,[34] e qualquer alteração interrompe a sinalização dos processos de memória em vários níveis de processamento de informação.[35] A presença do polimorfismo no BDNF Val66Met, na genética hipocampal, parece influenciar o desenvolvimento de déficits em vários setores do sistema nervoso central,[36] com quadros subsequentes de alterações do aprendizado e da memória decorrentes de estresse contínuo.

A Tabela 8.1 mostra um resumo das principais referências gênicas descritas neste capítulo. Convém ressaltar que esse tema é abrangente e inspira aprofundamento das pesquisas na busca de endofenótipos para compor os debates entre associações de achados genéticos e implicações clínicas nos transtornos psiquiátricos, particularmente no TB na infância e na adolescência.

TABELA 8.1
Genes estudados e associações diagnósticas e prognósticas

Genes	Fatores relacionados
Homozigose no CLOCK gene no alelo 3111C	Associação entre transtornos do sono e do humor
Polimorfismos (PMF) no CLOCK gene Per3	Fatores correlacionados nos transtornos do humor
PMF em ARNTL, PER3 e TIMELESS	Associação com TB do tipo I
Associação haplotípica em ARNTL e PER3	Associação com TB
PMF na região 3'flanqueadora do CLOCK gene	Alteração do sono em pacientes com TB e depressão maior; maior taxa de recorrência do TB

(continua)

TABELA 8.1 (continuação)
Genes estudados e associações diagnósticas e prognósticas

Genes	Fatores relacionados
Alterações no gene HOMER1	Marcador de suscetibilidade a transtornos psiquiátricos, perda de sono, respostas às condições de estresse crônico e estressores ambientais.
Proteína CREB1 (cyclic-AMP response element binding protein)	Promove a transcrição de vários genes, incluindo o fator de crescimento neuronal BDNF. Atuação na memória de armazenamento e na plasticidade sináptica. Papel na regulação sono/vigília.
BDNF com PMF no alelo Val66Met	Associado ao TB de início precoce. Estudado em vários outros transtornos psiquiátricos. Associado à resposta de experiências sociais aversivas

CONCLUSÃO

Existem dados evolucionais que sugerem a existência de conexões biológicas possíveis entre variantes dos genes circadianos e o comportamento e/ou o humor, e que podem influenciar a adaptação e a seleção genética.[37-39] Aqueles polimorfismos de DNA em genes associados ao padrão de sono podem estar relacionados com a suscetibilidade ao desenvolvimento do TB e, por fim, determinar a evolução para a expressão do TB. Ou seja, este modelo de estudo sobre sono e genética no TB pode ajudar a compreender a interação dos fatores genéticos com as alterações do sono presentes nesses pacientes, estabelecendo o sono como um marcador endofenotípico fundamental no estudo da neurobiologia do TB.

REFERÊNCIAS

1. Goodwin FK. The biology of recurrence: new directions for the pharmacologic bridge. J Clin Psychiatry. 1989;50 Suppl:40-4; discussion 45-7.
2. McClung CA. Clock genes and bipolar disorder: implications for therapy. Pharmacogenomics. 2007;8(9):1097-100.

3. Lewinsohn PM, Klein DN, Seeley JR. Bipolar disorders in a community sample of older adolescents: prevalence, phenomenology, comorbidity, and course. J Am Acad Child Adolesc Psychiatry. 1995;34(4):454-63.

4. Hasler G, Drevets WC, Gould TD, Gottesman II, Manji HK. Toward constructing an endophenotype strategy for bipolar disorders. Biol Psychiatry. 2006;60(2):93-105.

5. Biederman J, Mick E, Faraone SV, Spencer T, Wilens TE, Wozniak J. Current concepts in the validity, diagnosis and treatment of paediatric bipolar disorder. Int J Neuropsychopharmacol. 2003;6(3):293-300.

6. Lish JD, Dime-Meenan S, Whybrow PC, Price RA, Hirschfeld RM. The National Depressive and Manic-depressive Association (DMDA) survey of bipolar members. Affect Disord. 1994;31(4):281-94.

7. Findling RL, Gracious BL, McNamara NK, Youngstrom EA, Demeter CA, Branicky LA, et al. Rapid, continuous cycling and psychiatric co-morbidity in pediatric bipolar I disorder. Bipolar Disord. 2001;3(4):202-10.

8. Leibenluft E, Blair RJ, Charney DS, Pine DS. Irritability in pediatric mania and other childhood psychopathology. Ann N Y Acad Sci. 2003;1008:201-18.

9. Hasler G, Drevets WC, Manji HK Charney DC. Discovering endophenotypes for major depression. Neuropsychopharmacology. 2004;29(10):1765-81.

10. Chang KD, Steiner H, Ketter TA. Psychiatric phenomenology of child and adolescent bipolar offspring. J Am Acad Child Adolesc Psychiatry. 2000;39(4):453-60.

11. Todd RD, Reich W, Petti TA, Joshi P, DePaulo JR Jr, Nurnberger J Jr, et al. Psychiatric diagnoses in the child and adolescent members of extended families identified through adult bipolar affective disorder probands. J Am Acad Child Adolesc Psychiatry. 1996;35(5):664-71.

12. Simeonova DI, Chang KD, Strong C, Ketter TA. Creativity in familial bipolar disorder. J Psychiatr Res. 2005;39(6):623-31.

13. Ambrosius U, Lietzenmaier S, Wehrle R, Wichniak A, Kalus S, Winkelmann J, et al. Heritability of sleep electroencephalogram. Biol Psychiatry. 2008;64(4):344-8.

14. Zietsch BP, Hansen JL, Hansell NK, Geffen GM, Martin NG, Wright MJ. Common and specific genetic influences on EEG power bands delta, theta, alpha, and beta. Biol Psychol. 2007;75(2):154-64.

15. Guindalini C, Tufik S. [Use of microarrays in the search of gene expression patterns - application to the study of complex phenotypes]. Rev Bras Psiquiatr. 2007;29(4):370-4.

16. Benedetti F, Barbini B, Bernasconi A, Fulgosi MC, Colombo C, Dallaspezia S, et al. Serotonin 5-HT(2A) receptor gene variants influence antidepressant response to repeated total sleep deprivation in bipolar depression. Prog Neuropsychopharmacol Biol Psychiatry. 2008;32(8):1863-6.

17. Mansour HA, Monk TH, Nimgaonkar VL. Circadian genes and bipolar disorder. Ann Med. 2005;37(3):196-205.

18. Harms E, Young MW, Saez L. CK1 and GSK3 in the drosophila and mammalian circadian clock. Novartis Found Symp. 2003;253:267-77; discussion 102-9, 277-84.
19. Yin L, Wang J, Klein PS, Lazar MA. Nuclear receptor rev-erbalpha is a critical lithium-sensitive component of the circadian clock. Science. 2006;311(5763):1002-5.
20. Mitterauer B. Clock genes, feedback loops and their possible role in the etiology of bipolar disorders: an integrative model. Med Hypotheses. 2000;55(2):155-9.
21. Mansour HA, Wood J, Logue T, Chowdari KV, Dayal M, Kupfer DJ, et al. Association study of eight circadian genes with bipolar I disorder, schizoaffective disorder and schizophrenia. Genes Brain Behav. 2006;5(2):150-7.
22. Nievergelt CM, Kripke DF, Barrett TB, Burg E, Remick RA, Sadovnick AD, et al. Suggestive evidence for association of the circadian genes PERIOD3 and ARNTL with bipolar disorder. Am J Med Genet B Neuropsychiatr Genet. 2006;141B(3):234-41.
23. Serretti A, Benedetti F, Mandelli L, Lorenzi C, Pirovano A, Colombo C, et al. Genetic dissection of psychopathological symptoms: insomnia in mood disorders and CLOCK gene polymorphism. Am J Med Genet B Neuropsychiatr Genet. 2003;121B(1):35-8.
24. Serretti A, Cusin C, Benedetti F, Mandelli L, Pirovano A, Zanardi R, et al. Insomnia improvement during antidepressant treatment and CLOCK gene polymorphism. Am J Med Genet B Neuropsychiatr Genet. 2005;137B(1):36-9.
25. Benedetti F, Serretti A, Colombo C, Barbini B, Lorenzi C, Campori E, et al. Influence of CLOCK gene polymorphism on circadian mood fluctuation and illness recurrence in bipolar depression. Am J Med Genet B Neuropsychiatr Genet. 2003;123B(1):23-6.
26. Ogden CA, Rich ME, Schork NJ, Paulus MP, Geyer MA, Lohr JB, et al. Candidate genes, pathways and mechanisms for bipolar (manic-depressive) and related disorders: an expanded convergent functional genomics approach. Mol Psychiatry. 2004;9(11):1007-29.
27. Roybal K, Theobold D, Graham A, DiNieri JA, Russo SJ, Krishnan V, et al. Mania-like behavior induced by disruption of CLOCK. Proc Natl Acad Sci U S A. 2007;104(15):6406-11.
28. Prickaerts J, Moechars D, Cryns K, Lenaerts I, van Craenendonck H, Goris I, et al. Transgenic mice overexpressing glycogen synthase kinase 3beta: a putative model of hyperactivity and mania. J Neurosci. 2006;26(35):9022-9.
29. Szumlinski KK, Kalivas PW, Worley PF. Homer proteins: implications for neuropsychiatric disorders. Curr Opin Neurobiol. 2006;16(3):251-7.
30. Lonze BE, Ginty DD. Function and regulation of CREB family transcription factors in the nervous system. Neuron. 2002;35(4):605-23.
31. Mayr B, Montminy M. Transcriptional regulation by the phosphorylation-dependent factor CREB. Nat Rev Mol Cell Biol. 2001;2(8):599-609.
32. Graves LA, Hellman K, Veasey S, Blendy JA, Pack AI, Abel T. Genetic evidence for a role of CREB in sustained cortical arousal. J Neurophysiol. 2003;90:1152-9.

33. Geller B, Badner JA, Tillman R, Christian SL, Bolhofner K, Cook EH Jr. Linkage disequilibrium of the brain-derived neurotrophic factor Val66Met polymorphism in children with a prepubertal and early adolescent bipolar disorder phenotype. Am J Psychiatry. 2004;161(9):1698-700.
34. Heldt SA, Stanek L, Chhatwal JP, Ressler KJ. Hippocampus-specific deletion of BDNF in adult mice impairs spatial memory and extinction of aversive memories. Mol Psychiatry. 2007;12(7):656-70.
35. Tyler WJ, Alonso M, Bramham CR, Pozzo-Miller LD. From acquisition to consolidation: on the role of brain-derived neurotrophic factor signaling in hippocampal-dependent learning. Learn Mem. 2002;9(5):224-37.
36. Egan MF, Kojima M, Callicott JH, Goldberg TE, Kolachana BS, Bertolino A, et al. The BDNF val66met polymorphism affects activity-dependent secretion of BDNF and human memory and hippocampal function. Cell. 2003;112(2):257-69.
37. Sher L. The role of genetic factors in the etiology of seasonality and seasonal affective disorder: an evolutionary approach. Med Hypotheses. 2000;54(5):704-7.
38. Fitzpatrick MJ, Ben-Shahar Y, Smid HM, Vet LE, Robinson GE, Sokolowski MB. Candidate genes for behavioural ecology. Trends Ecol Evol. 2005;20(2):96-104.
39. Tauber E, Zordan M, Sandrelli F, Pegoraro M, Osterwalder N, Breda C, et al. Natural selection favors a newly derived timeless allele in Drosophila melanogaster. Science. 2007;316(5833):1895-8.

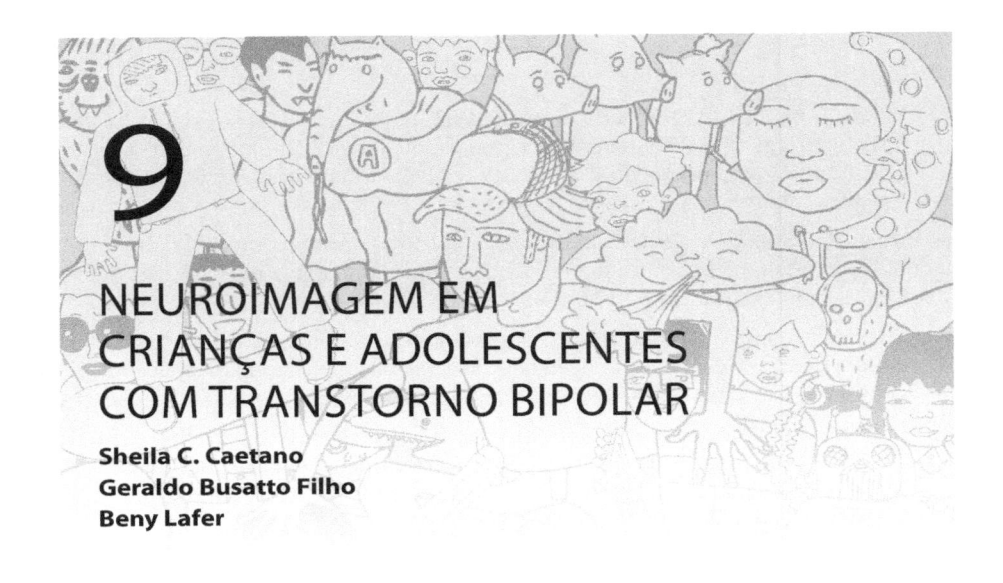

9
NEUROIMAGEM EM CRIANÇAS E ADOLESCENTES COM TRANSTORNO BIPOLAR

Sheila C. Caetano
Geraldo Busatto Filho
Beny Lafer

ESTUDOS DE NEUROIMAGEM NOS TRANSTORNOS DO HUMOR

> O estudo de neuroimagem em transtornos do humor iniciou-se com a investigação de pacientes com patologias neurológicas (p. ex., Parkinson, Huntington e meningiomas) que também apresentavam transtorno depressivo maior (TDM).

O estudo de neuroimagem em transtornos do humor iniciou-se com a investigação de pacientes com patologias neurológicas (p. ex., Parkinson, Huntington e meningiomas) que também apresentavam transtorno depressivo maior (TDM). Alterações em áreas específicas, como córtex pré-frontal, complexo amígdala-hipocampo, giro do cíngulo, tálamo e gânglios da base, estavam com frequência presentes no subgrupo com depressão, independentemente da doença neurológica de base, indicando, assim, a contribuição de um possível fator biológico para os transtornos do humor.

O avanço da neuroimagem permitiu a investigação *in vivo* da anatomia, da bioquímica e do funcionamento do sistema nervoso central (SNC). Posteriormente, por meio da comparação entre grupos de pessoas com transtorno bipolar (TB) e pessoas saudáveis, foi possível também a investigação *in vivo* dos mecanismos fisiopatológicos dos transtornos do humor diretamente no sistema nervoso central (SNC).

Até o presente, as técnicas de neuroimagem não auxiliam no diagnóstico dos transtornos do humor, pois os estudos são baseados em médias de grupos; para ter função diagnóstica e/ou prognóstica, essas alterações precisam ser relevantes em nível individual. Atualmente, as técnicas de neuroimagem mais empregadas em estudos dos transtornos psiquiátricos são:

- Ressonância magnética (RM), para estudos volumétricos
- Espectroscopia por ressonância magnética (ERM), para estudos neuroquímicos
- Imagens por tensor de difusão (*Diffusion Tensor Imaging* – DTI)
- Ressonância magnética funcional (RMf), tomografia por emissão de pósitrons (PET) e tomografia por emissão de fóton único (SPECT), para estudos funcionais.

> Até o presente, as técnicas de neuroimagem não auxiliam no diagnóstico dos transtornos do humor, pois os estudos são baseados em médias de grupos; para ter função diagnóstica e/ou prognóstica, essas alterações precisam ser relevantes em nível individual.

Dentre essas técnicas, as mais utilizadas no estudo dos transtornos do humor em crianças e adolescentes são:

- RM – por sua alta resolução espacial, que permite boa distinção entre substância cinzenta e substância branca, obtenção de imagens em diferentes planos e ausência dos riscos associados à exposição a radiações ionizantes
- ERM – por ser não invasiva, não envolver radiação ionizante e medir, *in vivo*, substâncias específicas no SNC humano, tais como a glicerol-fosfocolina + fosfocolina (GPC + PC), mio-inositol (Ino), fosfocreatina + creatina (PCr + Cr), glutamato (Glu), glutamina (Gln), N-acetil aspartato (NAA).

A neuroimagem também contribui para o entendimento do complexo processo de desenvolvimento normal e maturação do SNC. Crianças e adolescentes de 3 a 15 anos foram examinados repetidamente por RM, e foi observado que, de 3 a 6 anos, a maior taxa de crescimento ocorre na região frontal; após a puberdade, as taxas de crescimento nas regiões corticais da linguagem e de associação diminuem com uma pronunciada perda de substância cinzenta subcortical. Na adolescência e no início da idade adulta, a maturação é notada no córtex dorsal, medial e orbital e na junção têmporo-occipital posterior. Os principais processos envolvidos nessas mudanças são a poda sináptica de substância cinzenta e o aumento da mielinização da substância branca.[1]

> Crianças e adolescentes de 3 a 15 anos foram examinados repetidamente por RM, e foi observado que, de 3 a 6 anos, a maior taxa de crescimento ocorre na região frontal; após a puberdade, as taxas de crescimento nas regiões corticais da linguagem e de associação diminuem com uma pronunciada perda de substância cinzenta subcortical.

OS ESTUDOS VOLUMÉTRICOS NO TRANSTORNO BIPOLAR

A ressonância magnética (RM) é a mais utilizada nos estudos volumétricos. Seus princípios foram descobertos em 1946, e sua utilização na área médica iniciou-se a partir das imagens anatômicas da RM, de qualidade superior à tomografia computadorizada, sem uso de radiação ionizante.

As RMs de alta resolução podem ser estudadas com o delineamento manual ou automatizado de regiões de interesse, ou ainda por um método completamente automatizado, baseado na divisão de todo o cérebro em sub-áreas. Este último é conhecido como morfometria baseada em voxel (VBM, *voxel based morphometry*), no qual é feita uma comparação de voxel a voxel em todo o cérebro.

> As RMs de alta resolução podem ser estudadas com o delineamento manual ou automatizado de regiões de interesse, ou ainda por um método completamente automatizado, baseado na divisão de todo o cérebro em sub-áreas.

Estudos controlados em adultos com TB, comparados a controles saudáveis, mostraram menores volumes do córtex pré-frontal, do córtex pré-frontal subgenual e do giro do cíngulo anterior. No lobo temporal, há preservação do volume hipocampal e aumento do volume da amígdala esquerda. Não foram encontradas alterações em gânglios da base.[2]

Os estudos mais recentes em crianças e adolescentes com TB estão descritos em detalhes na Tabela 9.1. Em crianças e adolescentes com TB, quando comparados a controles saudáveis, o volume cerebral total parece estar preservado.[3] No entanto, uma associação inversa entre idade e volume cerebral total de substância cinzenta pode significar uma perda progressiva de substância cinzenta com a idade. Em pacientes adultos com TB e que apresentavam múltiplos episódios de mania, foi mostrado alargamento ventricular.[2]

Estudos em áreas específicas mostram, no lobo frontal, preservação do córtex pré-frontal,[4] menores volumes de substância cinzenta no córtex pré-frontal dorsolateral esquerdo[5] e no giro do cíngulo anterior esquerdo,[6] diminuição do volume de substância cinzenta no córtex orbitofrontal medial e lateral direito em meninos com TB. Meninas com TB apresentaram aumento do volume de substância cinzenta no córtex orbitofrontal esquerdo, lateral e lateral esquerdo.[7] O córtex pré-frontal subgenual parece estar preservado.[8]

No lobo temporal, o achado mais consistente tem sido o menor volume da amígdala em crianças com TB.[9-11] O volume do hipocampo não apresenta alterações.[9,10] Nos gânglios da base, o mesmo grupo de pesquisa, usando técnicas de região de interesse e de morfometria baseada em voxel, relatou aumento do volume do putame,[3,12] mas esse achado não foi reproduzido por outro grupo que utilizou apenas técnicas de região de interesse.[13,14]

As limitações mais significativas dos estudos volumétricos são as diferenças clínicas e metodológicas entre eles, que podem levar a resultados

TABELA 9.1
Estudos volumétricos mais recentes e importantes em crianças e adolescentes com TB

Autores	Amostra	Idade ± DP (em anos)	Resultados em pacientes com TB
Blumberg e colaboradores[9]	36 TB (22 adultos e 14 adolescentes) 56 controles (33 adultos e 23 adolescentes)	31 ± 14,1 28,3 ± 13,7	↓ Volume de amígdala ↓ Volume de hipocampo não significativa
DelBello e colaboradores[3]	23 TB 20 controles	16,3 ± 2,4 17,2 ± 1,9	↓ Volume cerebral e amígdala ↑ Volume do putame Sem alteração no tálamo, no núcleo caudado e no globo pálido
Wilke e colaboradores[12]	10 TB 20 controles	14,5 ± 1,8 14,5 ± 1,3	↑ Volume do tálamo, da substância cinzenta nos gânglios da base e no lobo temporal esquerdo ↓ Lobo temporal medial, córtex orbitofrontal e giro do cíngulo anterior
Sanches e colaboradores[13]	15 TB 21 controles	15,5 ± 3,5 16,9 ± 3,8	Sem alteração no volume do núcleo caudado e do putame
Dickstein e colaboradores[5]	20 TB 20 controles	13,4 ± 2,5 13,3 ± 2,3	↓ Volume de substância cinzenta no CPFDL esquerdo, no *nucleus acumbens* esquerdo e na amígdala esquerda Sem alteração no hipocampo ou no córtex orbitofrontal
Chang e colaboradores[15]	20 TB 20 controles	14,6 ± 2,8 14,1 ± 2,8	↓ Volume da amígdala bilateral Sem alteração no hipocampo, no núcleo caudado e no tálamo
Chang e colaboradores[4]	20 TB 20 controles	14,6 ± 2,8 14,1 ± 2,8	Sem alteração no LHSB ou no volume cerebral total ou pré-frontal
Kaur e colaboradores[6]	16 TB 21 controles	15,5 ± 3,4 16,9 ± 3,8	↓ Volume do giro do cíngulo anterior esquerdo e posterior bilateral
Najt e colaboradores[7]	14 TB 20 controles	15,5 ± 3,2 16,9 ± 3,8	↓ Volume de substância cinzenta no córtex orbitofrontal medial e lateral direito em meninos com TB ↑ Volume de substância cinzenta no córtex orbitofrontal esquerdo e lateral em meninas com TB

(continua)

TABELA 9.1 (continuação)
Estudos volumétricos mais recentes e importantes em crianças e adolescentes com TB

Autores	Amostra	Idade ± DP (em anos)	Resultados em pacientes com TB
Ahn e colaboradores[14]	46 TB 22 controles	11,3 ± 2,7 11,1 ± 2,7	Tendência para ↑ *nucleus acumbens* Sem diferença no caudado, no putame ou no globo pálido
Kalmar e colaboradores[11]	21 TB 30 controles	15,1 ± 2,1 14,2 ± 2,1	↓ Volume da amígdala bilateral
Chang e colaboradores[16]	24 desregulação do humor filhos de TB antes e após 12 semanas de valproato	11,3 ± 3,4	Sem mudança no volume de amígdala e cortical após 12 semanas de valproato
Geller e colaboradores[17]	21 TB 26 controles	14,1 ± 3,1 13,8 ± 3,1	Sem diferença no volume do córtex orbitofrontal, do giro do cíngulo anterior, do hipocampo, da amígdala ou do *nucleus acumbens* Entre todos os participantes houve uma associação entre menores volumes da amígdala e eventos de vida
Baloch e colaboradores[8]	51 TB 41 controles	13,2 ± 2,9 13,7 ± 2,7	Sem diferença no córtex pré-frontal subgenual ↓ Volume do córtex pré-frontal subgenual no subgrupo TB com história familiar comparado aos controles

Fonte: Adaptada de Caetano e colaboradores.[18]
TB, transtorno bipolar; Controles, controles saudáveis; TDM, transtorno depressivo maior; LHSB, lesões hiperintensas de substância branca; CPFDL, córtex pré-frontal dorsolateral; ↓ diminuição ou menor; ↑ aumento ou maior.

> As limitações mais significativas dos estudos volumétricos são as diferenças clínicas e metodológicas entre eles, que podem levar a resultados inconsistentes.

inconsistentes. Os aspectos clínicos mais evidentes são as variações das amostras devido a diferentes critérios de inclusão e exclusão: média de idade, gênero, idade de início, duração, gravidade, número de episódios e presença de comorbidades. Quanto à RM, as diferenças incluem alinhamento da RM, segmentação, resolução, espessura do corte e técnicas de delineamento da região de interesse, ou VBM. O estudo em crianças e adolescentes traz dificuldades próprias, como uma maior perda de dados por artefatos de movimento e a não finalização do exame por claustrofobia ou agitação.

ESPECTROSCOPIA POR RESSONÂNCIA MAGNÉTICA

A espectroscopia por ressonância magnética (ERM) ainda não é tão utilizada quanto a RM, mas sua capacidade única de revelar detalhes químicos e metabólicos dos tecidos *in vivo* de forma não invasiva tem despertado grande interesse, pois o estudo das alterações moleculares e celulares das patologias neuropsiquiátricas esteve por muito tempo limitado à avaliação de tecidos periféricos (leucócitos, plaquetas, etc.) ou de tecidos cerebrais *post mortem*. Tanto a RM quanto a ERM baseiam-se nos mesmos princípios físicos; a ERM, porém, em vez de imagens, produz espectros de intensidade de frequência-sinal que refletem a composição bioquímica (metabólito/composto) de uma região cerebral específica.

> A espectroscopia por ressonância magnética (ERM) ainda não é tão utilizada quanto a RM, mas sua capacidade única de revelar detalhes químicos e metabólicos dos tecidos *in vivo* de forma não invasiva tem despertado grande interesse

Nos transtornos do humor, foram utilizadas técnicas de espectroscopia de próton (^{1}H), fósforo (^{31}P), lítio (^{7}Li), flúor (^{19}F), sódio (^{23}Na) e carbono (^{13}C),[19] sendo que cada um tem sua aplicação própria na exploração das propriedades do isótopo específico. Dentre as diversas técnicas de ERM, a mais utilizada no estudo dos transtornos do humor tem sido a espectroscopia por ressonância magnética de próton (ERM-^{1}H), que permite a avaliação neuroquímica do metabolismo dos fosfolipídeos de membrana (glicerolfosfocolina + fosfocolina, GPC + PC), do sistema de mensageiro intracelular (mio-inositol, Ino), da viabilidade neuronal (N-acetil aspartato, NAA), do estado do metabolismo energético celular (fosfocreatina + creatina, PCr + Cr), e de alguns aspectos da neurotransmissão (glutamato, Glu e glutamina, Gln).[19] A descrição das substâncias medidas pela ERM-^{1}H consta no Quadro 9.1.

> Dentre as diversas técnicas de ERM, a mais utilizada no estudo dos transtornos do humor tem sido a espectroscopia por ressonância magnética de próton (ERM-^{1}H).

Os níveis desses metabólitos mensurados pela ERM-^{1}H variam no SNC de acordo com a idade. As alterações mais aparentes acontecem nos primeiros três anos de vida, mas podem ser notadas até os 16 anos. As mudanças significativas são o aumento de NAA/PCr + Cr e a diminuição da razão GPC

> **QUADRO 9.1**
> **Descrição das substâncias medidas pela ERM-¹H**
>
> **N-acetil aspartato (NAA)** é o segundo aminoácido livre em maior quantidade no SNC, encontrado dentro dos neurônios. É provável que qualquer alteração no funcionamento normal da célula acelere de forma intensa sua metabolização. O NAA também foi associado ao processo de mielinização. Diminuições dos níveis de NAA são observadas em caso de dano ou perda neuronal, podendo retornar aos níveis normais após recuperação. De maneira geral, o NAA é um marcador sensível, embora não específico, de patologia neuronal.
>
> **Glicerofosfocolina + fosfocolina (GPC + PC):** a colina é um constituinte metabólico dos fosfolipídeos da membrana celular e reflete a renovação de membranas. É precursora da síntese de acetilcolina, um neurotransmissor envolvido na memória, na cognição e no humor. Maiores níveis de GPC + PC podem refletir um aumento da síntese de membrana ou a proliferação celular, como em neoplasia, ou ainda quebra de mielina.
>
> **Mio-inositol (Ino)** é responsável pela atividade de segundos mensageiros intracelulares, e é considerado um marcador glial. O aumento dos níveis de mio-inositol pode indicar gliose, disfunção de membrana e/ou anormalidades no citoesqueleto.
>
> **Fosfocreatina + creatina (PCr + Cr):** a reação de equilíbrio entre fosfocreatina e creatina age como uma reserva de alta energia de fosfatos e da razão adenosina trifosfato/adenosina difosfato (ATP/ADP). Portanto, PCr + Cr reflete a integridade do sistema de uso e armazenamento de energia. O nível de PCr + Cr está aumentado em estados hipometabólicos e diminuído em estados hipermetabólicos.
>
> **Glutamato (Glu) e glutamina (Gln):** o glutamato é um neurotransmissor excitatório que, após ser liberado na sinapse, é convertido em glutamina (Gln) pela glia. O ciclo Glu-Gln está associado à utilização de glicose pela glia, e a produção de lactato e Gln é possivelmente um indicador mais sensível da neurotransmissão glutamatérgica do que o próprio Glu.

+ PC/PCr + Cr conforme ocorre a maturação do SNC. Essas mudanças podem refletir maturação neuronal e um aumento no número de axônios, dendritos e sinapses.

A ESPECTROSCOPIA DE PRÓTON NO TRANSTORNO BIPOLAR

Em adultos com TB comparados a controles saudáveis, foram relatados menores níveis de NAA no CPFDL e no hipocampo, e maiores níveis no tálamo de pacientes do sexo masculino bipolares do tipo I. Os níveis de NAA não estavam alterados no giro do cíngulo anterior, nos gânglios da base e no núcleo lenticular. Comparando-se adultos bipolares deprimidos e adultos bipolares eutímicos, no momento do exame de ERM-¹H, encontrou-se menores níveis de PCr-Cr no lobo frontal esquerdo dos primeiros.[2]

Crianças com TB, comparadas a controles saudáveis, apresentavam maiores razões de Glu + Gln/PCr-Cr em lobos frontais e gânglios da base, mas sem alteração de NAA.[20] No giro do cíngulo anterior, foram encontradas maiores razões de mio-inositol/PCr-Cr.[21] Após tratamento com lítio durante sete dias, houve uma diminuição significativa das razões de mio-inositol/PCr-Cr.[22] No entanto, na comparação entre o 7º e o 42º dia de uso de lítio, houve aumento do nível de mio-inositol nos córtices pré-frontal medial e lateral direito.[23] O nível de NAA diminuiu no córtex pré-frontal ventrolateral medial após a administração de lítio.[24] O uso de olanzapina resultou no aumento de NAA no córtex pré-frontal ventral em adolescentes com TB que apresentaram remissão; nos adolescentes que não remitiram, houve diminuição de NAA.[25] Em adolescentes com TB, menores níveis de NAA foram encontrados nos CPFDL esquerdo[26] e direito,[27] e no córtex orbitofrontal medial,[28] sem estatística significativa no verme do cerebelo.[29] O nível de NAA não distinguiu indivíduos bipolares cujos pais apresentavam o transtorno de indivíduos também filhos de pais bipolares, mas que apenas apresentavam sintomas subsindrômicos, nem de controles saudáveis.[30] Em nosso estudo mais recente, por meio de uma técnica em que fazemos múltiplos vóxeis em uma única aquisição de RM, demonstramos menores níveis de NAA e de GPC + PC no córtex pré-frontal medial bilateral; no córtex pré-frontal medial esquerdo de crianças e adolescentes com TB, comparados a controles saudáveis, encontramos menores níveis de PCr-Cr. Também relatamos, nas crianças com TB, menores níveis de NAA e PCr-Cr na substância branca do CPFDL esquerdo.[31] Os estudos neuroquímicos em crianças e adolescentes com TB estão descritos na Tabela 9.2.

IMAGENS POR TENSOR DE DIFUSÃO NO TRANSTORNO BIPOLAR

A imagem por tensor de difusão (DTI, *diffusion tensor imaging*) é obtida por meio de uma aquisição específica na RM, com a finalidade de se estudar a substância branca no SNC. Pela quantificação da difusão de água no tecido cerebral e pela anisotropia do movimento de difusão, a DTI permite avaliar a integridade dos tratos de fibras da substância branca.

> A imagem por tensor de difusão (DTI, *diffusion tensor imaging*) é obtida por meio de uma aquisição específica na RM, com a finalidade de se estudar a substância branca no SNC.

TABELA 9.2
Estudos com ERM-¹H em crianças e adolescentes com TB

Autores	Amostra	Idade ± DP (em anos)	Resultados em pacientes com TB
Castillo e colaboradores[20]	10 TB 10 controles	8 não pareado	↑ Glu/Gln em lobos frontais e gânglios da base Sem alteração em NAA nos córtices frontal e temporal
Davanzo e colaboradores[22]	11 TB 11 controles	11,4 pareado para idade	↑ Ino/PCr-Cr no giro do cíngulo anterior não significativa ↓ Ino/PCr-Cr estava associada ao tratamento com lítio
Cecil e colaboradores[28]	17 TB 21 controles	22,3 ± 7,3 21,7 ± 5,2	↓ NAA e GPC + PC na substância cinzenta do córtex orbitofrontal
Chang e colaboradores[27]	15 TB 11 controles	12,6 ± 2,9 12,6 ± 2,9	↓ NAA em CPFDL direito
Cecil e colaboradores[29]	9 TH (7 TB + 2 TDM) 10 controles	9,8 ± 1,4 10,8 ± 1,8	↑ Ino em córtex frontal ↓ NAA e PCr-Cr no verme do cerebelo não significativa
Davanzo e colaboradores[21]	10 TB 10 TEI 13 controles	9,8 ± 2,0 9,6 ± 3,0 11,7 ± 3,6	↑ Ino e Ino/PCr-Cr no giro do cíngulo anterior em TB vs. TEI e vs. controles Sem alteração no córtex occipital
Gallelli e colaboradores[30]	60 filhos de pais com TB (32 com TB e 28 com sintomas subsindrômicos) 26 controles	14,1 ± 3,0 12,2 ± 2,6 14,2 ± 2,8	Sem alteração de NAA/Cr no CPFDL esquerdo ou direito
DelBello e colaboradores[25]	19 TB (11 que remitiram e 8 que não remitiram) 10 controles	14 ± 2 15 ± 2 15 ± 2	Sem alteração de NAA após 28 dias de olanzapina ↑ NAA no córtex pré-frontal ventromedial em pacientes que remitiram comparados aos que não remitiram
Patel e colaboradores[23]	28 TB	15,5 ± 1,5	↑ Ino nos córtices pré-frontal medial e lateral direito após uso de lítio por 42 dias
Olvera e colaboradores[26]	35 TB 36 HC	13.2 ± 2.9 13.7 ± 2.6	↓ NAA no CPFDL esquerdo

(continua)

TABELA 9.2 (continuação)
Estudos com ERM-¹H em crianças e adolescentes com TB

Autores	Amostra	Idade ± DP (em anos)	Resultados em pacientes com TB
Patel e colaboradores[24]	28 TB deprimidos 10 HC	15.5 ± 1.5 14.6 ± 1.8	↑ NAA no giro do cíngulo anterior ↑ NAA, GPC + PC, PCr-Cr no córtex pré-frontal ventrolateral esquerdo ↑ NAA, PCr-Cr, Ino no córtex pré-frontal ventrolateral direito
Patel e colaboradores[32]	28 TB deprimidos antes e após 28 dias de lítio	15.5 ± 1.5	↓ NAA no córtex pré-frontal ventrolateral medial após lítio Sem diferença no NAA no córtex pré-frontal ventrolateral
Chang e colaboradores[16]	10 desregulação de humor mas não TB, todos filhos de TB antes e após 12 semanas de divalproato	11.3 ± 3.6	Sem mudança no NAA/PCr-Cr, Ino/PCr-Cr, GPC + PC/PCr-Cr no CPFDL
Caetano e colaboradores[31]	43 TB 38 controles	13.2 ± 2.9 13.9 ± 2.7	↓ NAA e GPC + PC no córtex pré-frontal medial bilateral; e PCr-Cr no córtex pré-frontal medial esquerdo ↓ NAA e PCr-Cr na substância branca do CPFDL esquerdo

Tabela adaptada de Caetano e colaboradores.[31]
TB, transtorno bipolar; controles, controles saudáveis; TH, transtorno do humot, TEI, transtorno explosivo intermitente; CPFDL, córtex pré-frontal dorsolateral; NAA, N-acetil aspartato; Ino, mio-inositol; PCr-Cr, fosfocreatina-creatina; GPC + PC, Glicerolfosfocolina + fosfocolina; Glu/Gln, glutamato/glutamina; ↓ diminuição ou menor; ↑ aumento ou maior.

Estudos usando DTI mostraram alterações na substância branca (expressas por diminuição da fração anisotrópica – AF – ou aumento da difusão), evidenciando anormalidades na circuitária frontolímbica. Em adultos, foram encontradas alterações na anisotropia fracional (AF) do fascículo uncinado e do corpo caloso, além de aumento do coeficiente de difusão aparente do córtex orbitofrontal. Em pacientes pediátricos, foram relatadas menor integridade da substância branca em lobo orbitofrontal direito, menor AF no giro do cíngulo/paracíngulo e aumento da difusão na região subgenual bilateral.[33]

ESTUDOS FUNCIONAIS NO TRANSTORNO BIPOLAR

No primeiro estudo funcional (usando RMF) realizado, no qual 10 crianças e adolescentes com TB e 10 controles faziam um teste de nomear cores (*Stroop task*), houve um aumento de sinal no putame esquerdo e no tálamo de pacientes com TB. Também foi encontrada uma associação direta entre a idade e o aumento do sinal bilateral no córtex pré-frontal rostroventral e estriado em controles saudáveis, mas não em pacientes. Contudo, os pacientes apresentaram uma relação direta entre sintomas depressivos e aumento do sinal em córtex pré-frontal ventral.[34]

Em 12 crianças eutímicas com TB e 10 controles, respondendo a testes de memória visuoespacial, ocorreu uma maior ativação no giro do cíngulo anterior, no putame esquerdo, no tálamo esquerdo, no CPFDL esquerdo e no giro frontal inferior direito. Em teste de fotos de valência negativa, os pacientes mostraram maior ativação no CPFDL bilateral, no giro frontal inferior e na ínsula direita; apresentaram também maior ativação no núcleo caudado bilateralmente e no tálamo, no giro frontal médio e superior e no giro do cíngulo anterior esquerdo, quando comparados aos controles.[35]

Em 26 crianças com TB (13 sem medicação e 15 com TDAH) e 17 controles, realizando um teste de inibição motor, foi mostrado que, em testes de falha de inibição, os controles apresentaram maior ativação no estriado bilateral e no córtex pré-frontal direito.[36]

MODELO NEUROANATÔMICO DOS TRANSTORNOS DO HUMOR

Baseando-se em pesquisas sobre áreas cerebrais específicas que atuam na regulação, na expressão e no reconhecimento de emoções específicas, e nos estudos volumétricos, neuroquímicos e funcionais que vêm sendo realizados em pacientes adultos com TB e TDM, foi proposto um modelo neuroanatômico de possíveis estruturas envolvidas na fisiopatologia dos transtornos do humor.[2] Essas estruturas são o córtex pré-frontal, responsável pela direção do comportamento e pela geração de estratégias de conduta; o hipocampo, associado à memória declarativa e à conversão da memória de curto prazo em memória de longo prazo; a amígdala, relacionada à memória de eventos emocionais, em particular o reconhecimento de faces de raiva e choro. O giro do cíngulo anterior é responsável pela integração das emoções, do controle motor, do estado de despertar e pela motivação. O tálamo desempenha o papel de integração dos estímulos sensoriais e motores, passando informações para o córtex cerebral dos centros subcorticais e fazendo o caminho inverso; além disso, projeta-se para o estriado e amígdalas.

O fluxo de informações do tálamo está sujeito à modulação de demandas comportamentais. Os gânglios da base incluem o putame, o núcleo caudado, os núcleos subtalâmicos, o globo pálido, o *nucleus acumbens* e a substância negra. O corpo estriado, por sua vez, é uma subregião que corresponde ao núcleo caudado e ao putame. Essas estruturas são muito importantes no movimento, sendo que o putame e o núcleo caudado atuam em conjunto no controle de movimentos intencionais grosseiros e auxiliam no controle global do movimento do corpo.[18]

> O fluxo de informações do tálamo está sujeito à modulação de demandas comportamentais. Os gânglios da base incluem o putame, o núcleo caudado, os núcleos subtalâmicos, o globo pálido, o *nucleus acumbens* e a substância negra.

Em indivíduos saudáveis, com a presença de um estímulo para o SNC, segue-se o processo de identificação do significado emocional desse estímulo, a produção de um estado afetivo correspondente a ele e a regulação das respostas afetiva e comportamental. No processo de identificação do significado emocional do estímulo, participam a amígdala, o córtex insular e o núcleo caudado. A resposta afetiva se processa no córtex pré-frontal ventrolateral, no córtex orbitofrontal, no córtex insular, no giro do cíngulo anterior, na amígdala e no estriado. A regulação das respostas afetiva e comportamental, por sua vez, é desempenhada pelo CPFDL, pelo córtex pré-frontal dorsomedial, pelo hipocampo e pelo giro do cíngulo anterior.[37]

> Em indivíduos saudáveis, com a presença de um estímulo para o SNC, segue-se o processo de identificação do significado emocional desse estímulo, a produção de um estado afetivo correspondente a ele e a regulação das respostas afetiva e comportamental.

Extensos circuitos ligam essas áreas entre si, e os transtornos do humor poderiam se originar da disfunção em suas diferentes partes. Anormalidades nesses circuitos poderiam estar relacionadas a uma maior vulnerabilidade biológica de resposta a estímulos do meio ambiente capazes de provocar sintomas afetivos.[2]

Ressaltamos que, apesar do progresso no entendimento dos possíveis circuitos neuronais envolvidos na modulação do humor normal, da depressão e da euforia, ainda é pouco conhecido o processo de desenvolvimento dos grupos de células nervosas desses circuitos. Distintas regiões do cérebro normal amadurecem em tempos diferentes. Em primatas não humanos, verificou-se que a dopamina, a serotonina e a noradrenalina variam sua quantidade em diferentes áreas corticais, conforme a idade.[38] A inervação serotoninérgica para o córtex pré-frontal se completa nos primeiros 5 a 6 anos de vida do ser humano, enquanto o desenvolvimento de noradrenalina e de dopamina e suas atividades de síntese continuam pela puberdade, e a iner-

> Muitos dos sistemas neurobiológicos envolvidos na fisiopatologia dos transtornos do humor no adulto não estão plenamente desenvolvidos até o final da adolescência. Isso pode ter implicações nos mecanismos patológicos da depressão e da euforia, visto que o substrato biológico (SNC), sofrendo alterações, pode ser diferente para cada faixa etária.

vação dopaminérgica para o córtex pré-frontal não se completa até a idade adulta. Muitos dos sistemas neurobiológicos envolvidos na fisiopatologia dos transtornos do humor no adulto não estão plenamente desenvolvidos até o final da adolescência. Isso pode ter implicações nos mecanismos patológicos da depressão e da euforia, visto que o substrato biológico (SNC), sofrendo alterações, pode ser diferente para cada faixa etária. Talvez isso se reflita, em última instância, nas diferenças sintomatológicas e na resposta ao tratamento observadas clinicamente em diferentes idades.

O CPFDL é uma das últimas regiões a amadurecer no SNC humano, possivelmente por seu papel de integração das funções cognitivas. Em estudo de neuroimagem (RMF), utilizando testes de memória e de atenção, a ativação cortical foi maior e mais difusa em crianças saudáveis do que em adultos saudáveis, inferindo-se que ocorre um refinamento nessa região com a idade.

O lobo temporal também sofre mudanças devido ao processo de maturação do SNC. As estruturas do lobo temporal medial, amígdala e hipocampo, estão envolvidas em funções de linguagem, memória e emoções, que sofrem marcantes mudanças ao longo da infância e da adolescência. Com a idade, o volume do lobo temporal permanece estável, enquanto o volume da amígdala aumenta apenas no sexo masculino, e o do hipocampo aumenta apenas no sexo feminino.[39] Esse padrão é consistente com a distribuição dos receptores de hormônios sexuais, pois a amígdala tem predomínio de receptores andrógenos e o hipocampo, de receptores estrógenos. O hipocampo e a amígdala também são ricos em receptores para esteroides adrenais, em hormônios tireoideanos e em crescimento neural. Especula-se que o estrógeno poderia influenciar no desenvolvimento do hipocampo por meio do bloqueio dos efeitos neurodegenerativos do glicocorticoides. O processo de mielinização do hipocampo se estende até a idade adulta, sendo que a área se duplica entre a primeira e segunda décadas de vida.

> Os transtornos mentais podem ser classificados em processos neurodegenerativos quando as alterações se manifestam após o surgimento dos sintomas e com piora progressiva no tempo de duração da doença; já os processos do neurodesenvolvimento ocorreriam ao longo do desenvolvimento do SNC e estariam intimamente ligados à idade.

Os transtornos mentais podem ser classificados em processos neurodegenerativos quando as alterações se manifestam após o surgimento dos sintomas e com piora progressiva no tempo de duração da doença; já os processos do neurodesenvolvimento ocorreriam ao longo do desenvolvimento do SNC e estariam intimamente ligados à idade. Todavia, o processo do neurodesenvolvimento poderia ser agravado ou ter sua evolução acelerada logo após o início dos sintomas. Este último seria o modelo adotado para a esquizofrenia, que, apesar de acometer o SNC progressivamente, dos lobos parietais aos temporais, e o CPFDL durante toda a infância e adolescência,[1] teria suas primeiras manifestações clínicas logo após a poda neuronal, no final da adolescência, o que geraria a piora progressiva do quadro. Para o TB, Blumberg e colaboradores[40] sugerem um processo do neurodesenvolvimento em que os sintomas apareceriam conforme a maturação do SNC. Dessa maneira, áreas subcorticais, como a amígdala e o hipocampo, que se desenvolvem primeiro, apresentariam as primeiras alterações e seus sintomas decorrentes. No CPFDL, que tem sua maturação completa apenas na idade adulta, só seriam evidenciadas alterações no final da adolescência. Os pesquisadores também sugerem que o transtorno de déficit de atenção/hiperatividade, por acometer apenas estruturas subcorticais, apresentaria uma melhora clínica na adolescência devido ao amadurecimento do CPFDL que passa, então, a exercer um *feedback* negativo nessas áreas.[40]

ESTUDOS FUTUROS

Sugerimos que o primeiro passo seja o seguimento de indivíduos de alto risco para desenvolvimento de TB, por exemplo, filhos ou irmãos de pacientes com TB. Crianças que tenham um dos pais diagnosticados com TB apresentam um risco quatro vezes maior de desenvolver um transtorno do humor do que crianças cujos pais são saudáveis. Estudando essa população específica, em que parece ocorrer o fenômeno da antecipação, é possível pesquisar anormalidades cerebrais prodrômicas envolvidas na fisiopatologia do TB. De modo geral, os estudos de neuroimagem para elucidar os mecanismos fisiopatológicos do TB foram conduzidos em pacientes medicados ou com história prévia de tratamento, e é difícil excluir potenciais efeitos de medicamentos em alguns dos achados relatados. Filhos de pacientes com TB podem constituir um paradigma de interesse devido ao seu potencial de revelar marcadores de estado relacionados à vulnerabilidade a esse transtorno. O seguimento a longo prazo também permitiria avaliar os pacientes após remissão dos episódios de humor.

> Crianças que tenham um dos pais diagnosticados com TB apresentam um risco quatro vezes maior de desenvolver um transtorno do humor do que crianças cujos pais são saudáveis.

Os estudos futuros devem responder como o TB afeta o desenvolvimento do SNC – que alterações acontecem com o surgimento e a remissão dos sintomas de depressão e de euforia; qual a sequência desses eventos (correlações com as variáveis clínicas), quanto tempo para cada faixa etária e como distinguir achados anteriores ao episódio e os decorrentes do mesmo (traço e estado).

REFERÊNCIAS

1. Thompson PM, Giedd JN, Woods RP, MacDonald D, Evans AC, Toga AW. Growth patterns in the developing brain detected by using continuum mechanical tensor maps. Nature. 2000;404(6774):190-3.

2. Strakowski SM, Delbello MP, Adler CM. The functional neuroanatomy of bipolar disorder: a review of neuroimaging findings. Mol Psychiatry. 2005;10(1):105-16.

3. DelBello MP, Zimmerman ME, Mills NP, Getz GE, Strakowski SM. Magnetic resonance imaging analysis of amygdala and other subcortical brain regions in adolescents with bipolar disorder. Bipolar Disord. 2004;6(1):43-52.

4. Chang K, Barnea-Goraly N, Karchemskiy A, Simeonova DI, Barnes P, Ketter T, et al. Cortical magnetic resonance imaging findings in familial pediatric bipolar disorder. Biol Psychiatry. 2005;58(3):197-203.

5. Dickstein DP, Milham MP, Nugent AC, Drevets WC, Charney DS, Pine DS, et al. Frontotemporal alterations in pediatric bipolar disorder: results of a voxel-based morphometry study. Arch Gen Psychiatry. 2005;62(7):734-41.

6. Kaur S, Sassi RB, Axelson D, Nicoletti M, Brambilla P, Monkul ES, et al. Cingulate cortex anatomical abnormalities in children and adolescents with bipolar disorder. Am J Psychiatry. 2005;162(9):1637-43.

7. Najt P, Nicoletti M, Chen HH, Hatch JP, Caetano SC, Sassi RB, et al. Anatomical measurements of the orbitofrontal cortex in child and adolescent patients with bipolar disorder. Neurosci Lett. 2007;413(3):183-6.

8. Baloch HA, Hatch JP, Olvera RL, Nicoletti M, Caetano SC, Zunta-Soares GB, et al. Morphology of the subgenual prefrontal cortex in pediatric bipolar disorder. J Psychiatr Res. 2010;44(15):1106-10.

9. Blumberg HP, Kaufman J, Martin A, Whiteman R, Zhang JH, Gore JC, et al. Amygdala and hippocampal volumes in adolescents and adults with bipolar disorder. Arch Gen Psychiatry. 2003;60(12):1201-8.

10. Chen BK, Sassi R, Axelson D, Hatch JP, Sanches M, Nicoletti M, et al. Cross-sectional study of abnormal amygdala development in adolescents and young adults with bipolar disorder. Biol Psychiatry. 2004;56(6):399-405.

11. Kalmar JH, Wang F, Chepenik LG, Womer FY, Jones MM, Pittman B, et al. Relation between amygdala structure and function in adolescents with bipolar disorder. J Am Acad Child Adolesc Psychiatry. 2009;48(6):636-42.

12. Wilke M, Kowatch RA, DelBello MP, Mills NP, Holland SK. Voxel-based morphometry in adolescents with bipolar disorder: first results. Psychiatry Res. 2004;131(1):57-69.
13. Sanches M, Roberts RL, Sassi RB, Axelson D, Nicoletti M, Brambilla P, et al. Developmental abnormalities in striatum in young bipolar patients: a preliminary study. Bipolar Disord. 2005;7(2):153-8.
14. Ahn MS, Breeze JL, Makris N, Kennedy DN, Hodge SM, Herbert MR, et al. Anatomic brain magnetic resonance imaging of the basal ganglia in pediatric bipolar disorder. J Affect Disord. 2007;104(1-3):147-54.
15. Chang K, Karchemskiy A, Barnea-Goraly N, Garrett A, Simeonova DI, Reiss A. Reduced amygdalar gray matter volume in familial pediatric bipolar disorder. J Am Acad Child Adolesc Psychiatry. 2005;44(6):565-73.
16. Chang K, Karchemskiy A, Kelley R, Howe M, Garrett A, Adleman N, et al. Effect of divalproex on brain morphometry, chemistry, and function in youth at high-risk for bipolar disorder: a pilot study. J Child Adolesc Psychopharmacol. 2009;19(1):51-9.
17. Geller B, Harms MP, Wang L, Tillman R, DelBello MP, Bolhofner K, et al. Effects of age, sex, and independent life events on amygdala and nucleus accumbens volumes in child bipolar I disorder. Biol Psychiatry. 2009;65(5):432-7.
18. Caetano SC, Olvera RL, Glahn D, Fonseca M, Pliszka S, Soares JC. Fronto-limbic brain abnormalities in juvenile onset bipolar disorder. Biol Psychiatry. 2005;58(7):525-31.
19. Stanley JA. In vivo magnetic resonance spectroscopy and its application to neuropsychiatric disorders. Can J Psychiatry. 2002;47(4):315-26.
20. Castillo M, Kwock L, Courvoisie H, Hooper SR. Proton MR spectroscopy in children with bipolar affective disorder: preliminary observations. AJNR Am J Neuroradiol. 2000;21(5):832-8.
21. Davanzo P, Yue K, Thomas MA, Belin T, Mintz J, Venkatraman TN, et al. Proton magnetic resonance spectroscopy of bipolar disorder versus intermittent explosive disorder in children and adolescents. Am J Psychiatry. 2003;160(8):1442-52.
22. Davanzo P, Thomas MA, Yue K, Oshiro T, Belin T, Strober M, et al. Decreased anterior cingulate myo-inositol/creatine spectroscopy resonance with lithium treatment in children with bipolar disorder. Neuropsychopharmacology. 2001;24(4):359-69.
23. Patel NC, DelBello MP, Cecil KM, Adler CM, Bryan HS, Stanford KE, et al. Lithium treatment effects on Myo-inositol in adolescents with bipolar depression. Biol Psychiatry. 2006;60(9):998-1004.
24. Patel NC, Cecil KM, Strakowski SM, Adler CM, DelBello MP. Neurochemical alterations in adolescent bipolar depression: a proton magnetic resonance spectroscopy pilot study of the prefrontal cortex. J Child Adolesc Psychopharmacol. 2008;18(6):623-7.

25. DelBello MP, Cecil KM, Adler CM, Daniels JP, Strakowski SM. Neurochemical effects of olanzapine in first-hospitalization manic adolescents: a proton magnetic resonance spectroscopy study. Neuropsychopharmacology. 2006;31(6):1264-73.
26. Olvera RL, Caetano SC, Fonseca M, Nicoletti M, Stanley JA, Chen HH, et al. Low levels of N-acetyl aspartate in the left dorsolateral prefrontal cortex of pediatric bipolar patients. J Child Adolesc Psychopharmacol. 2007;17(4):461-73.
27. Chang K, Adleman N, Dienes K, Barnea-Goraly N, Reiss A, Ketter T. Decreased N-acetylaspartate in children with familial bipolar disorder. Biol Psychiatry. 2003;53(11):1059-65.
28. Cecil KM, DelBello MP, Morey R, Strakowski SM. Frontal lobe differences in bipolar disorder as determined by proton MR spectroscopy. Bipolar Disord. 2002;4(6): 357-65.
29. Cecil KM, DelBello MP, Sellars MC, Strakowski SM. Proton magnetic resonance spectroscopy of the frontal lobe and cerebellar vermis in children with a mood disorder and a familial risk for bipolar disorders. J Child Adolesc Psychopharmacol. 2003;13(4):545-55.
30. allelli KA, Wagner CM, Karchemskiy A, Howe M, Spielman D, Reiss A, et al. N-acetylaspartate levels in bipolar offspring with and at high-risk for bipolar disorder. Bipolar Disord. 2005;7(6):589-97.
31. Caetano SC, Olvera RL, Hatch JP, Sanches M, Chen HH, Nicoletti M, et al. Lower N-acetyl-aspartate levels in prefrontal cortices in pediatric bipolar disorder: a (1) H magnetic resonance spectroscopy study. J Am Acad Child Adolesc Psychiatry. 2011;50(1):85-94.
32. Patel NC, Delbello MP, Cecil KM, Stanford KE, Adler CM, Strakowski SM. Temporal change in N-acetyl-aspartate concentrations in adolescents with bipolar depression treated with lithium. J Child Adolesc Psychopharmacol. 2008;18(2):132-9.
33. Kafantaris V, Kingsley P, Ardekani B, Saito E, Lencz T, Lim K, et al. Lower orbital frontal white matter integrity in adolescents with bipolar I disorder. J Am Acad Child Adolesc Psychiatry. 2009;48(1):79-86.
34. Blumberg HP, Leung HC, Skudlarski P, Lacadie CM, Fredericks CA, Harris BC, et al. A functional magnetic resonance imaging study of bipolar disorder: state- and trait-related dysfunction in ventral prefrontal cortices. Arch Gen Psychiatry. 2003;60(6):601-9.
35. Chang K, Adleman NE, Dienes K, Simeonova DI, Menon V, Reiss A. Anomalous prefrontal-subcortical activation in familial pediatric bipolar disorder: a functional magnetic resonance imaging investigation. Arch Gen Psychiatry. 2004;61(8): 781-92.
36. Leibenluft E, Rich BA, Vinton DT, Nelson EE, Fromm SJ, Berghorst LH, et al. Neural circuitry engaged during unsuccessful motor inhibition in pediatric bipolar disorder. Am J Psychiatry. 2007;164(1):52-60.

37. Phillips ML, Drevets WC, Rauch SL, Lane R. Neurobiology of emotion perception II: Implications for major psychiatric disorders. Biol Psychiatry. 2003;54(5):515-28.
38. Goldman-Rakic PS, Lidow MS, Gallager DW. Overlap of dopaminergic, adrenergic, and serotonergic receptors and complementarity of their subtypes in primate prefrontal cortex. J Neurosci. 1990;10(7):2125-38.
39. Giedd JN, Snell JW, Lange N, Rajapakse JC, Casey BJ, Kozuch PL, et al. Quantitative magnetic resonance imaging of human brain development: ages 4-18. Cereb Cortex. 1996;6(4):551-60.
40. Blumberg HP, Kaufman J, Martin A, Charney DS, Krystal JH, Peterson BS. Significance of adolescent neurodevelopment for the neural circuitry of bipolar disorder. Ann N Y Acad Sci. 2004;1021:376-83.

10

DISTÚRBIOS DE RITMOS BIOLÓGICOS E ASPECTOS DOS DISTÚRBIOS DO SONO ASSOCIADOS À DEPRESSÃO E AO TRANSTORNO BIPOLAR COM INÍCIO NA INFÂNCIA E NA ADOLESCÊNCIA

Maria Eugênia Mesquita
Maria Cecília Lopes-Conceição

Os distúrbios de ritmos biológicos e distúrbios do sono são frequentes na sociedade moderna. Com o advento da eletricidade e com a Revolução Industrial, a relação entre atividades profissionais e domiciliares sofreu importantes mudanças, sobretudo associadas ao aumento de atividades noturnas. O tempo noturno em que ficamos acordados é hoje parte proeminente de nossa vida social. A hora de ir para a cama tem se tornado cada vez mais tarde, e isso tanto pode explicar as queixas de sono insuficiente como resultar em uma desorganização dos ritmos sociais e biológicos. Os horários regulares de atividades como alimentação e sono são considerados importantes pistas para a sincronização dos ritmos biológicos ao ciclo ambiental. O tempo insuficiente de sono e as alterações da ritmicidade biológica têm sido associados ao recente aumento da prevalência de transtornos do humor (TH) em todas as idades, em especial na adolescência.

> O tempo insuficiente de sono e as alterações da ritmicidade biológica têm sido associados ao recente aumento da prevalência de transtornos do humor (TH) em todas as idades, em especial na adolescência.

Os ritmos biológicos são o objeto de estudo da cronobiologia, disciplina jovem, constituída na década de 1960. Entre as inúmeras aplicações dessa disciplina para diferentes áreas do conhecimento, destaca-se sua contribuição para o estudo dos TH, sendo as depressões sazonais e depressões endógenas conhecidas como exemplos de "doenças temporais ou dos relógios biológicos". Um número crescente de estudos sobre as alterações dos ritmos biológicos e do sono em pacientes deprimidos e bipolares, inclusive crianças e adolescentes, tem sido verificado na literatura nas últimas décadas. Sua importância abrange possíveis contribuições tanto para a compreensão de aspectos fisiopatológicos quanto para o âmbito clínico e terapêutico. No entanto, se essa problemática ganhou relevância na atualidade, deve-se reconhecer que ela não é nova no campo do conhecimento, já que, desde a Antiguidade, nos relatos de Hipócrates e de Galeno, encontram-se descrições fenomenológicas de alterações dos ritmos na melancolia, assim como seu tratamento pela exposição à luz.[1]

Serão abordados neste capítulo os ritmos biológicos mais estudados em pacientes com TH, ou seja, os ritmos de vigília/sono (CVS) e de atividade/repouso, tanto pela importância clínica como pela facilidade de abordagem.

O SISTEMA DE TEMPORIZAÇÃO

Relógios biológicos

Os ritmos endógenos são reconhecidos pela permanência de ritmicidade nos organismos vivos mantidos em condições constantes (isolados do meio ambiente), levando ao pressuposto da existência de um marca-passo interno inicialmente denominado "relógio biológico". Atualmente, postula-se que a ritmicidade endógena decorre de um complexo sistema de temporização envolvendo mecanismos hormonais, neuronais e metabólicos. Um sistema de temporização circadiana[2] é responsável pela sincronização de oscilações geradas em diferentes órgãos e células do organismo. Diversas funções do organismo tendem a encadear-se temporalmente, acoplando diferentes ritmos fisiológicos e comportamentais e caracterizando uma organização temporal interna. A endogenicidade dos ritmos proporciona aos organismos uma capacidade antecipatória que lhes permite organizar recursos e atividades antes que sejam necessários. Por exemplo, em humanos, a elevação da temperatura e a secreção de cortisol no início do dia preparam o organismo para a vigília ou atividade; a diminuição da temperatura e a secreção de melatonina, no final do dia, preparam o organismo para o sono.

> Um sistema de temporização circadiana[2] é responsável pela sincronização de oscilações geradas em diferentes órgãos e células do organismo.

Outra importante característica dos ritmos endógenos na espécie humana é a determinação de inclinações individuais na preferência por atividades

> A necessidade de sono pode ser diferente entre os indivíduos. Alguns precisam em torno de 10 horas, os grandes dormidores, enquanto outros necessitam de apenas 4 horas, os pequenos dormidores. Entretanto, a média da necessidade de sono na população em geral é de cerca de 8 horas.

mais cedo, pela manhã (uma tendência para a matutinidade) ou por atividades em horários mais tardios do dia (uma tendência para a vespertinidade). Essas tendências determinam os cronotipos matutinos ou vespertinos, embora uma grande parcela da população apresente-se entre esses dois extremos – os cronotipos intermediários ou indivíduos sem uma preferência determinada. Tendências para a matutinidade ou para a vespertinidade têm sido associadas a alterações dos genes ligados ao funcionamento do sistema de temporização circadiano. Essas propensões podem ser também influenciadas por atividades sociais noturnas ou matutinas, ao longo da vida. Adolescentes apresentam uma tendência para a vespertinidade,[3,4] denominada *fase atrasada do sono*; já os idosos apresentam tendência para a matutinidade.[5] Essas tendências são atribuídas a modificações do ritmo biológico ao longo da vida em função do estágio de maturação do organismo. A necessidade de sono pode ser diferente entre os indivíduos. Alguns precisam em torno de 10 horas, os grandes dormidores, enquanto outros necessitam de apenas 4 horas, os pequenos dormidores. Entretanto, a média da necessidade de sono na população em geral é de cerca de 8 horas.

Relações temporais dos ritmos biológicos circadianos com o meio ambiente

Os ritmos circadianos do organismo com períodos de cerca de 24 horas (20 a 28 horas) ajustam-se diariamente tanto ao meio ambiente interno como ao externo. O sinal do marca-passo central, localizado no núcleo supraquiasmático do hipotálamo, é traduzido para os órgãos periféricos por meio de sinais autonômicos e hormonais. O marca-passo central recebe informações viscerais e sensoriais periféricas, produzindo um ajuste fino entre os ritmos do organismo e as mudanças no ciclo ambiental. Os ritmos endógenos são sincronizados às mudanças ambientais por pistas temporais também denominadas *zeitgebers* (doadores de tempo). O ciclo claro-escuro e o horário das atividades sociais (horários de sono e de alimentação) têm sido considerados as principais pistas temporais para o ajuste do ritmo do organismo diante das variações do meio ambiente. A plasticidade do sistema temporal permite o ajuste dos ritmos internos aos mo-

> A plasticidade do sistema de temporização circadiano, interpretada como uma característica adaptativa, é, portanto, fundamental para a saúde do organismo e para a preservação das espécies.[6]

mentos mais propícios do meio ambiente, isto é, uma adaptação temporal que consiste na harmonização entre a ritmicidade biológica e os ciclos ambientais. A plasticidade do sistema de temporização circadiano, interpretada como uma característica adaptativa, é, portanto, fundamental para a saúde do organismo e para a preservação das espécies.[6]

OBSERVAÇÕES METODOLÓGICAS PARA O ESTUDO DOS RITMOS[7]

Coleta de dados

Para o estudo dos ritmos circadianos, os dados coletados devem conter um mapeamento temporal que considere o instante e a frequência de eventos ambientais, sendo o mais importante o registro do ciclo claro-escuro. Deve ser determinada uma referência temporal, como, por exemplo, o horário de início e final de sono. Os dados devem ser ainda coletados por alguns dias e em diferentes momentos do dia. Para a avaliação dos ritmos endógenos, é necessária uma situação experimental de completo isolamento de pistas ambientais que possam interferir nos ritmos, condição esta de difícil abordagem em determinadas amostragens, como as de pacientes com transtornos.

O monitoramento contínuo da atividade motora, feito por actímetro, é uma técnica muito utilizada, permitindo avaliar tanto o ritmo de atividade/repouso como estimar o ritmo de vigília/sono. A técnica é de fácil aplicação, não oferece riscos aos pacientes, e não interfere na variável a ser estudada.[8]

> O monitoramento contínuo da atividade motora, feita por actímetro, é uma técnica muito utilizada, permitindo avaliar tanto o ritmo de atividade/repouso como estimar o ritmo de vigília/sono.

Análise dos dados

Um dos métodos mais utilizados para a análise dos ritmos é o método cossinor, que consiste em ajustar a uma série temporal de N dados medidos uma função cosseno. Os principais parâmetros a partir da curva senoidal ajustada[7] aos dados e seus significados são descritos como segue:[7]

- **Período**
  Duração de um evento
- **Amplitude**
  Valor da diferença entre os valores máximo (ou mínimo) e médio (mesor) da curva ajustada

- **Acrofase**
  Medida de tempo transcorrido entre um instante (fase) e a fase na qual é maior a probabilidade de ser encontrado o valor mais elevado da variável
- **Batifase**
  Medida de tempo transcorrido entre um instante (fase) e a fase na qual é maior a probabilidade de ser encontrado o valor mais baixo de uma variável
- **Potência espectral**
  Expressa a intensidade da presença de cada frequência na série temporal e pode ser avaliada pela análise espectral

A sincronização com o ciclo ambiental de 24 horas é avaliada pelo valor da potência circadiana (24 horas) e da amplitude de 24 horas que expressam o grau de ajuste dos ritmos ao ciclo ambiental diário. A relação de fase com o meio externo é avaliada pela ocorrência da acrofase e do nadir em determinadas horas do dia. A relação de fases entre dois ritmos é avaliada pela diferença entre suas fases (acrofase ou batifase).

PRINCIPAIS ALTERAÇÕES DOS RITMOS BIOLÓGICOS

A principais alterações dos ritmos biológicos são:

- **Dessincronização interna**
  Desacoplamento e oscilações de ritmos biológicos de forma independente, resultantes de mudanças constantes ou temporárias nas relações de fase entre os ritmos internos. Por exemplo, diferença entre a acrofase de temperatura e o início do sono, observada em estudos do CVS de trabalhadores em turnos.
- **Dessincronização externa**
  Diminuição ou perda do ajuste dos ritmos biológicos ao ciclo ambiental.
- **Deslocamentos de fase**
  Deslocamentos de fase em relação ao ciclo ambiental:
  – Constantes – Fase atrasada ou avançada
  – Pontuais – Atraso ou avanço de fase
  – Inversão de fase

  Por exemplo, sono na fase clara e vigília na fase escura.
- **Mascaramento**
  Modificação dos ritmos expressa pela ação direta de fatores sem que haja o envolvimento do sistema de temporização circadiano. Por exemplo, alterações do ritmo de temperatura após exercícios físicos.

CLASSIFICAÇÃO DOS DISTÚRBIOS DO SONO

De acordo com a Classificação Internacional dos Distúrbios do Sono (International Classification of Sleep Disorders – ICSD, 2005),[9] os distúrbios do sono podem advir de condições primárias do organismo ou podem ser provocados por condições externas ambientais. Por serem comportamentos inesperados durante o sono, são chamados atípicos, com a denominação de parassonias, e são muito comuns em crianças.

Neste capítulo será discutida a insônia, o distúrbio do ritmo circadiano do sono, especificamente, a síndrome do atraso de fase dos adolescentes, as parassonias e os distúrbios respiratórios do sono.

> De acordo com a Classificação Internacional dos Distúrbios do Sono (International Classification of Sleep Disorders – ICSD, 2005),[9] os distúrbios do sono podem advir de condições primárias do organismo ou podem ser provocados por condições externas ambientais.

A insônia pode ser definida como a dificuldade de iniciar ou manter o sono com consequências importantes para as atividades diurnas e para a qualidade de vida. Pode estar presente em várias condições clínicas, como transtornos psiquiátricos, doenças médicas e fatores ambientais. As características da insônia variam de acordo com idade, gênero e questões ambientais. Em relação à insônia das crianças, o comportamento dos pais e suas rotinas diárias fazem parte do diagnóstico e do tratamento. Em lactentes, é notório que muitas vezes existe uma dificuldade de estabelecer limites para ir para o berço. Em torno dos 8 a 9 anos existe uma tendência ao aparecimento do medo de dormir sozinho, que pode ser expresso por medo do escuro. Cada quadro de insônia na infância e na adolescência deve

---

QUADRO 10.1
Classificação Internacional dos Distúrbios do Sono (ICSD)

1. Insônia
2. Distúrbios respiratórios relacionados ao sono
3. Hipersonias de origem central causadas pelo distúrbio do ritmo circadiano do sono, distúrbios respiratórios relacionados ao sono ou outras causas de sono noturno interrompido
4. Distúrbios do ritmo circaciano do sono
5. Parassonias
6. Distúrbios do movimento relacionados ao sono
7. Sintomas isolados, variantes aparentemente normais e de importância resolvida
8. Outros distúrbios do sono

Fonte: American Academy of Sleep Medicine.[9]

ser analisado de forma individual, com diferentes condutas. Adicionalmente, parecer existir uma heterogeneidade clínica nos quadros de insônia na infância, havendo relatos de pais que descrevem suas crianças com sono agitado desde o início da vida, sem causa aparente. Esta pode ser considerada uma forma de insônia idiopática rara.

A relação entre distúrbios respiratórios do sono (DRS) em crianças e alterações neurocomportamentais está bem estabelecida.[10] No entanto, um grande problema para identificar fatores de risco para morbidades psiquiátricas infantis é o fato de que as medidas de DRS precisam ser otimizadas.[11] Medidas polissonográficas convencionais, como índice de apneia e hipopneia (frequência por hora de sono), mesmo quando adaptadas para crianças, podem subestimar o diagnóstico de DRS com alterações comportamentais. Outras avaliações têm sido revistas, como o estagiamento especializado de despertares respiratórios e a quantificação de alterações eletroencefalográficas detectadas a cada evento respiratório anormal.[12] A existência de quadros caracterizados como DRS em crianças com manifestações respiratórias (como roncopatia, taquipneia, limitação de fluxo sem evidente quadro de obstrução total da via aérea e/ou hipoxia) tem sido bem traçada por diversos autores. As implicações clínicas dos quadros de roncopatia (não necessariamente associados aos quadros de distúrbios respiratórios do sono acentuados em crianças) têm sido descritas e incluem alterações no desenvolvimento craniofacial,[13] e alterações no desenvolvimento neurocomportamental.[14] Os quadros de limitação de fluxo, sem eventos clássicos obstrutivos, também têm sido associados às queixas clínicas durante a vigília.[12]

A análise espectral eletroencefalográfica em sono pode ser considerada uma nova forma de leitura do EEG, sendo possível por meio do sistema

---

QUADRO 10.2
Parâmetros para avaliação do sono pela polissonografia

1. Latência para o sono em minutos
2. Latência para o REM em minutos
3. Tempo total de registro em minutos (TTR)
4. Tempo total de sono em minutos (TTS)
5. Eficiência do sono em porcentagem
6. Tempo em vigília após o início do sono em porcentagem
7. Estágios do sono (N 1, 2, 3 e sono REM) calculados em porcentagem do TTS
8. Índice de despertares breves por hora de sono
9. Índice de eventos respiratórios (obstrutivos, centrais e mistos) por horas de sono
10. Índice de movimentos periódicos de pernas por hora de sono
11. Saturação da oxi-hemoglobina (basal, média, mínima)

digital computadorizado, devido ao grande número de cálculos necessários em pouco tempo, cerca de 2 segundos. Depois de gravado, o exame passa para as fases de leitura, seleção de épocas e análise espectral, que consiste na configuração das bandas de frequências do EEG (delta, teta, alfa e beta). As análises espectrais são realizadas em dois domínios: tempo e frequência. O domínio do tempo por meio da análise visual é a forma clássica de registro e leitura do EEG, permanecendo como base indispensável para qualquer investigação eletroencefalográfica até os dias atuais. O domínio da frequência permite uma análise quantitativa do espectro de frequências do EEG. A quantificação da energia do sinal em cada banda é apresentada em potências absoluta (μV^2) e relativa, ou em amplitudes absoluta (μV) e relativa. Os resultados dessa análise são úteis para estudos topográficos e estatísticos (limitados). As transformações matemáticas necessárias para análise diagnóstica discriminativa requerem recursos de *software* acessórios. A análise quantitativa do EEG, também denominada análise espectral em sono, possibilita acesso ao ritmo cerebral em um estudo de bandas de frequências em cada estágio de sono, de acordo com cada protocolo científico.

Os dados espectrais do EEG têm sido estudados nos transtornos psiquiátricos, particularmente no transtorno afetivo unipolar durante o sono.[15] São observadas diferenças de ritmos inter-hemisféricos e de coerência intra-hemisférica entre pacientes e controles, havendo diferenças também entre gêneros. O estudo da variabilidade cardíaca (HRV, *heart rate variability*) tem sido usado para indicar alterações associadas ao sistema nervoso autônomo em distúrbios do sono. A avaliação objetiva por meio da polissonografia possibilita o registro de múltiplos sistemas fisiológicos durante o sono. Em geral, são monitoradas de forma simultânea múltiplas variáveis fisiológicas durante as noites inteiras, obtendo-se parâmetros descritos como arquitetura do sono, também denominados macroestrutura do sono. As análises convencionais são submetidas aos critérios internacionais de classificação dos estágios de sono. Todos os registros polissonográficos são realizados e estagiados de acordo com os critérios padronizados para estudos do sono.

A avaliação do sono pode ser subjetiva, ocorrendo por meio de questionários sobre os hábitos de sono, a presença de distúrbios do sono, a avaliação do ritmo de sono e a avaliação objetiva, feita pela actigrafia e pela polissonografia.

SONO, RITMOS BIOLÓGICOS E TRANSTORNOS DEPRESSIVOS

A inter-relação entre o sono e os transtornos psiquiátricos é abordada em vários estudos desenvolvidos pela medicina do sono e pela psiquiatria; ainda assim, há muitas questões a elucidar. Um estudo epidemiológico longitudinal demonstrou que pacientes com distúrbios do sono apresentam maior risco para depressão maior unipolar, transtorno de ansiedade, abuso de drogas e dependência de nicotina, sendo maior a relação entre distúrbios do sono e depressão maior.[16] Existe a hipótese de que o reconhecimento do distúrbio do sono e a intervenção precoce poderiam prevenir quadros depressivos recorrentes. Tal hipótese foi formulada devido a resultados como os obtidos em um estudo prospectivo epidemiológico que constatou, em uma população com sintomas de insônia há pelo menos um ano, maior risco para o desenvolvimento de um quadro depressivo.[16] Os episódios de depressão recorrente são em geral precedidos de queixas de alterações do sono, sobretudo em crianças e adolescentes.[15] Tais observações reforçam a teoria de que o distúrbio da fisiologia do sono pode preceder o desenvolvimento do transtorno afetivo, o que evidencia a importância do sono, uma vez que sua carência está entre os critérios diagnósticos para depressão bipolar. Torna-se imperativo, portanto, o estudo da coexistência de transtorno afetivo e distúrbio do sono.

> A depressão é uma condição patológica que se acredita estar presente em todas as faixas etárias, e sua taxa de prevalência tem sido reportada nas pesquisas epidemiológicas em proporções bastante variadas.

Estima-se um percentual de 90% de pacientes adultos deprimidos com alterações neurofisiológicas no sono. A depressão é uma condição patológica que se acredita estar presente em todas as faixas etárias, e sua taxa de prevalência tem sido reportada nas pesquisas epidemiológicas em proporções bastante variadas. Há indícios de que esse transtorno possa ser subdiagnosticado na infância e na adolescência. Convém ressaltar que os critérios diagnósticos não são específicos para crianças e adolescentes deprimidos e que, portanto, os índices de prevalência são, em geral, diferentes dos encontrados em adultos.

As alterações neurofisiológicas do sono dos adultos deprimidos são frequentes e consistentes, embora não sejam patognomônicas da depressão maior unipolar;[17] já os estudos na infância e na adolescência são controversos nesse ponto. Alguns autores descrevem poucas alterações neurofisiológicas do sono em crianças em relação ao grupo-controle;[18] no entanto, constata-se a redução da latência do sono REM (de Rapid Eye Movement, movimentos oculares rápidos) em crianças deprimidas. No Brasil, não há dados suficientes de estudos do sono de crianças deprimidas, pois trabalhos nessa faixa etária e nessa população são escassos.

> A principal alteração da ritmicidade biológica observada tanto em crianças e adolescentes como em adultos deprimidos foi menor sincronização ou menor ajuste dos ritmos endógenos ao ciclo ambiental de 24 horas, expresso pela diminuição ou perda da potência circadiana.[19]

A principal alteração da ritmicidade biológica observada tanto em crianças e adolescentes como em adultos deprimidos foi menor sincronização ou menor ajuste dos ritmos endógenos ao ciclo ambiental de 24 horas, expresso pela diminuição ou perda da potência circadiana.[19] Alterações de padrões rítmicos permitiram a diferenciação entre crianças e adolescentes deprimidos e controles normais com 94% de especificidade e 88% de sensibilidade.[20] Armitage e colaboradores[15] observaram ainda menor exposição à luz apenas em crianças do sexo feminino e em adolescentes deprimidos comparados a controles normais.

Em dois estudos longitudinais do ritmo de atividade/repouso com adolescentes deprimidos, Mesquita[21] observou diminuição da potência circadiana e uma correlação positiva entre melhora dos sintomas depressivos e melhor sincronização. A associação entre recuperação mais rápida dos sintomas depressivos, menor alteração da ritmicidade circadiana, recuperação mais lenta e alterações rítmicas corrobora o relato de Teicher e colaboradores.[22] No estudo de caso de um adolescente deprimido ao longo de um ano de tratamento para depressão, observou-se que os momentos de melhora dos sintomas coincidiram com a sincronização dos ritmos após o fortalecimento das pistas temporais: maior exposição à luz, exercícios físicos e melhora nas relações interpessoais.

> No estudo de caso de um adolescente deprimido ao longo de um ano de tratamento para depressão, observou-se que os momentos de melhora dos sintomas coincidiram com a sincronização dos ritmos após o fortalecimento das pistas temporais: maior exposição à luz, exercícios físicos e melhora nas relações interpessoais.

Outro resultado importante que vem sendo observado por diversos autores é a possível associação entre vespertinidade (fase atrasada) e depressão. Foi observada maior prevalência de cronotipos vespertinos em adultos deprimidos[23] e uma maior prevalência de sintomas ou episódios depressivos em pacientes com Síndrome da Fase Atrasada do Sono[24] e em indivíduos que realizaram viagens transmeridionais para o oeste (atraso de fase). Essa associação foi também verificada em estudos com adolescentes que estudam cedo pela manhã, atribuindo-se os sintomas depressivos ao conflito temporal entre imposição de horários escolares matutinos e horários mais tardios para o início e o final do sono.[25]

Uma das principais consequências desse conflito temporal é a privação do sono, observada pela sonolência diurna, sobretudo nos dias de semana. Nos fins de semana, com a ausência de imposições sociais cedo pela manhã, observam-se maior duração do sono e horários mais tardios para o início e o final do sono. Atividades sociais em horários noturnos podem aumentar a duração do sono nos fins de semana ou aumentar a restrição nos dias de semana. O quadro de sintomas decorrente desse padrão de restrição-extensão do sono foi denominado de *jet lag* social, pela semelhança ao quadro observado em indivíduos que realizam viagens transmeridionais.[26]

Episódios depressivos também foram relacionados à alteração das pistas sociais (p. ex., alimentação e sono) após eventos estressores, como a perda de um cônjuge.

SONO E ALTERAÇÕES RÍTMICAS COMO MARCADORES BIOLÓGICOS NO TRANSTORNO BIPOLAR

O distúrbio do sono é um dos fatores cardinais para TB, e a busca de compreensão do sono como marcador endofenotípico tem sido incentivada. O sono não reparador pode estar presente antes do distúrbio do sono e/ou ser diagnosticado durante o processo de franca mania. Durante a mania aguda, os pacientes apresentam redução da necessidade e do tempo total de sono.[27] Mesmo durante o período eutímico, os distúrbios do sono são comuns. Harvey e colaboradores[28] observaram que 55% dos pacientes adultos com TB eutímicos sofriam de insônia crônica.

Um estudo do sono realizado em 13 crianças com TB descreveu queixas frequentes de sono, como dificuldade de iniciá-lo, sono não reparador, pesadelos e cefaleia matinal.[29] Nesse estudo, a polissonografia demonstrou que crianças com TB (com subtipo de ciclagem ultradiana rápida) apresentaram redução da eficiência de sono e frequentes despertares noturnos, além de redução do sono REM e aumento do período do sono delta. Os dados espectrais do EEG têm sido mais explorados na população pediátrica com depressão unipolar,[15] no entanto, não há dados na população bipolar. A pesquisa dos ritmos cerebrais durante o sono de indivíduos com TB de início precoce pode contribuir para a elucidação de um padrão endofenotípico do transtorno. Em relação ao TB de início precoce, os dados neurofisiológicos sugerem maior fragmentação do sono, assim como tem sido descrito na população adulta.[29]

O TB na infância tende a ser de difícil diagnóstico por conta do polimorfismo clínico. A identificação precoce pode mudar o curso natural da doença, pois as características dos sintomas alteram-se conforme a maturação cerebral. Por isso, o transtorno tem sido abordado também como subtipos possíveis que podem ter características específicas. Queixas relacionadas ao sono não são relatadas como os principais sintomas de crianças entre 1 e 6 anos com TB. O diagnóstico diferencial em relação ao transtorno de déficit de atenção/hiperatividade (TDAH) é imprescindível; e uma das principais diferenças entre esses transtornos é a ausência de queixa de diminuição do sono no TDAH.[30] Ainda não está claro que alterações de sono sejam preditoras de recorrência de sintomas em TB de início precoce.

Há mudanças no padrão neurofisiológico durante o desenvolvimento.[31] Esse achado pode estar relacionado a mudanças na rede neuronal e reprogramação sináptica, com alterações no metabolismo. Tais mudanças podem influenciar o padrão neurofisiológico dos transtornos afetivos de acordo com idade, gênero e estágio puberal.

A mudança do padrão de sono é a característica mais exacerbada e semelhante entre crianças, adolescentes e adultos com TB. Esse dado sugere o distúrbio do sono como um possível marcador precoce do TB na infância.

Mais estudos na área do sono e do TB na infância são necessários para maiores esclarecimentos dos achados neurofisiológicos.

A tendência para a vespertinidade observada em adultos bipolares comparados a esquizofrênicos e controles normais tem sido sugerida como um possível marcador biológico de gravidade desse transtorno. Alguns autores sugerem que a vespertinidade possa estar associada à gravidade dos transtornos, à ciclagem rápida e à idade de início do TB. Entretanto, esses resultados são ainda preliminares e necessitam de confirmação em estudos posteriores.

> Alguns autores sugerem que a vespertinidade possa estar associada à gravidade dos transtornos, à ciclagem rápida e à idade de início do TB.

Alguns estudos de ritmos circadianos com pacientes bipolares adultos foram observados na literatura, ao passo que nenhum estudo com crianças foi encontrado. Entretanto, a participação de alterações do CVS no TB é evidente tanto pela observação clínica de sintomas como por sua evolução. Wehr e Goodwin[32] relataram um avanço de fase de vários ritmos circadianos e uma duração de 48 horas do CVS no momento de ciclagem da fase depressiva para mania em adultos. Episódios de hipomania ou mania foram observados após privação de sono experimental ou terapêutica em indivíduos que realizaram viagens transmeridionais para o leste (avanço de fase dos ritmos).[33]

Atualmente, a irregularidade dos ritmos sociais é considerada a principal alteração da ritmicidade circadiana associada ao TB.[34,35] Padrões irregulares de sono e de atividades também foram associados a traços de personalidade como impulsividade e instabilidade emocional, frequentes em pacientes bipolares. No entanto, os sintomas de mania poderiam ser responsáveis pela irregularidade dos ritmos sociais e dos padrões de sono,[34] o que influenciaria a evolução, o prognóstico e a resposta terapêutica de pacientes com TB.

> Os sintomas de mania poderiam ser responsáveis pela irregularidade dos ritmos sociais e dos padrões de sono,[34] o que influenciaria a evolução, o prognóstico e a resposta terapêutica de pacientes com TB.

CONTRIBUIÇÕES PARA A TERAPÊUTICA DOS TRANSTORNOS DO HUMOR[36]

Terapias não farmacológicas baseadas na manipulação de pistas temporais e do ritmo de sono vêm sendo indicadas como promissoras para o tratamento dos TH. Podem ser combinadas entre si, com outros tratamentos ou ainda aplicadas de forma isolada. Entretanto, alguns pacientes podem apresentar ciclagem de quadros depressivos para mania.

Fototerapia e terapia do escuro

A fototerapia, indicada inicialmente para a depressão sazonal, vem sendo preconizada para a depressão endógena e a depressão bipolar. Um novo procedimento, denominado *terapia do escuro*, consiste em manter pacientes em mania ou em ciclagem rápida em ambientes escuros, e pode reverter os sintomas com a mesma eficácia que o tratamento com neurolépticos.

Manipulações do ciclo vigília/sono

A privação do sono pode ser total ou parcial, na segunda metade dele, como no tratamento para transtornos depressivos. Outra possibilidade de manipulação do ritmo do sono é realizar um avanço de fase – acordar por volta de 1 ou 2 horas e permanecer acordado durante o resto da noite, fazendo isso por alguns dias até a melhora dos sintomas. A privação de sono tem sido usada como coadjuvante para o tratamento inicial da depressão por seu efeito rápido, mas que não se mantém.

Novos medicamentos

O estudo de novas substâncias que atuam no sistema de temporização com potencial para sincronizar os ritmos circadianos pode contribuir para o arsenal terapêutico dos TH. A agomelatina, um potente agonista de receptores melatoninérgicos (MT1 e MT2) vem sendo testada para o tratamento da depressão uni e bipolar. A pesquisa com agomelatina fundamenta-se em sua atuação sincronizadora dos ritmos biológicos, tendo ainda uma atuação como antagonista dos receptores 5ht2c, outro alvo do tratamento da depressão.

> A pesquisa com agomelatina fundamenta-se em sua atuação sincronizadora dos ritmos biológicos, tendo ainda uma atuação como antagonista dos receptores 5ht2c, outro alvo do tratamento da depressão.

Terapia interpessoal e dos ritmos sociais

A terapia interpessoal e dos ritmos sociais foi idealizada para atingir os maiores focos de recorrência do TB – não adesão, eventos de vida estressantes e rupturas dos ritmos sociais. Alguns pesquisadores demonstram sua eficácia tanto em episódios agudos como para a profilaxia de novos episódios afetivos. Cabe lembrar

> A terapia interpessoal e dos ritmos sociais foi idealizada para atingir os maiores focos de recorrência do TB – não adesão, eventos de vida estressantes e rupturas dos ritmos sociais.

que a terapia interpessoal também demonstrou eficácia para o tratamento da depressão.[37]

Prevenção

A adequação temporal de atividades com mais disposição biológica individual (matutinidade/vespertinidade) pode ser considerada uma importante medida profilática para alterações dos ritmos biológicos e para a gênese de episódios afetivos. Entre elas, destaca-se a mudança dos horários escolares, que visa diminuir o risco de problemas de saúde mental em adolescentes.

> A adequação temporal de atividades com mais disposição biológica individual pode ser considerada uma importante medida profilática para alterações dos ritmos biológicos e para a gênese de episódios afetivos.

IMPLICAÇÕES DAS ALTERAÇÕES RÍTMICAS E DO SONO PARA OS TRANSTORNOS DO HUMOR

Um dos primeiros sintomas de TB descritos tanto para adultos como para crianças e adolescentes foram as alterações do sono.[38] Existe uma associação bem estabelecida entre distúrbios do sono e transtornos psiquiátricos e neurológicos, bem como outras condições médicas em adultos.

Entretanto, somente nos últimos anos encontramos estudos que apresentam crianças com alterações comportamentais como consequência dos distúrbios do sono.[11,13,38] Mulvaney e colaboradores[39] observaram que crianças com distúrbios do sono tiveram desempenho escolar inferior ao de crianças sem esse diagnóstico. Queixas relacionadas a nível de alerta, fadiga, insônia e sonolência diurna, evoluindo para incapacidade de relaxar e agitação psicomotora – comuns em pacientes com TH – podem ser interpretadas como sintomas de piora da depressão. No entanto, podem também representar associação com sintomas de ansiedade. Os episódios recorrentes de depressão são, em geral, precedidos de queixas de alterações do sono, sobretudo em crianças e adolescentes.[15] O abuso de substâncias, observado em indivíduos com problemas de sono e em pacientes com TH, pode ser uma tentativa de automedicação em pacientes deprimidos, uma estratégia para o indivíduo privado de sono manter-se acordado ou, ainda, um comportamento decorrente da diminuição da crítica nos pacientes maníacos. A associação entre abuso de drogas, alterações dos ritmos e TH piora a evolução clínica e o prognóstico desses pacientes.

Os distúrbios do sono na população infantil são comuns e com boas condições de tratamento. A medicina do sono voltada às crianças tem feito os pais reconhecerem que há momento certo para os filhos irem para a cama.

> Permanece controversa a seguinte questão: as alterações de sono levam a TH ou essas alterações são sintomas decorrentes desses transtornos? Alterações de sono e episódios afetivos podem ser, ainda, considerados como expressões de um mesmo processo fisiopatológico.

Muitas vezes, queixas comportamentais diurnas são consequência de distúrbios do sono, e estes provavelmente exacerbam a sintomatologia psiquiátrica. Tais observações favorecem a teoria de que o distúrbio da fisiologia do sono pode preceder o desenvolvimento do TH, bem como a evidência da importância do sono, uma vez dentro dos critérios diagnósticos para depressão bipolar. No entanto, permanece controversa a seguinte questão: as alterações de sono levam a TH ou essas alterações são sintomas decorrentes desses transtornos? Alterações de sono e episódios afetivos podem ser, ainda, considerados como expressões de um mesmo processo fisiopatológico. A relação entre alterações do sono, CVS e TH é bidirecional: por um lado, pacientes com distúrbios do sono apresentam importantes alterações de humor; por outro, as alterações do sono são sintomas altamente prevalentes nos episódios afetivos. Nos casos de depressão em adultos, os estudos polissonográficos, os quais são objetivos para o sono, podem ser necessários.[20] Alterações do sono podem ser ainda consideradas como marcadores precoces de TH em crianças e adolescentes.

Inúmeras evidências têm corroborado a associação entre alterações da ritmicidade biológica e TH. Alterações *de* CLOCK gene, tendência para a vespertinidade e alterações dos ritmos sociais e biológicos por eventos estressores foram observadas tanto em pacientes deprimidos como em pacientes bipolares. Alterações genéticas relacionadas ao mecanismo de temporização foram observadas em pacientes com maior suscetibilidade para depressão sazonal e para cronotipos vespertinos.[40] Entretanto, os resultados em pacientes com transtorno depressivo e TB são ainda incipientes e controversos.[41]

A vespertinidade associada aos TH tem sido considerada no âmbito da vulnerabilidade genética. Contudo, a preferência pelo período vespertino pode ser prejudicial quando imposições sociais cedo pela manhã conflitam com o horário de menor disponibilidade do organismo para atividades do dia a dia, estabelecendo, dessa forma, um conflito temporal. Esse conflito foi observado em adolescentes e em indivíduos vespertinos com imposição de atividades sociais (trabalho ou escola) cedo pela manhã, amplificado pelos horários mais tardios para o início do sono. Indivíduos matutinos podem estar mais sincronizados em função da concordância entre seu padrão rítmico e a preferência social para horários de trabalho ou estudo pela manhã, mas podem ficar desorganizados temporalmente quando da imposição de demandas sociais noturnas (trabalho e lazer). Estudos relacionando vespertinidade e TH deveriam considerar, portanto, a presença de conflitos temporais.

A presença de eventos estressores e de alterações dos ritmos sociais está bem estabelecida em relação ao TD, exigindo menor ajuste dos ritmos internos ao ciclo ambiental. Já no TB, a principal alteração observada é uma intensa desorganização dos ritmos sociais e biológicos.

Alguns autores sugerem que as alterações rítmicas nos TH seriam decorrentes do mascaramento da expressão dos ritmos em função dos sintomas: na depressão, o isolamento social, a menor exposição à luz e a diminuição da atividade psicomotora; na mania, maior atividade e menor tempo de sono.

Outra questão a ser investigada é o papel das alterações rítmicas em relação à gênese, aos subtipos, à evolução clínica e à resposta ao tratamento de pacientes com TH. Podemos ainda considerar que as alterações rítmicas podem ser tanto um fator de vulnerabilidade – alterações observadas antes e depois dos episódios – quanto um fator relacionado ao estado – presente somente nos episódios afetivos.

Poucos estudos do CVS e dos TH têm considerado a questão da necessidade individual de sono (em pequenos e grandes dormidores). No entanto, esse aspecto pode desempenhar um importante papel no âmbito da vulnerabilidade genética, como um fator de risco para possíveis conflitos temporais, sobretudo nos indivíduos com maior necessidade de sono (grandes dormidores).

CONSIDERAÇÕES FINAIS

As condições adversas e de estresse em que vivem as crianças e os adolescentes no Brasil (cerca de 13,5 a 35,2%), associadas à alta prevalência de problemas de saúde mental nessa faixa etária,[42] podem ser consideradas fatores de risco para alterações dos ritmos biológicos, para o sono e para os TH. Cerca de metade dos transtornos mentais iniciam na adolescência, e os TH são os mais comuns nessa população. A diferenciação entre TD unipolar e TB em crianças e adolescentes é muito difícil, visto que uma primeira crise depressiva pode ser o primeiro episódio de um TB.

Está claro que a atual grade horária obrigatória pela manhã para todos os adolescentes é completamente inadequada. O desenvolvimento dos jovens é acompanhado por profundas alterações no tempo e na quantidade de sono e de vigília. Além disso, a influência de padrões de exposição à luz natural e artificial (inclusive a luz dos computadores e da televisão) pode desempenhar um importante papel para o sono e para o ajuste dos ritmos biológicos ao ciclo ambiental. A redução do tempo total de sono, a alteração da rotina sono-vigília, horário tardio de ir para cama e a má qualidade de sono estão associados ao fraco desempenho escolar para adolescentes do Ensino Médio.[43]

O conflito temporal entre os ritmos endógenos e as atividades sociais tem sido a regra na sociedade atual. Vivemos em um sistema 24 horas, que não apenas facilita, mas também estimula padrões irregulares de exposição à luz e de atividades sociais. Situações de possíveis atritos temporais poderiam estar associadas à recente expansão de pacientes com TH. A organização social humana tem, portanto, um papel fundamental para a saúde, na medida em que pode atuar como sincronizadora dos ritmos biológicos ao ciclo ambiental ou ser um fator de risco para alterações desses ritmos e para os TH. O estudo dos ritmos biológicos e do sono em pacientes com TH destaca-se como um promissor campo de pesquisa, com vasta aplicação clínica e terapêutica especialmente na infância e adolescência. Dessa forma, novas pesquisas devem ser direcionadas para esclarecer as inter-relações entre alterações da ritmicidade biológica, do sono e dos TH. A seguir, são expostas algumas sugestões de pesquisas cronobiológicas, considerando os seguintes focos:

> A organização social humana tem, portanto, um papel fundamental para a saúde, na medida em que pode atuar como sincronizadora dos ritmos biológicos ao ciclo ambiental ou ser um fator de risco para alterações desses ritmos e para os TH.

Alterações estruturais e/ou funcionais do sistema de temporização
- Genética: "CLOCK gene"/vespertinidade
- Neurotransmissores: serotonina, dopamina
- Hormônios: melatonina, cortisol

Alterações da ritmicidade em pacientes com TH
- Regularidade dos ritmos sociais
- Matutinidade/vespertinidade
- Necessidade de sono (pequenos e grandes dormidores)
- Diferenciação de subtipos
- Evolução
- Resposta terapêutica
- Eventos estressores, gênese e recorrência de episódios

Avaliação de tratamentos cronoterápicos
- Fototerapia e terapia do escuro
- Manipulações do ritmo vigília/sono
- Terapia interpessoal e dos ritmos sociais
- Adequação dos horários sociais às tendências vespertinas ou matutinas

REFERÊNCIAS

1. Moreno C, Fisher FM, Menna-Barreto L. Aplicações da cronobiologia. desenvolvimento da cronobiologia. In: Marques N, Menna-Barreto L, organizadores. Cronobiologia princípios e aplicações. São Paulo: Universidade de São Paulo; 2003. p. 239-54.
2. Menna-Barreto L. Relógio biológico: prazo de validade esgotado? Neurociências. 2005;2(4):1-4.

3. Andrade MMM, Benedito-Silva AA, Domenice S, Arnhold IJP, Menna-Barreto L. Sleep characteristics of adolescents: a longitudinal study. J Adolesc Health. 1993;14(5):401-6.
4. Carskadon MA, Vieira C, Acebo C. Association between puberty and delayed phase preference. Sleep. 1993;16(3):258-62.
5. Monk TH, Buysse DJ, Reynolds CE, Kupfer DJ, Houck PR. Subjective alertness rhythms in elderly people. J Biol Rhythms. 1996;11(3):268-76.
6. Marques MD, Golombeck D, Moreno C. Adaptação temporal. In: Marques N, Menna-Barreto L, organizadores. Cronobiologia princípios e aplicações. São Paulo: Universidade de São Paulo; 2003. p. 55-98.
7. Benedito-Silva AA. Aspectos metodológicos da cronobiologia. In: Marques N, Menna-Barreto L, organizadores. Cronobiologia princípios e aplicações. São Paulo: Universidade de São Paulo; 2003. p. 216-38.
8. Teicher MH, Glod CA, Harper D, Magnus E, Brasher C, Wren F, et al. Locomotor activity in depressed children and adolescent: I. Circadian dysregulation. J Am Acad Child Adolesc Psychiat. 1993;32(4):760-9.
9. American Academy of Sleep Medicine. International classification of sleep disorders: diagnostic and coding manual. Darien: AASM; 2005.
10. Gottlieb DJ, Vezina RM, Chase C, et al. Symptoms of sleep-disordered breathing in 5-year-old children are associated with sleepiness and problem behaviors. Pediatrics. 2003;112(4):870-7.
11. Chervin RD, Ruzicka DL, Archbold KH, Dillon JE. Snoring predicts hyperactivity four years later. Sleep. 2005;28(7):885-90
12. Chervin RD, Burns JW, Subotic NS, Roussi C, Thelen B, Ruzicka DL. Correlates of respiratory cycle-related EEG changes in children with sleep-disordered breathing. Sleep. 2004;27(1):116-21.
13. Lopes MC, Guilleminault C. Chronic snoring and sleep in children: a demonstration of sleep disruption. Pediatrics. 2006;118(3):e741-6.
14. O'Brien LM, Mervis CB, Holbrook CR, Bruner JL, Klaus CJ, et al. Neurobehavioral implications of habitual snoring in children. Pediatrics. 2004;114(1):44-9.
15. Armitage R, Hoffmann R, Emslie G, Rintelmann J, Robert J. Sleep microarchitecture in childhood and adolescent depression: temporal coherence. Clin EEG Neurosci. 2006;37(1):1-9.
16. Kryger MH, Roth T, Dement WC, editors. Principles and practice of sleep medicine. 4th ed. Philadelphia: WB Saunders; 2005. p. 1297-311.
17. Dahl RE, Ryan ND, Birmaher B, al-Shabbout M, Williamson DE, Neidig M, et al. Electroencephalographic sleep measures in prepubertal depression. Psychiatry Res. 1991;38(2):201-14.
18. Wittman M, Dinich J, Merrow M, Roenneberg T. Social jet lag: misalignment of biological and social time. Chronobiol Internat. 2006;23(1-2):497-509.

19. Johnson H, Wiggs L, Stores G, Huson SM. Psychological disturbance and sleep disorders in children with neurofibromatosis type 1. Dev Med Child Neurol. 2005;47(4):237-42.
20. Matousek M, Cervena K, Zavesicka L Brunovsky M. Subjective and objective evaluation of alertness and sleep quality in depressed patients. BMC Psychiatry. 2004;4:14.
21. Mesquita ME. Estudo do ritmo de atividade/repouso em adolescentes deprimidos [tese]. São Paulo: Escola Paulista de Medicina, Universidade Federal de São Paulo; 2005.
22. Teicher MH, Glod CA, Pahlavan K, Magnus E, Harper D. Circadian activity dysregulation and antidepressant response in children and adolescents. In: Scientific Proceedings of the 37th Meeting of the American Academy of Child and Adolescent Psychiatry, 1990, Chicago. p. 58, v. 6.
23. Chelminski I, Ferraro FR, Petros TV, Plaud JJ. An analysis of the eveningness-morningness dimension in depressive college students. J Affect Dis. 1999;52(1-3-):19-2.
24. Jauhar P, Weller MP. Psychiatric morbidity and time zone changes: a study of patients from Heathrow airport. Br J Psychiatry. 1982;140:231-5.
25. Oginska H, Pokorski J. Fatigue and mood correlates of sleep length in three age-social groups: school, children, students, and employees. Chronobiol Int. 2006;23(6):1317-28.
26. Giannotti F, Cortesi F, Sebastiani T, Ottaviano S. Circadian preference, sleep and daytime behavior in adolescence. J Sleep Res. 2002;11(3):191-9.
27. American Psychiatric Association. Manual diagnóstico e estatístico de transtornos mentais: DSM-IV-TR. 4. ed. Porto Alegre: Artmed; 2002.
28. Harvey AG, Schmidt DA, Scarnà A, Semler CN, Goodwin GM. Sleep-related functioning in euthymic patients with bipolar disorder, patients with insomnia, and subjects without sleep problems. Am J Psychiatry. 2005;162(1):50-7.
29. Mehl RC, O'Brien LM, Jones JH, Dreisbach JK, Mervis CB, Gozal D. Correlates of sleep and pediatric bipolar disorder. Sleep. 2006;29:193-7.
30. Geller B, Zimerman B, Williams M, Delbello MP, Frazier J, Beringer L. Phenomenology of prepubertal and early adolescent bipolar disorder: examples of elated mood, grandiose behaviors, decreased need for sleep, racing thoughts and hypersexuality. J Child Adolesc Psychopharmacol. 2002;12(1):3-9.
31. Feinberg I, Thode HC Jr, Chugani HT, March JD. Gamma distribution model describes maturational curves for curve for delta wave amplitude, cortical, metabolic rate, and synaptic density. J Theory Biol. 1990;142(2):149-61.
32. Wehr TA, Goodwin FK. Biological Rhythms in Manic-Depressive Illness, editor. Circadian rhythms in psychiatry. California: The Boxwood Press; 1983. p. 129-84.
33. Young DM. Psychiatric morbidity in travelers to Honolulu, Hawaii. Compr Psychiatry. 1995;36(3):224-8.

34. Méyer T, Maier S. Is there evidence for social rhythm instability in people at risk for affective disorders? Psychiatry Res. 2006;141(1):103-14.
35. Ashman SB, Monk TH, Kupfer DJ, Clark CH, Myers FS, Frank E, et al. Relationship between social rhythms and mood in patients with rapid cycling bipolar disorder. Psychiatry Res. 1999;86(1):1-8.
36. Wirz-Justice A. Chronobiology and mood disorders. Dial Clin Neurosci. 2003;5(4):315-25.
37. Frank E, Holly SA, Kupfer DJ. Interpersonal and social rhythm therapy: managing the chaos of bipolar disorder. Biol Psychiatry. 2000;48(6):593-604.
38. Duffy A, Alda M, Crawford L, Milin R, Grof P. The early manifestations of bipolar disorder: a longitudinal prospective study of the offspring of bipolar parents. Bipolar Disord. 2007;9(8):828-38.
39. Mulvaney SA, Goodwin JL, Morgan WJ, Rosen GR, Quan SF, Kaemingk KL. Behavior problems associated with sleep disordered breathing in school-aged children--the Tucson children's assessment of sleep apnea study. J Pediatr Psychol. 2006;31(3):322-30.
40. Johansson C, Willeit M, Smedh C, Ekholm J, Paunio T, Kieseppä T, et al. Circadian clock-related polymorphisms in seasonal affective disorder and their relevance to diurnal preference. Neuropsychopharmacology. 2003;28(4):734-9.
41. Murray G, Harvey A. Circadian rhythms and sleep in bipolar disorder. Bipolar Disord. 2010;12(5):459-72.
42. Bordin ISA, Paula CS. Estudos populacionais sobre a saúde mental de crianças e adolescentes no Brasil. In: Mello MF, Mello AAF, Kohn R, organizadores. Epidemiologia da saúde mental no Brasil. Porto Alegre: Artmed; 2007.
43. Carskadon MA. Sleep and circadian rhythms in children and adolescents: relevance for athletic performance of young people. Clin Sports Med. 2005;24(2):319-28, x.

Parte IV

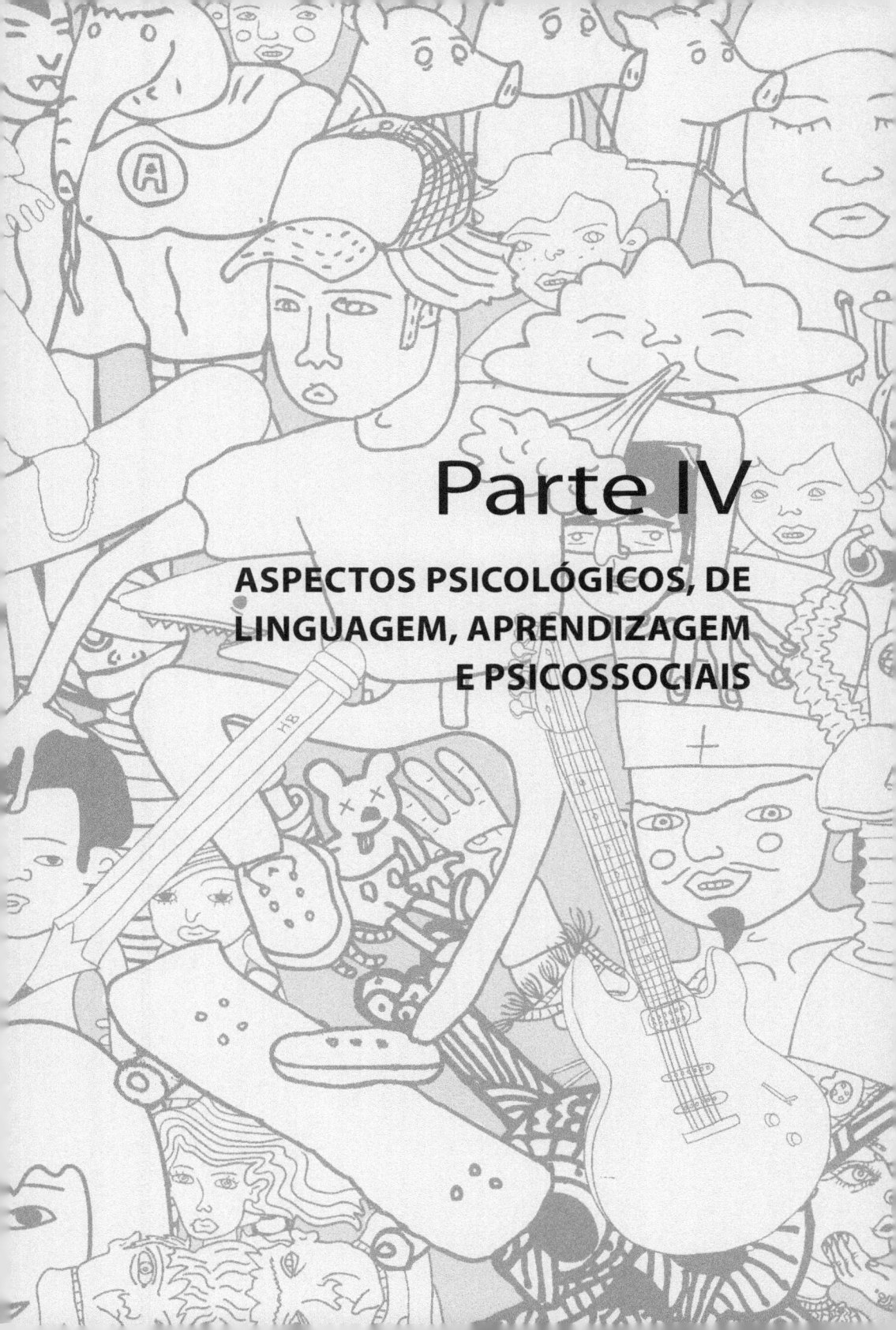

ASPECTOS PSICOLÓGICOS, DE LINGUAGEM, APRENDIZAGEM E PSICOSSOCIAIS

11

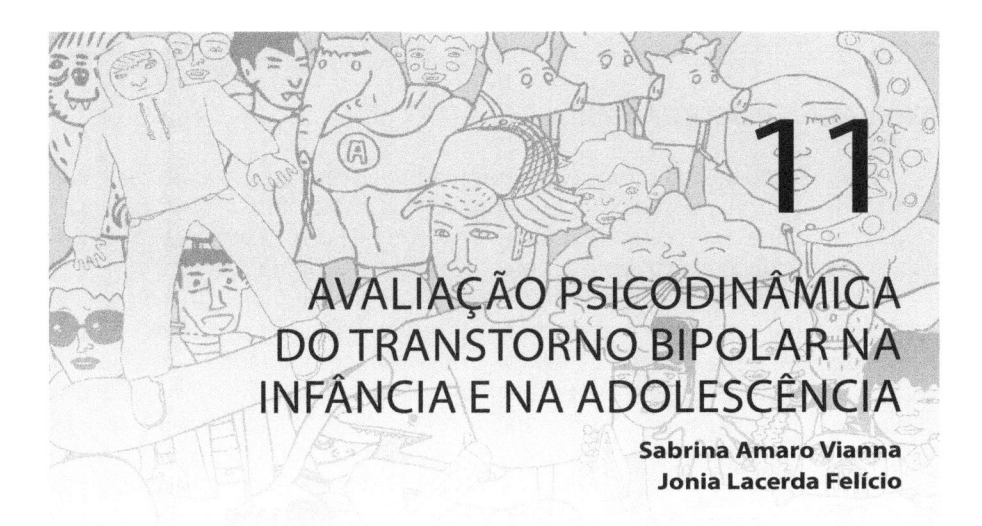

AVALIAÇÃO PSICODINÂMICA DO TRANSTORNO BIPOLAR NA INFÂNCIA E NA ADOLESCÊNCIA

Sabrina Amaro Vianna
Jonia Lacerda Felício

O transtorno bipolar (TB) na infância e na adolescência é uma doença mental complexa, marcada por frequente instabilidade de humor, comportamento suicida, atitudes intensamente destrutivas e disruptivas, altas taxas de comorbidade, dificuldades e/ou entraves no desenvolvimento psicológico e adaptativo, exigindo uma abordagem diagnóstica e interventiva multidisciplinar.

> O transtorno bipolar (TB) na infância e na adolescência é uma doença mental complexa, marcada por frequente instabilidade de humor, comportamento suicida e atitudes intensamente destrutivas e disruptivas.

As avaliações realizadas com crianças e adolescentes ocorrem sob a influência do desenvolvimento e do crescimento neurobiológico e psicossocial, os quais estão respondendo a uma série de determinantes, como fatores predisponentes, relativos à constituição e à vulnerabilidade biológica; fatores precipitantes, relacionados a acontecimentos e estímulos vitais muito penosos; fatores perpetuadores, ligados a padrões pessoais que dificultam a adaptação, como um traço de personalidade ou condutas e influências ambientais inadequadas; e fatores protetores, que descrevem uma continência ambiental, familiar, escolar e social suficientemente boa para promover um crescimento sadio.[1,2]

Portanto, uma avaliação completa envolve tanto uma descrição pormenorizada da fenomenologia do TB como o conhecimento do impacto da doença no mundo subjetivo e no desenvolvimento dessas crianças e adolescentes.[3-5]

AVALIAÇÃO PSICODINÂMICA

A avaliação psicodinâmica é compreendida como um processo realizado dentro de uma clara delimitação temporal, passando por etapas distintas. Tem como objetivo investigar as forças e as fraquezas do funcionamento psicológico e verificar a existência ou não de traços psicopatológicos.[6-8]

As funções que se caracterizam nesse processo são diagnósticas (funcionamento atual e aspectos adaptativos) e prognósticas (capacidade de crescimento emocional relacionada à evolução e ao planejamento terapêutico). A avaliação não deve ter o intuito de rotular nem diagnosticar, mas de oferecer o maior número de informações sobre a variedade de respostas que o paciente pode apresentar de acordo com seu funcionamento emocional.[6,7]

> A avaliação não deve ter o intuito de rotular nem diagnosticar, mas de oferecer o maior número de informações sobre a variedade de respostas que o paciente pode apresentar de acordo com seu funcionamento emocional.[6,7]

Para a realização da avaliação psicodinâmica, é importante que o profissional seja experiente na condução, aplicação e leitura dos testes, bem como que conheça a psicopatologia dos transtornos psiquiátricos. Não obstante, a familiarização com as reais necessidades do paciente e o(s) motivo(s) do encaminhamento vital. Não se trata de um trabalho mecânico, pelo contrário, busca-se compreender o sentido de algumas incongruências ou contradições e aceitá-las, renunciando à onipotência de tudo querer entender.[8,9]

As informações devem ser analisadas sob a perspectiva do desenvolvimento físico, cognitivo, social e emocional, de acordo com a faixa etária da criança e do adolescente, para compreender se determinada manifestação, comportamento, mecanismo de defesa ou dificuldade de funcionamento psicológico ou adaptativo diz respeito ao desenvolvimento esperado para aquela fase ou se evidencia a existência de vulnerabilidade psicossocial, aspectos regressivos da personalidade, traços psicopatológicos ou patologia. Além disso, o contexto sociocultural e familiar no qual a criança ou o adolescente convive deve ocupar um lugar de destaque na avaliação.

A avaliação psicodinâmica enriquece e auxilia o diagnóstico diferencial de crianças e adolescentes com TB. Ela possibilita a contextualização do comportamento humano, a partir de uma descrição objetiva, bem como do funcionamento emocional e social, a partir da análise dos aspectos subjetivos do percurso de vida, discutindo quais são os recursos adaptativos e patológicos da personalidade; quais as condições sociais e familiares; se essas experiências são interpretadas como facilitadoras ou dificultantes; a forma como o tratamento é encarado; enfim, com que estrutura o sujeito conta para concretizar as expectativas que tem em relação à vida e a si mesmo. Isso tudo fundamenta hipóteses sobre as possibilidades futuras e indicações terapêuticas.[1,4,6,7] Além disso, as informações sobre cada paciente auxiliam e ampliam a experiência que a equipe de saúde progressivamente tenta estruturar, permitindo que se forme um conhecimento comparativo em relação àquele grupo de pacientes, e que se determine quais são os que tentam resolver os conflitos de forma mais impulsiva ou destrutiva em relação àqueles que não agem de forma mais danosa imediatamente, mas que carregam consigo a herança desses sofrimentos em desenvolvimentos emocionais muito prejudicados.[4]

ETAPAS DO PROCESSO

Em geral, inicia-se a avaliação com a entrevista parental, realizada com ambos os pais, e depois entrevista-se o paciente; porém, no caso de adolescentes, pode ser interessante uma inversão dessa ordem. Não obstante, deve-se estar atento e respeitar a especificidade e a realidade que se impõem no caso de pais separados, sendo, por vezes, necessário conduzir a entrevista separadamente.

A entrevista parental tem o intuito de levantar a história de vida do paciente e da família, compreender os motivos manifestos e latentes da consulta e perceber os vínculos que unem ou não o casal e o vínculo pais-filho. A condução da entrevista pode aberta, semidirigida ou uma mescla das duas modalidades, dependendo do objetivo inicial.[7]

> A entrevista parental tem o intuito de levantar a história de vida do paciente e da família, compreender os motivos manifestos e latentes da consulta e perceber os vínculos que unem ou não o casal e o vínculo pais-filho.

A mescla das duas modalidades é mais completa, já que permite aos pais, em um primeiro momento, falar mais livremente, possibilitando uma investigação do papel que cada um desempenha, bem como da fantasia que trazem a respeito do filho, da doença e da cura; da distância entre o motivo manifesto e o motivo latente da consulta; do grau de colaboração ou resistência ao profissional, dentre outros aspectos. No momento seguinte, direciona-se a entrevista para a elaboração da história clínica, incluindo dados sobre sintomas, desenvolvimento físico, cognitivo, emocional e social, interesses, habilidades, laços afetivos, cotidiano atual e qualquer outro acontecimento significativo de vida.[8,9]

Após a coleta das informações com os pais, complementada pela percepção das diferenças entre o verbalizado e o manifesto por meio não verbal, são elencadas algumas hipóteses diagnósticas e selecionam-se os instrumentos e/ou testes para aplicação.[8,9]

A escolha dos instrumentos é parte importante da etapa de avaliação e deve-se levar em consideração certos aspectos antes da definição da bateria a ser aplicada. Esses aspectos são: a idade do paciente; caso o encaminhamento tenha sido feito pela equipe multidisciplinar, qual o motivo da solicitação (informação importante para a seleção da bateria mais adequada); nível sociocultural; se há deficiência sensorial ou comunicativa; o momento evolutivo do paciente; o contexto espaço-temporal no qual se realiza a avaliação, os elementos da personalidade a serem investigados; e se o instrumento encontra-se aprovado pelo Conselho Federal de Psicologia (CFP) para aplicação.[8]

Em novembro de 2001, o CFP publicou a primeira edição da Resolução CFP nº 25/2001, e, após algumas reformulações, a partir de 2003, passou a vigorar a Resolução CFP nº 02/2003. Este documento define e regulamenta o uso, a elaboração e a comercialização de testes psicológicos, com o objetivo de aprimorar os procedimentos de avaliação por meio da aferição da qualidade dos instrumentos existentes, impedindo o uso de instrumentos de má qualidade. Para tanto, estabelece os requisitos mínimos que os testes devem atender para serem utilizados pelos profissionais – fundamentação teórica, estudos de validade e de precisão e normas com amostras brasileiras –, com vistas à realização de um exercício profissional ético e adequado ao atendimento das diferentes demandas sociais. As informações decorrentes do uso dos instrumentos não dependem apenas da qualidade destes, mas também do conhecimento e da competência do profissional que os utiliza.[10-12]

Dentre os instrumentos diagnósticos, temos as técnicas projetivas, as escalas, os inventários, a hora de jogo diagnóstica (em caso de crianças) e os testes cognitivos.

As escalas, os inventários e os testes cognitivos são instrumentos mais diretivos e quantitativos.

Já a hora de jogo diagnóstica é fundamental no psicodiagnóstico de crianças, uma vez que as capacidades de criação simbólica e cognitiva implicadas nas brincadeiras exprimem o desenvolvimento emocional e cognitivo como um todo. Trata-se de um recurso técnico que o psicólogo utiliza no processo de avaliação e tem começo, desenvolvimento e fim em si mesmo, operando como unidade para conhecimento inicial da realidade da criança que foi trazida à avaliação, devendo interpretá-la como tal, e cujos dados serão ou não confirmados com a testagem posterior.[4,8,9]

O brincar é a forma de se expressar da criança; trata-se, então, de instrumentalizar suas possibilidades comunicacionais para depois conceitualizar a realidade que ela apresenta. Oferecendo-se à criança a possibilidade de brincar em um contexto particular, com um dado enquadramento, que inclui espaço, tempo, explicitação de papéis e finalidade, cria-se um campo que será estruturado, basicamente, em função das variáveis internas de sua personalidade.[13]

> O brincar é a forma de se expressar da criança; trata-se, então, de instrumentalizar suas possibilidades comunicacionais para depois conceitualizar a realidade que ela apresenta.

Conforme aponta Aberastury, além de estabelecer uma transferência positiva ou negativa com seu psicoterapeuta, a criança é capaz de estruturar, por meio dos brinquedos, a representação de seus conflitos básicos, suas principais defesas e fantasias de doença e de cura, mostrando, nos primeiros encontros, seu funcionamento mental.[14]

O brinquedo é, portanto, um meio de comunicação que permite ligar o mundo externo e o mundo interno, a realidade objetiva e a fantasia.

As crianças, de maneira geral, agem, falam e/ou brincam de acordo com suas possibilidades maturativas, emocionais, cognitivas e de socialização, e é por sua ação que demonstram suas possibilidades, descobrindo-se a si mesmas e revelando-se aos outros.

A brincadeira é uma atividade simbólica, de caráter lúdico e catártico. Sua interpretação é possível não somente pela observação do tipo, da escolha e da sequência da brincadeira e do brinquedo, das repetições e estereotipias dos jogos e das dramatizações, mas por intermédio de todo o diálogo que acontece entre o profissional e a criança. Além disso, ao brincar, a criança traz todas essas possibilidades de catarse e elaboração das angústias; as estereotipias e os fortes bloqueios à brincadeira na infância podem apontar indícios de dificuldades no desenvolvimento emocional.[4,9]

As técnicas projetivas são instrumentos diagnósticos mediadores na comunicação de conteúdos inconscientes. São técnicas intermediárias entre situações mais abertas, como as entrevistas clínicas, e os procedimentos mais diretivos, como as escalas e os inventários. A maioria das técnicas convida o paciente a falar livremente sobre o que desejar, o estímulo fornecido é pouco estruturado, os padrões culturais são poucos e construídos de forma generalizada, de modo a favorecer a projeção da personalidade, facilitando a captura do mundo simbólico, sua forma de organizar, compreender e interpretar as vivências internas e externas, os sentimentos evocados e os tipos de defesas usadas, revelando o seu funcionamento psíquico.[4,15,16]

> As técnicas projetivas são instrumentos diagnósticos mediadores na comunicação de conteúdos inconscientes. São técnicas intermediárias entre situações mais abertas, como as entrevistas clínicas, e os procedimentos mais diretivos, como as escalas e os inventários.

As provas gráficas mais conhecidas e utilizadas na clínica são o Desenho da Casa-Árvore-Pessoa (HTP) e o Desenho da Família. O Teste de Apercepção Temática (TAT) e sua forma de aplicação para crianças (CAT, Children Apperception Test), o Teste das Relações Objetais de Phillipson (TRO) e o Rorschach são as provas projetivas verbais mais conhecidas. Além deles, os questionários associativos, como o Questionário Desiderativo e o Procedimento de Desenhos Livres e História Associados, são também bastante conhecidos e utilizados no Brasil.[4]

Os testes projetivos gráficos abarcam os aspectos mais dissociados, menos sentidos como próprios, e têm uma estreita relação com os aspectos infantis da personalidade. Pela sequência de testes gráficos, pode-se verificar se o sujeito se organiza ou se desorganiza cada vez mais. A linguagem gráfica, assim como a lúdica, é a que está mais próxima do inconsciente e do ego corporal; por isso, mostra o que há de mais regressivo e patológico. É de muita utilidade considerar os indicadores formais do gráfico para fazer o diagnóstico e o prognóstico.[8]

Os testes projetivos temáticos (TAT, CAT e TRO) e estruturais (Rorschach e seus similares) abrangem os conteúdos significativos (natureza do conflito, desejos fundamentais, relações com o ambiente e mecanismos de defesa) e alcançam um sistema de corte da personalidade, de seu equilíbrio, de sua maneira de apreender o mundo. São testes que revelam a dinâmica e a estrutura da personalidade, pois as pessoas percebem o mundo à sua volta de maneira interativa, e essa percepção é coerente com sua forma de se conduzir em qualquer situação que enfrente. Portanto, em qualquer tipo de interação com seu meio, diante da apresentação de uma prancha de TAT, CAT, TRO ou Rorschach, o indivíduo refletirá também os processos dinâmicos por meio dos quais expressa e regula as forças conscientes e inconscientes que operam em sua interação com a situação.[17]

Além disso, a produção projetiva é passível de comparação no que se refere aos estilos que diferentes grupos clínicos produzem. Assim, por exemplo, o conteúdo desenvolvido por um paciente com funcionamento histriônico é diferente daquele realizado por um psicótico, tanto em termos de qualidade simbólica quanto em relação ao tema desenvolvido na produção.[6] A interpretação dessas provas auxilia na discriminação das nuanças afetivas importantes a um diagnóstico diferencial.[4]

> Depois da escolha e da aplicação dos testes, é realizada uma análise, na qual os sinais, os sintomas e as síndromes serão inter-relacionados com os aspectos dinâmicos, para poder compreender o funcionamento psicológico do paciente e fazer as indicações de intervenções necessárias.

Depois da escolha e da aplicação dos testes, é realizada uma análise, na qual os sinais, os sintomas e as síndromes serão inter-relacionados com os aspectos dinâmicos, para poder compreender o funcionamento psicológico do paciente e fazer as indicações de intervenções necessárias. A entrevista devolutiva dada ao paciente, à família e ao profissional ou equipe solicitante é um momento importante do processo de avaliação, pois é quando serão informados a compreensão, os dados obtidos na testagem e as intervenções necessárias.

Se o encaminhamento foi feito por equipe interdisciplinar, as informações são repassadas para o paciente, para a família e para o profissional. Essas informações exigem preparo e envolvem a necessidade de se respeitar os limites éticos. A função da entrevista devolutiva aos profissionais é colaborar com a compreensão das angústias do paciente. Por esse motivo, será importante comunicar a existência de elementos incongruentes, vulnerabilidades e/ou possibilidade de um funcionamento prejudicado, auxiliando a estruturar um conhecimento mais amplo sobre o paciente. A comunicação da conclusão das informações diagnóstica e prognóstica repassada à família e ao paciente deve ser pensada com discernimento e cuidado. É preciso refletir se determinado aspecto é sensato; caso contrário, não será incluído na entrevista devolutiva, pois, dependendo da incongruência, o paciente e/ou a família podem não ter recursos egoicos para elaborar tal informação.[1,7]

Essas etapas do processo psicodiagnóstico não são rígidas e não podem ser cumpridas pela aplicação de um único procedimento. Por isso, a aplicação de diferentes instrumentos permite compreender o paciente de forma mais ampla e global.

ASPECTOS PSICODINÂMICOS DA DEPRESSÃO

Desde *Luto e Melancolia*, escrito em 1917 por Sigmund Freud, e das importantes pesquisas de Abraham (1924) sobre os estudos depressivos e melancólicos, a função da culpa (inconsciente) veio sendo percebida como crucial para a etiologia dos distúrbios emocionais e da personalidade.[18]

Em seu texto, Freud diferencia o luto da depressão melancólica. Relaciona o primeiro à perda real de uma figura importante, não o considerando uma condição patológica. Já o segundo é relacionado à perda de um objeto mais emocional do que real. Assim, os sintomas melancólicos referem-se à perda amorosa de um objeto idealizado, não correspondendo necessariamente à perda efetiva na realidade. Na verdade, a sintomatologia apresentada na condição melancólica relaciona-se à perda interna, dos aspectos do paciente que eram projetados no objeto perdido.[19]

> Em seu texto, Freud diferencia o luto da depressão melancólica. Relaciona o primeiro à perda real de uma figura importante, não o considerando uma condição patológica. Já o segundo é relacionado à perda de um objeto mais emocional do que real.

Há um trabalho interno, por parte do paciente, com relação a essa perda objetal, semelhante ao luto, mas que, ao contrário deste, é marcado por uma elevada perda da autoestima, acompanhada de graves autorrecriminações e culpa que podem chegar a expectativas delirantes de punição e inferioridade. A intensa autodepreciação é gerada devido à raiva que o paciente direciona a si mesmo. Ao contrário do

> A paciente deprimida é marcada por uma elevada perda da autoestima, acompanhada de graves autorrecriminações e culpa que podem chegar a expectativas delirantes de punição e inferioridade.

luto, não é o mundo que se torna vazio e pobre, e sim o próprio ego. Um ego que não possui valor e que, portanto, se vê impossibilitado de vivenciar qualquer realização, sendo vivido como "moralmente desprezível". O trabalho interno relacionado à perda do objeto amado que é realizado pelo paciente consome seu próprio ego, e por isso a característica mais marcante da melancolia é a insatisfação desse ego consigo mesmo.[4,20]

Segundo Freud, a chave do quadro clínico melancólico está no deslocamento, pois as autorrecriminações que o paciente conscientemente dirige a si mesmo são, no inconsciente, direcionadas ao objeto amado perdido. Em dado momento, a ligação libidinal que o paciente tinha com uma pessoa em especial foi rompida, devido a uma real desconsideração ou desapontamento, mas a libido amorosa que ficou livre não foi deslocada para outro objeto, passando a servir para o estabelecimento de uma identificação do ego com o objeto abandonado. Assim, o objeto abandonado torna-se uma perda do próprio ego. O conflito entre o ego e a pessoa amada transforma-se, na melancolia, em uma cisão entre a atividade crítica do ego e o próprio ego alterado por essa identificação com o objeto perdido.[19]

Os trabalhos de Melanie Klein enriqueceram e ampliaram a compreensão que Freud nos legou da reação à perda. Ela relacionou a posição esquizoparanoide e a posição depressiva, que são organizações psíquicas desenvolvidas desde os primórdios da estruturação da vida mental e, por consequência, fenômenos normais no desenvolvimento emocional, com os estados clínicos patológicos durante a infância, a adolescência e a vida adulta. Segundo Klein,[21] é por regressão a esses funcionamentos normais na evolução emocional do bebê que a criança e o adulto manifestam sintomas depressivos patológicos. Assim, a autora havia apresentado as contribuições para o entendimento do que é um processo mental mais integrativo ou desorganizador da personalidade.[20-22]

Para Klein,[21] as posições esquizoparanoides e depressivas são formas básicas de organização das ansiedades, das defesas e do modo de estabelecer relações com os objetos, que inicialmente são mais primitivas e que depois se tornam mais elaboradas. Para ela, as relações emocionais não devem ser entendidas como constituídas apenas a partir da interação da pessoa com o mundo externo (objetos reais), pois o objeto internalizado não é uma cópia do objeto externo. Ele é constituído a partir de uma sequência de projeções e introjeções, adquirindo um significado de acordo com as características desses objetos internalizados, e é a partir desse significado que vão ocorrer as reações e as formas de lidar com as situações internas e externas vivenciadas e que são essenciais para a estruturação das funções egoicas (recursos para lidar com a realidade) e da representação do *self* (concepção mental que o sujeito tem de si mesmo).[21,23,24]

A posição esquizoparanoide inicia no nascimento e predomina até que a posição depressiva surja em torno dos 4 a 6 meses de idade. Ela corresponde à fase de percepção cindida da realidade, em que os impulsos destrutivos e as ansiedades persecutórias são mais fortes. Seria a primeira estratégia na qual o bebê tenta utilizar as capacidades rudimentares de seu ego para estruturar suas experiências e organizar sua visão do mundo. É da ansiedade de aniquilamento que o ego tenta se defender. Para isso, ele se utiliza de defesas do tipo mais "esquizoides" (cisão, projeção e negação, que têm como finalidade evacuar a experiência afetiva por meio da destituição dos afetos). Os objetos persecutórios (maus objetos) são separados dos bons objetos e projetados em outro objeto (pessoa), enquanto os objetos bons são incorporados ao eu do bebê. As experiências internas e/ou externas são vivenciadas como objetos maus e persecutórios ou como objetos idealizados, e neste último há a fantasia de haver um salvador. Na posição esquizoparanoide não há uma percepção integradora da vivência emocional.[4,21,24]

> A posição esquizoparanoide inicia no nascimento e predomina até que a posição depressiva surja em torno dos 4 a 6 meses de idade. Ela corresponde à fase de percepção cindida da realidade, em que os impulsos destrutivos e as ansiedades persecutórias são mais fortes.

Já por volta da segunda metade do primeiro ano, com novos mecanismos metais e com um ego mais amadurecido, o bebê começa a estruturar e organizar suas vivências internas e externas de forma mais realista e integrada, tanto em relação a si mesmo como ao objeto. Ambos são percebidos como inteiros, e esta é a fase denominada de posição depressiva. Nela a criança passa a ter condições de tolerar a dor e as frustrações ocasionadas tanto pelas pessoas como pela realidade. Com a possibilidade de elaborar as angústias dessa fase, surge a "angústia depressiva" e a culpa.[4,21,24]

A "angústia depressiva" refere-se ao sentimento de sentir-se preocupado com o outro e com as consequências da própria destrutividade. Essa experiência, para a psicanálise, reflete a capacidade de sentir culpa e consideração com o que se ama. A ansiedade nessa posição está voltada à preocupação de manter a sobrevivência dos objetos de amor em relação à própria agressividade. Um elemento importante na posição depressiva é a possibilidade de elaborar a culpa: a criança enfrenta seu sofrimento e, mediante o processo de reparação, tenta restaurar e preservar o bom objeto de seus ataques sádicos.[4,22]

É importante ressaltar que a posição depressiva é diferente da patologia depressiva. Quando a posição depressiva é alcançada e estabelecida com êxito em um indivíduo, a reação

> É importante ressaltar que a posição depressiva é diferente da patologia depressiva.

à perda é de dor ou de tristeza, mas se ocorreu uma falha nessa posição, a consequência da perda é a depressão. Ao se utilizar de defesas que têm por finalidade eliminar a dor mental, projetando-a depois de cindir os afetos correspondentes, ocorre um regresso aos funcionamentos mentais mais primitivos da posição esquizoparanoide. Devido à cisão e à dificuldade de tolerar a dor emocional, a vivência de culpa não trará amadurecimento, mas paralisia. O sujeito não vê esperança de reparar os danos recorrentes de seus afetos ambivalentes, isto é, o objeto perdido foi magicamente introjetado e está sujeito ao ódio.[4,18,23] Ou seja, as pessoas deprimidas nunca superam o luto depressivo, elas estão sempre desesperadas e preocupadas em destruir os objetos bons amados dentro delas mesmas como resultado de sua voracidade e destrutividade. Como consequência, sentem-se perseguidas por esses objetos maus odiados.[20]

Os ataques frequentes ao objeto que deve ser percebido como um objeto total não idealizado traz como consequência o empobrecimento do próprio ego, já que o objeto carrega consigo partes projetadas do ego, o que explicaria o sentimento de culpa vivenciada pelo indivíduo em decorrência da influência de um superego ativo e punidor. Na depressão ocorre, então, o predomínio das fantasias destrutivas sobre as amorosas, havendo a perda da capacidade da reparação do objeto e predomínio de sentimentos de culpa, o que pode levar o indivíduo a vários níveis de patologia, inclusive ideações suicidas pela perda do objeto. Nesse sentido, o suicídio surgiria como consequência do ódio direcionado aos maus objetos internos no indivíduo, atualizando a fantasia inconsciente de se preservar somente os bons objetos e a onipotência do ego, salvando os objetos bons de todo o mal.[24]

ASPECTOS PSICODINÂMICOS DA MANIA

A defesa maníaca, como a onipotência, a negação, o desdém e a idealização, organiza-se em relação a ansiedades vinculadas à depressão e como resposta ao sofrimento pela perda dos objetos amados. Essas defesas estão a serviço do resgate e da restauração dos objetos amados perdidos; da negação dos objetos internos maus e da negação da dependência servil em relação aos objetos amados. As operações maníacas podem ser observadas por atitudes como a negação de qualquer agressividade ou destrutividade em relação ao outro, como uma disposição eufórica contrária a sua real situação de vida, uma idealização do outro ou atitudes desdenhosas e de desprezo em relação às outras pessoas, o que serve para negar a necessidade de relacionamento. Um as-

> Um aspecto integral da postura defensiva maníaca é com frequência o desejo de triunfar em relação aos pais e objetos e, assim, inverter a relação. Esse triunfo, por sua vez, pode dar lugar à culpa e à depressão.[20]

pecto integral da postura defensiva maníaca é com frequência o desejo de triunfar em relação aos pais e objetos e, assim, inverter a relação. Esse triunfo, por sua vez, pode dar lugar à culpa e à depressão.[20]

Como vimos, a psicodinâmica do transtorno bipolar demonstra um desenvolvimento emocional frágil e regredido que se constituiu devido a diferentes fatores, que podem ser uma vulnerabilidade constitucional (recursos egoicos insuficientes), ou lacunas relacionais (quando o ambiente não acolhe as tentativas da crianças de reparação), ou biológicos.[4] Se não foi possível ocorrer reparações, a vivência de perseguição interna e externa torna-se insuportável e pode acabar ocasionando um maior uso de defesas do tipo "esquizoide". Um grau elevado de defesas desse tipo indica que o paciente está distanciando-se de si mesmo e do outro e perdendo recursos de empatia humana.

CONCLUSÃO

O TB, por ser um transtorno psiquiátrico que gera dificuldades adaptativas, sociais, familiares e emocionais para a criança e o adolescente, necessita de uma abordagem diagnóstica e interventiva multidisciplinar.

> O TB, por ser um transtorno psiquiátrico que gera dificuldades adaptativas, sociais, familiares e emocionais para a criança e o adolescente, necessita de uma abordagem diagnóstica e interventiva multidisciplinar.

As informações devem ser analisadas e compreendidas a partir da perspectiva do desenvolvimento físico, cognitivo, social e emocional de acordo com a faixa etária do paciente, para determinar se tal comportamento ou funcionamento psicológico diz respeito ao desenvolvimento esperado para aquela fase ou se comunica a existência de alguma vulnerabilidade psicológica. Em se tratando da avaliação de crianças e adolescentes, o contexto sociocultural e familiar do qual participam deve ocupar lugar de destaque na investigação.

Além disso, como estamos lidando com uma fragilidade emocional muito profunda, a psicodinâmica do TB faz antever diferentes desdobramentos evolutivos, denotando a necessidade não apenas de acolhimento medicamentoso à dor e à desorganização dos sintomas manifestados, mas também a recomendação de relações psicoterapêuticas complexas,[4] com o objetivo de tentar diminuir o impacto da doença no desenvolvimento emocional das crianças e dos adolescentes.

REFERÊNCIAS

1. Felício JN. Tratamento psicológico do transtorno bipolar na infância e na adolescência. In: FU-I L, Boarati MA, organizadores. Transtorno bipolar na infância e adolescência: aspectos clínicos e comorbidades. Porto Alegre: Artmed; 2010. cap. 16.

2. Assumpção Jr FB, Kuczynski E. Situações psicossociais na infância e adolescência. São Paulo: Atheneu; 2008.
3. Roso MC. Aspectos psicossociais da terapêutica. In: Moreno RA, Moreno DH. Transtorno bipolar do humor. São Paulo: Lemos; 2002.
4. Felício JN. Avaliação e compreensão psicodinâmica do transtorno bipolar em crianças e adolescentes. In: FU-I L, organizador. Transtorno bipolar na infância e adolescência. São Paulo: Segmento Farma; 2007. cap. 8.
5. Keila SB. Aspectos psicológicos do transtorno afetivo bipolar. Rev Psiquiatr Clin. 1999;26(6):92-4.
6. Grassano EP. Indicadores psicopatológicos nas técnicas projetivas. São Paulo: Casa do Psicólogo; 1996.
7. Cunha JA. Psicodiagnóstico V. Porto Alegre: Artmed; 2000.
8. Arzeno MEG. Psicodiagnóstico clínico: novas contribuições. Porto Alegre: Artmed; 1995.
9. Ocampo MLS, Arzena MEG, Piccolo EG, organizadores. O processo psicodiagnóstico e as técnicas projetivas. 11. ed. São Paulo: Martins Fontes; 2009.
10. Conselho Federal de Psicologia. Resolução n.º25/2001 [Internet]. Brasília: CFP; 2001 [capturado em 10 jan. 2011]. Disponível em: http://www.pol.org.br.
11. Conselho Federal de Psicologia. Resolução n.º 002/2003 [Internet]. Brasília: CFP; 2003 [capturado em 10 jan. 2011]. Disponível em: http://www.pol.org.br.
12. Almeida LS. Avaliação psicológica: exigências e desenvolvimentos nos seus métodos. In: Wechesler S, Guzzo R, organizadores. Avaliação psicológica: perspectiva internacional. São Paulo: Casa do Psicólogo; 2005. p. 47-65.
13. Werlang BG. Entrevista lúdica. In: Cunha JA. Psicodiagnóstico V. Porto Alegre: Artmed; 2000.
14. Aberastury A. Teoria e técnica del psicoanalisis de niños. Buenos Aires: Paidós; 1978.
15. Alt MS. Avaliação psicológica de crianças [dissertação]. Porto Alegre: Pontifícia Universidade do Rio Grande do Sul; 2008.
16. Anzieu D. Os métodos projetivos. Rio de Janeiro: Campus; 1981.
17. Montagna ME. Análise e interpretação do Cat. São Paulo: EPU; 1989.
18. Winnicott DW. Da pediatria a psicanálise. Rio de Janeiro: Imago; 2000.
19. Freud S. Luto e melancolia. Rio de Janeiro: Imago; 1974. Edição standard brasileira das obras completas de Sigmund Freud.
20. Gabbard GO. Psiquiatria psicodinâmica baseada no DSM-IV. Porto Alegre: Artmed; 1998.

21. Klein M. O luto e suas relações com os estados maníaco-depressivos. In: Klein M. Amor, culpa e reparação e outros trabalhos. Rio de Janeiro: Imago; 1996. p. 387-412. Obras Completas de Melanie Klein, v. 1.
22. Marcelli D. Infância e psicopatologia. Porto Alegre: Artmed; 2009.
23. Barros EMR, Dantas Júnior A, Barros ELR. Depressão: uma perspectiva psicanalítica. In: Lafer B, Almeida, OP, Fráguas Júnior RF, Miguel E. Depressão no ciclo da vida. Porto Alegre: Artmed; 2000. cap. 9.
24. Simon R. Introdução à psicanálise: Melanie Klein. São Paulo: EPU; 1986.

12
PROCESSOS E DISTÚRBIOS DE APRENDIZAGEM E DE LINGUAGEM NO TRANSTORNO BIPOLAR DE INÍCIO PRECOCE

Telma Pantâno

> O transtorno bipolar (TB) é uma doença crônica que exige cuidados e atenção permanentes por parte dos familiares e dos profissionais diretamente relacionados às crianças e/ou aos adolescentes.

O transtorno bipolar (TB) é uma doença crônica que exige cuidados e atenção permanentes por parte dos familiares e dos profissionais diretamente relacionados às crianças e/ou aos adolescentes. Sabe-se que, para que a aprendizagem possa acontecer, principalmente no contexto escolar, é necessária, por parte do aluno, certa estabilidade emocional. Não é por acaso que tanto as teorias emocionais quanto as cognitivas indicam o período aproximado de 7 anos de idade como um "marco" em que o desenvolvimento emocional deve tornar-se latente para que a criança possa se dedicar à aprendizagem formal com toda a sua energia psíquica.[1]

Há duas formas de aprendizagem: a informal, que acontece com predomínio das questões emocionais sobre as cognitivas (aprendemos porque é gostoso e divertido); e a aprendizagem formal, que envolve um controle dos mecanismos cognitivos para que possamos direcionar o fluxo atencional à aprendizagem, mesmo sem a motivação e o interesse.

> O paciente que recebe o diagnóstico de TB apresenta, de forma intrínseca à patologia, alterações nos processos cognitivos que dificultam de forma ímpar a maturação neurológica

Nesse contexto, é fundamental questionar o potencial e as possibilidades de efetivação da aprendizagem nas alterações psiquiátricas em geral, e, em especial, em pacientes com TB. O paciente (seja ele criança, adolescente ou adulto) que recebe o diagnóstico de TB apresenta, de forma intrínseca à patologia, alterações nos processos cognitivos que dificultam de forma ímpar a maturação neurológica, o que, por sua vez, resulta em problemas nos desenvolvimentos cognitivo e emocional, prejudicando, assim, tanto a aprendizagem formal quanto a informal. Acrescente-se a isso as alterações ambientais que a própria patologia ocasiona em situações familiares, sociais e escolares. Observa-se também que a aprendizagem formal não encontra a estabilidade emocional necessária para que possa ocorrer de forma saudável e íntegra. É como se o indivíduo não encontrasse a "calmaria" necessária para que os processos que exigem atenção, concentração e reflexão possam ocorrer.

APRENDIZAGEM INFORMAL

Como visto, processos relativos à aprendizagem informal ficam prejudicados. Estudos atuais indicam que a aprendizagem da teoria da mente (capacidade de representar e reconhecer internamente estados mentais de si mesmo e de outros indivíduos) é bastante prejudicada em pacientes com o diagnóstico de TB, independentemente das alterações cognitivas e das oscilações de humor.[2,3]

> Estudos atuais indicam que a aprendizagem da teoria da mente é bastante prejudicada em pacientes com o diagnóstico de TB, independentemente das alterações cognitivas e das oscilações de humor.[2,3]

Essas alterações resultariam em déficits relativos à cognição social mesmo em pacientes eutímicos,[4] demonstrando que o número de episódios maníacos parece estar correlacionado a piores índices em testes de teoria da mente.

O reconhecimento de estados emocionais (reconhecimento de faces) também está prejudicado nos pacientes com alterações em nível funcional[4,5] e de ativação neurológica, devido a alterações relativas ao funcionamento do córtex pré-frontal dorsolateral e ventrolateral, do córtex cingulado anterior, do estriado e da amígdala.[6] Estudos a esse respeito começam a clarificar a dificuldade dessas crianças com a aprendizagem informal, que resulta em déficits de autorregulação do afeto e do comportamento, sobretudo o social.

Uma das queixas mais comuns por parte dos pais desses pacientes refere-se à imaturidade social e à dificuldade dos filhos em regular o próprio comportamento, resultando em falta de compromisso nos âmbitos escolar e social. As alterações citadas parecem esclarecer e justificar essas queixas, servindo de alerta aos profissionais que trabalham com a aprendizagem sobre a necessidade de enfoque tanto na aprendizagem informal quanto na formal. A aprendizagem informal (que acontece na maioria das vezes fora do ambiente escolar) interfere de forma preponderante na situação escolar e na aprendizagem formal.

O comprometimento com a aprendizagem por meio da motivação e do desenvolvimento de situações que levem à curiosidade e à vontade de aprender de maneira formal e informal deve ser estimulado e considerado de extrema urgência na proposta terapêutica desde o início do processo diagnóstico e do tratamento das alterações de aprendizagem.

As características mencionadas fazem com que a aprendizagem dos pacientes com TB seja considerada, dentre as modalidades de aprendizagem, como hiperassimilatória, ou seja, um perfil em que os limites são mais difíceis de serem internalizados e no qual há extrema repetição e utilização de estruturas internas que já fazem parte do sujeito com pouca observação e internalização de novos conceitos e aprendizagens.[1,7-9]

A dificuldade em lidar com o novo (novas informações, regras e explorações) faz com que a criança com TB fique cada vez mais presa a seus próprios conceitos e conhecimentos, sendo caracterizada como desmotivada, imatura e de difícil aprendizagem, principalmente no contexto escolar e social.

Dessa forma, tanto a aprendizagem formal quanto a informal devem fazer parte do planejamento terapêutico de uma criança com o diagnóstico de TB. As alterações decorrentes da aprendizagem informal interferem de forma bastante contundente na aquisição e no desenvolvimento da fala e da linguagem, interferindo, por consequência, na aprendizagem formal e na situação escolar desde os primeiros anos.

APRENDIZAGEM FORMAL

Com relação à aprendizagem formal, uma queixa comum por parte de pais e professores é a dificuldade de armazenamento e de resgate da informação. Queixas como "esquecimento" e o não armazenamento de informações previamente trabalhadas por parte dos professores e dos pais são muito frequentes. Sabe-se hoje que uma das principais falhas cognitivas observadas nesses pacientes refere-se à memória episódica verbal. Essa memória está relacionada, dentre outras funções, ao uso de estratégias organizacionais durante a recordação da informação verbal.

Um estudo realizado com 20 pacientes com TB e 20 controles verificou o uso de estratégias de armazenamento e recordação de informações na memória episódica verbal durante o armazenamento de listas de palavras. Dentre os pacientes com o transtorno, observaram-se dificuldades no uso espontâneo de estratégias para o armazenamento e para o resgate dessas informações, fazendo com que houvesse resultados bastante inferiores aos apresentados pelo grupo-controle.[10]

O uso de estratégias de armazenamento e de resgate da informação verbal ficaria, portanto, prejudicado nesses pacientes, aumentando as chances de uma falha no rendimento escolar. É importante lembrar que as falhas no processo de aprendizagem formal tornam-se mais efetivas pela própria organização do sistema educacional que possibilita uma "medição" do desempenho do aluno em comparação ao desempenho de outras crianças de mesma faixa etária. É a partir da queixa de baixo rendimento escolar e de "notas baixas" que as falhas no processo de aprendizagem se apresentam. Porém, essas falhas já estavam presentes desde a aprendizagem informal.

Falhas na memória operacional dessas crianças também foram constatadas em diversos estudos que observaram uma hipoativação de áreas como o córtex dorsolateral pré-frontal, área normalmente atribuída ao processamento da memória.[11] A memória operacional relaciona-se de forma direta a um conjunto de habilidades cognitivas que faz com que informações antigas e novas mantenham-se ativadas (*on-line*), a fim de serem manipuladas para a realização de determinada tarefa.[12] O material armazenado na memória operacional deve ser utilizado imediatamente, para não ser transformado ou descartado. É uma das principais memórias relacionadas à produção e compreensão da linguagem, à aprendizagem, a funções executivas e ao raciocínio.

> A memória operacional relaciona-se de forma direta a um conjunto de habilidades cognitivas que faz com que informações antigas e novas mantenham-se ativadas (*on-line*), a fim de serem manipuladas para a realização de determinada tarefa.[12]

No processo de aprendizagem, a memória operacional está envolvida sobretudo nos processos de sustentação da atenção, no armazenamento de instruções, na recordação temporária de informação, na atribuição de significado a informações no contexto em que estão inseridas e no raciocínio, sendo, assim, fundamental para a aquisição de informações no contexto educacional (matemática, leitura, escrita, compreensão e resolução de problemas).

Dessa forma, é comum que crianças com o diagnóstico de TB sejam caracterizadas como distraídas, desatentas, desorganizadas (falhas em funções executivas), além de muitas vezes serem associadas a distúrbios de aprendizagem secundários ao quadro, em razão das falhas já citadas. O processo de aprendizagem formal, tanto na infância quanto na vida adulta, torna-se extremamente exaustivo e demorado, levando à busca de profissionais que possam tratar a patologia.

LINGUAGEM

> Para que as alterações de linguagem sejam compreendidas em toda a sua extensão, é fundamental que se considere o período do desenvolvimento no qual se encontra a criança quando os primeiros sintomas aparecem.

Para que as alterações de linguagem sejam compreendidas em toda a sua extensão, é fundamental que se considere o período do desenvolvimento no qual se encontra a criança quando os primeiros sintomas aparecem. É importante também considerar as aquisições fonológicas, sintáticas, semânticas, lexicais, pragmáticas, discursivas e escolares adquiridas até o momento, e as aquisições que ainda estão por vir.

Estudos atuais demonstram que pacientes com diagnóstico de TB (ao contrário de outras patologias psiquiátricas) não apresentam falhas de linguagem e de aprendizagem antes do surgimento dos primeiros sintomas da patologia. Esses pacientes apresentariam, assim, desenvolvimento da linguagem e desempenho escolar normais até o início do transtorno,[13] ou mesmo rendimento considerado bastante superior à média.[14] Alterações posteriores aos sintomas têm sido relatadas no que diz respeito à velocidade de processamento da informação e ao armazenamento e evocação de informações.[15]

Curtis e colaboradores[16] realizaram avaliações neurológicas funcionais em pacientes com diagnóstico de TB e controles durante tarefas de acesso lexical e semântico. Os pacientes com diagnóstico de TB apresentaram maior redução no tempo de reação e, embora ambos os grupos tenham apresentado a ativação das mesmas áreas relacionadas à linguagem, pacientes com o transtorno manifestaram, comparados ao grupo-controle, alterações nos padrões de ativação pré-frontal quando do aumento da demanda de processamento da linguagem.

> Alterações cognitivas quanto à linguagem, à aprendizagem e às funções executivas vêm sendo descritas na literatura como intrínsecas aos quadros de transtornos afetivos,[17] e estão fortemente relacionadas à gravidade e à cronicidade da doença.[17,18]

Alterações cognitivas quanto à linguagem, à aprendizagem e às funções executivas vêm sendo descritas na literatura como intrínsecas aos quadros de transtornos afetivos,[17] e estão fortemente relacionadas à gravidade e à cronicidade da doença.[17,18]

Os próprios critérios diagnósticos do TB remetem a muitas dessas alterações cognitivas e de linguagem observadas na prática clínica. Esses critérios incluem nível de atividade profundamente perturbado, flutuações relacionadas à autoestima, necessidade de sono, produção e elocução, fuga de ideias, distratibilidade e agitação psicomotora.

Atualmente, os estudos de neuroimagem também têm evidenciado alterações estruturais que parecem corroborar as pesquisas que envolvem linguagem, aprendizagem e TB. Chen e colaboradores[19] encontraram reduções significativas de substância branca nos giros temporal superior em pacientes bipolares. Essa área é de fundamental importância para a produção da fala, da linguagem e da comunicação, e possivelmente envolve as alterações neurocognitivas relatadas na maior parte dos estudos sobre essas funções.

Com relação a essas alterações neurocognitivas, são encontrados relatos sobre a aquisição de habilidades verbais e acadêmicas,[20] sobre memória e concentração,[11,21] distratibilidade acentuada[22,23] e fuga de ideias.[24] Sabe e colaboradores[25] observaram prejuízos bastante significativos relacionados a tarefas cognitivas que requeriam processamentos complexos. Esses autores concluíram que tais indivíduos apresentam uma curva normal de aprendizado, porém o material não é retido.

As alterações relatadas estão ligadas diretamente às principais queixas envolvendo os pacientes com TB no ambiente escolar. Elas prejudicam e muitas vezes impedem a plenitude dos processos de construção e de elaboração do aprendizado, bem como o desenvolvimento da linguagem.

Nos pacientes com TB não são observadas falhas significativas em relação aos aspectos fonéticos e fonológicos; porém, a velocidade de fala parece estar comprometida, devido a um aumento principalmente nos episódios maníacos.[26] A velocidade e o aumento do fluxo de pensamento (taquipsiquismo) nos episódios maníacos tornam a fala desses pacientes difícil de interromper. Essa característica é descrita pelas crianças de forma bastante concreta, pela própria dificuldade de elaboração simbólica associada ao quadro.[27]

O aumento do fluxo de fala e de pensamento implica que pequenos distratores do ambiente acentuem características de desorganização do pensamento, como fuga de ideias (mudanças rápidas de tópico discursivo sem que se observe o elo entre os temas). Transtornos e distúrbios específicos de fala, linguagem e aprendizagem precisam ser diferenciados desse quadro, uma vez que a fuga de ideias é decorrente do transtorno primário e que é observada como peculiar a ele. Em geral, com o tratamento medicamentoso e a estabilidade do quadro, os problemas na fala e na aprendizagem também tendem a desaparecer e a retomar o curso normal.

Pantano[28] constatou, em 30 sujeitos com diagnóstico de depressão e idades entre 10 e 12 anos, dificuldades de compreensão bastante significativas relacionadas à complexidade sintática, à extensão do material apresentando e à leitura silábica (processamento perilexical). Esses resultados mostram defasagens importantes no processamento e na compreensão da linguagem, provavelmente ocasionadas por sobrecarga na memória de trabalho. Pacientes com TB também apresentam esse mesmo perfil de linguagem e de aprendizagem, sobretudo nos períodos de depressão e de eutimia,[29,30] além de dificuldades de manutenção do tópico discursivo.[24]

No TB, as falhas também estão relacionadas a dificuldades de estruturação e utilização da memória episódica verbal, o que refletiria na organização de textos e na recordação de eventos relacionados a essa memória.[10,28,31] Esses pacientes apresentariam dificuldades de recordar e armazenar informações de maneira contextualizada e significativa, dificultando a sua expressão linguística e a estruturação dos processos de aprendizagem.

Recentemente, as falhas da memória episódica verbal foram apontadas como principal responsável pelas dificuldades no uso de estratégias organizacionais durante o armazenamento e o resgate de informações. Essas dificuldades são descritas como importantes para o funcionamento e a estruturação do processo de ensino e aprendizagem e podem ser responsáveis por muitas das queixas relacionadas a esse processo observadas nesses pacientes após o início dos primeiros sintomas relacionados à patologia.[32]

> Recentemente, as falhas da memória episódica verbal foram apontadas como principal responsável pelas dificuldades no uso de estratégias organizacionais durante o armazenamento e o resgate de informações.

São relatadas também outras alterações da memória que causam impacto no processo de estruturação e utilização da linguagem e da aprendizagem, como, por exemplo, dificuldades no acesso e na recordação da memória semântica explícita[33] e na organização e recordação de elementos textuais.[34]

Em pacientes com depressão e TB, foi observada também uma forte tendência à recordação e à produção de conteúdos negativos. Esse mecanismo é conhecido como "memória relacionada com o humor"[27,35] e é descrito como um mecanismo cognitivo de manutenção ou mesmo um facilitador da instalação de quadros depressivos. Dificuldades na estruturação e compreensão de textos foram igualmente observadas e relacionam-se tanto aos períodos de eutimia quanto aos de depressão ou mania.

Prejuízos na memória operacional têm sido o foco de diversos estudos em pacientes bipolares.[11,36,37] A hipoativação de áreas atribuídas a esta função, como o córtex dorsolateral pré-frontal,[11] parece ser uma característica desses pacientes.

INTERVENÇÃO NO PROCESSO EDUCACIONAL

Um trabalho efetivo com essas crianças deve envolver, portanto, uma intervenção na estrutura informal e formal do processo de aprendizagem e incluir uma proposta terapêutica que contemple os âmbitos familiar, educacional e social.

É nesse contexto que nos são apresentadas as crianças com o diagnóstico de TB. E cabe a nós, profissionais da saúde e da educação, oferecermos condições para que os ambientes familiar e escolar forneçam os subsídios necessários a uma aprendizagem efetiva. Assim, a escola e os familiares devem ser orientados com medidas simples que possam favorecer a inclusão e o processo de ensino e de aprendizagem. A escola assume, para essas crianças e adolescentes, um papel fundamental, na medida em que propicia a socialização e o ensino formal.

Embora exista uma política de inclusão vigente em nosso país, cabe aos profissionais que estão envolvidos no processo de escolarização a consciência de que a escola que realmente deseja realizar o processo de inclusão precisa estar aberta a pequenas modificações em seu funcionamento, as quais beneficiem a inserção e a adaptação do sujeito com TB em suas dependências.

> Embora exista uma política de inclusão vigente em nosso país, cabe aos profissionais que estão envolvidos no processo de escolarização a consciência de que a escola que realmente deseja realizar o processo de inclusão precisa estar aberta a pequenas modificações em seu funcionamento, as quais beneficiem a inserção e a adaptação do sujeito com TB em suas dependências.

Um estudo realizado recentemente na Suécia[38] procurou observar a relação entre QI, rendimento escolar e surgimento de sintomatologia de TB. Foram comparados todos os alunos matriculados no sistema de ensino sueco entre os anos de 1988 e 1997 e os pacientes entre 17 e 31 anos admitidos em hospitais por conta de quadros psicóticos. Os autores observaram que alunos com excelente desempenho escolar apresentavam um aumento do risco posterior para TB, se comparados aos alunos com desempenho médio, sobretudo os do sexo masculino. Estudantes com baixo rendimento escolar foram considerados de risco moderado para o transtorno. Assim, a habilidade intelectual acima da média parece estar relacionada ao transtorno (esse é um dado empiricamente observada pelos profissionais que atendem esses pacientes).

É importante compreender o papel do suporte e da dedicação do sistema educacional sueco como os grandes responsáveis por incentivar e estimular o potencial cognitivo desses jovens. O sistema educacional brasileiro precisa entender as alterações decorrentes do TB como não prejudiciais à inclusão escolar. Com o suporte adequado e a disponibilidade dos sistemas de ensino, os alunos podem atingir o rendimento adequado (quando não superior) à média esperada.

Assim, torna-se fundamental conhecer e observar as alterações nesses quadros, que podem interferir negativamente no processo de escolarização e de estruturação linguística. As alterações relativas à cognição e à linguagem nesses indivíduos relacionam-se, em sua maior parte, à forma e ao modo como são processadas as informações advindas do ambiente em decorrência da instalação do quadro. É fundamental que o profissional que trabalha com o TB conheça o transtorno e suas manifestações específicas na infância e na adolescência para que possa reconhecer e atuar de maneira adequada em relação à linguagem e à aprendizagem, de acordo com suas especificidades.

ESTRATÉGIAS DE INTERVENÇÃO ESCOLAR

Algumas orientações são fundamentais para os profissionais de educação. Ao fazer uso de medicamentos a criança pode ter seu desempenho afetado quanto aos estados de atenção, alerta e concentração. Ela pode se tornar, também, mais seletiva à luz, o que exige, por parte da escola, certa flexibilidade com relação a mudanças de lugar do aluno dentro da sala de aula e ao uso de recursos e atividades que envolvam maior participação da classe.

Essas crianças comumente apresentam desinteresse pelo ambiente escolar e educacional. É importante que a escola saiba lidar com esse problema como uma característica da patologia e possa fornecer subsídios internos para que ele seja contornado. A escola pode, por exemplo, propor atividades criativas ou cuja temática seja de interesse da criança, envolvendo conteúdos pedagógicos e a participação preponderante do aluno em questão.

No caso de comportamentos sociais inadequados, torna-se importante relembrar as alterações adjuntas à patologia, relativas à cognição social. Dessa forma, a escola disposta a um processo de inclusão pode contornar esse problema oferecendo treinos de habilidades sociais e reflexões em grupo que envolvam comportamentos intra e interpessoais, e que façam não só o sujeito em questão, mas todo o grupo, refletir sobre comportamentos e situações sociais específicas. Esse tipo de trabalho permite ao grupo criar repertórios para lidar com situações emocional e socialmente estressantes e contribui não só com pacientes com o diagnóstico de TB.

Em especial nos primeiros anos escolares, mas também nos anos posteriores, é importante que o ambiente escolar promova, por meio de vários canais sensoriais, o processamento das informações fundamentais para o conteúdo programático das séries em questão. Crianças com TB, assim como aquelas que não apresentam o transtorno, aprendem muito melhor se as informações forem fornecidas por meio do processamento multissensorial. É fundamental para o acompanhamento da patologia que essas adaptações metodológicas façam parte da rotina escolar, permitindo uma integração de conhecimentos que saiam predominantemente do processamento auditivo.[39]

A escola deve também facilitar o acesso ao banheiro e à água quando o paciente estiver sob efeito do medicamento; utilizar recursos como agendas e internet para manter, se não diariamente, o contato semanal com os pais quanto a mudanças na medicação, no humor e/ou no comportamento; identificar e reduzir estressores sensoriais (ruídos, luz excessiva) e ambientais (situações de provas estressantes ou que provoquem ansiedade), além, é claro, de propor adaptação curricular e suporte pedagógico quando em momentos de crise.[40]

Um estudo recente realizado na Suíça pesquisou relações entre o rendimento escolar de crianças com idades entre 15 e 16 anos e o posterior diagnóstico de TB. Como desconfiavam os profissionais que atuam com essas crianças, os alunos com excelente desempenho no ambiente acadêmico foram aqueles que apresentaram maior risco de desenvolver a patologia. O estudo concluiu que crianças com TB apresentam capacidade intelectual excepcional.[14]

No Brasil, resta refletir sobre esses achados e considerar a possibilidade de adaptações no contexto educacional que permitam a esses pacientes demonstrar toda a sua capacidade intelectual, além de promover terapias apropriadas que propiciem o desenvolvimento de habilidades relativas aos contextos sociais e às aprendizagens formal e informal.

CASO CLÍNICO

Paulo Vitor (nome fictício), 10 anos e 3 meses, com diagnóstico de TB, cursando o 5º ano, encaminhado devido a queixas relacionadas à escola em que estudava. Desde o início do processo de alfabetização, os pais foram alertados de que, embora não tivesse notas ruins, apresentava dificuldades de aprendizagem, necessitando suporte individual a todo momento. Por causa das queixas, os pais decidiram mudar a criança de escola; porém, logo no primeiro bimestre, as queixas ressurgiram.

Ao ser avaliado, teve desempenho flutuante nas atividades com relação ao dia ou mesmo à semana em que eram apresentadas. Quanto aos processos cognitivos básicos para a aprendizagem, nos testes atencionais foi verificado desempenho mediano no tempo de resposta e no número de erros. Além disso, apresentou características bastante impulsivas e tendência à distração com estímulos externos, mesmo após terem sido significados e trabalhados com a criança.

Apresentou redução na capacidade da memória operacional para palavras, além de não utilizar estratégias que facilitassem a memorização, tendo dificuldades até mesmo para responder a perguntas sobre o material apresentado.

Nos testes de leitura e escrita, teve desempenho médio para sua idade e escolaridade. Nas provas de aritmética, demonstrou insegurança para lidar com o erro e recordar mecanismo básicos de cálculos simples. Nesses momentos, com o suporte adequado, conseguia melhorar de forma significativa seu resultado final. O desempenho para a leitura foi inferior à série e à idade cronológica.

Demonstrou dificuldades na elaboração de narrativas, orais ou escritas, com relação à sequência lógico-temporal e aos elementos de coerência. Mostrou-se muito criativo e com produções bastante elaboradas; porém, no decorrer da estruturação, comprometia a coerência com a inclusão de novos fatos, o que prejudicava a produção dentro de uma sequência lógico-temporal bem organizada. Essa característica também foi observada durante a fala espontânea, quando teve dificuldade de realizar o fechamento da narrativa (elementos de resolução e conclusão).

Na leitura de textos, exibiu falhas quanto à fluência, à pontuação e à entonação. Isso comprometeu o desempenho, que ficou bastante abaixo do esperado para a série, denotando dificuldades na apreensão de informações novas e nos processos de abstração e elaboração dos poucos conteúdos armazenados. Dessa forma, a compreensão de textos mostrou-se extremamente empobrecida, não captando nem o significado geral, nem os conteúdos mais complexos, que acabavam por sobrecarregar a memória operacional.

Na escrita, foram observadas alterações em nível ortográfico e trocas fonemas-grafemas assistemáticas, relacionadas ao traço de sonoridade. Apresentou adequação quanto à discriminação auditiva verbal e ao fechamento auditivo. No que diz respeito à consciência fonológica, exibiu dificuldades para compreender e produzir palavras relacionadas à consciência fonêmica.

Paulo Vitor demonstrou velocidade de nomeação de letras, figuras, números e cores adequada para a faixa etária. A modalidade de aprendizagem observada foi predominantemente hiperassimilatória. Apresentou, durante toda a avaliação, dificuldades em planejar e realizar as atividades propostas, denotando desorganização. O mesmo foi observado com relação ao material escolar.

Nota-se assim, que o paciente manifesta alterações de natureza atencional e dificuldades importantes de memória, de compreensão e habilidades de leitura e escrita, de planejamento e organização de rotinas escolares e atividades focadas. A modalidade de aprendizagem predominante é a hiperassimilatória. Foram observadas flutuações de desempenho, de produção e de estruturação relacionadas à produção linguística e cognitiva. Paulo Vitor foi encaminhado a terapia psicopedagógica para adequação das alterações observadas, manutenção e estruturação de rotinas e auxílio ao planejamento escolar. A escola foi orientada quanto ao processo de inclusão e suporte específico, sobretudo quando o conteúdo pedagógico envolvesse questões textuais, além de a facilitar os processos de memorização do conteúdo por meio de estratégias específicas.

REFERÊNCIAS

1. Pantano T. Avaliação e diagnóstico psicopedagógico nos distúrbios da aprendizagem. In: Zorzi JC, editor. Dislexia e outros distúrbios da leitura-escrita: letras desafiando a aprendizagem. São José dos Campos: Pulso; 2009.
2. Wolf F, Brüne M, Assion HJ. Theory of mind and neurocognitive functioning in patients with bipolar disorder. Bipolar Disord. 2010;12(6):657-66.
3. Malhi GS, Lagopoulos J, Das P, Moss K, Berk M, Coulston CM. A functional MRI study of theory of mind in euthymic bipolar disorder patients. Bipolar Disord. 2008;10(8):943-56.
4. Wessa M, Linke J. Emotional processing in bipolar disorder: behavioural and neuroimaging findings. Int Rev Psychiatry. 2009;21(4):357-67.
5. Rosen HR, Rich BA. Neurocognitive correlates of emotional stimulus processing in pediatric bipolar disorder: a review. Postgrad Med. 2010;122(4):94-104.
6. Pavuluri MN, O'Connor MM, Harral E, Sweeney JA. Affective neural circuitry during facial emotion processing in pediatric bipolar disorder. Biol Psychiatry. 2007;62(2):158-67.
7. Pain S, editor. A função da Inteligência. Porto Alegre: Artmed; 1989.
8. Fernández A, editor. A inteligência aprisionada: abordagem psicopedagógica clínica da criança e sua família. Porto Alegre: Artmed; 1990.
9. Fernández A, editor. A inteligência aprisionada. Porto Alegre: Artmed; 1994.
10. Deckersbach T, Savage CR, Dougherty DD, Bohne A, Loh R, Nierenberg A, et al. Spontaneous and directed application of verbal learning strategies in bipolar disorder and obsessive-compulsive disorder. Bipolar Disord. 2005;7(2):166-75.
11. Townsend J, Bookheimer SY, Foland-Ross LC, Sugar CA, Altshuler LL. fMRI abnormalities in dorsolateral prefrontal cortex during a working memory task in manic, euthymic and depressed bipolar subjects. Psychiatry Res. 2010;182(1):22-9.
12. Baddeley AD, editor. Working memory. Oxford: Claredon Press; 1986.
13. Reichenberg A, Weiser M, Rabinowitz J, Caspi A, Schmeidler J, Mark M, et al. A population-based cohort study of premorbid intellectual, language, and behavioral functioning in patients with schizophrenia, schizoaffective disorder, and nonpsychotic bipolar disorder. Am J Psychiatry. 2002;159(12):2027-35.
14. MacCabe JH, Lambe MP, Cnattingius S, Sham PC, David AS, Reichenberg A, et al. Excellent school performance at age 16 and risk of adult bipolar disorder: national cohort study. Br J Psychiatry. 2010;196(2):109-15.
15. Reichenberg A, Weiser M, Rabinowitz J, Caspi A, Schmeidler J, Mark M, et al. A Population-Based Cohort Study of Premorbid Intellectual, Language, and Behavioral Functioning in Patients With Schizophrenia, Schizoaffective Disorder, and Nonpsychotic Bipolar Disorder. Am J Psychiatry. 2002;159(12):2027-35.
16. Curtis VA, Thompson JM, Seal ML, Monks PJ, Lloyd AJ, Harrison L, et al. The nature of abnormal language processing in euthymic bipolar I disorder: evidence

for a relationship between task demand and prefrontal function. Bipolar Disord. 2007;9(4):358-69.
17. Barrett SL, Mulholland CC, Cooper SJ, Rushe TM. Patterns of neurocognitive impairment in first-episode bipolar disorder and schizophrenia. Br J Psychiatry. 2009;195(1):67-72.
18. Mitrushina M, Abara J, Blumenfeld A. A Comparison of cognitive profiles in schizofrenia and other psychiatric disorders. J Clin Psychol. 1996;52(2):177-90.
19. Chen HH, Nicoletti M, Sanches M, Hatch JP, Sassi RB, Axelson D, et al. Normal pituitary volumes in children and adolescents with bipolar disorder: a magnetic resonance imaging study. Depress Anxiety. 2004;20(4):182-6.
20. Lawrie SM, MacHale SM, Cavanagh JT, O'Carroll RE, Goodwin GM. The difference in patterns of motor and cognitive function in chronic fatigue syndrome and severe depressive illness. Psychol Med. 2000;30(2):433-42.
21. Papolos DF, Papolos J, editors. The bipolar child. New York: Broadway Books; 2002.
22. Akiskal HS, Weller ES. Mood disorders and suicide in children and adolescents. In: Saddok K, editor. Comprehensive textbook of psychiatry. New York: Oxford University Press; 1989.
23. Harrington R. Affective disorders, in child and adolescent psychiatry. London: Blackwell Scientific Pubications; 1994.
24. Weller EB, Weller RA. Transtornos de humor. In: Lewis M, editor. Tratado de psiquiatria da infância e adolescência. Porto Alegre: Artmed; 1995.
25. Sabe L, Jason L, Juejati M, Leiguarda R, Starkstein SE. Dissociation between declarative and procedural learning in dementia and depression. J Clin Exp Neuropsychol. 1995;17(6):841-8.
26. Kowatch RA, Youngstrom EA, Danielyan A, Findling RL. Review and meta-analysis of the phenomenology and clinical characteristics of mania in children and adolescents. Bipolar Disord. 2005;7(6):483-96.
27. Miklowitz DJ, Alatiq Y, Geddes JR, Goodwin GM, Williams JM. Thought suppression in patients with bipolar disorder. J Abnorm Psychol. 2010;119(2):355-65.
28. Pantano T. Linguagem e depressão infantil. In: Fisiologia experimental. São Paulo: Universidade de São Paulo; 2001.
29. Andreasen NC. Scale for the assessment of thought, language, and communication (TLC). Schizophr Bull. 1986;12(3):473-82.
30. Grove WM, Andreasen NC. Language and thinking in psychosis. Is there an input abnormality? Arch Gen Psychiatry. 1985;42(1):26-32.
31. Geller B, Luby J. Child and adolescent bipolar disorder: a review of the past 10 years. J Am Acad Child Adoles Psychiatry. 1997;36(9):1168-76.
32. Kumar S, Frangou S. Clinical implications of cognitive function in bipolar disorder. Therapeutic Adv Chronic Dis. 2010;1(3):85-93.

33. Altshuler LL, Ventura J, van Gorp WG, Green MF, Theberge DC, Mintz J. Neurocognitive function in clinically stable men with bipolar I disorder or schizophrenia and normal control subjects. Biol Psychiatry. 2004;56(8):560-9.
34. Thomas P, Leudar I, Newby D, Johnston M. Syntactic processing and written language output in first onset psychosis. J Commun Disord. 1993;26(4):209-30.
35. Bäckman L, Hill RD, Forsell Y. The influence of depressive symptomatology on episodic memory functioning among nondepressed older adults. J Abn Psychol. 1996;105(1):97-105.
36. Lera-Miguel S, Andrés-Perpiñá S, Calvo R, Fatjó-Vilas M, Lourdes F, Lázaro L. Early-onset bipolar disorder: how about visual-spatial skills and executive functions? Eur Arch Psychiatry Clin Neurosci. 2011;261(3):195-203.
37. Gruber O, Zilles D Kennel J, Gruber E, Falkai P. A systematic experimental neuropsychological investigation of the functional integrity of working memory circuits in major depression. Eur Arch Psychiatry Clin Neurosci. 2011;261(3):195-203.
38. MacCabe JHL, Mats P, Sham PC, David AS, Reichenberg A, Murray RM, et al. Excellent school performance at age 16 and risk of adult bipolar disorder: national cohort study. Br J Psychiatry. 2010;196(2):109-15.
39. Anglada T, Hakala S, editors. The chilhood bipolar disorder. Naperville: Sourcebooks; 2008.
40. Pantano T. Transtorno bipolar e transtorno de aprendizagem co-mórbidos. In: Fu-I L, Boarati MA, coordenadores. Transtorno bipolar na infância e adolescência. Porto Alegre: Artmed; 2010.

13

SITUAÇÕES PSICOSSOCIAIS ANORMAIS ASSOCIADAS AO TRANSTORNO BIPOLAR NA INFÂNCIA E NA ADOLESCÊNCIA

Ana Rosa Silveira Cavalcanti
Lee Fu-I

Situações estressantes têm sido relacionadas a transtornos afetivos há mais de 30 anos. Desde o final da década de 1960, diversos estudos demonstraram essa correlação em diferentes populações, incluindo crianças, adolescentes e adultos.[1-3]

> Em crianças e adolescentes com transtornos afetivos, o estudo da correlação entre situações psicossociais anormais (SPAs) e a ocorrência de episódios de humor auxilia a compreender a influência desses estressores sobre a idade de início e a evolução da doença.

Em crianças e adolescentes com transtornos afetivos, o estudo da correlação entre situações psicossociais anormais (SPAs) e a ocorrência de episódios de humor auxilia a compreender a influência desses estressores sobre a idade de início e a evolução da doença, bem como sobre a gravidade dos sintomas e o padrão de resposta terapêutica a diferentes tipos de intervenção, farmacológicas e não farmacológicas.[3-7]

A fim de obter essas respostas, é importante avaliar não apenas a ocorrência e os tipos de SPAs aos quais as crianças e os adolescentes são expostos, mas também compreender como os fatores psicossociais interagem com outros fatores de risco e proteção (p. ex., biológicos, cognitivos e emocionais), modulando padrões individuais de expressão sintomatológica e resposta ao tratamento. Embora esses mecanismos ainda não estejam completamente elucidados, a evolução de futuras pesquisas nessa área é de absoluta importância para o planejamento de estratégias de prevenção e de tratamento cada vez mais eficazes.[8-10]

Sendo assim, é interessante estudar o papel da ocorrência de SPAs não somente em crianças com quadros afetivos já manifestos, mas também em populações de crianças e adolescentes com alto risco para desenvolvê-los, como, por exemplo, os descendentes de pacientes com transtorno depressivo ou transtorno bipolar (TB).[11,12]

Também é interessante que o estudo das SPAs abranja um amplo espectro de faixas etárias, uma vez que os transtornos afetivos podem comportar-se de forma diferente em crianças e adolescentes de idades diversas.[5-7]

TIPOS DE SITUAÇÕES PSICOSSOCIAIS ANORMAIS

As SPAs podem ser agudas ou crônicas, dividindo-se em eventos agudos de vida e estressores crônicos.[1-3]

Um evento agudo de vida ou evento de vida estressante é uma situação ambiental que tem início e fim bem determinados, com capacidade de alterar o estado físico e/ou emocional do indivíduo (p. ex., morte de um adulto significativo, perda de um animal de estimação, envolvimento em algum tipo de acidente, abuso sexual). Os estressores crônicos, por sua vez, embora possam ter consequências semelhantes às dos eventos agudos de vida, não têm um início e um fim bem determinados, podendo permear, por vezes, boa parte do tempo de desenvolvimento da criança ou adolescente (p. ex., comunicação intrafamiliar distorcida, parentagem inadequada, transtornos e/ou desvios de comportamento de um ou de ambos os genitores, crescimento em áreas perigosas ou em conflito).[1-3,14]

> Um evento agudo de vida ou evento de vida estressante é uma situação ambiental que tem início e fim bem determinados, com capacidade de alterar o estado físico e/ou emocional do indivíduo.

Tanto os eventos agudos de vida quanto os estressores crônicos podem ser responsáveis por desencadear ou agravar o curso dos transtornos afetivos. No entanto, boa parte dos estudos não faz distinção entre os dois tipos de eventos, sendo apenas consenso que a exposição a algum tipo de estressor, seja ele agudo ou crônico, está relacionada a maior chance de surgimento de sintomas afetivos ou de episódios depressivos ou maníacos.[1,2,3,14]

A Organização Mundial da Saúde (OMS)[13] propõe, em seu eixo V de estressores psicossociais, uma série de categorias concernentes aos aspectos psicossociais desviantes a que podem ser expostas crianças e adolescentes em seu contexto cultural e social. As situações propostas abrangem uma série de estressores, como, por exemplo, relacionamento intrafamiliar anor-

> A Organização Mundial da Saúde (OMS)[13] propõe, em seu eixo V de estressores psicossociais, uma série de categorias concernentes aos aspectos psicossociais desviantes a que podem ser expostas crianças e adolescentes em seu contexto cultural e social.

mal, transtornos psiquiátricos, desvios no grupo principal de suporte da criança, situações anormais de educação, crescimento em ambiente anormal, entre outros (Tabela 13.1).

Grande parte dos estudos envolvendo a avaliação de SPAs utiliza entrevistas estruturadas ou semiestruturadas e escalas de estressores, com graduação de ocorrência e de gravidade. Alguns estudos utilizam, também, categorias próprias de SPAs definidas em consenso pelos pesquisadores apenas para avaliar determinada população.[14] Além das categorias propostas pela OMS, são exemplos de instrumentos de avaliação de SPAs em crianças e em adolescentes a Stressful Life Events Schedule (SLEs),[15] desenvolvida e validada por Williamson e colaboradores; a Life Events Checklist (LEC),[16] desenvolvida e validada por Johnson e McCutchecon; a UCLA Life Stress Interview e a Youth Life Stress Interview,[17] ambas desenvolvidas por Hammen e colaboradores.

SITUAÇÕES PSICOSSOCIAIS ANORMAIS EM CRIANÇAS E ADOLESCENTES DEPRIMIDOS

Embora o tema central deste capítulo seja a ocorrência de SPAs em crianças e adolescentes com TB, faz-se necessário destacar a importância do estudo das SPAs em crianças e adolescentes deprimidos, uma vez que os primeiros estudos, e grande parte do corpo da literatura existente acerca da correlação entre transtornos afetivos e SPAs, têm sua origem na avaliação de crianças e adolescentes com este transtorno. Além disso, parte das crianças e dos adolescentes cujo primeiro sintoma ou episódio de transtorno do humor tenha sido depressivo virá a apresentar, no futuro, episódios maníacos ou mistos, caracterizando um quadro de TB.[18]

> Em pacientes adultos, diversos autores encontraram uma correlação importante entre transtorno depressivo e SPAs, especialmente o desencadeamento de um primeiro episódio depressivo.[1,2]

Em pacientes adultos, diversos autores encontraram uma correlação importante entre transtorno depressivo e SPAs, especialmente o desencadeamento de um primeiro episódio depressivo.[1,2] A revisão publicada por Paykel,[1] por exemplo, concluiu que a maioria dos estudos avaliados demonstrava uma maior ocorrência de depressão em indivíduos expostos a altas taxas de SPAs do que em controles expostos a um número menos significativo de estressores.

Em crianças e adolescentes, parecem existir evidências suficientes sustentando a correlação entre as SPAs e o transtorno depressivo.[3-6]

Eley e Stevenson,[5] por exemplo, estudando 61 pares de gêmeos com sintomas depressivos ou ansiosos, encontraram uma correlação significativa entre eventos estressores relacionados a perda, estresse na escola ou no tra-

TABELA 13.1
Categorias de situações psicossociais anormais (OMS)

0.1 – Relacionamento Intrafamiliar Anormal
   0.1.0 – Falta de Afeto na relação entre pais e filhos
   0.1.1 – Discórdia entre os membros adultos da família
   0.1.2 – Hostilidade voltada à criança. Recriminação indevida
   0.1.3 – Abuso físico
   0.1.4 – Abuso sexual (intrafamiliar)
   0.1.5 – Outros

0.2 – Transtorno mental, desvio ou deficiência no grupo de suporte primário da criança.
   0.2.0 – Transtorno mental ou desvio mental nos pais (inclusive criminalidade e alcoolismo)
   0.2.1 – Deficiência ou inabilidade nos pais
   0.2.2 – Transtornos mentais e/ou deficiência e/ou inabilidade nos irmãos
   0.2.3 – Outros (especificar)

0.3 – Comunicação intrafamiliar distorcida ou inadequada

0.4 – Métodos inadequados de educação
   0.4.1 – Supervisão/controle inadequado dos pais
   0.4.2 – Privação de experiências
   0.4.3 – Pressão inapropriada dos pais
   0.4.5 – Outros

0.5 – Ambiente anormal
   0.5.0 – Educação em instituição
   0.5.1 – Situação anormal dos pais
   0.5.2 – Isolamento familiar
   0.5.3 – Condições de vida que proporcionam situações psicossociais psicologicamente prejudiciais
   0.5.8 – Outros (especificar)

0.6 – Eventos agudos de vida
   0.6.0 – Perda de um relacionamento amoroso
   0.6.1 – Saída de casa por fatores emocionalmente estressantes
   0.6.2 – Padrões de relacionamento intrafamiliar negativamente alterados
   0.6.3 – Eventos resultando em perda da autoestima
   0.6.4 – Abuso sexual
   0.6.5 – Experiência pessoal amedrontadora

0.7 – Estressores sociais
   0.7.0 – Perseguição ou discriminação
   0.7.1 – Migração ou mudança de classe social
   0.7.8 – Outros

0.8 – Estresse interpessoal associado ao trabalho ou escola
   0.8.0 – Relacionamento discordante entre os pares
   0.8.1 – Criança é "bode expiatório" de professores ou supervisores de trabalho
   0.8.2 – Falta de tranquilidade no ambiente escolar ou de trabalho
   0.8.8 – Outros (especificar)

0.9 – Eventos ou situações estressantes decorrentes do transtorno da criança
   0.9.0 – Educação em instituição
   0.9.1 – Saída de casa de modo estressante
   0.9.2 – Eventos que resultam em perda de autoestima
   0.9.8 – Outros

Fonte: World Health Organization.[13]

balho, problemas de relacionamento familiar e de amizades e a presença de sintomas depressivos.

Em um estudo mais recente, Mayer e colaboradores[14] encontraram um número duas vezes maior de estressores psicossociais em um grupo de 434 crianças e adolescentes deprimidos, com faixa etária variando entre 7 e 14 anos, do que aquele encontrado em controles normais (Tabela 13.2).

Nesse mesmo estudo, os autores relataram uma correlação mais significativa entre a ocorrência de depressão e estressores relacionados a dificuldades intrafamiliares, como doença dos pais e morte de pessoas significativas, do que aquela encontrada em relação a outros tipos de estressores, corroborando achados de outros estudos.[3,13-15]

> A presença de estressores na esfera familiar parece realmente interferir de forma expressiva na ocorrência e na gravidade de sintomas depressivos em crianças e adolescentes de diferentes grupos etários.[4,6,7]

A presença de estressores na esfera familiar parece realmente interferir de forma expressiva na ocorrência e na gravidade de sintomas depressivos em crianças e adolescentes de diferentes grupos etários.[4,6,7]

Em relação a pré-escolares, um dos estudos mais relevantes foi publicado por Luby e colaboradores em 2006.[6] Analisando crianças com idades entre 3,5 e 5,6 anos, os autores descobriram que a presença de SPAs em pré-escolares deprimidos com história familiar positiva para transtorno depressivo era preditora de maior severidade da depressão. Os autores sugerem, nesse estudo, que as SPAs sejam fatores intermediários entre o risco familiar para transtorno depressivo e a gravidade da depressão. Outro estudo, publicado por Belden e Luby,[7] observou que crianças pré-escolares filhas de mães que utilizavam estratégias de parentagem menos suportivas tendiam a ter escores mais altos nas medidas de gravidade de depressão.

Em adolescentes, Bouma e colaboradores[4] estudaram a correlação entre a presença de depressão nos pais e a tendência dos sujeitos da amostra (n = 2.217), com idade em torno de 11 anos, a deprimir diante de eventos de vida. Os achados desse estudo sugeriram que os adolescentes, em especial meninas, que tinham pais deprimidos apresentavam maior chance de desenvolver sintomas depressivos diante de eventos estressores do que aqueles cujos pais não tinham o transtorno afetivo.

Eley e colaboradores,[19] estudando 1.219 famílias de pais com transtorno depressivo, descobriram que os adolescentes cujos pais tinham transtornos depressivos e eram expostos a níveis maiores de conflito intrafamiliar apresentavam três vezes mais chance de desenvolver sintomas graves de depressão do que os que também tinham pais com sintomas depressivos mas eram expostos a níveis menores de conflito familiar.

Apesar de a associação entre SPAs e depressão estar hoje bem estabelecida, os mecanismos por meio dos quais os estressores predispõem à depres-

TABELA 13.2
Taxas referidas de eventos de vida (%)
na amostra de pacientes e no grupo-controle

Situações de saúde nos pais	Pacientes deprimidos (n = 434)	Controles normais (n = 724)	Razão de chances adj. (95% IC)
1. Hospitalização da MB	34,8	16,3	1,70 (1,22; 2,40)**
2. Hospitalização do PB	27,9	11,9	1,84 (1,23; 2,6)**
3. Hospitalização do PC	1,6	0,3	8,15 (0,82,81; 52)
4. Doença física da MB	11,3	2,3	3,54 (1,72; 7,30)***
5. Doença física do PB	7,8	2,5	1,22 (0,54; 2,78)
6. Doença física do PC	0,2	0,0	n.a
7. Hospitalização psiquiátrica da MB	16,4	3,8	7,04 (3,36; 14,73)***
8. Hospitalização psiquiátrica do PB	13,2	2,7	5,36 (2,56; 11,20)***
9. Hospitalização psiquiátrica do PC	0,5	0,2	0,08 (13,73)
Perda de um adulto significativo			
1. Morte de um dos pais	5,3	1,4	3,47 (1,56; 7,71)**
2. Morte de um parente próximo	71,7	48	2,64 (2,02; 3,45)***
Eventos sociodemográficos			
1. Problemas financeiros	31,3	16,6	2,02 (1,48; 2,77)***
2. Mudança	54,4	42,9	1,33 (1,02; 1,72)*
3. Desemprego dos pais	46,5	29,0	1,53 (1,16; 2,01)**
4. Desastre natural	3,7	0,8	4,21 (1,46; 12,15)**
5. Perda da casa	4,8	1,5	2,167 (0,93; 5,01)
Eventos intrafamiliares			
1. Nascimento de um irmão	63,1	42,9	2,25 (1,52; 3.32)***
2. Hospitalização de um irmão	31,9	16,6	2,94 (1,77; 4.87)***
3. Doença psiquiátrica nos irmãos	7,6	1,7	6,40 (1,62; 25.31)**
4. Discussões familiares	52,3	17	2,94 (1,90; 4.56)***
5. Abrigamento	0,9	0,1	4,14 (0,33; 51.30)
6. Divórcio dos pais biológicos	31,8	14	1,64 (0,99; 2.72)
Eventos variados			
1. Abuso	26	1,5	15,81 (7,99; 31,29)***
2. Ser atormentado pelos colegas	55,7	7,5	13,75 (9,58; 19,71)***
3. Contato com a polícia	3,5	0,3	11,76 (2,25; 61,45)**
4. Suspensão da escola	1,2	0,3	1,09 (0,10; 12,44)

MB, mãe biológica; PB, pai biológico; MC, mãe cuidadora; PC, pai cuidador;
n.a, não disponível por número insuficiente;
*p<0,05; **p<0,01; *** p<0,001.
Fonte: Mayer e colaboradores.[14]

> Apesar de a associação entre SPAs e depressão estar hoje bem estabelecida, os mecanismos por meio dos quais os estressores predispõem à depressão parecem não estar ainda completamente elucidados.

são parecem não estar ainda completamente elucidados. Há indícios de que variáveis como as estratégias de *coping*, as habilidades de resolução de problemas e o estilo parental possam mediar, ao menos em crianças maiores e adolescentes, a relação entre SPAs e transtornos depressivos.[8,9]

Sawyer e colaboradores,[8] estudando 5.835 adolescentes australianos da 8ª série da escola secundária, encontraram taxas mais elevadas de depressão nos indivíduos expostos a maiores níveis de estressores psicossociais do que naqueles submetidos a menores níveis de estresse. Nesse estudo, os autores também avaliaram as estratégias de *coping* e o estilo otimista de pensamento dos adolescentes. A conclusão foi que aqueles adolescentes que enfrentaram os estressores de forma menos "construtiva" tiveram maior probabilidade de desenvolver sintomas depressivos no ano subsequente. Essa constatação sugere que não apenas a presença ou ausência de estressores contribuem para a correlação entre a ocorrência de estressores e a presença de sintomas depressivos, mas também as habilidades do adolescente para enfrentar essas situações.

O que permanece ainda pouco elucidado é como tais variáveis interagem, e em que medida atuam entre si de forma sinérgica, uma vez que a própria ocorrência de estressores e os estilos disfuncionais de parentagem podem estar relacionados a uma maior probabilidade de as crianças e os adolescentes desenvolverem estratégias negativas de *coping*, como ressaltam Bruce e colaboradores em estudo publicado em 2006.[20]

SITUAÇÕES PSICOSSOCIAIS ANORMAIS E TRANSTORNO BIPOLAR

Em comparação ao estudo das SPAs em pessoas com transtorno depressivo, a avaliação de SPAs em indivíduos com TB recebeu menos atenção e passou a ser objeto de interesse apenas mais recentemente. Em pacientes adultos, a presença de SPAs tem sido relacionada ao desencadeamento de episódios maníacos e depressivos,[20] bem como à piora do transtorno por vias indiretas, como a alteração das atividades de rotina diária e do ritmo de sono, levando à desestabilização do quadro bipolar. Esses fenômenos têm sido observados em diversas populações, como adultos jovens e também indivíduos mais velhos.[21-24]

Kessing e colaboradores,[21] por exemplo, estudando pacientes adultos em primeira admissão para internação hospitalar por episódio maníaco, observou que esses episódios eram com frequência precedidos por um estressor psicossocial maior, como a morte por suicídio de um membro da família ou outros fatores dessa magnitude.

Em outro estudo, publicado em 2008, Johnson e colaboradores[22] avaliaram, em 123 pacientes bipolares, o papel de estressores negativos e de estressores relacionados à busca de objetivos, encontrando uma correlação positiva entre a ocorrência de estressores relacionados à busca de objetivos e o surgimento de sintomas maníacos. A mesma correlação positiva foi encontrada entre a ocorrência de sintomas depressivos e a presença de estressores negativos, sugerindo a necessidade de incorporar modelos de estudo de SPAs à avaliação de pacientes com TB.

Em adultos com idade mais avançada, Beyer e colaboradores[23] encontraram uma prevalência de estressores psicossociais semelhante à dos controles mais jovens e maior do que aquela observada em controles normais, corroborando a ideia de que a presença de SPAs tem influência sobre o TB em um amplo espectro de faixas etárias.

SITUAÇÕES PSICOSSOCIAIS ANORMAIS EM CRIANÇAS E ADOLESCENTES PORTADORES DE TRANSTORNO BIPOLAR

O estudo de SPAs em crianças e adolescentes bipolares tem merecido menos atenção dos pesquisadores do que o estudo da correlação desses fatores em populações de crianças e adolescentes deprimidos ou populações de pacientes com TB de outras faixas etárias.

Estudar a correlação entre SPAs e TB em crianças e adolescentes é importante para a compreensão do impacto que essas variáveis podem ter sobre o aparecimento dos primeiros sintomas, o curso e a evolução do TB nessa faixa etária e ao longo da vida. Também pode ajudar a esclarecer os mecanismos pelos quais os fatores de risco psicossociais interagem com outros fatores de vulnerabilidade e de proteção (p. ex., fatores cognitivos, biológicos e emocionais) em idades precoces, influenciando a idade de início dos primeiros sintomas, a apresentação clínica e a resposta ao tratamento ao longo da vida.

Estudar essa correlação em populações mais jovens também parece ser essencial para o planejamento de intervenções precoces em pacientes com sintomas subclínicos e em populações com risco aumentado para desenvolver o TB (p. ex., filhos de pacientes portadores do transtorno).

Até o momento, a maioria dos estudos de SPAs em crianças e adolescentes bipolares avaliou a ocorrência, os tipos, a influência da presença de estressores sobre a gravidade dos sintomas afetivos e a presença de comorbidades, permanecendo ainda pouco elucidados os

> Até o momento, a maioria dos estudos de SPAs em crianças e adolescentes bipolares avaliou a ocorrência, os tipos, a influência da presença de estressores sobre a gravidade dos sintomas afetivos e a presença de comorbidades, permanecendo ainda pouco elucidados os mecanismos por meio dos quais essas variáveis interagem.

mecanismos por meio dos quais essas variáveis interagem. As pesquisas já realizadas, no entanto, focaram predominantemente crianças mais velhas e adolescentes, permanecendo pouco conhecido o impacto de variáveis psicossociais sobre populações de crianças bipolares em idade pré-escolar.

No estudo sobre o tema que envolve o maior número de sujeitos, Romero e colaboradores[25] avaliaram a correlação entre eventos negativos de vida e variáveis demográficas e clínicas em 446 crianças e adolescentes portadores de TB tipo I, II e sem outras especificações (SOE), comparando-os com indivíduos com depressão e/ou ansiedade e controles normais. Os resultados desse estudo mostraram que, em todos os grupos, aquelas crianças e adolescentes mais velhos, com nível socioeconômico mais baixo, não brancas e portadoras de transtornos disruptivos (TD) e de ansiedade eram mais propensas a experimentar eventos negativos de vida. As crianças e os adolescentes bipolares estudados tinham sido expostos a um total de eventos de vida, tanto dependentes quanto independentes, em maior número que os controles normais. No entanto, o número de estressores aos quais as crianças do grupo portador de depressão/ansiedade haviam sido expostas não diferia daquele encontrado no grupo dos portadores de TB, sugerindo, conforme salientam os autores, que os transtornos do humor parecem ter mecanismos de origem semelhantes, combinando a interação de fatores genéticos e estressores ambientais. É interessante salientar que, nesse estudo, o grupo de crianças e adolescentes bipolares foi significativamente exposto a menos eventos positivos de vida que o grupo com depressão/ansiedade e os controles normais (Tabela 13.3).

Marchand e colaboradores,[26] avaliando prontuários de crianças com diagnóstico de TB I, II, SOE e ciclotimia, atendidas em um serviço ambulatorial, encontraram altas taxas de exposição a SPAs, em especial problemas familiares (90,9%) e condições anormais de desenvolvimento (31%). A prevalência de estressores em meninas, nesse estudo, foi significativamente maior do que aquela encontrada em meninos, sobretudo no que concerne a estressores relativos a abuso ou negligência. Apesar das limitações do estudo, como a avaliação retrospectiva e a ausência de grupo-controle, os autores salientam a necessidade de avaliação criteriosa da ocorrência de SPAs em crianças e adolescentes bipolares atendidos na comunidade.

Outro estudo, conduzido por Kim e colaboradores,[27] avaliou os estressores psicossociais anormais de 38 adolescentes bipolares participantes de um programa de psicoterapia focada em famílias. Os autores avaliaram estressores de vários domínios centrais, como relacionamentos amorosos, amizades próximas, desempenho escolar, saúde física e saúde dos membros da família. Os resultados do estudo demonstraram que os adolescentes expostos a maior número de estressores durante os 12 meses de seguimento obtinham menores taxas de melhora nos sintomas depressivos e maníacos e nos sintomas afetivos combinados (mania e depressão). Conforme encontrado em estudos anteriores com crianças e adolescentes com transtornos

TABELA 13.3
Prevalência de eventos positivos e negativos para transtorno bipolar, depressão/ansiedade e controles normais

Eventos de vida	Transtorno bipolar n = 387	Depressão/ ansiedade n = 65	Controles normais n = 64	p
Total, média ± DP				
Eventos negativos	5,5 ± 0,3[b]	6,1 ± 0,5[b]	2,3 ± 0,2 [c]	<0,001
Eventos positivos	3,5 ± 0,2[b]	3,5 ± 0,5[c]	4,5 ± 0,3 [c]	0,007
Eventos independentes, média ± DP				
Eventos negativos	2,2 ± 0.1[b]	2,8 ± 0,3[b]	1,0 ± 0,1 [c]	<0,001
Eventos positivos	1,1 ± 0,2[b]	1,0 ± 0,2[b]	0,8 ± 0,1 [c]	0,3
Eventos dependentes, média ± DP				
Eventos negativos	2,2 ± 0,1[b]	2,2 ± 0,2[b]	0,6 ± 0,1 [c]	<0,001
Eventos positivos	1,8 ± 0,1[b]	2,8± 0,2[c]	3,1 ± 0,2 [c]	<0,001
Eventos incertos, média ± DP				
Eventos negativos	1,1 ± 0,1[b]	1,2 ± 0,1[b]	0,7 ± 0,1 [c]	0,07
Eventos positivos	0,6 ± 0,1[b]	0,8 ± 0,1[b]	0,5 ± 0,1 [c]	0,2

As análises foram controladas por idade, sexo e raça.
[b,c] Médias com diferentes sobrescritos são significativamente diferentes, com valor de p ≤ 0,05.
Fonte: Romero e colaboradores.[25]

afetivos,[8,16,17,24] os estressores relacionados a conflitos familiares foram os mais encontrados.

Em sua conclusão, os autores sugerem que intervenções precoces focadas na diminuição dos estressores a que são expostas essas crianças podem melhorar a evolução e o curso do TB. No entanto, ainda são necessários novos estudos para estabelecer como e sobre quais variáveis específicas (p. ex., familiares, abuso, relacionamentos interpessoais) seria necessário intervir a fim de obter esse resultado.

QUESTÕES ESPECIAIS

Abuso físico e sexual

Estudos com pacientes adultos demonstraram a correlação entre a ocorrência de abuso físico e sexual e o TB.[28,29] Adultos com história de exposição a esses estressores desenvolvem sintomas de humor em idades mais precoces, apresentam maior número de episódios e maior prevalência de ciclagem rápida, bem como uso de substâncias e transtornos da personalidade.[27,28,30]

Brown e colaboradores,[28] por exemplo, estudaram 330 veteranos de guerra com diagnóstico de TB; dentre eles 171 não haviam sofrido nenhum tipo de abuso e 159 haviam sido, de alguma forma, abusados na infância. Observou-se que aqueles indivíduos que haviam sofrido algum tipo de abuso tinham maiores chances de desenvolver transtorno de estresse pós-traumático, transtorno de ansiedade e abuso de substâncias. Aqueles que haviam sofrido, além de abuso físico, abuso sexual, fora os problemas já citados, tinham maior probabilidade de desenvolver episódios depressivos ao longo da vida e apresentavam mais tentativas de suicídio.

Leverich e colaboradores,[29] avaliando uma amostra de 631 pacientes adultos com diagnóstico de TB tipo I e II, constataram que os indivíduos que haviam sofrido abuso sexual na infância tinham idade de início do TB mais precoce, número superior de ciclos, ciclagem mais rápida e maiores taxas de comorbidade e de tentativas de suicídio. As pessoas que haviam sofrido abuso na infância também apresentavam maiores taxas de exposição a eventos estressores ocorrendo logo antes do início do episódio afetivo, sugerindo que teriam maior predisposição a experimentar estressores dependentes do transtorno do humor.

Embora a relevância do tema seja evidente, apenas um estudo até o momento dedicou-se a avaliar o impacto dos abusos físico e sexual sobre crianças e adolescentes com TB. Romero e colaboradores[30] estudaram 446 crianças e adolescentes com diagnóstico de TB I, II e SOE, recrutadas em unidades de internação e ambulatórios da Universidade de Pittsburgh, da Universidade Brown e da Universidade da Califórnia (UCLA). Foram avaliados a história familiar e os dados sociodemográficos, as características clínicas do TB e os subtipos de abuso a que essas crianças haviam sido submetidas. As crianças e os adolescentes que haviam sofrido algum tipo de abuso (20% da amostra) eram mais propensos a desenvolver transtorno de estresse pós-traumático ao longo da vida, apresentar sintomas psicóticos e transtorno da conduta e, em geral, vinham de famílias desestruturadas e com história de transtorno do humor em parentes de primeiro grau. Essas variáveis correlacionavam-se com a ocorrência de abuso físico, e a presença do transtorno de estresse pós-traumático correlacionava-se com a ocorrência de abuso sexual. Os autores salientam a necessidade de mais estudos sobre o tema, a fim de planejar estratégias mais eficazes de identificação e de prevenção do abuso nessa população.

> A correlação entre comportamento suicida e transtornos afetivos é bem determinada, assim como a influência da disfunção familiar sobre a ideação suicida e as tentativas de suicídio em crianças e adolescentes deprimidos.[28,31]

Disfunção familiar e suicídio

A correlação entre comportamento suicida e transtornos afetivos é bem determinada, assim como a influência da disfunção familiar sobre a ideação suicida e as tentativas de suicídio em crianças e adolescentes deprimidos.[28,31]

Embora crianças e adolescentes com TB constituam uma população de risco para comportamento suicida e suicídio, poucos estudos dedicaram-se a avaliar os fatores de risco e os fatores de proteção psicossociais para atos suicidas nessa população.[31]

Um dos trabalhos mais recentes e de maior relevância sobre o assunto foi publicado por Goldstein e colaboradores[31] em 2009. Os autores estudaram a presença de disfunção familiar e de estressores familiares e sua correlação com ideação suicida em 446 crianças e adolescentes participantes (COBY, Course and Outcome of Bipolar Youth Study, na Universidade de Pittsburgh). As crianças e os adolescentes, com idade entre 7 e 17 anos, foram avaliados segundo a presença de ideação suicida durante o episódio afetivo atual, e seus pais responderam questionários de avaliação sobre a presença de estressores psicossociais familiares no último ano e sobre seu impacto nas relações familiares. As crianças e os adolescentes também responderam um questionário sobre a presença de situações conflituosas com os pais.

Os resultados indicaram que os pacientes cujos pais apontaram maiores índices de conflito familiar tinham significativamente maiores taxas de ideação suicida do que aqueles de famílias com baixo índice de conflitos. A presença de estressores familiares, como doença séria na família, morte de um membro familiar, ausência prolongada de um dos pais, conflito entre irmãos e seguidas brigas com os pais também foi mais frequente no grupo de crianças e adolescentes com ideação suicida do que no grupo sem ideação suicida. Embora as evidências de correlação entre ideação suicida e disfunção familiar sejam indubitáveis, os autores ressaltam que a natureza da inter-relação entre essas variáveis permanece não elucidada, merecendo ser objeto de estudos futuros.[31]

Situações psicossociais anormais na descendência de pacientes com transtorno bipolar

Os descendentes de pacientes bipolares são predispostos a desenvolver uma série de transtornos psiquiátricos e de problemas de comportamento.[11,12,32] Uma vez que a exposição a estressores crônicos é um fator relevante no desenvolvimento de transtornos afetivos, a avaliação das SPAs nessa população é de fundamental importância, a fim de avaliar o seu papel como variável mediadora entre a predisposição genética e o início de um episódio de humor.

> Os descendentes de pacientes bipolares são predispostos a desenvolver uma série de transtornos psiquiátricos e de problemas de comportamento.[11,12,32]

Em estudo publicado em 2005, Wals e colaboradores[12] avaliaram 140 adolescentes e adultos jovens com idade entre 12 e 21 anos, filhos de pacientes com TB. Os autores seguiram a amostra durante 14 meses e, embora o início de um novo episódio de humor tenha ocorrido em uma porcentagem pequena da amostra (39% dos indivíduos), houve uma correlação positiva entre a ocorrência de estressores dependentes e o início de um primeiro episódio afetivo.

Ostiguy e colaboradores,[11] avaliando uma amostra de 42 meninos e 28 meninas, filhos de adultos com TB e com idade entre 13 e 26 anos, analisaram a influência tanto de eventos agudos de vida quanto de estressores crônicos nessa população, observando que os adolescentes e adultos jovens filhos de paciente com TB eram mais propensos a experimentar estressores interpessoais de intensidade moderada e grave, quando comparados a controles normais.

Hillegers e colaboradores[33] também encontraram uma forte correlação entre a ocorrência de SPAs e o risco de transtornos do humor em 140 crianças e adolescentes filhos de 86 pacientes com TB. Nesse estudo, os autores observaram que, durante o seguimento, a probabilidade de um evento desencadear um episódio de humor caía em torno de 25% a cada ano, sugerindo que, ao menos nessa população, os estressores foram perdendo gradativamente sua influência sobre os sintomas de humor à medida que sua ocorrência foi ficando mais longínqua no tempo.

Embora haja atualmente alguns dados publicados, são necessários mais estudos a fim de elucidar o papel das SPAs tanto no desencadeamento quanto no agravamento do curso do TB na descendência de portadores de TB, tanto adolescentes como crianças em fase escolar, mas em especial pré-escolares, uma vez que ainda não existem dados consistentes disponíveis em relação ao transtorno nessa população.

CONSIDERAÇÕES FINAIS

A correlação entre a ocorrência de SPAs e transtornos afetivos está bem estabelecida. Até o momento, a maioria dos estudos sobre o tema abordou principalmente populações de crianças e adolescentes com transtorno depressivo. Apenas há pouco tempo o estudo das SPAs em crianças e adolescentes bipolares passou a ser objeto de maior interesse, havendo indícios de que a presença dessas situações, em especial estressores familiares e abuso físico e sexual, pode ter impacto significativo no desencadeamento, no curso e na evolução do TB nessa população, bem como no risco de essas crianças tentarem suicídio. Mais estudos são necessários para avaliar o impacto de estressores específicos sobre essas variáveis, e também para elucidar quais são os fatores mediadores da interação entre os aspectos ambientais e a predisposição genética, e em que medida interagem com outros fatores de risco e de proteção (p. ex., cognitivos e emocionais) tanto em crianças com TB quanto na descendência de adultos com o transtorno. Também será preciso mais estudos acerca do impacto das SPAs sobre crianças em idade pré-escolar, uma vez que em relação a essa população, os dados são ainda mais escassos.

REFERÊNCIAS

1. Paykel ES. Life events and affective disorders. Acta Psychiatr Scand Suppl. 2003(418):61-6.
2. Brostedt, EM, Pedersen NL. Stressful life events and affective illness. Acta Psychiatr Scand. 2003;107(3):208-15.
3. Goodyer IM. Life events: their nature and effects. In: The depressed child and adolescent. Cambridge: Cambridge University; 2001. p. 204-2.
4. Bouma EM, Ormel J, Verhulst FC, Oldehinkel AJ. Stressful life events and depressive problems in early adolescent boys and girls: the influence of parental depression, temperament and family environment. J Affect Disord. 2008;105(1-3):185-93.
5. Eley TC, Stevenson J. Specific Life events and chronic experiences differentially associated with depression and anxiety in young twins. J Abnormal Child Psychology. 2000;28(4):383-94.
6. Luby JL, Belden AC, Spitznagel E. Risk factors for preschool depression: the mediating role of early stressful life events. J Child Psychiatry Psych. 2006;47(12):1292-8.
7. Belden AC, Luby JL. Preschoolers depression severity and behaviors during dyadic interactions: the mediating role of parental support. J Am Acad Child Adolesc Psychiatry. 2006;45(2):213-22.
8. Sawyer MG, Pfeiffer S, Spence SH. Life events, coping and depressive symptoms among young adolescents: a one-year prospective study. J Affect Disord. 2009;117(1-2):48-54.
9. Hankin BL, Oppenheimer C, Jeness J, Barrocas A, Shapero BG, Goldband J. Developmental origins of cognitive vulnerabilities to depression: review of processes contributing to stability and change across time. J Clin Psychol. 2009;65(12): 1327-38.
10. Garber J. Depression in children and adolescents. Linking risk, research and prevention. Am J Prev Med. 2006;31(6 Suppl 1):S104-25.
11. Ostiguy CS, Ellenbogen MA, Linnen A-M, Walker EF, Hammen C, Hodgins S. Chronic stress and stressful life events in the offspring of parents with bipolar disorder. J Affect Disord. 2009;114(1-3):74-84.
12. Wals M, Hillegers MHJ, Reicharta CG, Verhulst FC, Nolen WA, Ormel J. Stressful life events and onset of mood disorders in children of bipolar parents during 14-month follow-up. J Affect Disord. 2005;87(2-3):253-63.

13. World Health Organization. Multi-axial version of ICD-10 prepared for use by clinician dealing with child and adolescent psychiatric disorders. Geneva: WHO; 1991.
14. Mayer L, Lopez-Duran NL, Kovacs M, George C J, Baji I, Kapornai K, et al. Stressful life events in a clinical sample of depressed children in Hungary. J Affect Disord. 2009;115(1-2):207-14.
15. Williamson, DE, Birmaher, B, Ryan ND, Shiffrin TP, Lusky JA, Protopapa J, et al. The stressful life events schedule for children and adolescents: development and validation. Psych Res. 2003;119(3):225-41.
16. Johnson JH, McCutcheon SM. Assessing life stress in older children and adolescents: preliminary findings with the Life Events Cecklist. In: Saranson IG, Spielberger CD, editors. Stress and anxiety. Washington: Hemisphere; 1980.
17. Hammen C, Shih J, Altman T, Brennan PA. Interpersonal impairment and the prediction of depressive symptoms in adolescent children of depressed and non depressed mothers. J Am Acad Child Adolesc Psychiatry. 2003;42(5):571-7.
18. Fu-I L. Curso da doença e padrão de ciclagem em transtorno bipolar de início precoce. In: Fu-I L, organizador. Transtorno bipolar na infância e adolescência. São Paulo: Segmento Farma; 2007. p. 49-59.
19. Eley TC, Lian H, Plomin R, Sham P, Sterne A, Williamson R, et al. Parental familial vulnerability, family environment, and their interactions as predictors of depressive symptoms in adolescents. J Am Ac Child Adolesc Psychiatry. 2004;43(3):298-306.
20. Bruce AE, Cole DA, Dallaire DH, Jacquez FM, Pineda AQ, LaGrange B. Relation of parenting and negative life events to cognitive diatheses for depression in children. J Abnorm Child Psychol. 2006;34(3):321-33.
21. Kessing L, Agerbo E, Mortensen P. Major stressful life events and other risk factors for first admission with mania. Bipolar Disord . 2004;6(2):122-9.
22. Johnson SL, Cuellar AK, Cueller AK, Ruggero C, Winett-Perlman C, Goodnick P, et al. Life events as predictors of mania and depression in bipolar I disorder. J Abnorm Psychol. 2008;117(2):268-77.
23. Beyer JL, Kuchibhatla M, Cassidy F, Krishnan KR. Stressful life events in older bipolar patients. Int J Geriatr Psychiatry. 2008;23(12):1271-5.
24. Kessing L, Hansen M, Andersen P, Angst J. The predictive effect of episodes on the risk of recurrence in depressive and bipolar disorders: a life-long perspective. Acta Psychiatr Scand. 2004;109(5):339-44.
25. Romero S, Birmaher B, Axelson DA, Iosif A-M, Williamson D, Gill MK, et al. Negative life events in Children and adolescents with bipolar disorder. J Clin Psychiatry. 2009;70(10):1452-60.
26. Marchand RW, Wirth L, Simon, C. Adverse life events and pediatric bipolar disorder in a community mental health setting. Community Ment Health J. 2005;41(1):67-75.

27. Kim EY, Miklowitz DJ, Biuckians A, Mullen K. Life stress and the course of early-onset bipolar disorder. J Affect Disord. 2007;99(1-3):37-44.
28. Brown GR, McBride, L, Bauer MS, Williford WO. Impact of childhood abuse on the course of bipolar disorder:A replication study in U.S veterans. J Affect Disord. 2005;89(1-3):57-67.
29. Leverich GS, McElroy SL, Suppes T, Keck PE, Denicoff KD, Nolen WA, et al. Early physical and sexual abuse associated with an adverse course of bipolar illness. Biol Psychiatry. 2002;51(4):288-97.
30. Romero S, Birmaher B, Axelson D, Goldstein T, Goldstein BI, Gill MK, et al. Prevalence and correlates of physical and sexual abuse in children and adolescents with bipolar disorder. J Affect Disord. 2009;112(1-3):144-50.
31. Goldstein T, Birmaher B, Axelson D, Goldstein B, Gill MK, Esposito Smythers C, et al. Family environment and suicidal ideation among bipolar youth. Arch Suicide Res. 2009;13(4):378-88.
32. Birmaher, B, Axelson D, Goldstein B, Monk K, Kalas, C, Obeja MS, et al. Psychiatric disorders in preschool offspring of parents with bipolar disorder: the Pittsbrg Bipolar Offspring Study (BIOS). Am J Psychiatry. 2010;167(3):321-30.
33. Hillegers MH, Burger H, Wals M, Reichart CG, Verhulst FC, Nolen WA, et al. Impact of stressful life events, familial loading and their interaction on the onset of mood disorders: study in a high-risk cohort of adolescent offspring of parents with bipolar disorder. Br J Psychiatry. 2004;185:97-101.

Parte V

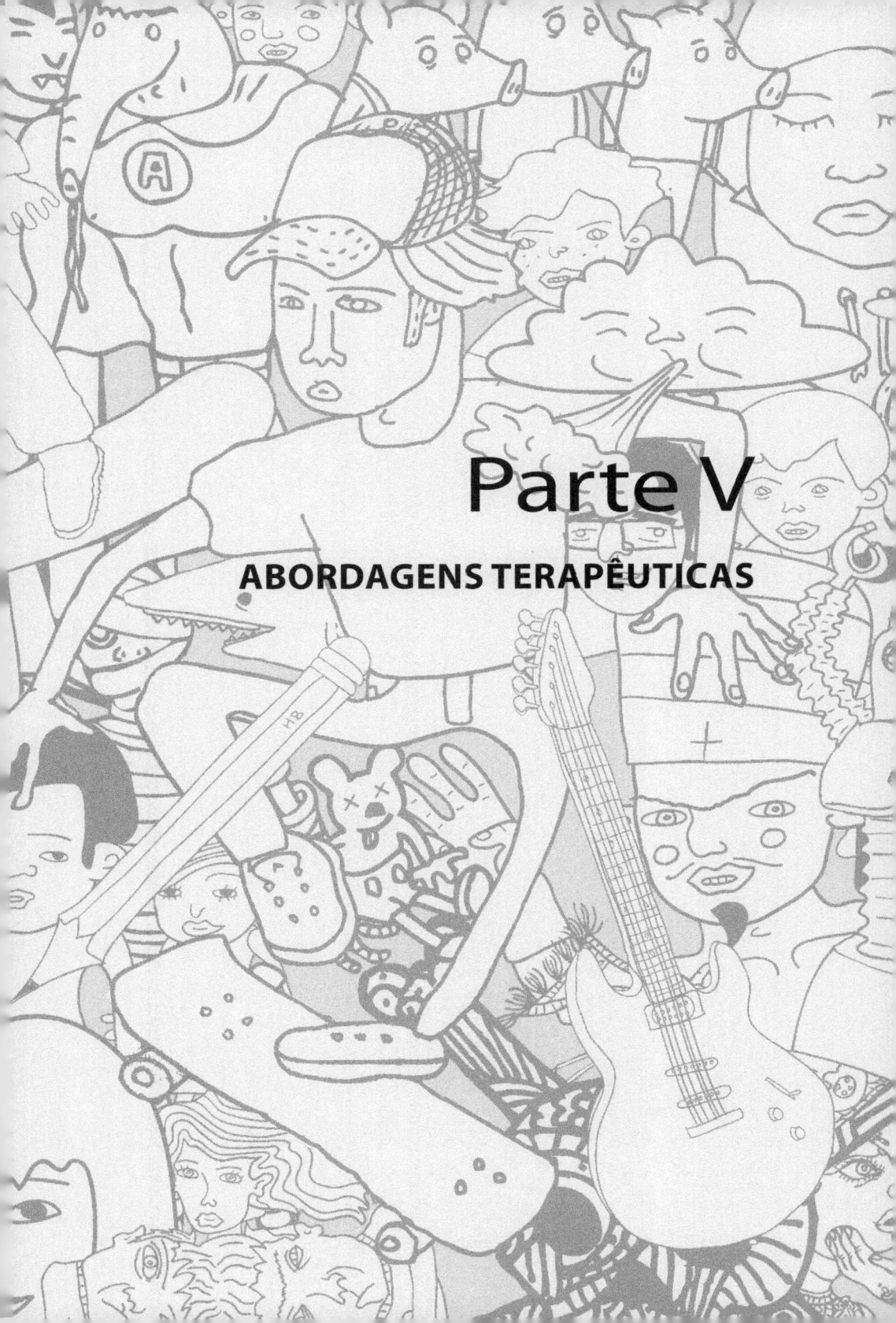

ABORDAGENS TERAPÊUTICAS

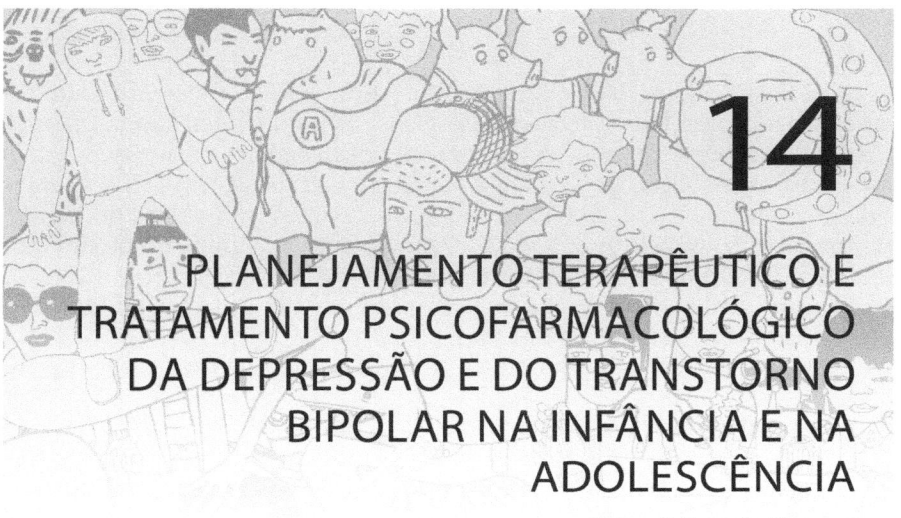

14
PLANEJAMENTO TERAPÊUTICO E TRATAMENTO PSICOFARMACOLÓGICO DA DEPRESSÃO E DO TRANSTORNO BIPOLAR NA INFÂNCIA E NA ADOLESCÊNCIA

Miguel Angelo Boarati
Ana Paula Ferreira Maia
Lee Fu-I

A identificação precoce e o tratamento dos transtornos do humor em crianças e adolescentes são de extrema importância, tendo em vista o caráter crônico e penetrante dessas doenças em todas as áreas de desenvolvimento da vida. Nos últimos 20 anos, os medicamentos psicotrópicos, tanto em adultos quanto em crianças, têm se mostrado grandes aliados no tratamento da depressão e do transtorno bipolar (TB),[1,2] juntamente com os tratamentos psicoeducacionais, psicossociais e psicoterápicos.

> A identificação precoce e o tratamento dos transtornos do humor em crianças e adolescentes são de extrema importância, tendo em vista o caráter crônico e penetrante dessas doenças em todas as áreas de desenvolvimento da vida.

Diversos fatores contribuíram para o aumento do uso de medicamentos psicotrópicos na população infantojuvenil: desenvolvimento da neurobiologia dos transtornos psiquiátricos em crianças e adolescentes; evidências positivas de eficácia dos medicamentos nessa população; esforços para identificar e tratar o maior número de indivíduos jovens com transtornos psiquiátricos; melhor acesso aos cuidados da saúde mental; e investimentos das indústrias farmacêuticas.[2]

Atualmente, existem guias ou parâmetros (em inglês, *consensus guidelines* ou *practice parameters*)[2-4] para auxiliar no tratamento dos transtornos psiquiátricos em geral e no tratamento de transtornos do humor em crianças e adolescentes. Esses guias ou parâmetros versam sobre o planejamento terapêutico, o tratamento psicofarmacológico e os tratamentos não farmacológicos. O foco deste capítulo será a discussão desses tópicos, baseando-se nos *guidelines*, em publicações científicas recentes e na experiência clínica acumulada no atendimento de crianças e adolescentes com transtornos do humor, em especial o TB, pelo Programa de Atendimento aos Transtornos Afetivos (PRATA) do Serviço de Psiquiatria da Infância e Adolescência (SEPIA), do Instituto de Psiquiatria (IPq) do Hospital das Clínicas da Faculdade de Medicina da Universidade de São Paulo (HCFMUSP).

PLANEJAMENTO TERAPÊUTICO

Os pontos estratégicos para o planejamento terapêutico dos transtornos do humor em crianças e adolescentes são:

- avaliação clínica
- avaliação familiar, social e escolar
- avaliação do perfil cognitivo e da configuração psicodinâmica
- formulação da hipótese diagnóstica e do planejamento terapêutico
- implementação e monitoração contínua do plano terapêutico

Feitas todas as avaliações e estabelecidas as possíveis etiologias (biológica, psicológica e social), a hipótese diagnóstica é formulada e propõe-se um plano terapêutico individualizado, abordando estratégias psicoeducacionais, psicofarmacológicas e psicoterápicas. Recomenda-se planejar estratégias terapêuticas para cada um dos itens, pois crianças e adolescentes com TB necessitam de uma abordagem multidisciplinar.

Na avaliação clínica inicial, além do levantamento da história, dos sinais e sintomas de alteração do humor, dos fatores de risco e de proteção envolvidos e das possíveis comorbidades psiquiátricas, realiza-se uma revisão das condições médicas gerais da criança (como outras doenças de base, alergias e cirurgias prévias), dos tratamentos médicos já realizados e atuais, dos tratamentos psiquiátricos anteriores e seus resultados positivos e negativos, se há risco de suicídio e uso de substâncias ilícitas. As medidas de peso, altura, IMC e circunferência abdominal são recomendadas, devido ao risco de aumento de peso provocado por alguns medicamentos psicotrópicos.[5]

Apesar de não haver impedimentos para o uso dos medicamentos psicotrópicos, recomenda-se a realização de exames complementares no início do planejamento terapêutico. O Quadro 14.1 elenca os principais exames a serem solicitados.

A avaliação laboratorial colabora para que fatores de confusão diagnóstica não ocorram, descartando possibilidades de condições clínicas. Além disso,

QUADRO 14.1
Lista dos exames complementares a serem solicitados no início do planejamento terapêutico

- Hemograma completo
- Ferro sérico e ferritina
- TSH e T4 livre
- TGO, TGP, bilirrubinas e Gama-GT
- Amilase
- Colesterol total e frações e glicemia de jejum
- Ureia, creatinina, sódio, potássio e cálcio
- BHCG (meninas adolescentes em idade reprodutiva)
- Prolactina e macroprolactina
- EEG, ECG
- Tomografia computadorizada ou ressonância nuclear magnética de crânio

traça um perfil metabólico basal para futuros acompanhamentos periódicos de controle. Caso haja algum outro tipo de tratamento concomitante, médico ou não, a comunicação com os profissionais responsáveis gera boa parceria durante o tratamento.

A avaliação familiar inclui uma investigação do ambiente em que o paciente vive, ou seja, uma investigação de possíveis casos de familiares de primeiro e segundo graus com transtornos do humor ou outros transtornos mentais tratados ou não tratados. Sabe-se que a presença de familiares com transtornos emocionais não diagnosticados e não tratados pode ser uma fonte oculta de instabilidade ambiental para a criança, sendo essencial a orientação de tratamento. Para uma melhor estruturação do plano terapêutico, é fundamental conhecer o impacto da doença da criança ou do adolescente nos pais e nos parentes próximos. Se já houve vivências familiares da mesma doença e de seu impacto, de que maneira eles lidam com a criança ou com o adolescente não só nos períodos de alterações emocionais e de comportamento, mas também nos momentos de eutimia e no cotidiano em geral.

Fatores sociais positivos, como uma boa inserção na comunidade e na vizinhança, ter um círculo de amizades saudável e alguma ati-

> Sabe-se que a presença de familiares com transtornos emocionais não diagnosticados e não tratados pode ser uma fonte oculta de instabilidade ambiental para a criança, sendo essencial a orientação de tratamento.

> Fatores sociais positivos, como uma boa inserção na comunidade e na vizinhança, ter um círculo de amizades saudável e alguma atividade de lazer ou *hobby* contribuem para melhores resultados no tratamento.

vidade de lazer ou *hobby* contribuem para melhores resultados no tratamento. Avaliar as condições de acesso da família e da criança ao serviço de saúde mental e os medicamentos psicotrópicos disponíveis são pontos relevantes na decisão terapêutica. Não obstante, questões culturais e religiosas devem ser pesquisadas.

Uma vez que a rotina escolar faz parte do cotidiano das crianças e dos adolescentes, e que os transtornos psiquiátricos podem afetar o rendimento acadêmico e social, o contato com a escola é necessário. Deve-se investigar se os professores percebem alguma diferença no comportamento da criança, se há prejuízos prévios e atuais nos estudos, além de levantar possibilidades de parceria no tratamento (p. ex., caso o paciente necessite de acompanhamento pedagógico individualizado ou precise tomar o medicamento na escola).

A implementação do tratamento tem início ainda no consultório, logo após a formulação da hipótese diagnóstica, com psicoeducação sobre "o que a criança tem". O indivíduo e a família devem receber informações sobre a doença, incluindo seus sinais e sintomas, seu curso, as complicações comuns e o prognóstico, as opções de tratamento disponíveis, o plano e a monitoração do tratamento.

A família é parte integrante do processo terapêutico, pois trará a criança e o adolescente para o tratamento, supervisionará a administração correta do medicamento e perceberá as melhoras dos sintomas, constituindo-se, em muitos casos, na única fonte de informações disponível (p. ex., informar se a criança parou de frequentar a escola e não sai de casa). Não obstante, conversar com a criança e com o adolescente sobre seu tratamento, tendo em vista o nível de compreensão de acordo com a idade e o grau de comprometimento momentâneo devido à doença. A contribuição para o bom curso do plano terapêutico será enorme, além do desenvolvimento de um vínculo de confiança. Todos esses fatores são fundamentais para o engajamento do paciente e devem ser realizados antes e ao longo do tratamento psicofarmacológico.

Esse tratamento pode ser indicado logo de início ou não, dependendo da gravidade do quadro de humor e dos prejuízos no funcionamento global da criança. Incluída na escolha adequada do medicamento psicotrópico está a compreensão dessa estratégia terapêutica pela família e pelo paciente. Cabe aos familiares e aos médicos, psiquiatras da infância, o monitoramento da adesão, dos resultados e dos efeitos colaterais iniciais e tardios.

O tratamento medicamentoso pode ser dividido em três fases:

- Fase aguda: inclui o controle dos sintomas, o início do tratamento medicamentoso, o ajuste das doses, o equilíbrio entre o máximo de

respostas possíveis com o mínimo de efeitos colaterais e o monitoramento da adesão ao tratamento;
- Fase de manutenção: ocorre a revisão do plano terapêutico, a consolidação dos benefícios obtidos, a estabilização do humor e o monitoramento da adesão ao tratamento;
- Fase de descontinuação: são avaliados, em vários aspectos, os riscos e benefícios da diminuição e/ou da retirada do medicamento.

Na fase aguda, a atenção do tratamento psicofarmacológico é destinada à redução de sintomas e de sinais decorrentes da alteração do humor. A frequência dos atendimentos dependerá do medicamento escolhido (p. ex., aumentará conforme o potencial para efeitos colaterais e a necessidade de titulação da droga), do nível de controle e da gravidade dos sintomas (ideação suicida e sintomas psicóticos), da necessidade de suporte psicossocial e do risco de não adesão por parte do paciente e da família. Os medicamentos devem ser armazenados em lugar seguro e as doses ingeridas pela criança ou pelo adolescente devem ser supervisionadas pela família. Os efeitos colaterais devem ser distinguidos de eventuais desconfortos, processos alérgicos ou hábitos preexistentes da criança, assim como de reações atípicas (explosão de irritabilidade, mudança súbita de humor e agressividade). Em situações de ausência de resposta ou de resposta insatisfatória, orienta-se rever as avaliações iniciais e o diagnóstico, verificar a adesão ao tratamento e investigar a existência de possíveis estressores biopsicossociais, a fim de se evitar trocas e combinações de medicamentos prematuras ou desnecessárias.

Na fase de manutenção, o foco do tratamento psicofarmacológico é destinado à estabilização do humor, o que exige monitorar o uso correto do medicamento e os efeitos colaterais tardios e acumulativos, bem como a prevenção de novos episódios de humor. Muitas vezes, os jovens não veem mais a necessidade do uso do medicamento nesse período, exatamente por conta da estabilização. Outras vezes, a demora em iniciar a fase de manutenção (necessidade de várias trocas de medicamentos na fase aguda, por ausência de resposta) desanima os indivíduos a prosseguir, sendo essencial reforçar a necessidade de continuar o tratamento e, consequentemente, prevenir novos episódios.

É importante o monitoramento de efeitos colaterais tardios (como a discinesia tardia) e acumulativos (como ganho de peso), assim como a realização de exames de controle, de acordo com o medicamento em uso.

As diretrizes da parte não farmacológica do plano terapêutico inicial (psicoeducacionais, psicoterápicas e pedagógicas) são retomadas, observando o que funcionou e será mantido ou aperfeiçoado e o que não funcionou e deve ser revisto.

A fase de descontinuação é ainda território desconhecido para os transtornos do humor na infância e na adolescência. Existem poucos estudos relatando por quanto tempo é necessário, após a estabilização do humor, manter o tratamento medicamentoso, assim como por quanto tempo é preciso acompanhar os pacientes após a suspensão completa do medicamento.[2] A prática clínica indica um período mínimo de dois anos após a estabilização total do humor (sem oscilação e em acompanhamento psicoterápico). Algumas questões importantes: necessidade de acompanhamento mais frequente; retirada lenta, gradual e individual do medicamento; necessidade de reavaliação médica periódica mesmo após o fim do tratamento medicamentoso; informação à família e à criança sobre a possibilidade de recidiva ou reagudização dos sintomas de humor; e orientação ao relato precoce de qualquer alteração observada.

> A fase de descontinuação é ainda território desconhecido para os transtornos do humor na infância e na adolescência. Existem poucos estudos relatando por quanto tempo é necessário, após a estabilização do humor, manter o tratamento medicamentoso, assim como por quanto tempo é preciso acompanhar os pacientes após a suspensão completa do medicamento.[2]

O período de retirada do medicamento e o de assistência pós-retirada são influenciados pelos riscos de reincidência dos sintomas a curto, médio e longo prazos, os quais se relacionam à gravidade do quadro psicopatológico tratado, ao desenvolvimento das fases aguda e de manutenção e à existência de fatores de risco e de proteção biopsicossociais.

TRATAMENTO PSICOFARMACOLÓGICO DE CRIANÇAS E ADOLESCENTES COM TRANSTORNO BIPOLAR

O tratamento medicamentoso do TB em crianças e adolescentes utiliza os preceitos já definidos para o tratamento de adultos. Até 2007, somente o lítio era aprovado pela Food and Drug Administration (FDA) dos Estados Unidos para o tratamento agudo e de manutenção de mania e da fase mista em indivíduos acima de 12 anos.[6] A partir de 2007, foram aprovados a risperidona, a olanzapina, a quetiapina e o aripiprazol. Os demais medicamentos estabilizadores do humor aprovados para adultos, como a ziprasidona e os antiepilépticos, não foram aprovados para o uso em crianças e adolescentes para o mesmo fim. Para o tratamento da depressão em adolescentes, foram aprovados pela FDA apenas a fluoxetina e o escitalopram.[6] Entretanto, o uso de antidepressivos gera discussões e controvérsias. O assunto será explorado a seguir.

> Até 2007, somente o lítio era aprovado pela FDA para o tratamento agudo e de manutenção de mania e da fase mista em indivíduos acima de 12 anos.[6]

As principais dúvidas, nesses casos, seriam sobre qual tipo de medicamento deve ser priorizado; por quanto tempo deve-se mantê-lo; qual seria o impacto do tratamento medicamentoso precoce no desenvolvimento e no crescimento da criança; e quantas medicações, simultaneamente, podem ser utilizadas em uma criança ou em um adolescente portador de TB. Ainda não temos respostas satisfatórias para a maioria dessas questões. O que se sabe é que esses indivíduos realmente sofrem de um transtorno grave, com muitas dificuldades sociais e acadêmicas; eles necessitam de diagnóstico precoce e de tratamentos incisivos para que não sejam prejudicados em seu desenvolvimento psicológico, escolar e social.[2-4]

Um recente trabalho realizado por Potter e colaboradores[7] descreveu o padrão de prescrição no tratamento de crianças e adolescentes com o TB em uma clínica especializada. Nessa instituição, a Clínica de Pesquisa em Psicofarmacologia Pediátrica do Departamento de Psiquiatria do Hospital Geral de Massachusetts, na Universidade Havard, foi possível observar que há um predomínio no tratamento combinado (77%), no uso de antipsicóticos de segunda geração (APSG) em monoterapia (23%), e uma grande proporção de casos de comorbidades, sendo necessário o tratamento associado de ambas as condições (68%). A melhora do quadro de mania, de depressão e de estados mistos era significativa (80, 90 e 57% dos casos, respectivamente), bem como dos casos de comorbidade com o transtorno de déficit de atenção/hiperatividade (TDAH) e transtornos de ansiedade (56 e 61%, respectivamente). A Figura 14.1 mostra um resumo desses dados. Entretanto, ainda são poucos os estudos que avaliam como seria a abordagem medicamentosa a ser adota-

- 13% monoterapia com aripiprazol
- 4% monoterapia com risperidona
- 2% monoterapia com paliperidona
- 2% monoterapia com guanfacina
- 2% dexmetilfenidato (+ TCC)

77% tratamento combinado

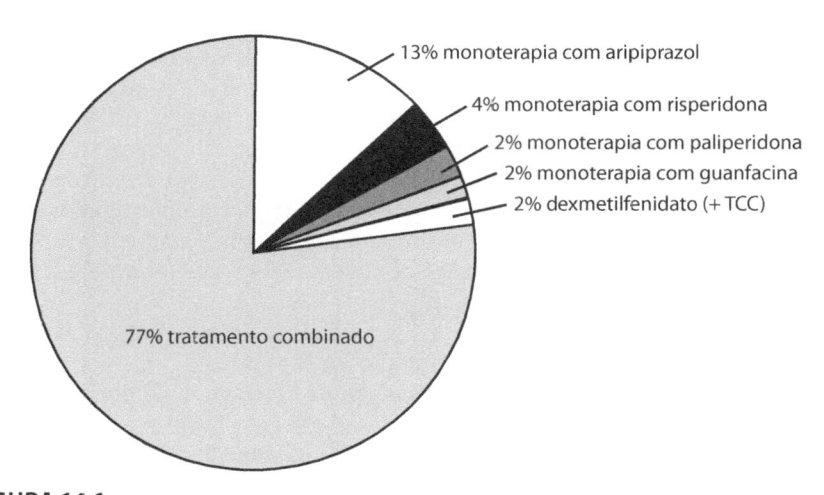

FIGURA 14.1
Padrão de prescrição em clínica especializada no tratamento de crianças e adolescentes com transtorno bipolar (Hospital Geral de Massachusetts).
Fonte: Potter e colaboradores.[7]

da dentro da realidade prática de serviços especializados no atendimento a crianças e adolescentes com TB.

Existem alguns trabalhos desenvolvidos por pesquisadores norte-americanos que servem como guias no tratamento para TB de início precoce.[3] Nesses trabalhos, dedica-se especial atenção às fases agudas de mania ou mista, com ou sem sintomas psicóticos. Para a formulação desses guias de tratamento, foram selecionados dados adquiridos nos estudos realizados com diferentes métodos, mas todos considerados adequados e associados às evidências terapêuticas obtidas em cada um deles. Em 2005, Kowatch e colaboradores[3] analisaram e dividiram os diferentes tipos de ensaios clínicos em níveis A, B, C e D, de acordo com diferentes critérios metodológicos: nível A, ensaios clínicos controlados, randomizados, duplos-cegos, comparados com placebo ou com medicação padrão-ouro em crianças; nível B, ensaios clínicos controlados e randomizados em adultos; nível C, ensaios abertos e análises retrospectivas; e nível D, relatos de casos e consensos a partir da resolução de debates entre especialistas. As evidências mostradas em estudos de nível A prevalecem sobre as de nível B; as de nível B prevalecem sobre as de nível C; e as de nível C prevalecem sobre as de nível D.

Ensaios clínicos tipo duplo-cego do nível A, controlados com placebo, ainda são menos comuns na clínica psiquiátrica da infância, quando comparados aos trabalhos publicados sobre adultos, mas esse número tem aumentado de maneira significativa nos últimos anos. Em ensaios clínicos abertos (nível de evidência C), utilizando psicofármacos comprovadamente eficazes para adultos, verificou-se ser eficiente também em crianças e adolescentes uma variedade maior de estabilizadores do humor (carbamazepina e divalproato de sódio)[8,9] e de antipsicóticos atípicos (risperidona, olanzapina,[10] quetiapina[11] e ziprasidona[12]). A Tabela 14.1 mostra um resumo dos níveis de evidência dos medicamentos já investigados.

> Ensaios clínicos tipo duplo-cego do nível A, controlados com placebo, ainda são menos comuns na clínica psiquiátrica da infância, quando comparados aos trabalhos publicados sobre adultos, mas esse número tem aumentado de maneira significativa nos últimos anos.

A escolha do esquema medicamentoso dependerá de diversos fatores, dentre eles:

1. Evidência de eficácia clínica
2. Fase da doença (mania, depressão ou fase mista)
3. Presença de fatores de confusão (p. ex., ciclagem rápida e comorbidades psiquiátricas)
4. Perfil de tolerabilidade e segurança da substância (maior se há estudos em crianças e adolescentes)
5. Sinais de gravidade clínica (p. ex., ideação suicida, sintomas psicóticos, mania grave)
6. História de resposta prévia ao fármaco

TABELA 14.1
Resumo dos níveis de evidência dos medicamentos para tratamento do TB

	TB tipo I: mania ou mista sem psicose	TB tipo I: mania ou mista com psicose	Depressão bipolar
Lítio	A e B	A e B	B e C
Divalproato	B e C	B e C	C
Carbamazepina	B	B	ND
Oxcarbazepina	D	D	ND
Topiramato	C	C	ND
Clozapina	C	C	ND
Risperidona	A e B	A e B	ND
Olanzapina	A e B	A e B	B
Quetiapina	A e B	A e B	B
Ziprazidona	B eC	B e C	ND
Aripiprazol	A e B	A e B	ND
ISRS	NA	NA	C
Bupropiona	NA	NA	D
Lamotrigina	C	C	B e D

Nível A = dados obtidos de ensaios específicos em crianças e adolescentes, randomizados e controlados com placebo; nível B = dados obtidos de estudos randomizados e controlados com placebo em adulto; nível C = dados obtidos de ensaio aberto com crianças e adolescentes e análises retrospectivas. nível D = dados obtidos de relatos e recomendações de clínicos. ND = sem informações; NA = não se aplica.
Fonte: adaptada e atualizada de Kowatch e colaboradores.[3]

7. Aprovação de uso por agências reguladoras (FDA, Anvisa)
8. Experiências anteriores e/ou preferências do paciente e dos familiares
9. Situação socioeconômica da família e acessibilidade a medicamentos (p. ex., se está disponível no mercado brasileiro e na rede pública)

História de boa resposta a determinado medicamento com os pais (quando um dos pais é portador de transtorno psiquiátrico) pode, eventualmente, predizer uma resposta satisfatória com os filhos, facilitando a escolha da primeira opção.[4] A Tabela 14.2 mostra um resumo dos principais psicofármacos utilizados no tratamento do TB em crianças e adolescentes, considerando a fase do humor, os principais efeitos colaterais e os cuidados a serem adotados em cada caso.

TRATAMENTO DA MANIA E DOS ESTADOS MISTOS

A fase de mania aguda é aquela de maior exuberância clínica, na qual o diagnóstico fica mais claro e a terapêutica medicamentosa se mostra emer-

TABELA 14.2
Principais psicofármacos utilizados no tratamento de crianças e adolescentes com TB (indicação, dose, perfil de tolerabilidade, segurança e orientações)

Nome do medicamento	Dose utilizada	Indicação e aprovação pela FDA*	Efeitos colaterais	Orientações, observações e cuidados especiais
Lítio	10 a 30 mg/kg (litemia 0,6 a 1,2 mEq/L)	Aprovado pela FDA na fase aguda de mania e na fase mista. Também utilizado na fase depressiva e na manutenção.	Poliúria, polidipsia, tremor, ataxia, náusea, diarreia, ganho de peso, tontura, acne. A longo prazo, é possível o desenvolvimento de alterações na função renal e/ou tireoidiana.	O maior risco dentre todos está relacionado ao quadro de intoxicação, sendo necessário monitorar a presença de sinais e sintomas sugestivos da litemia (confusão mental, tremores, diarreia, ataxia).
Divalproato de sódio	500 a 1.500 mg/dia (dosagem sérica de 50 a 100 mEq/L)	Fase de mania e mista. Não está aprovado pela FDA.	Sedação, náusea, aumento de peso, queda de cabelo, ovário policístico (no uso prolongado em meninas).	Risco de mielo, hepato e pancreatotoxicidade, sendo necessário monitorar hemograma, enzimas hepáticas (TGO, TGP, bilirrubinas) e pancreáticas (amilase, fosfatase alcalina, gama GT), além de dosagem sérica da medicação.
Carbamazepina	200 a 1.000 mg/dia (dose sérica 5 a 10 mg/L)	Fase de mania e mista (não aprovado pela FDA).	Risco de discrasias sanguíneas (necessidade de avaliação e controle hematológico periodicamente), tontura, *rash* cutâneo. Risco de toxicidade hepática, sobretudo em crianças menores de 10 anos (necessidade de dosagem de transaminases e bilirrubinas).	Indutor potente da enzima CYP3A4, implicando reajustes periódicos das doses. Substância com importante nível de interação medicamentosa.

(continua)

TABELA 14.2 (continuação)
Principais psicofármacos utilizados no tratamento de crianças e adolescentes com TB (indicação, dose, perfil de tolerabilidade, segurança e orientações)

Nome do medicamento	Dose utilizada	Indicação e aprovação pela FDA*	Efeitos colaterais	Orientações, observações e cuidados especiais
Oxcarbazepina	300 a 1.200 mg (dose de manutenção de 30 mg/kg/dia)	Fase de mania (estudo randomizado questiona a sua eficácia no TB precoce).	Melhor tolerabilidade quando comparado à carbamazepina. Não necessita de dosagem sérica.	Estudos de caso mostram sua eficácia em pacientes com quadro de irritação.
Topiramato	25 a 100 mg (dose de manutenção de 30 mg/kg/dia)	Terceira escolha na mania e na fase mista. Não aprovado pela FDA. Melhora da impulsividade.	Sedação excessiva, diminuição do apetite, piora do déficit cognitivo.	Pode ser utilizado na diminuição do ganho de peso com outras medicações. Resulta em melhora do padrão de sono e de quadro de cefaleia.
Lamotrigina	25 a 400 mg	Fase depressiva (não aprovada pela FDA).	Risco de *rash* cutâneo e síndrome de Stevens-Johnson, sobretudo quando no uso de dose plena ou de aumento rápido.	Sugere-se iniciar com dose baixa (12,5 mg), com aumento lento e gradual a cada 7 ou 10 dias, até a dose efetiva (normalmente acima de 100 mg/dia).
Risperidona	0,5 a 6 mg/dia	Aprovada pela FDA nas fases de mania e mista (com e sem sintomas psicóticos).	Aumento de apetite e de peso, efeitos extrapiramidais, sonolência, aumento de prolactina. Maior risco de síndrome neuroléptica maligna (SNM) entre os atípicos.	Controle dos parâmetros metabólicos (glicemia, triglicerides, colesterol total e frações), da prolactina e dos dados antropométricos (peso, altura, IMC). É aconselhável acompanhamento nutricional associado a atividades físicas.

(continua)

TABELA 14.2 (continuação)
Principais psicofármacos utilizados no tratamento de crianças e adolescentes com TB (indicação, dose, perfil de tolerabilidade, segurança e orientações)

Nome do medicamento	Dose utilizada	Indicação e aprovação pela FDA*	Efeitos colaterais	Orientações, observações e cuidados especiais
Olanzapina	2,5 a 5 mg/dia (podendo atingir a dose máxima de 20 a 30 mg/dia)	Aprovada pela FDA para fase de mania e mista.	Considerável ganho de peso e aumento de apetite; dislipidemia, boca seca, sedação e crise convulsiva.	Evitar o uso quando houver história de SNM com antipsicóticos típicos. Controle dos sinais e dos sintomas da síndrome metabólica (orientação nutricional, atividade física). Menor risco de SNM.
Quetiapina	400 a 600 mg/dia	Aprovada pela FDA para a fase de mania e mista. Fortes evidências de eficácia na fase depressiva.	Sonolência significativa, fadiga, aumento de apetite e de peso (menos significativo que no uso da olanzapina, da risperidona e da clozapina).	Devido à sonolência no início do tratamento, demonstra ser eficaz em fase que apresenta alteração do padrão de sono, em especial insônia e diminuição da necessidade de sono.
Ziprasidona	40 a 160 mg	Fase de mania e mista (sem aprovação da FDA).	Aumento do intervalo QTc no ECG. Risco de agitação.	Sem alteração do perfil lipídico, glicêmico ou aumento de peso. Necessidade de ECG de controle.
Aripiprazol	10 a 30 mg	Fase de mania e mista (aprovado pela FDA).	Sonolência, acatisia, efeitos extrapiramidais, sialorreia, visão borrada.	Não acarreta alterações metabólicas ou aumento de peso. Com mais frequência, apresenta efeitos extrapiramidais e acatisia.

(continua)

TABELA 14.2 (continuação)
Principais psicofármacos utilizados no tratamento de crianças e adolescentes com TB (indicação, dose, perfil de tolerabilidade, segurança e orientações)

Nome do medicamento	Dose utilizada	Indicação e aprovação pela FDA*	Efeitos colaterais	Orientações, observações e cuidados especiais
Clozapina	50 a 400 mg	Não aprovada pela FDA. Restrita aos casos refratários.	Aumento de peso e de apetite; diminuição do limiar epiléptico, sedação excessiva e agranulocitose.	Utilizar em casos refratários a outros esquemas terapêuticos. Monitorar de forma rigorosa os sintomas sugestivos de agranulositose, como febre e alterações do hemograma.
Outros antipsicóticos	Haloperidol (0,15 a 0,2 mg/kg/dia); clorpromazina (0,5 a 3 mg/kg/dia); tioridazina (0,5 a 3 mg/kg/dia); pimozide (máximo de 0,3 mg/kg/dia)	Sem aprovação pela FDA para o tratamento do TB de início precoce, poderão ser utilizados em quadros de agitação, psicose ou quando houver menor eficácia com o uso de APSG.	Sintomas extrapiramidais, acatisia, discinesia tardia, SNM, sedação excessiva (em especial clorpromazina e levomepromazina).	Considerando efeitos colaterais conhecidos e bem estabelecidos, utilizar em casos menos específicos e por tempo limitado. Em algumas situações, por questões socioeconômicas, será a única possibilidade psicofarmacológica disponível.
Fluoxetina	10 a 60 mg	Aprovada pela FDA para depressão em pacientes acima de 12 anos.	Diminuição inicial do apetite, sintomas gastrintestinais, cefaleia e tontura. Apresenta interação com outros medicamentos de uso corrente na infância e na adolescência (antibióticos, antialérgicos, etc.).	Indicada no TB em fase depressiva sempre em associação com outro estabilizador do humor (como, por exemplo, o lítio e a olanzapina), devido ao risco de virada maníaca e estados mistos.

(continua)

TABELA 14.2 (continuação)
Principais psicofármacos utilizados no tratamento de crianças e adolescentes com TB (indicação, dose, perfil de tolerabilidade, segurança e orientações)

Nome do medicamento	Dose utilizada	Indicação e aprovação pela FDA*	Efeitos colaterais	Orientações, observações e cuidados especiais
			Sintomas de ativação (*activation*): inquietação, agitação, acatisia, irritabilidade e insônia.	Indicada em casos de comorbidade com o TOC (por ser aprovada acima dos 8 anos de idade para esse fim) e outros transtornos de ansiedade.
Escitalopram	10 a 20 mg	Aprovado pela FDA para depressão em pacientes acima de 12 anos.	Idem ao anterior.	Devido à baixa interação medicamentosa, torna-se uma indicação importante, sobretudo em pacientes polimedicados. Na depressão bipolar, também deverá ser utilizado em associação a outro estabilizador do humor. Risco de virada em monoterapia.
Demais antidepressivos (sertralina, paroxina, fluvoxamina, venlafaxina, duloxetina, bupropiona, mirtazapina, tricíclicos)	Dose-padrão utilizada em adultos.	Não aprovados no tratamento de crianças e adolescentes com TB. Ressaltado seu risco nessa faixa etária.		A bupropiona apresenta menor incidência de virada maníaca. Utilizada na comorbidade com TDAH e com uso de substâncias. A clomipramina, sertralina e a fluvoxamina poderão ser utilizadas na comorbidade com o TOC, por serem aprovadas pela FDA para esse fim.

(continua)

TABELA 14.2 (continuação)
Principais psicofármacos utilizados no tratamento de crianças e adolescentes com TB (indicação, dose, perfil de tolerabilidade, segurança e orientações)

Nome do medicamento	Dose utilizada	Indicação e aprovação pela FDA*	Efeitos colaterais	Orientações, observações e cuidados especiais
Metilfenidato	5 a 40 mg (em crianças pequenas). Doses de até 60 mg poderão ser utilizadas em adolescentes.	Comorbidade com o TDAH a partir de 6 anos.	Insônia, diminuição do apetite, perda de peso, disforia, efeito rebote sobre a hiperatividade.	Devido ao risco de piora da oscilação do humor, está indicado somente em eutimia, e de preferência associado ao uso de estabilizador do humor.
Outros medicamentos	Clonidina (0,001 a 0,004); propanolol (10 a 100 mg); prometazina (25 a 50 mg).	Não aprovados pela FDA, podendo ser utilizados em casos de hiperatividade, acatisia, insônia e agitação.	Sedação, hipotensão, boca seca, irritabilidade, disforia e hipertensão rebote.	São medicamentos coadjuvantes principalmente quando há alteração do sono ou quando apresentam contraindicação ao uso de psicoestimulantes na comorbidade com o TDAH.

Fonte: Food and Drug Administration[6] e Potter e colaboradores.[7]
* FDA: Food and Drugs Administration.

> A fase de mania aguda é aquela de maior exuberância clínica, na qual o diagnóstico fica mais claro e a terapêutica medicamentosa se mostra emergencial.

gencial. Entretanto, a fase mista apresenta um fator de gravidade superior ao da fase de mania pura, pois os sintomas maníacos presentes são menos claros, mesmo sendo mais intensos. Há forte associação com outras comorbidades, maior risco de suicídio e de confusão diagnóstica. Na população adulta, a presença de episódio misto é marcador de gravidade, e este estado ocorre com maior frequência no TB de início precoce.[13] Estudos sobre tratamentos da fase aguda de mania e de estados mistos, bem como da fase de manutenção, têm demonstrado uma boa eficácia do lítio, juntamente com os antipsicóticos de segunda geração (APSG) e o divalproato de sódio. Por sua vez, ensaios clínicos randomizados duplos-cegos, utilizando placebo, e outros estudos comparando os medicamentos entre si, constatam boa eficácia e tolerabilidade, além de um perfil de efeitos colaterais bem definido.

Lítio

> O lítio foi o primeiro medicamento aprovado pela FDA[6] para o tratamento de adolescentes acima de 12 anos, mantendo-se assim por muito tempo.

O lítio foi o primeiro medicamento aprovado pela FDA,[6] mantendo-se assim por muito tempo. A sua eficácia na fase aguda e de manutenção, na fase de mania, de depressão e na fase mista em adultos está bem estabelecida. Além disso, há uma forte associação entre redução do risco de suicídio e o uso de lítio, tanto na população infantojuvenil como na adulta, provavelmente devido ao seu efeito de redução da agressividade e da impulsividade.[14] O lítio está indicado no TB tipo I e II, inclusive em casos mais graves e com sintomas psicóticos; nesses casos, deverá vir associado ao uso de medicamentos antipsicóticos.[3] Juntamente com o divalproato de sódio (apesar de sua não aprovação) e a risperidona, o lítio compõe a considerada "trinca de ouro" no tratamento do TB em crianças e adolescentes, devido às fortes evidências de sua resposta clínica, em monoterapia ou em associação. Em um ensaio aberto de seis meses, Pavuluri e colaboradores[15] compararam lítio associado à risperidona e divalproato associado à risperidona e observaram que ambas as associações apresentaram fortes evidências de eficácia, segurança e tolerabilidade no tratamento da mania e da fase mista do TB.

> O lítio está indicado no TB tipo I e II, inclusive em casos mais graves e com sintomas psicóticos; nesses casos, deverá vir associado ao uso de medicamentos antipsicóticos.[3]

No entanto, há diversos fatores que favorecem a resposta parcial ou insatisfatória no uso do lítio em monoterapia, e que poderiam ser considerados como preditores de refratariedade no tratamento, como o início muito precoce do TB, gravidade clínica no início do quadro e comorbidade com transtorno de conduta e com o TDAH.[16] Além disso, o lítio apresenta diversos efeitos colaterais que precisam ser monitorados, como aumento de peso, sedação, alterações gastrintestinais, metabólicas e no aparelho reprodutivo.[17] Esses efeitos podem impedir o uso do medicamento, dependendo do grau de intolerância que o indivíduo apresenta.

Antiepilépticos

Há muitos anos, os antiepilépticos são amplamente utilizados em crianças e adolescentes com epilepsia, sendo aprovados para esse fim. Apesar da utilização a longo prazo, principalmente da carbamazepina e do divalproato de sódio, eles não são aprovados para o tratamento do TB em crianças e adolescentes. O divalproato de sódio mostrou-se eficaz no tratamento da mania mista em um estudo prospectivo de seis meses[9] e também em sintomas de agressividade associados ao quadro de mania.[18] Mesmo em quadros do espectro bipolar com predomínio de sintomas inespecíficos com agressividade, impulsividade, irritabilidade, temperamento explosivo e instabilidade de humor, sua resposta foi bastante satisfatória.[19] Alguns pesquisadores, no entanto, têm questionado a real superioridade do divalproato sobre outros estabilizadores para crianças com TB em subtipos clínicos. Utilizando 150 crianças e adolescentes de 10 a 17 anos com TB em episódio de mania ou misto, Wagner e colaboradores,[20] em um estudo randomizado duplo-cego, controlado com placebo, administraram divalproato de sódio (de liberação lenta) e não observaram resposta satisfatória, apenas um modesto decréscimo de sintomas de mania medido pela escala de Young (YMRS).

Com relação à carbamazepina, poucos são os trabalhos atuais que demonstram sua eficácia no uso agudo e na fase de manutenção do TB na infância e na adolescência. Ginsberg,[21] em revisão retrospectiva do uso da carbamazepina de liberação lenta, verificou eficácia e segurança no seu uso em crianças e adolescentes com TB. Em outro recente estudo aberto, conduzido por Joshi e colaboradores,[22] utilizando a carbamazepina de liberação lenta, observou-se melhora nos sintomas de mania. Tal estudo recebeu críticas, pois a população estudada era pequena (apenas 16 pacientes), e não houve randomização e controle com placebo. Contudo, indica a necessidade de maiores pesquisas com esse fármaco, bastante utilizado no TB em adultos.

A oxcarbazepina não demonstrou eficácia em relação ao placebo no único estudo randomizado duplo-cego de que se tem registro.[23] Esse estudo não foi replicado e sofreu críticas com relação à metodologia adotada, o que poderia indicar que os resultados para a oxcarbazepina fossem pouco satisfatórios (p. ex., devido ao uso associado de psicoestimulantes durante o ensaio clínico).[24] Outros estudos de menor nível de evidência mostram que a oxcarbazepina poderia ser uma boa opção no tratamento do TB de início precoce.[25]

O topiramato ainda não demonstrou ser efetivo como estabilizador do humor. Não deve ser, portanto, a primeira escolha no tratamento do TB, nem deve ser utilizado em monoterapia. Há relatos de suspensão do ganho de peso quando associado à olanzapina,[26] e também de melhora do episódio de mania, da depressão e dos sintomas mistos de crianças e adolescentes internados, com consequente diminuição do tempo de internação, quando associado a outro estabilizador do humor.[27] O topiramato, além de reduzir o apetite (o que pode ser desejável, principalmente no uso de APSGs que promovam o aumento do peso), também pode regularizar o sono, diminuir a impulsividade – bastante presente nas fases mistas e de mania – e melhorar sintomas físicos, principalmente a cefaleia. Como efeito colateral indesejável, observa-se sedação e déficits cognitivos.

Antipsicóticos de segunda geração

> Nos últimos anos, os APSGs têm recebido importante enfoque em publicações com alto nível de evidência (A e B). Como consequência disso, a risperidona, a olanzapina, a quetiapina e o aripiprazol foram recentemente aprovados para o tratamento da fase aguda de mania e dos estados mistos de crianças e adolescentes a partir de 12 anos com TB.

Nos últimos anos, os APSGs têm recebido importante enfoque em publicações com alto nível de evidência (A e B). Como consequência disso, a risperidona, a olanzapina, a quetiapina e o aripiprazol foram recentemente aprovados para o tratamento da fase aguda de mania e dos estados mistos de crianças e adolescentes a partir de 12 anos com TB, bem como da esquizofrenia para a mesma faixa etária. A risperidona e o aripiprazol também foram aprovados para o uso no transtorno global do desenvolvimento (autismo e outras síndromes correlacionadas) a partir de 6 anos de idade.[6]

A risperidona vem demonstrando fortes evidências quanto à eficácia, à tolerabilidade e à segurança no tratamento do TB em crianças e adolescentes. Seu perfil farmacológico, os efeitos colaterais e os riscos estão bem estabelecidos, assim como a utilização nos diferentes transtornos psiquiátricos. De todos os psicofármacos mencionados, a risperidona é o que possui melhor indicação para quadros inespecíficos e para o tratamento de sintomas que surgem em todos os transtornos psiquiátricos na infância e na adolescência, como agressividade, irritação, impulsividade, hiperatividade e agitação.[28]

Pavuluri e colaboradores[29] realizaram um ensaio duplo-cego comparando a risperidona com o divalproato de sódio em 66 crianças e adolescentes com TB (média de idade de 10,9 anos). Eles observaram uma taxa de remissão de 62,5% para a risperidona, comparada à taxa de 33,3% do divalproato, associado a uma melhora mais rápida nos sintomas de mania.

Nos quadros bem estabelecidos de mania bipolar em crianças, a risperidona é a primeira opção, mesmo na ausência de sintomas psicóticos.[3] Os principais efeitos colaterais são os mesmos descritos para os outros APSGs (aumento de peso, alteração do perfil lipídico e glicêmico e aumento da prolactina). Além disso, outros sintomas menos comuns nessa classe farmacológica, embora bastante semelhantes aos dos antipsicóticos chamados típicos (haloperidol, tioridazina e clorpromazina), também são aparentes, como os sintomas extrapiramidais, a acatisia e a síndrome neuroléptica maligna (SNM), uma reação ideossincrática, potencialmente fatal, relacionada ao uso de antipsicóticos.

> Nos quadros bem estabelecidos de mania bipolar em crianças, a risperidona é a primeira opção, mesmo na ausência de sintomas psicóticos.[3] Os principais efeitos colaterais são os mesmos descritos para os outros APSGs (aumento de peso, alteração do perfil lipídico e glicêmico e aumento da prolactina).

Com o intuito de melhorar o padrão de adesão e manter mais estável o nível sérico do medicamento, foi lançada a risperidona de longa ação injetável, de aplicação quinzenal. Ainda pouco utilizada em crianças e adolescentes com TB, algumas evidências mostram que a risperidona é uma opção segura e eficaz no quadro agudo de mania e na fase mista, sobretudo em pacientes que tiveram bons resultados com a formulação oral, mas que, devido à baixa adesão, não mantiveram o tratamento de forma adequada.[30]

A olanzapina demonstrou ser, desde o início, um medicamento bastante eficiente no tratamento do TB e de outros quadros psicopatológicos em crianças e adolescentes que, segundo relatos, cursavam com extrema agressividade. Emiroglu e colaboradores[31] já haviam obtido resultados bastante satisfatórios com a associação da olanzapina em adolescentes bipolares que apresentavam uma resposta parcial a outro estabilizador do humor. Em um ensaio aberto de oito semanas com crianças em idade pré-escolar com o diagnóstico de TB, comparando com a risperidona, Biederman e colaboradores[10] concluíram que a olanzapina também apresentava rápida e significativa melhora dos sintomas de mania. O que todos os trabalhos ressaltam, entretanto, é o risco aumentado para o desenvolvimento da síndrome metabólica, com aumento de peso, diabetes e hipercolesterolemia. Porém, a olanzapina apresenta um risco menor para a SNM, quando comparada com a risperidona e com os antipsicóticos típicos, podendo ser uma opção caso haja a necessidade de uso de antipsicótico e história pregressa de SNM.[32]

A quetiapina mostrou-se eficaz no tratamento do TB de início precoce tanto como coadjuvante, em associação a outro estabilizador do humor, como quando comparada a ele. Inicialmente, em um estudo randomizado duplo--cego com 30 adolescentes (entre 12 e 18 anos) em mania ou em fase mista, que já utilizavam o divalproato de sódio, DelBello e colaboradores[33] observaram que a associação da quetiapina (dose média de 450 mg/dia) apresentou uma significativa melhora nos parâmetros clínicos (87%), quando comparada ao grupo que manteve o divalproato em associação com o placebo (53%). Posteriormente, esse mesmo grupo comparou a eficácia da quetiapina com a do divalproato no tratamento do quadro de mania e na melhora dos sintomas de impulsividade e das reações agressivas de crianças e adolescentes com TB e transtornos do comportamento disruptivos (transtorno de conduta e transtorno desafiador de oposição), concluindo, em ambos os casos, que a quetiapina apresentou respostas bastante satisfatórias e semelhantes ao divalproato de sódio.[34] Os estudos mais atuais, como será discutido a seguir, têm focado na indicação do uso da quetiapina no tratamento da fase depressiva de TB.

O aripiprazol é considerado um antipsicótico de terceira geração, tendo como principal mecanismo de ação o antagonismo parcial dos receptores dopaminérgicos e serotoninérgicos. Biederman e colaboradores,[35] em estudo retrospectivo, observaram que o aripiprazol era uma medicação eficaz e segura no tratamento do TB em crianças e adolescentes. A eficácia clínica, a boa tolerabilidade e, principalmente, o baixo risco de ganho de peso e/ou síndrome metabólica despertaram o interesse por ensaios clínicos controlados. Para o tratamento da mania aguda e da fase mista de crianças e adolescentes com TB, Findling e colaboradores[36] realizaram um ensaio clínico multicêntrico randomizado, duplo-cego, controlado com placebo, ao longo de quatro semanas. Concluíram que o aripiprazol é eficaz e bastante seguro nesses casos. Tramontina e colaboradores,[37] em um estudo randomizado com uso de aripiprazol em crianças e adolescentes com o diagnóstico de TB e comorbidade com TDAH, observaram melhora dos sintomas de mania, sem efeitos colaterais importantes, porém sem melhora dos sintomas de TDAH. Para isso, foi necessária a associação do psicoestimulante.[38]

Dentre os APSGs, apenas a ziprasidona e a clozapina ainda não são aprovadas para o uso em crianças e adolescentes. Alguns estudos mostram a eficácia de ambas as medicações.

Com relação à ziprasidona, Biederman e colaboradores,[12] em um ensaio aberto, observaram melhora relativamente rápida dos sintomas do TB. A crítica a esse trabalho, no entanto, deve-se a sua amostra reduzida (14 pacientes). Observou-se alta tolerabilidade, principalmente quanto a alterações do peso e dos perfis lipídico e glicêmico. Na prática clínica, a ziprasidona em monoterapia não se mostra um medicamento com eficácia semelhante à dos demais

APSGs para TB, devendo ser considerada como segunda ou terceira escolha, reservada aos pacientes que apresentam importantes efeitos colaterais, como ganho de peso e síndrome metabólica.[3]

Já a clozapina apresenta fortes indícios de boa resposta no tratamento da mania em crianças e adolescentes, sobretudo nos casos refratários.[39] Entretanto, por conta de seus riscos (altera o perfil hematológico) e de sua tolerabilidade (pode causar aumento de peso, diabetes, hipercolesterolemia, crise convulsiva e agranulocitose), a clozapina fica restrita aos casos que não responderam a tratamentos anteriores. Sua introdução deve ser monitorada com EEG prévio, controle hematológico semanal, orientação quanto a sinais e sintomas de agranulocitose (febre, anemia, sangramentos) e monitoração de função hepática.

TRATAMENTO DA DEPRESSÃO UNIPOLAR E BIPOLAR

Não existe, até o momento, nenhum esquema terapêutico aprovado para o tratamento da fase depressiva de crianças e adolescentes portadores do TB. Os esquemas vigentes são os mesmos aprovados para a população adulta, que envolve o uso do lítio, da lamotrigina, da quetiapina e dos antidepressivos.

> Não existe, até o momento, nenhum esquema terapêutico aprovado para o tratamento da fase depressiva de crianças e adolescentes portadores do TB.

Estabilizadores do humor (lítio, lamotrigina e quetiapina)

Em um estudo recente de Patel e colaboradores,[40] 37 adolescentes de 12 a 18 anos, com o diagnóstico de TB em fase de depressão, foram tratados com lítio em doses ajustáveis para o nível sérico de 1 a 1,2 mEq/L. Os resultados indicaram que o lítio demonstra ser efetivo no tratamento do episódio depressivo agudo em adolescentes com TB, sendo que os parâmetros clínicos foram monitorados por meio da escala de avaliação de sintomas de depressão Children Depression Rating Scale-Revised (CDRS-R) e da escala clínica de impressão global de melhora Clinical Global Impression-Improvement (CGI-I). Essas escalas foram discutidas com detalhes no Capítulo 6.

A lamotrigina também tem demonstrado eficácia no tratamento da depressão bipolar em crianças e adolescentes. Um ensaio aberto conduzido por Chang e colaboradores[41] demonstrou que a lamotrigina em monoterapia apresenta eficácia tanto na melhora de impressão clínica global (avaliada pelo CGI-I), de 84%, como na remissão dos sintomas depressivos (avaliada pelo CDRS-R), com níveis de resposta de 58%. Algo semelhante já havia sido observado por Carandang e colaboradores[42] e foi replicado por Biederman e colaboradores[43] em outro ensaio aberto, que também constatou melhora dos sintomas de mania. Ensaios clínicos controlados deverão ser realizados a fim de verificar melhor essas descobertas. À parte o risco do desenvolvimento de reações cutâneas, principalmente a síndrome de Steven-Johnson (reação alérgica cutânea grave e potencialmente fatal), a lamotrigina tem sido utilizada com mais frequência em crianças e adolescentes, sendo reforçada a importância do monitoramento desse efeito colateral.

Com relação à quetiapina, os achados são também bastante promissores. Em ensaio clínico randomizado, duplo-cego, controlado com placebo, DelBello e colaboradores[44] sugerem que a quetiapina é superior ao placebo no tratamento da depressão bipolar em adolescentes. Outro estudo, de Pathak e colaboradores,[45] demonstrou que a quetiapina é eficaz com tratamento adjuvante em adolescentes com depressão refratária.

Medicamentos antidepressivos

> Os medicamentos antidepressivos têm sido amplamente utilizados na infância e na adolescência, tanto para o tratamento dos transtornos afetivos como para transtornos da ansiedade, TOC, TDAH e enurese.

Os medicamentos antidepressivos (ADTs, antidepressivos tricíclicos, ISRSs, inibidores seletivos da recaptação de serotonina, inibidores duais, etc.) têm sido amplamente utilizados na infância e na adolescência, tanto para o tratamento dos transtornos afetivos (p. ex., depressão) como para transtornos da ansiedade, transtorno obsessivo-compulsivo (TOC), TDAH e enurese. O aumento do consumo dessas substâncias foi significativo na década de 1990. Porém, a partir do ano 2000, os relatos de aumento na taxa de ideação suicida entre adolescentes que utilizaram medicamentos antidepressivos resultaram na queda do uso. Essas substâncias passaram a ter sua eficácia questionada e muitas polêmicas surgiram entre os especialistas.[46]

Para o tratamento da depressão unipolar, já estão aprovados a fluoxetina e o escitalopram.[6] Entretanto, é importante frisar que na depressão de início precoce não é possível garantir que o quadro se trata de um transtorno unipolar e não de transtorno bipolar em um primeiro episódio de depressão. A depressão de início precoce é condição e fator de risco para posterior evolução a TB, ou seja, ao se iniciar o uso de antidepressivo em um quadro de depressão em crianças e adolescentes, pode-se descandear um episódio precoce de mania. Alguns sinais e sintomas podem ser considerados de maior risco para virada maníaca em uma criança ou um adolescente com depressão, tendo sido esses fatores descritos com detalhes no Capítulo 3 sobre depressão.

Isso não significa que os antidepressivos não possam ser utilizados no tratamento da depressão bipolar, ou mesmo em um primeiro episódio de depressão (inicialmente considerada como unipolar). Em certas circunstâncias, como na comorbidade do TB com o TOC ou outro transtorno de ansiedade, o uso de medicamentos antidepressivos, principalmente a clomipramina e os ISRSs, pode ser necessário. Para isso, é fundamental seguir algumas condições de segurança a fim de evitar desestabilização do humor, desenvolvimento de sintomas de mania e de estado misto, ativação psíquica e ciclagem:

> Em certas circunstâncias, como na comorbidade do TB com o TOC ou outro transtorno de ansiedade, o uso de medicamentos antidepressivos, principalmente a clomipramina e os ISRSs, pode ser necessário.

a) Em caso de diagnóstico ou suspeita de depressão bipolar, dar preferência ao uso de estabilizadores do humor com função antidepressiva, como o lítio, a lamotrigina e a quetiapina, em monoterapia ou associados a outro estabilizador.
b) Em caso de necessidade do uso de antidepressivo (tratamento de um quadro de depressão unipolar com risco para bipolaridade ou em casos refratários com manutenção dos sintomas depressivos), de comorbidade com TOC, transtornos de ansiedade, enurese, etc., deve-se:
  - Considerar o uso de medicamento estabilizador do humor, associado ao antidepressivo
  - Iniciar com doses baixas, e aumentar lenta e gradualmente
  - Utilizar apenas os antidepressivos já aprovados para crianças e adolescentes (para depressão, fluoxetina e escitalopram; para o TOC, fluoxetina, fluvoxamina, clomipramina e sertralina)
  - Utilizar medicamentos com ação dopaminérgica, como a bupropiona, ou de ação mista, como a duloxetina, devido ao menor risco de virada maníaca
  - Retirar imediatamente o medicamento antidepressivo ao menor sinal de instabilidade do humor, de ativação psíquica, de virada maníaca, de piora dos sintomas depressivos ou de quadro de depressão agitada (fase mista)

ELETROCONVULSOTERAPIA

É crescente a utilização da eletroconvulsoterapia (ECT) no tratamento de transtornos do humor e psicoses refratários em adultos, mas permanece pouco indicado para crianças e adolescentes. Estudos realizados nos Estados Unidos apontaram que, mesmo em países desenvolvidos, essa prática ainda é desconhecida

> É crescente a utilização da eletroconvulsoterapia (ECT) no tratamento de transtornos do humor e psicoses refratários em adultos, mas permanece pouco indicado para crianças e adolescentes.

para grande parte dos psiquiatras da infância e da adolescência. É provável que a não indicação dessa opção terapêutica se deva à associação de fatores socioculturais, desconhecimento por parte do profissional da saúde e falta de conscientização dos familiares para aceitar esta prática. Nos últimos 10 anos, diversos relatos têm sido apresentados na literatura, com casos de TB em crianças a partir de 8 anos. Em casos raros da psiquiatria infantil, a gravidade dos sintomas pode não responder a nenhum tipo de terapêutica padronizada, e a indicação de ECT deve ser uma opção a ser considerada.

TRATAMENTO MEDICAMENTOSO DO TRANSTORNO BIPOLAR E COMORBIDADES

O caso de comorbidade em crianças e adolescentes do TB com outras condições psicopatológicas é bastante comum e, com frequência, de difícil diagnóstico e prognóstico desfavorável.

O tratamento clínico da condição comórbida pode muitas vezes desestabilizar o humor, como no caso do uso do metilfenidato no TDAH ou do antidepressivo no transtorno de pânico e no TOC. Por essa razão, é importante que o paciente esteja em eutimia, com o humor completamente estável antes de iniciar o uso de qualquer psicofármaco complementar. Primeiro, porque é comum que sintomas atribuídos a comorbidades psiquiátricas reduzam de intensidade, ou até desapareçam, com a estabilização do humor (significando que não se trata de uma comorbidade verdadeira). Depois, porque é necessário que se tenha foco nos sintomas que serão tratados, tendo sempre como objetivo a manutenção do humor estável.

Técnicas psicoterápicas e psicoeducacionais também pode melhorar significativamente as comorbidades, como a terapia cognitivo-comportamental nos quadros fóbicos e do TOC, sem que seja necessário o uso de medicamentos antidepressivos, que poderão causar instabilidade do humor. Além disso, abordagens psicossociais, com orientação e correção de distorções e estressores ambientais, podem promover melhora clínica de comportamentos disruptivos e/ou reativos.

CONCLUSÃO

Muitas questões ainda estão pendentes em relação ao tratamento psicofarmacológio do TB de início precoce. Questões como: quais seriam os riscos e os benefícios ao se tratar crianças e adolescentes com sintomas prodrômicos ou fatores de risco para o desenvolvimento de TB e que apresentam de alterações inespecíficas do humor? Que tipo de tratamento deveria ser priorizado? No tratamento da depressão em crianças, qual seria a abordagem mais adequada e menos iatrogênica a ser adotada? Por quando tempo deve ser mantido o medicamento? Qual seria o impacto do tratamento precoce no curso da doença e na vida da criança? É indicado o tratamento "preventivo" de crianças de alto risco para TB? Todas essas questões foram levantadas, mas algumas respostas são ainda insatisfatórias. Serão estes os direcionamentos para pesquisas futuras.

REFERÊNCIAS

1. Nandagopal JJ, DelBello MD, Kowatch R. Pharmacologic treatment of pediatric bipolar disorder child adolesc psychiatric. Clin N Am. 2009;18(2):455-69.
2. Practice parameter on the use of psychotropic medication in children and adolescents J Am Acad Child Adolesc Psychiatry. 2009;48(9):961-73.
3. Kowatch R, Fristad M, Birmaher B, Wagner KD, Findling RL, Hellander M. Treatment Guidelines for Children and Adolescents With Bipolar Disorder. J Am Acad Child Adolesc Psychiatry. 2005;44(3):213-35.
4. American Academy of Child and Adolescent Psychiatry. Practice parameter for the assessment and treatment of children and adolescents with bipolar disorder. J Am Acad Child Adolesc Psychiatry. 2007;46(1):107-25.
5. Correll CU, Carlson HE. Endocrine and metabolic adverse effects of psychotropic medications in children and adolescents. J Am Acad Child Adolesc Psychiatry. 2006;45(7):771-91.
6. Food and Drug Administration. Pediatric Labeling Changes through February 25, 2011 [Internet]. Silver Spring: Author; 2011 [capturado em 12 maio 2011]. Disponível em: http://www.fda.gov/downloads/ScienceResearch/SpecialTopics/PediatricTherapeuticsResearch/UCM163159.pdf.
7. Potter MP, Liu HY, Monuteaux MC, Henderson CS, Wozniak J, Wilens TE, et al. Prescribing patterns for treatment of pediatric bipolar disorder in a specialty clinic. J Child Adolesc Psychopharmacol. 2009;19(5):529-38.
8. Ginsberg LD. Carbamazepine extended-release capsules: a retrospective review of its use in children and adolescents. Ann Clin Psychiatry. 2006;18 Suppl 1:3-7.
9. Pavuluri MN, Henry DB, Carbray JA, Naylor MW, Janicak PG. Divalproex sodium for pediatric mixed mania: a 6-month prospective trial. Bipolar Disord. 2005;7(3):266-73.
10. Biederman J, Mick E, Hammerness P, Harpold T, Aleardi M, Dougherty M, et al. Open-label, 8-week trial of olanzapine and risperidone for the treatment of bipolar disorder in preschool-age children. Biol Psychiatry. 2005;58(7):589-94.
11. Marchand WR, Wirth L, Simon C. Quetiapine adjunctive and monotherapy for pediatric bipolar disorder: a retrospective chart review. J Child Adolesc Psychopharmacol. 2004;14(3):405-11.

12. Biederman J, Mick E, Spencer T, Dougherty M, Aleardi M, Wozniak J. A prospective open-label treatment trial of ziprasidone monotherapy in children and adolescents with bipolar disorder. Bipolar Disord. 2007;9(8):888-94.
13. Dilsaver SC, Benazzi F, Akiskal HS. Mixed states: the most common outpatient presentation of bipolar depressed adolescents? Psychopathology. 2005;38(5):268-72.
14. Müller-Oerlinghausen B, Lewitzka U. Lithium reduces pathological aggression and suicidality: a mini-review. Neuropsychobiology. 2010;62(1):43-9.
15. Pavuluri MN, Henry DB, Carbray JA, Sampson G, Naylor MW, Janicak PG. Open-label prospective trial of risperidone in combination with lithium or divalproex sodium in pediatric mania. J Affect Disord. 2004;82 Suppl 1:S103-11.
16. Masi G, Perugi G, Toni C, Millepiedi S, Mucci M, Bertini N, et al. Predictors of treatment nonresponse in bipolar children and adolescents with manic or mixed episodes. J Child Adolesc Psychopharmacol. 2004;14(3):395-404.
17. Jerrell JM, McIntyre RS. Metabolic, digestive, and reproductive adverse events associated with antimanic treatment in children and adolescents: a retrospective cohort study. Prim Care Companion J Clin Psychiatry. 2010;12(4).pii: PCC.09m00891.
18. DelBello MP, Adler C, Strakowski SM. Divalproex for the treatment of aggression associated with adolescent mania. J Child Adolesc Psychopharmacol. 2004;14(2):325-8.
19. Barzman DH, McConville BJ, Masterson B, McElroy S, Sethuraman G, Moore K, et al. Impulsive aggression with irritability and responsive to divalproex: a pediatric bipolar spectrum disorder phenotype? J Affect Disord. 2005;88(3):279-85.
20. Wagner KD, Redden L, Kowatch RA, Wilens TE, Segal S, Chang K, et al. A double-blind, randomized, placebo-controlled trial of divalproex extended-release in the treatment of bipolar disorder in children and adolescents. J Am Acad Child Adolesc Psychiatry. 2009;48(5):519-32
21. Ginsberg LD. Carbamazepine extended-release capsules: a retrospective review of its use in children and adolescents. Ann Clin Psychiatry. 2006;18 Suppl 1:3-7.
22. Joshi G, Wozniak J, Mick E, Doyle R, Hammerness P, Georgiopoulos A, et al. A prospective open-label trial of extended-release carbamazepine monotherapy in children with bipolar disorder. J Child Adolesc Psychopharmacol. 2010;20(1):7-14.
23. Wagner KD, Kowatch RA, Emslie GJ, Findling RL, Wilens TE, McCague K, et al. A double-blind, randomized, placebo-controlled trial of oxcarbazepine in the treatment of bipolar disorder in children and adolescents. Am J Psychiatry. 2006;163(7):1179-86.
24. Waslick B. Oxcarbazepine and pediatric bipolar disorder. Am J Psychiatry. 2006;163(12):2195.
25. Davanzo P, Nikore V, Yehya N, Stevenson L. Oxcarbazepine treatment of juvenile-onset bipolar disorder. J Child Adolesc Psychopharmacol. 2004;14(3):344-5.
26. Tramontina S, Zeni CP, Pheula G, Rohde LA. Topiramate in adolescents with juvenile bipolar disorder presenting weight gain due to atypical antipsychotics or mood stabilizers: an open clinical trial. J Child Adolesc Psychopharmacol. 2007;17(1):129-34.

27. Barzman DH, DelBello MP, Kowatch RA, Warner J, Rofey D, Stanford K, et al. Adjunctive topiramate in hospitalized children and adolescents with bipolar disorders. J Child Adolesc Psychopharmacol. 2005;15(6):931-7.
28. Biederman J, Mick E, Faraone SV, Wozniak J, Spencer T, Pandina G. Risperidone for the treatment of affective symptoms in children with disruptive behavior disorder: a post hoc analysis of data from a 6-week, multicenter, randomized, double-blind, parallel-arm study. Clin Ther. 2006;28(5):794-800.
29. Pavuluri MN, Henry DB, Findling RL, Parnes S, Carbray JA, Mohammed T, et al. Double-blind randomized trial of risperidone versus divalproex in pediatric bipolar disorder. Bipolar Disord. 2010;12(6):593-605.
30. Fu-I L, Boarati MA, Stravogiannis A, Wang YP. Use of risperidone long-acting injection to support treatment adherence and mood stabilization in pediatric bipolar patients: a case series. J Clin Psychiatry. 2009;70(4):604-6.
31. Emiroglu FN, Gencer O, Ozbek A. Adjunctive olanzapine treatment in bipolar adolescents responding insufficiently to mood stabilizers. Four case reports. Eur Child Adolesc Psychiatry. 2006;15(8):500-3.
32. Boarati MA, Fu-I L. Use of olanzapine in adolescent with bipolar disorder after neuroleptic malignant syndrome. Rev Bras Psiquiatr. 2008;30(1):86.
33. DelBello MP, Kowatch RA, Adler CM, Stanford KE, Welge JA, Barzman DH, e al. A double-blind randomized pilot study comparing quetiapine and divalproex for adolescent mania. J Am Acad Child Adolesc Psychiatry. 2006;45(3):305-13.
34. Barzman DH, DelBello MP, Adler CM, Stanford KE, Strakowski SM. The efficacy and tolerability of quetiapine versus divalproex for the treatment of impulsivity and reactive aggression in adolescents with co-occurring bipolar disorder and disruptive behavior disorder(s). J Child Adolesc Psychopharmacol. 2006;16(6):665-70.
35. Biederman J, McDonnell MA, Wozniak J, Spencer T, Aleardi M, Falzone R, et al. Aripiprazole in the treatment of pediatric bipolar disorder: a systematic chart review. CNS Spectr. 2005;10(2):141-8.
36. Findling RL, Nyilas M, Forbes RA, McQuade RD, Jin N, Iwamoto T, et al. Acute treatment of pediatric bipolar I disorder, manic or mixed episode, with aripiprazole: a randomized, double-blind, placebo-controlled study. J Clin Psychiatry. 2009;70(10):1441-51.
37. Tramontina S, Zeni CP, Ketzer CR, Pheula GF, Narvaez J, Rohde LA. Aripiprazole in children and adolescents with bipolar disorder comorbid with attention-deficit/hyperactivity disorder: a pilot randomized clinical trial. J Clin Psychiatry. 2009;70(5):756-64.
38. Zeni CP, Tramontina S, Ketzer CR, Pheula GF, Rohde LA. Methylphenidate combined with aripiprazole in children and adolescents with bipolar disorder and attention-deficit/hyperactivity disorder: a randomized crossover trial. J Child Adolesc Psychopharmacol. 2009;19(5):553-61.
39. Kant R, Chalansani R, Chengappa KN, Dieringer MF. The off-label use of clozapine in adolescents with bipolar disorder, intermittent explosive disorder, or posttraumatic stress disorder. J Child Adolesc Psychopharmacol. 2004;14(1):57-63.

40. Patel NC, DelBello MP, Bryan HS, Adler CM, Kowatch RA, Stanford K, et al. Open-label lithium for the treatment of adolescents with bipolar depression. J Am Acad Child Adolesc Psychiatry. 2006;45(3):289-97.
41. Chang K, Saxena K, Howe M. An open-label study of lamotrigine adjunct or monotherapy for the treatment of adolescents with bipolar depression. J Am Acad Child Adolesc Psychiatry. 2006;45(3):298-304.
42. Carandang C, Robbins D, Mullany E, Yazbek M, Minot S. Lamotrigine in adolescent mood disorders: a retrospective chart review. J Can Acad Child Adolesc Psychiatry. 2007;16(1):1-8.
43. Biederman J, Joshi G, Mick E, Doyle R, Georgiopoulos A, Hammerness P, et al. A prospective open-label trial of lamotrigine monotherapy in children and adolescents with bipolar disorder. CNS Neurosci Ther. 2010;16(2):91-102.
44. DelBello MP, Chang K, Welge JA, Adler CM, Rana M, Howe M, et al. A double-blind, placebo-controlled pilot study of quetiapine for depressed adolescents with bipolar disorder. Bipolar Disord. 2009;11(5):483-93.
45. Pathak S, Johns ES, Kowatch RA. Adjunctive quetiapine for treatment-resistant adolescent major depressive disorder: a case series. J Child Adolesc Psychopharmacol. 2005;15(4):696-702.
46. Mosholder AD, Willy M. Suicidal adverse events in pediatric randomized, controlled clinical trials of antidepressant drugs are associated with active drug treatment: a meta-analysis. J Child Adolesc Psychopharmacol. 2006;16(1-2):25-32.

LEITURA RECOMENDADA

Willoughby CL, Hradek EA, Richards NR. Use of electroconvulsive therapy with children: an overview and case report. J Child Adolesc Psychiatr Nurs. 1997;10(3):11-7.

15
TRATAMENTO PSICOTERÁPICO

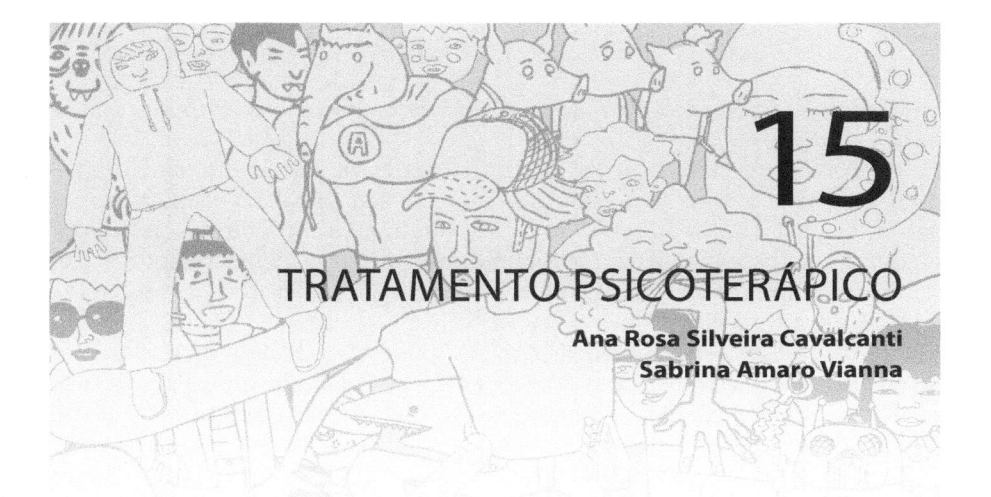

Ana Rosa Silveira Cavalcanti
Sabrina Amaro Vianna

O transtorno bipolar (TB), assim como outras doenças psiquiátricas com início na infância e na adolescência, pode gerar graves prejuízos e impacto no desenvolvimento emocional, cognitivo, social e familiar dos indivíduos.

A evolução do TB com início precoce é marcada por longa duração dos sintomas de humor e frequentes recidivas, o que acaba sendo um entrave danoso ao desenvolvimento adaptativo, por constituir-se em obstáculo à condição de aprender e amadurecer com as nuanças e os extremos que a vida naturalmente apresenta. Os indivíduos afetados são crianças e adolescentes que, por sua instabilidade, não conseguem harmonizar seus estados de humor de modo a responder ao mundo de uma maneira que não dissemine sensações extremas de irritabilidade e incompetência, alternadas com fantasias grandiosas de si mesmo.[1-3]

> A evolução do TB com início precoce é marcada por longa duração dos sintomas de humor e frequentes recidivas, o que acaba sendo um entrave danoso ao desenvolvimento adaptativo.

Embora o tratamento do TB seja eminentemente medicamentoso, as revisões científicas pontuam que há indícios de que fatores não biológicos (p. ex., estressores psicossociais, situações traumáticas, conflitos familiares e interpessoais, situação socioeconômica desfavorável) tenham algum impacto no curso e na evolução da doença em diferentes faixas etárias.

Nos pacientes adultos com TB, apenas 40% dos que aderem às medicações permanecem assintomáticos e sem recaídas durante o período de seguimento de cerca de três anos, o que demonstra a necessidade de intervenções

> Nos pacientes adultos com TB, apenas 40% dos que aderem às medicações permanecem assintomáticos e sem recaídas durante o período de seguimento de cerca de três anos, o que demonstra a necessidade de intervenções multimodais, associando o tratamento psicossocial ao tratamento farmacológico.[4]

multimodais, associando o tratamento psicossocial ao tratamento farmacológico.[4]

Dessa forma, intervenções não farmacológicas, como intervenções psicoeducacionais e psicoterápicas, parecem ter seu papel no tratamento de pacientes com TB, melhorando a adesão, atenuando os sintomas residuais, diminuindo o impacto de conflitos familiares e de situações estressoras e tratando transtornos comórbidos, como, por exemplo, transtornos de ansiedade e abuso de substâncias.

A psicoterapia e a psicofarmacologia, associadas, podem trazer maiores benefícios aos pacientes e aos familiares do que quando utilizadas separadamente, embora os efeitos da psicoterapia levem mais tempo para serem notados.[5,6] A importância dessa associação reside no fato de o TB gerar grande impacto e prejuízo no desenvolvimento cognitivo e emocional de crianças e adolescentes, havendo necessidade de apoio psicológico para a retomada, a continuidade e/ou a reabilitação do desenvolvimento desse paciente.[3]

Ao longo deste capítulo, discorreremos sobre as principais abordagens psicoterápicas acessíveis até o momento para crianças e adolescentes com TB, seu papel e importância no tratamento desses jovens e as evidências da literatura que corroboram sua eficácia.

Uma vez que a abordagem psicoterápica com famílias é de essencial importância e merece lugar de destaque no tratamento de crianças e adolescentes bipolares, ela será discutida em capítulo próprio, mais adiante nesta obra.

ABORDAGENS PSICOTERÁPICAS COM CRIANÇAS E ADOLESCENTES COM TRANSTORNO BIPOLAR

A terapia cognitiva ou cognitivo-comportamental

A terapia cognitiva (TC) ou cognitivo-comportamental (TCC) foi idealizada por Aaron Beck na década de 1960. Inicialmente concebida para tratar pacientes adultos com diagnóstico de depressão, a abordagem desenvolveu-se ao longo dos anos, ampliando a gama de áreas de aplicação para uma série de transtornos psiquiátricos, como transtornos de ansiedade, transtornos da alimentação, dificuldades interpessoais, transtornos da personalidade e, mais recentemente, TB e esquizofrenia. Além disso, há evidências da aplicabilidade da TC a várias populações, como crianças e adolescentes, adultos, casais e famílias.

O modelo cognitivo baseia-se no princípio de que não são as situações, mas a forma como o indivíduo as interpreta, que influencia suas emoções e suas respostas comportamentais. Segundo esse modelo, os indivíduos com transtornos psiquiátricos cometem erros sistemáticos de processamento da informação, o que os leva a experimentar cronicamente emoções desfavoráveis e desproporcionais à sua realidade. Pessoas deprimidas, por exemplo, tendem a interpretar situações positivas, negativas ou neutras por um viés negativo e selecionar informações do real congruentes com essa negatividade, elementos que colaboram para a manutenção dos sintomas depressivos.

> Pessoas deprimidas tendem a interpretar situações positivas, negativas ou neutras por um viés negativo e selecionar informações do real congruentes com essa negatividade, elementos que colaboram para a manutenção dos sintomas depressivos.

Além das distorções cognitivas sistemáticas, o modelo cognitivo propõe que os indivíduos com transtornos mentais possuem uma série de déficits de habilidades (p. ex., habilidades sociais e de solução de problemas) que tornam sua adaptação social ainda mais problemática e contribuem para um pior funcionamento global e uma maior dificuldade em recuperar-se de seus sintomas emocionais. A avaliação dos déficits de habilidades é particularmente importante no tratamento de crianças, adolescentes e suas famílias, uma vez que é justamente nas idades mais precoces que uma série dessas habilidades é adquirida, além de os transtornos mentais de início na infância impactarem de forma negativa em sua aquisição.

A relação entre TCC e transtornos afetivos remonta às origens da abordagem, e, desde então, uma série de estudos com crianças, adolescentes e adultos vem demonstrando a eficácia dessa técnica no tratamento da depressão, em associação ou não ao uso de medicamentos, e, mais recentemente, como tratamento adjuvante ao medicamentoso em indivíduos bipolares de diferentes faixas etárias.

A terapia cognitivo-comportamental para crianças e adolescentes com transtornos depressivos

Os primeiros estudos de eficácia da TCC para depressão remontam à década de 1970. Desde então, diversos estudos controlados vêm sendo conduzidos, demonstrando com sucesso a eficácia da TCC em diferentes tipos de populações de pacientes deprimidos, como adultos, pacientes com doenças crônicas, idosos e adultos com transtornos da personalidade.[7-11]

> Os primeiros estudos de eficácia da TCC para depressão remontam à década de 1970. Desde então, diversos estudos controlados vêm sendo conduzidos, demonstrando com sucesso a eficácia da TCC em diferentes tipos de populações de pacientes deprimidos.

Um dos estudos mais importantes acerca desse tema foi conduzido por Hollon e colaboradores[10] e publicado em 1992. Nesse estudo, 107 pacientes foram randomizados para receber apenas TCC, TCC combinada a imipramina e apenas imipramina. Os autores concluíram que a TCC mostrou-se tão eficaz quanto a imipramina na melhora dos sintomas depressivos, no tratamento de curto prazo (fase aguda) e no tratamento de manutenção (seguimento de dois anos).

Outro estudo, publicado em 2005 pelos mesmos autores, com uma amostra de pacientes com depressão moderada a grave, também verificou eficácia da TCC semelhante à do tratamento medicamentoso, tanto na fase aguda quanto na prevenção da recaída.[11]

Em populações de adolescentes, um dos maiores estudos realizados até o momento, o Estudo sobre Tratamento para Adolescentes com Depressão (TADS, Treatment for Adolescents with Depression Study),[12] envolveu pesquisadores de múltiplos centros dos Estados Unidos e foi realizado com uma amostra de 432 adolescentes entre 12 e 17 anos. Esses adolescentes foram divididos em quatro grupos distintos, recebendo TCC, TCC e fluoxetina, fluoxetina isoladamente e placebo. O seguimento desses pacientes constatou que, no curto prazo, a fluoxetina mostrou-se superior aos demais tipos de tratamento, mas após 36 semanas de seguimento, todos os grupos recebendo tratamento ativo apresentaram resposta semelhante, indicando que a TCC pode ser tão eficaz quanto o tratamento farmacológico nessa população de pacientes.

Outros estudos envolvendo populações de adolescentes, como o Tratamento com Inibidores Seletivos da Recaptação de Serotonina para Adolescentes com Depressão Resistente (TORDIA, Treatment of SSRI Resistant Depression for Adolescents)[13] e o Assegurando Avaliação e Tratamento Proativo da Depressão (ADAPT, Assuring Depression Assessment and Proactive Treatment),[14] também encontraram resultados encorajadores quanto à eficácia da TCC para o tratamento da depressão nessa população.

Estudos com crianças mais jovens também demonstraram a eficácia da TCC para a depressão, mas as evidências disponíveis para crianças escolares e pré-escolares são menos contundentes do que aquelas disponíveis para populações de adolescentes.

Embora a eficácia da TCC no tratamento da depressão pareça estar bem estabelecida, ainda são necessários mais estudos a fim de determinar quais subgrupos de pacientes (de acordo com a gravidade ou o perfil de sintomas, p. ex.,) se beneficiam mais do tratamento medicamentoso, da TCC ou da combinação de ambos. Também são necessários mais estudos com populações de faixas etárias mais jovens, como escolares e pré-escolares, a fim de definir se os resultados encontrados em adolescentes e crianças mais velhas podem ser replicados para essas faixas etárias.

> Embora a eficácia da TCC no tratamento da depressão pareça estar bem estabelecida, ainda são necessários mais estudos a fim de determinar quais subgrupos de pacientes se beneficiam mais do tratamento medicamentoso, da TCC ou da combinação de ambos.

A terapia cognitivo-comportamental para crianças e adolescentes com transtorno bipolar

Algumas características da TCC, como o tempo curto de tratamento, sua natureza psicoeducacional e seu foco no automonitoramento e no desenvolvimento de habilidades, fazem com que ela seja bastante adequada para pacientes com TB.[15]

Parece haver evidências, em pacientes adultos, de que a associação da TCC ao tratamento medicamentoso aumenta a adesão à medicação, diminui o impacto dos estressores psicossociais e aumenta o senso de controle dos pacientes sobre o transtorno. Além disso, a TCC pode ser útil no tratamento de transtornos comórbidos, como, por exemplo, transtorno obsessivo-compulsivo, transtorno de ansiedade generalizada e transtorno de pânico.[15-17]

A fim de atingir esses objetivos, o terapeuta cognitivo-comportamental utiliza uma ampla variedade de estratégias terapêuticas. Nos estágios mais precoces da terapia, por exemplo, os pacientes são instruídos sobre a natureza do TB e ensinados a identificar os sinais precoces da ocorrência de novos sintomas. Ainda nessa fase, são encorajados a adotar um plano de atividades para ativação comportamental e são ensinados a identificar e começar a testar a validade de seus pensamentos automáticos (hipervalentes quando em fase de hipomania ou negativos na fase de depressão).

Nos estágios intermediários da terapia, o profissional auxilia o paciente a identificar as suposições condicionais e crenças subjacentes que o levam a reagir de forma disfuncional aos estressores externos e que aumentam a chance de recorrência. Também ajuda o paciente a ressignificar seus pressupostos acerca do próprio TB e sobre o uso do medicamento, além de abordar outras questões especiais, como ideias de suicídio (utilizando o questionamento socrático ou a avaliação de razões para viver e para morrer e desafiando as crenças "suicidogênicas"). O desafio dos pressupostos e das crenças dos pacientes acerca do tratamento medicamentoso e a implementação de estratégias comportamentais para viabilizar seu uso costumam ser ferramentas interessantes no aumento da adesão ao tratamento farmacológico. Ainda na fase intermediária, pode ser necessário intervir sobre outros pontos problemáticos, como melhora das habilidades sociais e de comunicação e treino de resolução de conflitos, em especial com familiares. As fases finais da terapia dedicam-se à manutenção dos ganhos obtidos e à implementação de estratégias de prevenção da recaída.

No tratamento de crianças e adolescentes, todos os elementos envolvidos na TCC-padrão podem ser utilizados. No entanto, deve-se adaptar as estratégias e técnicas à idade e ao seu nível de desenvolvimento cognitivo, considerando ainda os estressores presentes (p. ex., altos índices de emoções expressas na família e dificuldades escolares) e as alterações de ritmos sociais na vida desses jovens (p. ex., inversão do ciclo do sono). A ênfase no treino de habilidades de regulação do afeto deve ser maior nessa população do que no tratamento de adultos, uma vez que esses jovens apresentam muito mais ciclos rápidos, irritabilidade e explosões temperamentais.[18]

> A terapia com crianças e adolescentes bipolares deve envolver amplamente os membros da família, uma vez que a implementação de várias estratégias e a promoção de um ambiente com menores índices de conflito e de estressores necessitam, em grande parte, da colaboração e da funcionalidade das famílias.

A terapia com crianças e adolescentes bipolares deve, ainda, envolver amplamente os membros da família, uma vez que a implementação de várias estratégias e a promoção de um ambiente com menores índices de conflito e de estressores necessitam, em grande parte, da colaboração e da funcionalidade das famílias. Não por acaso, a maioria dos programas de TCC para crianças e adolescentes bipolares é focado não apenas no tratamento do jovem, mas envolve uma gama de intervenções familiares.[19]

Até o momento, poucos estudos dedicaram-se a avaliar o impacto da TCC em populações de crianças e adolescentes com TB.

Em um estudo publicado em 2006, Feeny[20] aplicou a TCC a 16 crianças e adolescentes com idades entre 10 e 17 anos, diagnosticados com TB tipo I, II, NOS e ciclotimia. As crianças e os adolescentes foram submetidos a 12 sessões de TCC e posteriormente avaliados em relação à melhora sintomática e à aderência ao próprio tratamento psicoterápico. Os autores observaram que as crianças e os adolescentes submetidos à TCC apresentavam uma melhora sintomática significativa em relação às medidas iniciais de sintomas de mania e depressão. No entanto, a amostra reduzida, a ausência de um grupo-controle e a não contemplação de outras variáveis (como estressores psicossociais e adesão à medicação) fazem com que esses dados devam ser interpretados com cautela.

Outro estudo conduzido por Pavuluri e colaboradores[19] avaliou 34 crianças e adolescentes com idades entre 5 e 17 anos, submetidos a 12 sessões de TCC com componentes de terapia focada em famílias. Os resultados do estudo mostraram que a TCC apresentou boa aplicabilidade. Houve redução da gravidade de sintomas, medidos pelo CGI de melhora (Clinical Global Impression-Improvement), e os pacientes apresentaram melhora significativa dos níveis de funcionamento global, medidos pelo CGAS (Children's Global Assessment Scale).

Embora esses estudos demonstrem resultados encorajadores, novos estudos controlados e com populações mais amplas são necessários para validar a eficácia e a aplicabilidade da TCC em crianças e adolescentes com TB.

A terapia comportamental dialética

A terapia comportamental dialética (TCD) foi originalmente desenvolvida por Marsha Linehan para o tratamento de pacientes adultos com transtorno da personalidade *borderline* (TPB).[21,22] Ela parte do pressuposto de que esses pacientes têm dificuldades significativas na regulação emocional, reagindo de forma excessiva aos estímulos e demorando a retomar níveis basais de afeto.

> A terapia comportamental dialética (TCD) foi originalmente desenvolvida por Marsha Linehan para o tratamento de pacientes adultos com transtorno da personalidade *borderline* (TPB).[21,22]

Na TCD, técnicas-padrão da TCC para a regulação do humor e a correção de distorções cognitivas são combinadas a conceitos de tolerância ao estresse, aceitação e técnicas derivadas da prática de meditação budista (*mindfullness*). A meta da TCD é melhorar a qualidade de vida dos pacientes, ajudando-os a desenvolver um sentido para sua existência, independentemente de suas experiências emocionais intensas.[21,22]

O tratamento é realizado em quatro estágios. No primeiro, os pacientes são avaliados e o compromisso e as orientações sobre o tratamento são firmados. Em um segundo estágio, o terapeuta foca nos comportamentos suicidas, que podem interferir na terapia e na qualidade de vida do indivíduo. O terceiro estágio envolve o foco nos sintomas relacionados ao estresse pós-traumático. No quarto e último estágio de tratamento, são abordadas as questões relacionadas ao autoconceito do paciente e às suas metas individuais.[21]

Embora tenha sido inicialmente idealizada para o tratamento de pacientes com TPB, a terapia comportamental dialética tem demonstrado ser eficaz em uma variedade mais ampla de transtornos, e, nos últimos anos, diversos estudos surgiram mostrando sua aplicabilidade nos transtornos da alimentação e na redução de comportamento suicida em pacientes que sofreram abuso sexual e em pacientes com problemas de agressividade.[22-25]

Mais recentemente, estudos têm-se dedicado a avaliar a eficácia da TCD em adolescentes, com resultados promissores.[22,26,27]

Em 2004, Katz e colaboradores[26] publicaram um estudo envolvendo 62 adolescentes com idades entre 14 e 17 anos, internados com comportamentos suicidas, comparando os resultados da intervenção com TCD com os do tratamento convencional. Os adolescentes submetidos à TCD apresentavam, ao final do protocolo de terapia e após um ano de seguimento, maior redução no comportamento autodestrutivo e suicida do que os indivíduos do grupo de tratamento convencional. Esses adolescentes também apresentavam menores níveis de desesperança e depressão e menos comportamento suicida do que os do outro grupo, que foram mantidos no seguimento.

Outro estudo, publicado por James e colaboradores[27] em 2008, envolveu 16 adolescentes do sexo feminino com idades entre 15 e 18 anos e que apresentavam comportamentos autodestrutivos persistentes. Apesar das limitações do estudo, como a amostra pequena, a ausência de grupo-controle e o alto índice de *drop-out* (apenas nove participantes foram avaliadas no seguimento), os autores notaram uma melhora significativa dos sintomas depressivos (medidos pelas escalas de depressão e desesperança de Beck) e do nível de funcionamento global, tanto no período logo após a terapia quanto no seguimento de seis meses.

Uma vez que a TCD tem se mostrado aplicável em adolescentes e tem como um de seus objetivos ajudar os pacientes a lidarem com sua desregulação emocional, parece evidente que a técnica poderia ser de grande valia para o tratamento do TB nessa população. No entanto, até o momento, apenas um estudo dedicou-se a avaliar sua eficácia para crianças e adolescentes bipolares.

Goldstein e colaboradores[28] desenvolveram um protocolo de TCD para adolescentes bipolares, com algumas modificações para incluir a família no tratamento e com a adição de um módulo psicoeducacional, com informações sobre a TCD e o TB. Os resultados preliminares da aplicação desse protocolo em um grupo de 20 adolescentes com idades entre 14 e 18 anos foram publicados pelos autores em 2007. Goldstein e colaboradores concluíram que a TCD era altamente aplicável a esse grupo de pacientes e encontraram melhora na desregulação emocional, no comportamento suicida, nos sintomas depressivos e no relacionamento interpessoal dos adolescentes, após o período de tratamento.

Em vista desses resultados promissores e dos estudos anteriores envolvendo populações de adultos e adolescentes com outras patologias, estudos com populações maiores e controlados devem esclarecer, nos próximos anos, o papel que esse tipo de intervenção pode ter como adjuvante no tratamento do TB em crianças e adolescentes.

Psicoterapia psicodinâmica

A psicoterapia psicodinâmica, ou de *insight*, é norteada pelos princípios técnicos da psicanálise e compreende que a escuta do psicanalista possibilita ao paciente um amadurecimento existencial global por conta de um correspondente enriquecimento simbólico e representacional que se configura nos expressivos e íntimos encontros terapêuticos. Trabalha-se para que as motivações inconscientes dos comportamentos sejam reconhecidas e elaboradas, de modo que o sujeito encontre o sentido que o sintoma assume em sua vida. A partir da relação estabelecida entre terapeuta e paciente, vão ocorrendo intervenções que possibilitam a diminuição das resistências e permitem, com isso, que o paciente comece a compreender os significados inconscientes, o que proporciona *insights*, desvela novas possibilidades e caminhos e coloca os recursos psíquicos a serviço da reestruturação, da reorganização e do desenvolvimento da personalidade.[3,6]

A diferença entre a análise de adultos e de crianças é simplesmente a técnica empregada, não o princípio. Na análise de crianças, como não é possível exigir que façam associações livres para representarem simbolicamente suas ansiedades, fantasias e conflitos, o brincar é utilizado como o equivalente das expressões verbais do adulto. Por meio do lúdico, a criança expressa simbolicamente seus conflitos inconscientes. A intervenção psicanalítica infantil ficou conhecida como ludoterapia, e sua metodologia e objetivos serão aprofundados a seguir.

A ludoterapia

A ludoterapia é realizada com encontros frequentes e periódicos, em que é oferecido à criança um espaço no qual, por meio dos jogos, das brincadeiras e da relação com o analista, ela pode comunicar seus conflitos intrapsíquicos e suas angústias, as quais podem gerar ou estar gerando condutas sintomáticas, perturbações em seu desenvolvimento psíquico e patologias psiquiátricas. A comunicação desses conflitos e as interpretações verbais profundas que o analista faz sobre as fantasias inconscientes dos jogos e das brincadeiras oferecem à criança os meios para melhor elaborar, superar e/ou tolerar seus conflitos, proporcionando melhora significativa em sua vida emocional, social e intelectual.[3,29-31]

A primeira intervenção psicoterapêutica com uma criança foi descrita por Freud, e realizou-se de forma indireta, já que ele auxiliava o pai da criança, por meio de cartas, a interpretar os conflitos de seu filho de 5 anos, que tinha fobia de cavalos.

> A primeira intervenção psicoterapêutica com uma criança foi descrita por Freud, e realizou-se de forma indireta, já que ele auxiliava o pai da criança, por meio de cartas, a interpretar os conflitos de seu filho de 5 anos, que tinha fobia de cavalos.

Posteriormente, outros psicanalistas se interessaram em analisar crianças, mas foram Anna Freud (1927) e Melanie Klein (1932) que modificaram a técnica clássica, elaboraram seus métodos e iniciaram, cada uma a seu modo, a análise propriamente dita de crianças, publicando os dois primeiros livros de técnica que iriam permitir a sistematização da análise infantil.[28,29]

Klein, nos anos 1940, sistematizando a ludoterapia, afirmou que a instauração da transferência da criança para o analista podia ser estabelecida desde o primeiro contato e observou que a utilização de jogos e brincadeiras como suporte ao trabalho psicanalítico infantil era indispensável.[28]

A brincadeira e o jogo são, portanto, experiências cognitivas e comunicações emocionais próprias da criança. Ao oferecer, em ludoterapia, a possibilidade dessa comunicação, o analista permite à criança reconhecer-se como ser, expressar e concretizar de maneira criativa os recursos internos de que dispõe. A natureza lúdica e simbólica da brincadeira abranda angústias internas e, ao mesmo tempo, as revela, sendo, dessa forma, a capacidade do prazer lúdico e expressivo um indicador de saúde mental na infância.[3,32]

> A natureza lúdica e simbólica da brincadeira abranda angústias internas e, ao mesmo tempo, as revela, sendo, dessa forma, a capacidade do prazer lúdico e expressivo um indicador de saúde mental na infância.[3,32]

Na adolescência, o brincar costuma ser mais verbal, espacial e corporal, mas, de qualquer modo, a ação terapêutica do analista na ludoterapia acontece por meio do compartilhamento de uma brincadeira empobrecida, inibida ou excessivamente catártica e fragmentada. A empatia do analista com essas dificuldades lúdicas propicia as bases para que a criança ou o adolescente se entregue a um jogo de "faz de conta" mais solto e ilusório, que estimula transformações terapêuticas nas conexões entre fantasias internas e realidade.[3]

Uma forma de interpretar a ludoterapia acerca dos transtornos da personalidade na infância e na adolescência foi descrita por Paulina Kerberg, do grupo de pesquisadores da psicanálise norte-americana, e apresentada de forma esquematizada por Felicio.[3] Nesse processo interpretativo, o brincar é classificado a partir dos mecanismos de defesa, sob o ponto de vista integrativo ou não, do desenvolvimento evolutivo do ego, designados na nomenclatura psicanalítica como funcionamentos normais, neuróticos, *borderline* ou psicóticos.[3]

Os mecanismos de defesa normais correspondem à adaptação, à antecipação, à sublimação, à identificação, à supressão e ao altruísmo. Já os mecanismos de defesa neuróticos apresentam-se por meio da racionalização, da regressão, da somatização, da projeção, do isolamento e da formação reativa. Os mecanismos de defesa *borderline* são formados por negação, cisão, identificação com o agressor, identificação projetiva, idealização ou desvalorização primitiva e controle onipotente. Os mecanismos de defesa psicóticos configuram-se por indiferenciação, constrição, encapsulação autística, fusão, desvitalização, desmantelamento, dispersão e reversão do afeto.[3]

Diante da criança e do adolescente com TB, a abordagem psicodinâmica vai diferir conforme as características de maior ou menor integração do ego e pode dirigir-se ao indivíduo e/ou ao seu ambiente.

Na atualidade, a psicanálise expandiu sua compreensão do que auxilia o paciente a transformar-se. As teorias sobre as intervenções terapêuticas são diversas, pois entendem que não apenas o *insight* e o manejo da transferência auxiliam a transformação, mas que a possibilidade de representar novos padrões no funcionamento consciente também pode ter esse aspecto mutativo. Compreende-se, dessa forma, que o tratamento oferecido deve ser flexível à negociação e à adaptação as necessidades do paciente, levando à elaboração de uma intervenção terapêutica única, que pode trabalhar tanto capacidades e limites da cognição e do mundo em todas as suas dimensões quanto o aspecto relacional. O analista, no TB, com frequência auxilia o paciente a perceber os efeitos das autorrecriminações dos estados depressivos e a sofisticar o manejo de seus afetos ambivalentes e intoleráveis.[3,33]

Os poucos estudos que avaliaram a psicoterapia psicodinâmica individual e a associação com medicamentos foram realizados com adultos e mostraram que essa associação no tratamento do TB pode ser eficaz. Porém, esses estudos são baseados em relatos de caso, o que mostra limitações metodológicas e desfechos clínicos subjetivos. Os estudos realizados em grupo, como o de Wulsin e colaboradores,[34] que utilizaram, além da intervenção psicodinâmica, intervenções ativas de compreensão da doença e adesão à medicação, mostraram-se benéficos e com desfechos subjetivos positivos.

> Os poucos estudos que avaliaram a psicoterapia psicodinâmica individual e a associação com medicamentos foram realizados com adultos e mostraram que essa associação no tratamento do TB pode ser eficaz.

Apesar de os estudos com a população adulta de pacientes com TB demonstrarem que a psicoterapia psicodinâmica individual ou em grupo pode ser benéfica e ter um impacto positivo no curso da doença, deve-se ter cautela na interpretação desses dados, por se tratar de estudos com deficiências metodológicas, como dados não controlados e avaliação feita por avaliadores não independentes.[4]

Mostram-se necessários e imprescindíveis estudos que avaliem longitudinalmente a eficácia ou não da ludoterapia e da psicoterapia psicodinâmica com crianças e adolescentes com TB.

Psicoterapia psicodinâmica breve

Nas últimas décadas, a psicoterapia psicodinâmica breve (PPB) tem-se constituído em opção para flexibilizar a assistência em saúde mental, em função da demanda de pacientes.[35,36]

A PPB não pode ser considerada uma psicanálise abreviada, já que suas características lhe configuram uma estrutura própria, sendo uma técnica psicoterápica ativa com objetivos e tempo limitados, com a aplicação consciente e planejada de conceitos psicanalíticos, dentro de uma abordagem flexível e individualizada.[36] Os objetivos são estabelecidos a partir de uma

> A PPB não pode ser considerada uma psicanálise abreviada, já que suas características lhe configuram uma estrutura própria, sendo uma técnica psicoterápica ativa com objetivos e tempo limitados, com a aplicação consciente e planejada de conceitos psicanalíticos, dentro de uma abordagem flexível e individualizada.[36]

compreensão diagnóstica do paciente e da delimitação de um foco que seja passível de ser atingido por determinadas estratégias clínicas. Desse modo, as PPBs estão, em termos técnicos, alicerçadas em um tripé: foco, estratégias e objetivos.[35]

Uma questão que é ponto de discussões e divergências entre autores é para que tipo de paciente a PPB é indicada. Vários autores[37-39] adotam critérios específicos, como: força egoica da parte do paciente, inteligência acima da média, capacidade para confiança, abstração e interação com o terapeuta.

Knobel,[40] por sua vez, é contrário a esses critérios rígidos, pois, em seu ponto de vista, a indicação para a PPB dependerá do psicoterapeuta e do próprio caso.[36]

> Em relação à psiquiatria, algumas pesquisas têm demonstrado eficácia quanto à aplicação da PPB a pacientes *borderline*, na população adulta.[41,42]

Em relação à psiquiatria, algumas pesquisas têm demonstrado eficácia quanto à aplicação da PPB a pacientes *borderline*, na população adulta.[41,42]

As pesquisas referentes à PPB e a suas indicações e aplicações são realizadas com adultos, tendo na literatura estrangeira poucos artigos. No Brasil, há apenas um livro publicado sobre esse assunto.

A pesquisa mais significativa na área da infância foi realizada por Cramer,[43] Palacio-Espasa[44] e o chamado grupo de Genebra. Além de terem construído, em seus estudos sobre psicoterapia breve infantil, um referencial teórico elaborado, concentraram sua atenção diretamente na dinâmica familiar, entendendo os sintomas e as dificuldades da criança como resultantes de interjogo de projeções, introjeções e identificações entre ela e os pais.[34]

No Brasil, o Núcleo de Estudos e Pesquisas em Psicoterapia Breve tem desenvolvido uma proposta de PB para crianças e pais, e os resultados iniciais são promissores. No entanto, ainda é necessária maior quantidade de pesquisas, incluindo o que se refere à PPB no TB de início precoce.[34]

CONCLUSÃO

> Embora o tratamento do TB seja eminentemente psicofarmacológico, há evidências de que intervenções psicossociais, como estratégias psicoeducacionais e intervenções psicoterápicas, possam trazer maiores benefícios se incluídas no tratamento de crianças e adolescentes com o transtorno.

Embora o tratamento do TB seja eminentemente psicofarmacológico, há evidências de que intervenções psicossociais, como estratégias psicoeducacionais e intervenções psicoterápicas, possam trazer maiores benefícios se incluídas no tratamento de crianças e adolescentes com o transtorno. Há indícios de que o envolvimento da família para uma intervenção mais ampla seja essencial para o sucesso do tratamento psicoterápico nessa população. No entanto, mais estudos, envolvendo grupos controlados e diferentes abordagens terapêuticas, tanto de orientação psicodinâmica quanto cognitivo-comportamentais, são necessários para esclarecer e fundamentar o papel da psicoterapia nessa faixa etária.

REFERÊNCIAS

1. Hazell PL, Carr V, Lewin TJ, Sly K. Maniac symptoms in young males with ADHD predicts functioning but not diagnosis after 6 years. J Am Acad Child Adolesc Psychiatry. 2003;42(5):552-60.
2. Geller B, Tillman R, Craney JL, Bolhofner K. Four-year prospective outcome and natural history of mania in children with a prepubertal and early adolescent bipolar disorder phenotype. Arch Gen Psychiatry. 2004;61(5):459-67.
3. Felicio JL. Tratamento psicológico do transtorno bipolar na infância e adolescência. In: Fu –I L, Boarati MA, organizadores. Transtorno bipolar na infância e adolescência: aspectos clínicos e comorbidades. Porto Alegre: Artmed; 2010.
4. Knapp P, Isolan L. Abordagens psicoterápicas no transtorno bipolar . Rev Psiquiatr Clin. 2005;32 Suppl 1:98-104.
5. Stevanato I, Romeu LC. Psicoterapia breve psicodinâmica com adolescente pós alta psiquiátrica: estudo de caso. Anais 1 Simpósio Internacional do Adolescente; 2005 maio; São Paulo, SP. São Paulo: FUNDAP; 2005.
6. Gabbard G. Psiquiatria psicodinâmica: baseado no DSM IV. Porto Alegre: Artmed; 1998.
7. Beltman MW, Voshaar RC, Speckens AE. Cognitive-behavioural therapy for depression in people with a somatic disease: meta-analysis of randomised controlled trials. Br J Psychiatry. 2010;197(1):11-9.
8. Fournier JC, DeRubeis RJ, Shelton RC, Gallop R, Amsterdam JD, Hollon SD. Antidepressant medications v. cognitive therapy in people with depression with or without personality disorder. Br J Psychiatry. 2008;192(2):124-9.
9. Safren SA, O'Cleirigh C, Tan JY, Raminani SR, Reilly LC, Otto MW, et al. A randomized controlled trial of cognitive behavioral therapy for adherence and depression (CBT-AD) in HIV-infected individuals. Health Psychol. 2009;28(1):1-10.
10. Hollon SD, DeRubeis RJ, Evans MD, Wiemer MY, Garvey MS, Grove WM, et al. Cognitive therapy and pharmacotherapy for depression. Singly and in combination. Arch Gen Psychiatry. 1992;49(10):774-81.
11. DeRubeis RJ, Hollon SD, Amsterdam JD, Shelton RC, Young PR, Saloman RM, et al. Cognitive therapy vs medications in the treatment of moderate to severe depression. Arch Gen Psychiatry. 2005;62(4):409-16.
12. Kennard BD, Silva SG, Tonev S, Rohde P, Hughes JL, Vitiello B, et al. TADS Remission and recovery in the Treatment for Adolescents with Depression Study (TADS):

acute and long-term outcomes. J Am Acad Child Adolesc Psychiatry. 2009;48(2): 186-95.

13. Kennard BD, Clarke GN, Weersing VR, Asarnow JR, Shamseddeen W, Porta G, et al. Effective components of TORDIA cognitive-behavioral therapy for adolescent depression: preliminary findings. J Consult Clin Psychol. 2009;77(6):1033-41.

14. Goodyer IM, Dubicka B, Wilkinson P, Kelvin R, Roberts C, Byford S, et al. A randomised controlled trial of cognitive behaviour therapy in adolescents with major depression treated by selective serotonin reuptake inhibitors. The ADAPT trial. Health Technol Assess. 2008;12(14):iii-iv, ix-60.

15. Patelis-Siotis I. Cognitive-behavioral therapy: applications for the managementof bipolar disorder. Bipolar Disord. 2001;3(1):1-10.

16. Reilly-Harrington NA, Deckersbach T, Knauz R, Wu Y, Tran T, Eidelman P, et al. Cognitive behavioral therapy for rapid-cycling bipolar disorder: a pilot study. J Psychiatr Pract. 2007;13(5):291-7.

17. Scott,J. Cognitive theory and therapy of bipolar disorders. In: Reisnecke M, Clarke D, editors. Cognitive therapy across life span. Cambridge (UK): Cambridge University Press; 2004. p. 40-59.

18. Newman CF, Leahy RL, Beck AT, Reily-Harrington NA, Gyulai L. Transtorno bipolar: tratamento pela terapia cognitiva. São Paulo: Roca; 2006.

19. Pavuluri MN, Graczyk PA, Henry DB, Carbray JA, Heidenreich J, Miklowitz DJ. Child-and family-focused cognitive-behavioral therapy for pediatric bipolar disorder: development and preliminary results. J Am Acad Child Adolesc Psychiatry. 2004;43(5):528-37.

20. Feeny NC, Danielson CK, Schwartz L, Youngstrom EA, Findling RL. Cognitive-behavioral therapy for bipolar disorders in adolescents: a pilot study. Bipolar Disord. 2006;8(5 Pt 1):508-15.

21. Linehan M. SMs Training manual for treating borderline personality disorder. New York: Guiiford; 1993.

22. Bohus M, Haaf B, Stiglmayr C, Pohl U, Böhme R, Linehan M. Evaluation of inpatient dialectical behavioural therapy for borderline personality disorder; a prospective study. Behavior Research and Therapy. Behav Res Ther. 2000;38(9):875-87.

23. Chen EY, Matthews L, Allen C, Kuo JR, Linehan MM. Dialectical behavior therapy for clients with binge-eating disorder or bulimia nervosa and borderline personality disorder. Int J Eat Disord. 2008;41(6):505-12.

24. Stanley B, Brodsky B, Nelson JD, Dulit R. Brief dialectical behavior therapy (DBT-B) for suicidal behavior and non-suicidal self injury. Arch Suicide Res. 2007;11(4): 337-41.

25. Steil R, Dyer A, Priebe K, Kleindienst N, Bohus M. Dialectical behavior therapy for posttraumatic stress disorder related to childhood sexual abuse: a pilot study of an intensive residential treatment program. J Trauma Stress. 2011;24(1):102-6.

26. Katz LY, Cox BJ, Gunasekara S, Miller AL. Feasibility of dialectical behavior therapy for suicidal adolescent inpatients. J Am Acad Child Adolesc Psychiatry. 2004;43(3):276-82.
27. James AC, Taylor, A, Winmill L, Alfoadari K. A preliminary community study of dialectical behavior therapy (DBT) with adolescent females demonstrating persistent, deliberate self-harm (DSH). Child Adolesc Mental Health. 2008;13(3):148-52.
28. Goldstein TR, Axelson DA, Birmaher B, Brent DA. Dialectical behavior therapy for adolescents with bipolar disorder: a 1-year open trial. J Am Acad Child Adolesc Psychiatry. 2007;46(7):820-30.
29. Ferro A. A técnica na psicanálise infantil: a criança e o analista da relação ao campo emocional. Rio de Janeiro: Imago; 1995.
30. Marcelli D. Infância e psicopatologia. Porto Alegre: Artmed; 2009.
31. Bergeret J. Psicopatologia: teoria e clinica. 9. ed. Porto Alegre: Artmed; 2006.
32. Winnicott D W. O brincar e a realidade. Rio de Janeiro: Imago; 1975.
33. Gabbard GO, Westen D. Repensando a ação terapêutica. Rev Psiquiatr RS. 2003;25(2):257-73.
34. Wulsin L, Bachop M, Hoffman D. Group therapy in manic depressive illness. Am J Psychother. 1988;42(2):263-71.
35. Oliveira IT. Psicoterapia psicodinâmica breve: dos percursores aos modelos atuais. Psicologia: teoria e prática. 1999;1(2):9-19.
36. Cunha PJ, Azevedo MASB. Um caso de transtorno de personalidade boderline atendido em psicoterapia dinâmica breve. Psicol Teor Pesqui. 2001;17(1):5-11.
37. Wolberg LR. Short-term psychotherapy. New York: Grune; 1969.
38. Sifneos PE. Short-term dynamic psychotherapy. New York: Plenum Medical Book Company; 1979.
39. Malan D. The frontier of brief psychotherapy. New York: Plenum Medical Book Company; 1979.
40. Knobel M. Psicoterapia breve. São Paulo: EPU; 1986.
41. Romaro RA. Psicoterapia breve dinâmica com pacientes borderline: uma proposta viável. São Paulo: Casa do Psicólogo; 2000.
42. Winston A, Laikin, M, Pollack J, Samstag LW, McCullough L, Muran, JC. Short-term psychotherapy sonality disorders. Am J Psychiatry. 1994;151(2):190-4.
43. Cramer B. Interventions thérapeutiques brèves avec parents et enfants. Psychiatr Enfant. 1974;17(1):53-117.
44. Palacio-Espasa F. Les indications thérapeutiques em psychiatrie infantile et l'implication de la famille. Arch Suisses Neurol Neurochir Psychiatr. 1985;136(6):165-73.

16
PSICOTERAPIA DE FAMÍLIA
Claudia Paula Leicand
Marina Tobias de Aguiar
Daniela Rothschild

> Doença não é simplesmente uma experiência pessoal; é transacional, comunicativa e profundamente social. O estudo do significado da doença não é somente o exame da experiência de um determinado sujeito. É muito mais o estudo de redes sociais de comunicação, situações sociais e ainda as diferentes formas da realidade social de cada um. Significados de doença são compartilhados e negociados. Representam uma dimensão integral de vidas e vidas compartilhada.[1]

A psicoterapia familiar visa trabalhar com as disfunções relacionais mais amplas e cristalizadas. Quando a família vem para a consulta, tende a trazer uma história na qual está aprisionada, em geral identificada com os desdobramentos da patologia diagnosticada, e o seu impacto sobre os vínculos e a dinâmica da família.

Considera-se que a vida tem várias histórias. O trabalho psicoterápico deve ajudar a família a não se prender a uma delas, pois esta é sempre mais ampla. Ajuda a desconstruir a "verdade única" familiar. Trabalha na direção de ressignificar as informações contidas no sistema familiar, buscando mudar o padrão relacional, construindo uma nova narrativa, uma nova linha de história.

É preciso buscar um ponto de entrada para explorar os territórios de vida e as identidades que estão nas histórias subordinadas, ou seja, ainda não contadas. Com frequência, são as crianças menores que ajudam nesse processo, a partir de sua espontaneidade.

> É preciso buscar um ponto de entrada para explorar os territórios de vida e as identidades que estão nas histórias subordinadas, ou seja, ainda não contadas.

Trabalha-se buscando as histórias e os sentidos que os pacientes dão a elas, pois os sentidos atribuídos às nossas experiências moldam nossas vidas. Para tanto, procura-se colocar esses pacientes em um contexto onde possam desenvolver novas capacidades de atribuir sentido a suas experiências.

Os membros da família são seletivos quanto a quais experiências atribuem sentido e quais ficam desatribuídas de sentido. Para que novas narrativas sejam construídas, os terapeutas precisam demonstrar curiosidade sobre as experiências que foram negligenciadas no relato. O terapeuta concentra todo o seu esforço no sentido de desenvolver um espaço conversacional livre entre ele e a família, pois acredita que a partir do diálogo podem nascer novas ideias e significações. Nessa visão, terapeuta e família somam-se na construção de uma realidade compartilhada na tentativa de criar novas histórias significativas para suas vidas.

> O terapeuta concentra todo o seu esforço no sentido de desenvolver um espaço conversacional livre entre ele e a família, pois acredita que a partir do diálogo podem nascer novas ideias e significações. Nessa visão, terapeuta e família somam-se na construção de uma realidade compartilhada na tentativa de criar novas histórias significativas para suas vidas.

A terapia familiar propõe uma nova forma de diálogo, na qual as questões são mais importantes do que as respostas, e o olhar do terapeuta deve estar sempre caminhando do todo para a parte e da parte para o todo.

Na medida em que o diálogo abre novas narrativas, as histórias "ainda não contadas" são mutuamente criadas.[2]

> A terapia familiar propõe uma nova forma de diálogo, na qual as questões são mais importantes do que as respostas, e o olhar do terapeuta deve estar sempre caminhando do todo para a parte e da parte para o todo.

CONCEITOS TEÓRICOS

No campo da complexidade humana e relacional, os sintomas integram-se em uma dinâmica contextual, fundada na linguagem. Segundo Beardslee e colaboradores,[3] crenças, emoções e atitudes são assimiladas culturalmente, expressando-se por meio da linguagem. Pode-se afirmar que aquilo que uma pessoa é e faz é influenciado pela exposição à cultura em que está inserida.

É muito importante que se esteja atentos à dimensão histórico-evolutiva do sistema familiar com o qual o terapeuta interage. Isso se faz a partir da pesquisa da história familiar de cada um dos membros do casal, buscando conhecer o que é transmitido de uma geração a outra, aspecto que consideramos fundamental no trabalho com famílias e na compreensão de sua linha evolutiva.[4-7]

> Todos nós somos portadores de uma herança genealógica que constitui o fundamento de nossa vida psíquica e que se processa no inconsciente. Em todas as etapas da vida se impõe, ao sujeito, a questão da herança

genealógica (como gerenciá-la) e sua pertinência a uma filiação. O espaço por excelência desse processo é o grupo familiar, onde se articulam diversos mecanismos de identificação, lugar de circulação da transmissão psíquica.[8]

Para compreender por onde seguem as repetições nos padrões funcionais e disfuncionais de cada linhagem familiar, o terapeuta deve se voltar tanto para a história pessoal do paciente como para a de seus pais e para as relações que estes mantêm entre si e as famílias de origem.

Rothschild e Aribi[9] ressaltam que, no campo da terapia familiar, os terapeutas familiares preocupam-se com o uso das palavras *doença* e *diagnóstico*. Segundo Moltz,[10] essa linguagem tem sido entendida como não contextual, percebendo o indivíduo isoladamente. O uso da palavra doença faz com que a criança e/ou o adolescente sejam vistos como indivíduos que manifestam uma patologia independentemente de sua interação com a família. Na ótica da terapia familiar sistêmica, a doença é entendida como resultado de dificuldades de comunicação ou, ainda, de dificuldades interpessoais, sem perder de vista os aspectos individuais, intrapsíquicos e orgânicos.

> O uso da palavra doença faz com que a criança e/ou o adolescente sejam vistos como indivíduos que manifestam uma patologia independentemente de sua interação com a família.

Mesmo uma doença bem definida deve ser vista como sendo transacional, comunicativa e profundamente social. Social, acima de tudo, quando considerada no subsistema social que é a família. É verdade que cada criança é uma pessoa única com suas características individuais. Da mesma forma, cada família representa um sistema singular. O diagnóstico de um transtorno psiquiátrico bem definido é, sem dúvida, universal. Mas o efeito, no que concerne ao paciente e à sua família, é indubitavelmente individual e diferente em cada caso.[9]

Quando o sistema familiar encontra dificuldade para transformar-se e adaptar-se às novas exigências, ou até para superar uma determinada etapa do ciclo vital, a crise se expressa, com frequência, por meio do sofrimento de um de seus membros.

> Quando o sistema familiar encontra dificuldade para transformar-se e adaptar-se às novas exigências, ou até para superar uma determinada etapa do ciclo vital, a crise se expressa, com frequência, por meio do sofrimento de um de seus membros.

EXPERIÊNCIA DE UM SERVIÇO DE FORMAÇÃO

Há alguns anos, mais precisamente desde 1999, existe um núcleo de psicoterapia, que inclui psicoterapia breve de adolescentes e psicoterapia de família, junto ao Serviço de Psiquiatria da Infância e Adolescência (SEPIA) do Instituto de Psiquiatria do Hospital das Clínicas da Faculdade de Medicina da Universidade de São Paulo (IPq-HCFMUSP). A psicoterapia familiar é inserida como um tratamento complementar ao médico.

A atividade da equipe é de assistência e educação, ou seja, além de atender em psicoterapia de família os casos encaminhados pelos médicos do serviço, oferece aos residentes um curso de introdução à terapia familiar. Nele, os médicos residentes têm uma determinada carga de leitura, de seminários teóricos e clínicos e de acompanhamento aos atendimentos em terapia de família.

A escuta e a compreensão das dinâmicas e da evolução do psiquismo são basicamente psicodinâmicas e psicanalíticas, e as técnicas de intervenção têm como base a teoria sistêmica, em especial o construcionismo social e a construção de narrativas. Esse é um grande desafio epistemológico: a articulação, na prática clínica, entre essas duas linhas teóricas.

> A escuta e a compreensão das dinâmicas e da evolução do psiquismo são basicamente psicodinâmicas e psicanalíticas, e as técnicas de intervenção têm como base a teoria sistêmica, em especial o construcionismo social e a construção de narrativas.

O curso de introdução à terapia de família procura sensibilizar o jovem médico residente para a importância de considerar a dinâmica familiar como aspecto relevante no aparecimento e na manutenção de alguns sintomas ligados ao diagnóstico psiquiátrico da criança ou do adolescente. Busca habilitá-lo a desenvolver um raciocínio clínico e psicodinâmico que correlacione sintomas, diagnóstico e dinâmica familiar. É preciso ampliar os recursos dos médicos no manejo de famílias de pacientes e na condução das consultas e entrevistas com crianças, adolescentes e suas famílias, no ambiente do hospital psiquiátrico ou fora dele.

Os médicos residentes, além das leituras e de frequentarem seminários clínicos, participam dos atendimentos com os professores do curso, na posição de observadores. Participar da dinâmica que se desenvolve sessão após sessão, percorrendo os caminhos da subjetividade, favorece o processo reflexivo, possibilitando uma maior compreensão da complexidade da dinâmica familiar.

Ao final do curso, demonstram estar mais confortáveis na condução simultânea da consulta com a criança ou o adolescente e sua família, transitando entre o campo psiquiátrico *strictu sensu* e o campo da terapia familiar, assim como mais aptos a formular hipóteses sobre a dinâmica familiar e a relação com o diagnóstico da criança.

CASOS CLÍNICOS

Será apresentado a seguir o relato do atendimento de duas famílias acompanhadas em psicoterapia familiar durante o período aproximado de um ano e meio. São famílias cujos filhos fazem tratamento médico ambulatorial junto ao Programa de Atendimento aos Transtornos Afetivos (PRATA) do SEPIA, no IPq-HCFMUSP. Os atendimentos tiveram frequência quinzenal – sendo discutidos mensalmente com a equipe – e foram realizados por uma terapeuta familiar, acompanhada por um médico residente.

É importante ressaltar que todos os nomes nos relatos de casos clínicos a seguir são fictícios e alguns dados foram alterados para proteger a identidade dos pacientes.

Caso clínico 1

A família de João é uma família com história de muitas doenças e perdas, que vive assombrada com o fantasma da violência e da morte.

A família nuclear é composta por:

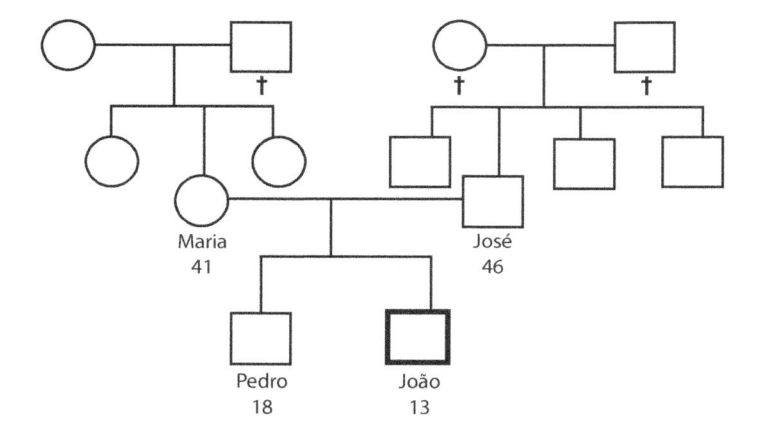

João, 13 anos, com diagnóstico de transtorno bipolar (TB) desde os 6 anos de idade, é um menino inteligente, bom aluno e socialmente inserido, exceto nos períodos em que está agitado ou muito angustiado.

Pedro, 18 anos, tem déficit cognitivo, fobia social (FS) e suspeita diagnóstica de epilepsia. Demonstra muita dificuldade na escola, quase não tem amigos, sente-se inferiorizado tanto no âmbito social quanto no familiar.

A mãe, Maria, tem 41 anos e é dona de casa. Tem crises depressivas, que atribui aos problemas e doenças com os quais precisa lidar. É a segunda de três filhas, é órfã de pai e tem mãe viva.

O pai, José, tem 46 anos e trabalha no setor de produção de uma indústria. Perdeu os pais cedo, é o segundo de uma prole de quatro filhos, foi criado durante alguns anos pelos avós e tios, e depois em colégio interno.

O médico de João fez a indicação para terapia familiar porque o paciente não respondia ao tratamento medicamentoso, e a mãe estava muito ansiosa e "poliqueixosa".

Durante as primeiras sessões, evidencia-se que a desqualificação uns dos outros prepondera na comunicação dessa família. Isso se manifesta sobretudo nos conflitos e disputas entre os irmãos. Segundo Pedro, João quer se sobressair a ele na única coisa que ele considera que faz bem, o *skate*. João mostra-se desconfiado, não quer mais terapias, diz que está "cheio" e pede para não participar. Apesar disso, é muito atuante nas sessões. José, o pai, permanece quieto, afastado da conversa. Maria, a mãe, conta detalhadamente o histórico de doenças da família, uma sequência de doenças dela própria, do marido e dos filhos.

Maria também relata que, há alguns anos, houve uma séria crise no casamento, que ela e o marido separaram-se durante um ano e que reataram por insistência dele e em prol da família e das suas convicções religiosas. Nesse período, fizeram terapia de casal. Conta, também, que José ficava muito nervoso e que teve um "diagnóstico" de esquizofrenia, mas que depois da crise não quis mais seguir o tratamento. José discorda com veemência dessa afirmação, dizendo que "na verdade, tem pressão alta", e por isso não pode ficar muito nervoso.

Durante as primeiras semanas, prevalecem as queixas de brigas em família, especialmente entre os irmãos, assim como as trocas de medicamentos. Maria preocupa-se pela possível recaída no episódio depressivo de João, e tem medo que ele, José ou Pedro percam o controle durante as brigas. Pedro repete que "odeia" o irmão, por quem se sente invadido e ameaçado, embora João tente conquistar seu afeto e atenção. O pai permanece neutro nas sessões, enquanto todas as interações passam pela mãe. Maria sente-se sobrecarregada. Lembra-se de terem passado por períodos muito difíceis, quando viviam sempre em clínicas e hospitais devido a crises, seja de um dos filhos, seja dela ou do marido.

Nesse período da terapia, Maria é a porta-voz de todos os problemas. Sua comunicação sempre se inicia com relatos médicos e queixas de doenças. Considera que "vê" os problemas antes dos médicos e procura atendimento, embora esteja cansada de estar sempre em hospitais. Enquanto isso, João e Pedro provocam-se dentro e fora das sessões. O pai, por sua vez, apresenta-se frágil e emocionalmente afastado. Quando tenta impor sua autoridade, acaba desqualificando os filhos. João é quem mais demonstra a busca por reconhecimento na família, não só como "doente", mas como filho, irmão, alguém que tem algo a oferecer. Percebe-se aqui, claramente, como se sobrepõem aspectos da personalidade a elementos da doença e os sintomas. Esse é um dos mais delicados e importantes elementos do trabalho em terapia familiar junto à clínica psiquiátrica.

Ao receber uma família, deve-se levar em consideração que o diagnóstico de uma doença psiquiátrica "culpa" e "desculpa", tanto a criança quanto os pais, de uma possível perda de funcionalidade de seus papéis. A desqualificação familiar está insidiosamente presente. A criança ou o adolescente "doente", às vezes chamado de "paciente identificado", assume funções paradoxais: ele serve, ao mesmo tempo, para garantir a homeostase, ou seja, o equilíbrio e a continuidade do sistema, e para denunciar sua necessidade de mudança.[9]

Os principais temas abordados com essa família nesses primeiros três meses foram questões ligadas à irritabilidade, ao descontrole, ao medo, a doenças, à fragilidade e à sobrecarga emocional.

Ao segundo período da terapia, poderíamos dar o título de "Violência: primeiro *round*".

> Quando os terapeutas de família começam a analisar esses padrões destrutivos de interação, parte do que fazemos é desenredar os indivíduos de suas reações automáticas entrelaçadas. Nós os ajudamos a descobrir sua individualidade, seu poder e sua responsabilidade. É paradoxal. Ao ajudar as pessoas a compreenderem suas conexões, nós as capacitamos a assumir a responsabilidade por suas escolhas e mudanças.[11]

A violência, aparente nas interações que desqualificam o outro, nas brigas descontroladas ou temida e "imaginada" na voz de Maria, está quase sempre presente nos relatos e nas sessões. Agora, pela primeira vez, começamos a compreender esses temores a partir do relato de atos violentos na dinâmica dessa família.

Maria conta a história do casamento: José, nos primeiros anos, tinha intensas fantasias de ciúmes, não a deixava sair nem lhe dava dinheiro e batia nela. Há aproximadamente sete anos, tentou matá-la durante uma briga. Os filhos reagiram de maneiras diferentes. João, então com 6 anos, "pulou sobre o pai", e Pedro ficou petrificado, sem ação. O casal se separou, Maria saiu de casa e foi morar em outra cidade, com as crianças, durante um ano.

Pode-se observar que Maria foi capaz de fazer uma primeira interdição da violência, protegendo a si mesma e aos filhos. Ao reatar o casamento, acompanhado de terapia de casal e de tratamento do marido, Maria e José "apostaram" que o ato violento tinha sido um momento excepcional em sua trajetória. Entretanto, Maria sentia a ameaça velada, sobre a qual temia não poder falar abertamente. José reagia a esse peso acusatório com afastamento emocional.

Poder falar e ouvir a respeito do que ocorreu durante as sessões de terapia familiar, abriu entre pais e filhos um canal de comunicação e de entendimento das tensões até então "mudas" nessa família. Isso trouxe grande alívio, dando início a uma mudança no padrão interacional, da desqualificação como afastamento emocional e violência velada, que começou a se tornar menos frequente.

Depois das férias, mais calmos, contam que viajaram para outro Estado, na casa da família materna. Entretanto, Maria não conseguiu descansar, pois a questão do medo da destrutividade a acompanha. Onde quer que esteja, ela sente-se ameaçada de alguma forma.

Maria desentendeu-se com sua mãe e sua irmã durante as férias, sentiu-se explorada, com muito trabalho doméstico. Sente que não descansou, pois houve brigas entre ela, a mãe e sua irmã. "Minha irmã é louca, também tem transtorno bipolar e não aceita tratamento. Além disso, não educa bem os próprios filhos". Maria não deixa que seus filhos fiquem com os primos e com os tios, pois não confia que as relações possam ocorrer de maneira harmoniosa. Parece estar implícito para ela o medo de que algo disruptivo possa eclodir.

Nota-se aqui a presença do medo, do descontrole emocional ameaçando a integridade e da doença psiquiátrica "onipresente", colocada um pouco afastada do cotidiano, como que deslocada geograficamente.

"Violência: segundo round". Medo, ameaça e a questão transgeracional

> A observação de grupos marcados pela violência nos permite identificar processos dos vínculos violentos e traumáticos que se perpetuaram na geração seguinte, sem maiores transformações. Existem numerosos caminhos pelos quais uma herança vivencial é transmitida de uma geração à seguinte; porém, no caso dos traumas e da violência desatada, o processo de intercâmbio contém, em boa medida, uma repetição muda de uma história insuportável, impossível de lidar.[7]

Ao pensarmos em transmissão de conteúdos subjetivos entre gerações de uma mesma família, devemos distinguir os conceitos de *transmissão psíquica intergeracional* e *transmissão psíquica transgeracional*.

Na transmissão intergeracional, o conteúdo psíquico familiar é recebido por uma geração e então memorizado, historicizado, transformado, elaborado e depois transmitido a uma nova geração. É o que pode ser contado. A transmissão intergeracional inclui os valores, os mitos familiares, a ética, elementos históricos contados de uma geração a outra. Pressupõe que sejam aspectos elaborados da história da família, que possam passar pela linguagem.

> Ao pensarmos em transmissão de conteúdos subjetivos entre gerações de uma mesma família, devemos distinguir os conceitos de *transmissão psíquica intergeracional* e *transmissão psíquica transgeracional*.

A transmissão transgeracional refere-se a um conteúdo psíquico da história da família não transformado e não simbolizado, que apresenta lacunas e vazios na transmissão e que atravessa diversas gerações. Kaës e colaboradores[12] sustentam que os objetos de transmissão psíquica transgeracional estão caracterizados pelo negativo. Quer dizer, o que se transmite é o que não se contém, a lembrança que não cabe em si mesma: objetos perdidos que ainda podem estar no luto, na culpa, na vergonha e, finalmente, no reprimido. Isso é o que forma o conteúdo e o processo de transmissão psíquica transgeracional. Em todas as famílias estão presentes os dois processos de transmissão.

No caso clínico de João, passadas mais algumas semanas, seis meses após o início da terapia familiar, Maria e José relatam a história trágica da família de origem. José perdeu os pais aos 10 anos de idade, quando o pai "surtou", matou a mãe e suicidou-se. Os quatro filhos ficaram, de início, com tios e avós, depois José foi estudar em colégio interno. José chora, e todos se emocionam muito nessa sessão. Os filhos, que não conheciam a história, ficam assustados.

A partir daí pode-se falar de maneira mais clara sobre os medos e os fantasmas que assombram cada um, as reações, as questões de herança genética e cultural, tudo aquilo que fica ao mesmo tempo velado e tenta mostrar-se na história dessa família.

Embora o medo da doença psiquiátrica, do descontrole e da morte seja um fantasma sempre presente, durante todo o processo seguinte os temas trazidos para as sessões pela família começam a se flexibilizar e a ganhar um contorno um pouco diferente.

Os filhos conquistam espaços na vida fora da família. Pedro, ao terminar o colégio, consegue seu primeiro emprego. João inicia um curso técnico em informática, além da escola regular. Começa a sair com amigos e primos, o que deixa a mãe aterrorizada: "*apronta*", segundo ela. Há uma alternância nos movimentos da família, entre aberturas e brigas.

Ocorre um episódio de grande briga em família por causa de uma discussão de Pedro na rua. O pai ficou irado e partiu com violência para cima do filho, o que os deixou muito assustados. Maria traz de novo o medo da doença, e João tem uma grave crise de colite.

Há mais um movimento na família, no qual José tenta ficar mais próximo dos filhos. Nesse mesmo período, o casal começa a falar sobre seus problemas conjugais, sem usar os filhos como intermediários. Também os filhos passam a falar com o pai de maneira direta, com menos medo e sem a intermediação da mãe. Começam a ocorrer brigas entre pai e filhos, e eles não têm mais medo de que possam "se matar".

Têm início, a seguir, os primeiros movimentos da família em direção à retomada dos sonhos e projetos dos pais, de formar os filhos, de que eles amadureçam e se preparem para a vida adulta. Apresenta-se a questão, sempre atuante e muito difícil, entre o que é preciso lidar como dificuldades da vida e do processo de crescimento e o que é preciso lidar como sintoma.

Como se viu, há muitas disputas e conflitos na família, na qual prevalece uma certa desqualificação, em parte defensiva, pela "doença" de cada um, já que é pela doença que cada qual pode se apresentar. Nesse sentido, a intensidade das brigas e o sentimento de não ter um lugar no mundo para si manifestam-se como afastamento emocional. Há uma confusão nessa família entre demanda e agitação, reflexão ou tristeza e depressão. Sentimentos de irritação são muito perigosos, na medida em que ameaçam com a falta de controle da agressividade e da violência. Também a colocação de limites é feita via desqualificação, e o exercício da autoridade vem sob a marca da ira ou da violência.

Há, nessa família, uma estreita relação com doença psiquiátrica *ancestral* não diagnosticada e não tratada, que levou à morte trágica e ao desmantelamento da família de origem de um dos genitores de João. Falar sobre essa tragédia era um tabu, pela própria ameaça que ela envolve. Refere-se, aqui, ao "fantasma", ao não dito, que atua nas gerações subsequentes sintomaticamente. Ao vir à tona o conteúdo fantasmagórico, movimentos e mudanças na dinâmica familiar passaram a ocorrer, permitindo à família ressignificar as experiências traumáticas.

Caso clínico – Piero

> Em todas as culturas, a família dá a seus membros o cunho da individualidade. A experiência humana de identidade tem dois elementos: um sentido de pertencimento e um sentido de ser separado. O laboratório em que esses ingredientes são misturados e administrados é a família, a matriz da identidade.[13]

Essa família vive uma difícil situação de dependência e de dominação, de sentimentos paradoxais de desamparo e de ódios intensos, de falta de saída, em que os jogos de poder atingem grande complexidade.

Configuração familiar:

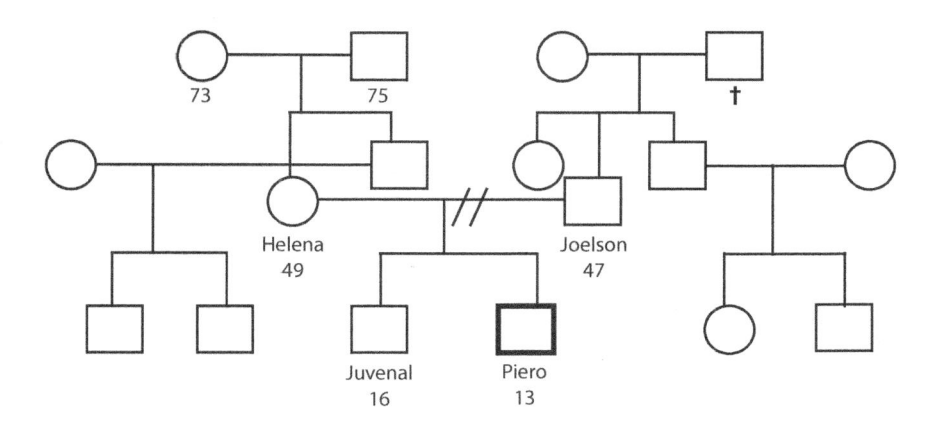

A família é constituída pela mãe e pelos dois filhos. O pai, Joelson, de 47 anos, é separado de Helena, de 49 anos. Os filhos são Piero, de 13 anos, e Juvenal, de 16 anos.

Piero não queria mais seguir o tratamento psiquiátrico, estava cansado, queria interromper os medicamentos. O médico psiquiatra também notava conflitos intensos entre Piero, sua mãe e seu irmão, ainda durante as consultas, e, por isso, encaminhou os três para atendimento familiar.

Eles iniciaram o trabalho participando de um grupo terapêutico composto por famílias monoparentais. Após o término desse grupo, deram continuidade à terapia de família por mais um ano, aproximadamente.

No início do trabalho em grupo, a mãe se queixa de que os filhos têm problemas de comportamento e agressividade, e que sente estar perdendo a autoridade sobre eles.

Piero, o caçula, tem diagnóstico de TB e de transtorno de Tourette (TT), e Juvenal, diagnóstico de depressão, sendo tratado no mesmo hospital.

Helena está separada do marido há aproximadamente cinco anos, devido ao alcoolismo dele. Ela tinha um bom emprego, mas, após o nascimento dos filhos, parou de trabalhar para dedicar-se à família.

Ao separar-se do marido, não tendo renda própria nem pensão, Helena e os filhos mudaram-se para uma cidade no interior do Estado de São Paulo, onde vivem os pais dela. Após um ano e meio, a permanência de Piero na escola ficou impossibilitada, pois ele não conseguiu fazer amigos, era impulsivo, agitado e agressivo, além de possivelmente ter sofrido *bullying*. Essa situação fez com que a família voltasse para a cidade de São Paulo.

Devido à falta de renda da mãe, os três foram morar na casa da avó paterna, ex-sogra de Helena. O pai de Piero e Juvenal mora bem próximo.

A avó, assim como o pai, foi chamada diversas vezes a participar das sessões, mas nunca compareceu. A senhora, apesar de ter acolhido a família em sua casa, era muito autoritária. Em resposta a isso, em parte, Helena desenvolvera uma compulsão por limpeza.

Nessa família, mãe e filhos ficam juntos por muito tempo, protegendo-se, com pouca possibilidade de se diferenciarem. Essa característica acentua-se quando há patologia ou necessidade de maiores cuidados com um dos filhos, que acaba funcionando como elemento agregador.

Note-se que aqui já é possível começar a pensar na questão de construção de fronteiras entre as gerações. Aparentemente, nessa família, Helena, a mãe, ainda está muito aderida a uma posição filial, seja a seus pais, a seu marido ou a sua sogra. Não se diferenciou e não se apropriou de seu papel como mulher adulta e, no papel de mãe, conseguiu fazê-lo como "cuidadora" das doenças e crises de seus filhos.

Nas primeiras sessões, são os filhos que "denunciam" comportamentos contraditórios da mãe. Enquanto ela se queixa da desobediência e das brigas entre eles – o que a "enlouquece" – eles relatam, por exemplo, que a mãe os ameaça com frequência, dizendo que quer morrer ou que vai deixá-los. Helena diz: "todos pensam que sou forte, mas na verdade eu não sou, penso muito que quero morrer". Os filhos ficavam muito assustados e confusos, porque, em parte, "enlouquecer" a mãe a deixava brava e nervosa. No entanto, deixá-la "louca" podia mantê-la ocupada, ativa e, portanto, *viva*.

Nessa fase da terapia, as principais questões abordadas referem-se a problemas de comportamento das crianças e sua relação com a depressão da mãe, o que se manifesta pelos dilemas desejo de morte *versus* força, autoridade *versus* cansaço. Ficam em evidência o conflito entre os irmãos e suas provocações, bem como as questões referentes à autoridade dos pais e dos avós.

Um dos temas essenciais desse caso refere-se aos sentimentos da mãe e dos filhos de não terem autonomia nem possibilidades de escolha para o direcionamento de suas vidas. Essa questão é frequente em famílias nas quais as fronteiras são pouco delimitadas e emaranhadas; os indivíduos ficam prejudicados na medida em que o sentimento exacerbado de pertencer ao grupo requer uma máxima renúncia de autonomia, pois qualquer diferenciação é considerada altamente ameaçadora.

Os filhos, ao falarem do desejo de morte da mãe, perceberam que nem todo seu comportamento depressivo era resultado da agressividade entre eles. A mãe dizia que queria morrer quando sentia que perdia autoridade, ou quando os filhos brigavam muito. Trabalhou-se aí questões de ambivalência e de ódio não externalizado da própria Helena, que se sentia humilhada, submetida à ex-sogra e ao ex-marido, ao mesmo tempo em que era acolhida "filialmente" em sua casa (da avó).

As brigas entre Piero e Juvenal funcionavam como uma forma de irritar a avó e de colocar Helena em uma posição ativa, tendo de agir. A doença entrou com função análoga – a discussão que sempre se apresentava entre sogra e nora era, respectivamente, "não aguento mais, seus filhos são tão malcriados, você é fraca, não sabe cuidar deles!" e "não aguento mais, tenho que me submeter a essa velha grosseira e a seus gritos, para poder ficar em São Paulo e cuidar da saúde e dos problemas de meus filhos".

A família nuclear, Helena, Juvenal e Piero, tinha uma característica de precisar estar sempre junta, grudada. Nenhum deles saía sem os demais. Havia grandes brigas, por exemplo, se um quisesse dormir e outro quisesse assistir a um filme ou jogar no computador. Caso tivessem interpretações diversas a respeito de um mesmo fato, ocorriam gozações acerca da maneira de pensar do outro. Somava-se a isso, cada vez mais, uma tendência de dois dentre eles unirem-se e desmerecerem o terceiro. Um dos aspectos trabalhados é que, apesar de dividirem o mesmo quarto, cada um poderia ter seus próprios sentimentos e pensamentos, sem deixar de fazer parte daquele grupo.

Diversos autores, dentre eles Jaroslavsky,[14] descrevem patologias dos vínculos, que se expressam em sinais de sofrimento familiar:

- perda da coesão familiar ou relação fusional, com confusão de espaços psíquicos;
- abolição dos limites e das diferenças entre os membros da família;
- falta ou déficit nas formações intermediárias entre o grupo e os sujeitos do grupo;
- diversos sintomas individuais somáticos e/ou psíquicos, podendo se concentrar em um dos sujeitos do grupo, representando a impossibilidade de articulação entre o sujeito e o grupo.

De maneira gradativa, Juvenal passou a demonstrar interesse e talento para o desenho, o que lhe trouxe um ganho de segurança e autoestima. Piero, por sua vez, começou a identificar e nomear o que o deixava tenso ou nervoso, bem ou mal. Foi se tornando menos violento e agressivo na escola, e passou a incluir-se socialmente.

Piero se sente excluído da aliança entre a mãe e Juvenal e briga com o irmão quando se fala da mãe ou do pai. No início, os irmãos "implicavam" e agrediam-se mutuamente quase que o tempo todo; com a evolução do trabalho familiar, foi tornando-se mais claro o que incomodava a um ou ao outro.

A mãe, no início, enxergava o comportamento dos filhos como sinal de doença; porém, o transcorrer da terapia a tranquilizou, pois os filhos conseguiam expressar-se, permitindo, assim, algum espaço de escuta e conversa.

Nesse período, começou-se a conversar acerca de atividades às quais Helena poderia se dedicar, já que os filhos estavam crescendo e desenvolvendo-se. Entretanto, a mudança, para ela, gerava muita resistência, o que não lhe permitia sair da imobilidade.

Os principais temas trabalhados na terapia familiar, nesse período, foram auto-observação e reconhecimento, assim como temas ligados a autoridade e força. Junto a isso estava presente o desejo de mudança, em especial nos filhos, e sentimentos ligados a derrotismo, imobilidade e vitimização, mais presentes na mãe.

As manifestações do TB na adolescência acentuam comportamentos frequentes nessa faixa etária, tais como necessidade de autoafirmação, independência e enfrentamento das figuras de autoridade, o que gera ambivalência nos pais.

> A alternância entre a pena e a raiva dos pais expõe a criança e/ou o adolescente a uma dupla mensagem, favorecendo um jogo de poder entre o indivíduo e a família. Esse jogo desencadeia, tanto na criança como na família, uma profunda irritação, que em casos extremos se manifestará de forma violenta.[9]

Ao final da terapia familiar, os filhos deram mostra de começar a sair do padrão "emaranhado" da família, encontrando possibilidades de diferenciar-

-se do ciclo de vitimização, raiva e culpa. Juvenal iniciou a formação profissional que almejava. Piero aprendeu a diferenciar quando está em crise e quando não está, e refere-se a isso dizendo que não quer voltar a sentir "aquela agonia que não o deixava quieto". Fica feliz de não sentir mais a necessidade "de sair batendo em todo mundo". Concomitantemente, Juvenal e Piero conseguiram se discriminar um do outro. Isso permitiu que eles pudessem falar e perceber como cada um reage diante das relações com os outros membros da família. Helena iniciou tratamento para a depressão. Provavelmente, isso a ajuda a suportar as mudanças e o início de autonomia dos filhos.

Com a morte do avô materno, Helena e os filhos vão morar com a avó materna. Após alguns meses do encerramento da terapia, a família foi chamada para um *follow up*. Vieram Piero e Juvenal, sem a mãe. Contam que agora têm mais privacidade, mais espaço próprio. Relatam que "a vida está boa, há menos brigas em casa, mas a mãe está de novo neurótica por limpeza".

Percebe-se, nesse caso, que, apesar da mudança para os filhos, a situação da mãe permanece a mesma, do ponto de vista de sua dependência e de manutenção da situação "filial", à qual ela não consegue renunciar.

Isso se explica, segundo Minuchin,[15] pelo fato de que uma família pode ser compreendida como um sistema que opera por meio de padrões transacionais, os quais regulam o comportamento de seus membros e tendem a ser mantidos como tal, oferecendo resistência à mudança. Padrões alternativos estão disponíveis em qualquer grupo familiar, mas, em alguns casos, como no de Helena, qualquer desvio, se ultrapassar o limiar de tolerância do grupo, faz surgir mecanismos que restabelecem o padrão repetido, costumeiro.

Em famílias que viveram situações de estresse muito intensas, traumáticas e acompanhadas de angústia excessiva, alguns dos seus membros podem ficar aprisionados em uma posição de vítima, alimentando seus sofrimentos e impedidos de crescer, pela raiva e por sentimentos de culpa. No trabalho em psicoterapia familiar, verifica-se como os eventos de crises e estresses persistentes afetam todos os membros da família, apresentando riscos não apenas para a disfunção individual, mas para o conflito relacional, com possibilidade de falência do sistema familiar.

> Em famílias que viveram situações de estresse muito intensas, traumáticas e acompanhadas de angústia excessiva, alguns dos seus membros podem ficar aprisionados em uma posição de vítima, alimentando seus sofrimentos e impedidos de crescer, pela raiva e por sentimentos de culpa.

Nos dois casos descritos, o trabalho consistiu, em grande parte, em identificar processos fundamentais que permitissem às famílias o enfrentamento de crises disruptivas ou estresses persistentes, de modo a forjar vínculos mais fortes, recuperar o funcionamento, e ir adiante com suas vidas.

Assim, pode-se entender como as famílias, em sua diversidade, podem sobreviver a um estresse opressivo e regenerar-se, graças a seu potencial para o autorreparo e para o crescimento a partir da crise. Uma perspectiva sistêmica permite compreender como os processos familiares intervêm no estresse e proporcionam à família a superação da crise e o enfrentamento das dificuldades prolongadas. A isso chama-se, contemporaneamente, *resiliência*, os processos de enfrentamento e adaptação da família em movimento, diante de situações de crise.

Segundo Walsh,[16] "resiliência pode ser definida como a capacidade de se renascer da adversidade, fortalecido e com mais recursos. É um processo ativo de resistência, reestruturação e crescimento em resposta à crise e ao desafio".

Um trabalho de terapia familiar que inclui a abordagem da resiliência identifica e fortalece processos interacionais fundamentais, os quais permitem às famílias resistir aos desafios desorganizadores que se apresentam. A força individual é considerada a mais bem desenvolvida no contexto da família e da sociedade mais ampla, onde ocorre uma interação mútua entre processos individuais, familiares e ambientais.

> Uma lente da resiliência familiar muda a perspectiva de se encarar como defeituosas as famílias em situação de angústia, para encará-las como desafiadas, ratificando seu potencial para o reparo e o crescimento.[16]

REFERÊNCIAS

1. Wynne LC, Shields CG, Sirkin MI. Illness, family theory, and family therapy: I. Conceptual issues. Fam Process. 1992;31(1):3-18.
2. Anderson H, Goolishian H. El expert es el cliente, la ignorancia como enfoque terapêutico. In: Mcnamee S, Gergen KJ. La terapia como construcción social. Barcelona: Paidos; 1996. p. 45-59.
3. Beardslee WR, Keller MB, Seifer R, Lavori PW, Staley J, Podorefsky D, et al. Prediction of adolescent affective disorder: effects of prior parental affective disorders and child psychopathology. J Am Acad Child Adolesc Psychiatry. 1996;35(3):279-88.
4. Berenstein I. Del ser al hacer: curso sobre vincularidad. Buenos Aires: Paidós Psicologia Profunda; 2007.
5. Eiguer A, Carel A, André-Fustier A, Aubertel F, Ciccone A, Kaës R. Lo generacional. Buenos Aires: Amorrortu; 1998.
6. Faimberg, H. El telescopage de generaciones: a la escucha de los lazos narcisistas entre generaciones. Buenos Aires: Amorrotu; 2006.
7. Maldavsky D. Linajes abúlicos: procesos tóxicos y traumáticos em estructuras vinculares. Buenos Aires: Paidós; 1996.
8. Correa OB, organizador. Os avatares da transmissão geracional. São Paulo: Escuta; 2000.

9. Rothschild D, Aribi N. Família, criança e adolescente com transtorno bipolar. In: Fu-I L, organizador. Transtorno bipolar na infância e na adolescência. São Paulo: Segmento Farma; 2007. p. 263-71.
10. Moltz DA. Bipolar disorder and the family: an integrative model. Fam Process. 1993;32(4):409-23.
11. Minuchin S. A cura da família. Porto Alegre: Artmed; 1995.
12. Kaës R, Faimberg H, Enriquez M, Baranes J-J. Transmissão da vida psíquica entre gerações. São Paulo: Casa do Psicólogo; 2001.
13. Minuchin S. Famílias, funcionamento e tratamento. Porto Alegre: Artmed; 1990.
14. Jaroslavsky EA. Indicadores de transmisión transubjetiva y intersubjetiva em el psicoanalisis de pareja. In: Vínculos y subjetividad em la era contemporanea. Buenos Aires: Revista de La Associación Argentina de Psicologia e Psicoterapia de Grupo; 2005.
15. Minuchin S. Reflections on boundaries. Am J Orthopsychiatry. 1982;52(4):655-63.
16. Walsh F. Fortalecendo a resiliência familiar. São Paulo: Roca; 2005.

17
REABILITAÇÃO NEUROPSICOLÓGICA NO TRANSTORNO BIPOLAR DE INÍCIO NA INFÂNCIA E NA ADOLESCÊNCIA

Cristiana Castanho de Almeida Rocca
Francy de Brito Ferreira Fernandes
Erika Bispo de Azevêdo

REABILITAÇÃO NEUROPSICOLÓGICA: DEFINIÇÃO E PRINCIPAIS CONCEITOS

> Há várias nomenclaturas e definições específicas para as intervenções com foco na cognição como reabilitação neuropsicológica, reabilitação cognitiva, treino cognitivo, e remediação cognitiva. No entanto, a diferenciação entre elas ainda é um terreno confuso e depende muito de cada autor.

A literatura a respeito das propostas de intervenção para déficits cognitivos e as discussões a respeito das formulações teóricas sobre o tema têm aumentado de forma consistente. Observa-se também um avanço nas tentativas de atestar a eficácia desses programas.[*]

Há várias nomenclaturas e definições específicas para as intervenções com foco na cognição, como reabilitação neuropsicológica, reabilitação cognitiva, treino cognitivo, e reme-

---

[*] Há, na literatura nacional e internacional, produções de grande valor teórico e prático. Um exemplo é o livro *Reabilitação neuropsicológica: da teoria à prática*, organizado por Jacqueline Abrisqueta-Gomez e Flávia Heloísa dos Santos. Nessa obra, o leitor pode conhecer a experiência que vários profissionais de centros de referência no Brasil vêm desenvolvendo nessa área.[1] Há também a tradução do livro de Mc Kay Moore Sohlberg e Catherine Matteer, chamado *Reabilitação cognitiva: uma abordagem neuropsicológica integrativa*, que oferece um vasto conteúdo teórico e relatos de abordagens práticas.[2] Merecem destaque também os artigos por exemplo, do professor George Prigatano, *Rehabilitation for traumatic brain injury*, pelo interesse em pacientes com trauma e lesões cerebrais.[3]

diação cognitiva. No entanto, a diferenciação entre elas ainda é um terreno confuso e depende muito de cada autor.

O objetivo de todos esses programas de reabilitação, no entanto, é melhorar a qualidade de vida dos pacientes e seus familiares, buscando o aproveitamento das funções total ou parcialmente preservadas por meio do ensino de "estratégias compensatórias, aquisição de novas habilidades e a adaptação às perdas permanentes". O processo de reabilitação conscientiza o paciente a respeito de suas capacidades remanescentes, o que leva a uma mudança na auto-observação e, possivelmente, a uma aceitação de sua nova realidade.[4] Esses programas podem ser conduzidos por profissionais de várias áreas e em equipe multidisciplinar, o que incluiria médicos – com a finalidade de tratar os sintomas clínicos dos pacientes –, neuropsicólogos, psicólogos, fonoaudiólogos, terapeutas ocupacionais e fisioterapeutas – no caso de pacientes com lesões cerebrais que afetem a área motora.[5]

> O processo de reabilitação conscientiza o paciente a respeito de suas capacidades remanescentes, o que leva a uma mudança na auto-observação e, possivelmente, a uma aceitação de sua nova realidade.[4]

As discussões a respeito da eficácia dos programas de intervenção sobre a cognição devem ser constantes, sendo necessárias para que cada vez mais a área possa crescer e trazer benefícios a todos os indivíduos envolvidos.

A AVALIAÇÃO NEUROPSICOLÓGICA COMO RECURSO NECESSÁRIO NO MAPEAMENTO COGNITIVO E NO DIRECIONAMENTO DO PROGRAMA DE REABILITAÇÃO

A neuropsicologia é uma aplicação da psicologia e da neurologia nas relações entre o cérebro e o comportamento humano, constituindo, dessa forma, uma área das neurociências que busca compreender as relações existentes entre a organização e o funcionamento do sistema nervoso central. Seu objetivo, portanto, é estudar a relação que existe entre o funcionamento cerebral e as funções cognitivas, como atenção, memória, percepção, praxia, linguagem e funções executivas.[6] É a ciência que fornece os subsídios necessários para o delineamento de déficits cognitivos, contribuindo para uma "*assinatura neurocognitiva*", que facilita a detecção precoce das dificuldades de aprendizagem nos transtornos que ocorrem em crianças. Dessa maneira, os processos de intervenção podem ser iniciados o quanto antes.

> A neuropsicologia é uma aplicação da psicologia e da neurologia nas relações entre o cérebro e o comportamento humano, constituindo, dessa forma, uma área das neurociências que busca compreender as relações existentes entre a organização e o funcionamento do sistema nervoso central.

O funcionamento neuropsicológico é compreendido como um conjunto de funções cognitivas interdependentes que trabalham para a completa realização adaptativa do indivíduo. Quando uma das atividades cognitivas se encontra deficitária, há um comprometimento das outras funções, o que provoca uma disfunção neuropsicológica e problemas na adaptação acadêmica, ocupacional e social, sendo indicados, então, os programas de reabilitação neuropsicológica.[7]

> A avaliação neuropsicológica permitirá ao terapeuta mapear as forças e fraquezas cognitivas, a fim de direcionar o processo de reabilitação, formular quais funções devem ser reforçadas ou substituídas por outras e planejar e executar as estratégias que compõem o plano de trabalho com o paciente.

A avaliação neuropsicológica permitirá ao terapeuta mapear as forças e fraquezas cognitivas, a fim de direcionar o processo de reabilitação, formular quais funções devem ser reforçadas ou substituídas por outras e planejar e executar as estratégias que compõem o plano de trabalho com o paciente. No término do programa, faz-se uma reavaliação do paciente, na qual devem constar dados objetivos, que são resultados dos testes, e qualitativos, que são compostos de observações sobre como ele está realizando as provas e de relatos subjetivos sobre "*ganhos cognitivos*", feitos pelo próprio paciente ou por um cuidador a respeito de seu desempenho nas atividades do cotidiano). Além disso, esses mapeamentos cognitivos permitem auxiliar nas mudanças necessárias referentes às opções acadêmicas, ocupacionais e até mesmo no ambiente familiar, focando sempre na melhora da qualidade de vida.[7,8] Dessa forma, para reabilitar ou para programar um treino cognitivo, o primeiro passo é avaliar. O processo de avaliação na população pediátrica deve incluir entrevista de anamnese, observação lúdica (quando pertinente; além de aspectos emocionais, pode fornecer dados sobre a linguagem) e aplicação de testes objetivos e projetivos.

> O processo de avaliação na população pediátrica deve incluir entrevista de anamnese, observação lúdica e aplicação de testes objetivos e projetivos.

Os testes objetivos possibilitam a obtenção de medidas cognitivas, as quais incluem os processos atencionais e mnésticos, linguagem, funções executivas, habilidades visuoespaciais, visomotoras e nível intelectual.

Em relação ao processo de avaliação com crianças e adolescentes diagnosticados com transtorno bipolar (TB), um cuidado necessário é atentar para seu estado de humor. Déficits específicos relacionados aos estados maníacos e deprimidos são muito bem descritos e não refletem as dificuldades que a pessoa apresenta quando os sintomas estão controlados. A função mais afetada nesses estados é a atencional, que acaba por interferir nos demais processos cognitivos.[9]

Já a análise do material obtido nas provas projetivas sinaliza as forças e fraquezas do funcionamento emocional, com informações sobre as condições de autoestima, autoconceito, conflitos relacionais, capacidade de autocontrole e de tolerância à frustração. Esses dados auxiliam na compreensão dos recursos afetivo-emocionais que precisarão ser manejados no processo de reabilitação e também no momento de fazer as indicações das intervenções terapêuticas mais adequadas para cada caso.[10,11]

EXISTEM DIFICULDADES COGNITIVAS NO TRANSTORNO BIPOLAR PEDIÁTRICO QUE JUSTIFIQUEM A INSERÇÃO EM PROGRAMAS DE REABILITAÇÃO NEUROPSICOLÓGICA?

Pesquisas em neuropsicologia têm mostrado que adultos com TB apresentam déficits em vários domínios cognitivos, embora o nível intelectual, na maioria das vezes, mapeado por provas que avaliam o raciocínio abstrato, se mantenha preservado. Déficits cognitivos envolvendo esferas atencionais, mnésticas e de funções executivas são muito bem descritos entre as fases do TB e podem persistir mesmo após a remissão dos sintomas. Tais déficits são compreendidos como iatrogênicos e intrínsecos a esse transtorno, sendo variáveis importantes para a análise dos problemas que os pacientes enfrentam na adaptação psicossocial, na vida acadêmica e na área ocupacional.[12,13]

A extensão da disfunção cognitiva pode ser moderada por fatores como duração da doença, número de episódios, presença de sintomas psicóticos, idade de início e quadros comórbidos. Além disso, as medicações psicotrópicas também podem levar a variações no perfil cognitivo, com efeitos adversos associados a substâncias anticolinérgicas, benzodiazepínicos, lítio, divalproato, carbamazepina e topiramato.[12,14]

Estudos em neuropsicologia com TB de origem na infância são mais escassos do que os que se pode encontrar na população adulta. Na literatura sobre TB na infância, há uma evidência crescente de que muitos dos déficits observados nos adultos ocorrem já na adolescência. Entretanto, o conhecimento preciso sobre quando, como e por que esses déficits aparecem requer pesquisas futuras de agentes prodrômicos da neurocognição na população infantil.

Em crianças e adolescentes com diagnóstico de TB, o mapeamento cognitivo aponta para um bom nível intelectual e presença de déficits instru-

> **Em crianças e adolescentes com diagnóstico de TB, o mapeamento cognitivo aponta para um bom nível intelectual e presença de déficits instrumentais localizados na atenção, na memória e nas funções executivas.[15]**

mentais localizados na atenção, na memória e nas funções executivas.[15] Dificuldade na capacidade de tomar decisões (aspecto relacionado ao funcionamento executivo) e para reconhecer emoções (componente da cognição social) são também bem relatadas, com esta última já sendo identificada em crianças de alto risco para a doença.[16-18]

A atenção dada para a validade fenotípica dos déficits executivos e atencionais ainda é muito recente, e por isso as considerações são ainda especulativas, havendo necessidade de replicar os poucos achados.[19]

Quando crianças e adolescentes apresentam sintomatologia psicótica ou comorbidade com o transtorno de déficit de atenção/hiperatividade (TDAH), os déficits se tornam mais pronunciados.[9,20-24]

> **A presença de alterações neuropsicológicas na população adolescente, tanto em grupos medicados como não medicados e em diferentes fases do humor, foi interpretada como evidência para se considerar esses déficits como um traço da doença.[21]**

A presença de alterações neuropsicológicas na população adolescente, tanto em grupos medicados como não medicados e em diferentes fases do humor, foi interpretada como evidência para se considerar esses déficits como um traço da doença.[21] Dessa forma, fica evidente que crianças e adolescentes com TB são também uma população-alvo para os programas de reabilitação neuropsicológica. No entanto, até o momento não foram encontrados estudos sobre esse tema.

PROGRAMAS DE REABILITAÇÃO E/OU TREINO COGNITIVO PARA PACIENTES COM TRANSTORNO BIPOLAR

Em pesquisa na base de dados sobre programas de reabilitação neuropsicológica ou treino cognitivo para pacientes com TB, apenas um estudo específico foi encontrado, e a amostra era de adultos. O estudo foi realizado por Deckersbach e colaboradores,[25] que elaboraram um programa de "Reestruturação Cognitiva" para indivíduos com sintomas depressivos residuais. Participaram do programa 14 pacientes com média de idade de 36,8 anos, 8 deles sendo do sexo feminino. Antes do início do programa, foram utilizadas escalas que avaliavam o estado de humor e o funcionamento cognitivo e ocupacional (Escala de Depressão de Hamilton, versão 17; Young Mania Rating Scale; HPQ, medida de funcionamento ocupacional; FrSBe, Escala de Avaliação do Comportamento e do Funcionamento Cognitivo).

A avaliação neuropsicológica foi realizada com os seguintes instrumentos:

- Bateria RBANs: composta por subtestes de memória, atenção, linguagem e funcionamento visuoespacial
- Subtestes selecionados do Sistema de Funcionamento Delis Kaplan Executivo (D-KEFS)
- Escala Wechsler de Leitura para Adultos (WTAR)
- Subteste números e letras; Trail Making Test e Wisconsin Card Sorting Test para avaliar aspectos do funcionamento executivo, como flexibilidade mental, formação de conceito e resolução de problemas

O programa de "Reestruturação Cognitiva" foi dividido em três módulos, totalizando 14 sessões de 50 minutos, sendo que as duas últimas sessões do programa tiveram como foco o uso contínuo das estratégias, a manutenção das competências adquiridas e a prevenção de recaídas.

O primeiro módulo tinha o objetivo de fazer o monitoramento diário do humor dos pacientes. No segundo módulo iniciou-se o trabalho cognitivo com foco nas seguintes funções: organização e formação de conceito, planejamento (resolução de problemas) e gestão de tempo (visando tornar mais realista a estimativa de tempo para realizar uma determinada atividade). No terceiro módulo, foram trabalhadas atividades de atenção e memória, com o uso de técnicas para estruturar tarefas que estimulassem a capacidade de concentração e memória. As técnicas aprendidas em sessões anteriores foram realizadas e ensaiadas em sessões posteriores. As tarefas apresentadas seguiam uma sequência por grau de dificuldade, sendo que as mais complexas eram segmentadas em tarefas simples.

Os resultados do estudo mostraram aumento nas medidas de funções executivas, o que parece ter refletido em uma melhora no funcionamento ocupacional. Os achados sugerem que o tratamento de sintomas residuais da depressão, aliado ao programa de reestruturação cognitiva pode ser um caminho para melhorar o funcionamento ocupacional em indivíduos com TB.

Estudos direcionados para a população infantil com TB ainda não foram encontrados, mas existem propostas de trabalho em reabilitação neuropsicológica que se propõem a intervir nos déficits cognitivos, independentemente de uma patologia de base. O ponto positivo desses trabalhos é a proposta metodológica.

Nesse sentido, é importante citar o trabalho de Corrêa,[7] que apresenta uma proposta de reabilitação neuropsicológica por meio do programa de enriquecimento instrumental (PEI). Desenvolvido em 1980 com base na teoria da Experiência de Aprendizagem Mediada (EAM), criada pelo psicólogo Reuven Feuerstein, o PEI é um sistema estruturado de intervenção, cujo objetivo é modificar a organização cognitiva comprometida do indivíduo, com o propósito de reabilitá-lo.

O programa destina-se a todas as pessoas que necessitem desenvolver seu potencial cognitivo, independentemente de idade, nível de escolaridade ou experiência profissional. Tem o propósito de trabalhar as habilidades de atenção, memória, velocidade de processamento da informação, percepção, habilidades de resolução de problemas, linguagem e automonitoramento. Utiliza-se de tarefas terapêuticas desenhadas especificamente para melhorar essas áreas de funcionamento. Dessa forma, o programa pode ser aplicado em uma variedade de quadros psicopatológicos.

O programa é composto de 21 instrumentos divididos em duas categorias:

1. *PEI Básico*, destinado a crianças de 4 a 9 anos, idosos ou pessoas com necessidades especiais, e
2. *PEI Standard*, voltado para populações acima de 9 anos de idade e adultos.

> Os instrumentos do PEI centram-se em todas as funções cognitivas. A experiência de aprendizagem mediada, fundamentada na teoria luriana dos sistemas funcionais, sugere dentro do contexto neuropsicológico estágios evolutivos fundamentais, organizados para compreender a ontogênese da aprendizagem.[7]

Uma sessão desse programa prevê quatro etapas:

1. *Introdução*: tem por objetivo favorecer a percepção clara e precisa sobre o problema que mobilizou a inserção do indivíduo no programa.
2. *Trabalho do paciente*: o participante executa as tarefas, o reabilitador procura promover a sensação de competência e o otimismo, ameniza a frustração do indivíduo, assegura o alto nível de sucesso na tarefa e prepara-o para enfrentar as dificuldades que poderão surgir.
3. *Discussão e desenvolvimento do insight*: estimula-se o pensamento divergente, recapitulam-se conceitos e vocabulários, controla-se a impulsividade e promove-se a transcendência (transposição dos conceitos que estão sendo trabalhados no programa para a vida cotidiana).
4. *Resumo do programa*: tudo o que aconteceu nas sessões é relembrado; as funções cognitivas trabalhadas e as percepções das mudanças são analisadas e discutidas.

No programa, o reabilitador incentivará o participante a descobrir e analisar os objetivos que se pretende cumprir e as funções cognitivas a serem desenvolvidas ao selecionar, planejar e organizar a tarefa.

Os programas de reabilitação destinados ao público infantil e aos adolescentes têm como principal objetivo corrigir e atenuar os efeitos dos déficits cognitivos, para que a reinserção escolar da criança seja favorecida. A reabilitação em crianças, assim como a destinada ao público adulto, também envolve a reaprendizagem de habilidades cognitivas e a elaboração de estratégias de tratamento que amenizem ou compensem as funções anteriormente afetadas.[26] Além da elaboração de atividades e estratégias para melhorar uma função cognitiva deficitária, é necessário inserir nos programas de reabilitação neuropsicológica o aprendizado de técnicas que contribuam para a autorregulação do comportamento cognitivo e social. Em neuropsicologia, a autorregulação é compreendida como um aspecto das funções executivas.[27]

Crianças e adolescentes com TB apresentam dificuldades na autorregulação do comportamento, o que ocorre como consequência das características clínicas, sobretudo nos episódios de humor. Dificuldades na autorregulação do afeto e do comportamento interferem de forma negativa na adaptação social, nos relacionamentos familiares e no desempenho escolar.

Ylvisaker e Feeney[27] revisaram, na literatura, os tipos de deficiência, a importância e o desenvolvimento durante a infância, e sua associação com a insuficiência na autorregulação do comportamento, que é um aspecto do funcionamento executivo. Esses autores também centraram a atenção nas discussões sobre desamparo e otimismo aprendido, com o objetivo de encontrar pistas para uma abordagem mais abrangente, ajudando assim, as crianças com dificuldades executivas relacionadas à autorregulação, em especial aquelas com lesões cerebrais adquiridas. Como resultado dessa revisão, ficou claro que, apesar de a lesão cerebral afetar a capacidade de autorregulação, os aspectos do ambiente podem contribuir ou interferir de maneira negativa no prognóstico comportamental da criança, uma vez que a presença ou a ausência de comportamentos de apoio de outras pessoas pode reduzir ou ampliar o comprometimento neurológico. Dessa forma, as intervenções precisam ser sensíveis ao contexto, considerando que o estabelecimento de rotinas diárias e o incentivo na interação entre pais e filhos são facilitadores para a obtenção de um melhor resultado.

Um programa de reabilitação realizado na Finlândia, com crianças portadoras de lesões cerebrais, também ofereceu acompanhamento aos familiares. O programa envolvia sessões de aconselhamento aos cuidadores, com a transmissão de informações sobre as lesões cerebrais, a elaboração de treinamento e a disponibilização de vídeos às famílias para uso domiciliar. Além disso, havia propostas de atividades recreativas e culturais. A abordagem utilizada ampliou a consciência da criança diante de suas limitações e proporcionou maior participação familiar na recuperação dos pacientes.[28]

No Brasil, em estudos realizados na Rede Sarah de Hospitais de Reabilitação, crianças que sofreram traumatismo craniencefálico (TCE) e tiveram participação ativa da família no tratamento apresentaram melhores resultados na reabilitação, quando comparadas com crianças monitoradas apenas pela equipe hospitalar.[29]

Intervenções em crianças e adolescentes pressupõem a participação da família como agente facilitador do processo. Além disso, deve-se considerar a importância da equipe multiprofissional na área da saúde durante o tratamento, tendo em vista o impacto positivo dessa forma de abordagem na adaptação psicossocial do paciente.

A VIABILIDADE E A IMPORTÂNCIA DA UTILIZAÇÃO DE TÉCNICAS DE MANEJO COMPORTAMENTAL NOS PROGRAMAS DE REABILITAÇÃO NEUROPSICOLÓGICA

Um grande número de estudos controlados demonstra que a terapia cognitivo-comportamental (TCC) é um tratamento eficaz para depressão, transtornos de ansiedade e uma série de outros quadros clínicos. Além disso, estudos recentes demonstraram que a TCC soma-se ao efeito de medicamentos no tratamento de pessoas com transtornos psiquiátricos graves, como depressão refratária, TB e esquizofrenia.[30-32]

> Um grande número de estudos controlados demonstra que a terapia cognitivo-comportamental (TCC) é um tratamento eficaz para depressão, transtornos de ansiedade e uma série de outros quadros clínicos.

A TCC promove o desenvolvimento de novas habilidades de enfrentamento, fornecendo modos alternativos de responder aos eventos estressantes e a situações de resolução de problemas.[33]

Pontes e Hübner[34] defenderam a ideia de que os programas de reabilitação neuropsicológica/cognitiva podem se beneficiar do emprego de procedimentos comportamentais da TCC, considerando que a ciência da análise do comportamento dispõe de recursos valiosos para a modificação do comportamento e para o auxílio nos processos de aprendizagem.

> De modo geral, crianças e adolescentes diagnosticados com TB apresentam extrema labilidade do humor, irritabilidade, acessos de raiva, comportamento impulsivo e hiperatividade.[33]

De modo geral, crianças e adolescentes diagnosticados com TB apresentam extrema labilidade do humor, irritabilidade, acessos de raiva, comportamento impulsivo e hiperatividade.[33] Tais aspectos interferem na disposição atitudinal e na condição cognitiva para o aprendizado. Técnicas que auxiliem no controle e no manejo desses aspectos favorecem o melhor aproveitamento da criança na escola e durante o programa de reabilitação, sobretudo quando este é realizado em grupo, como em hospitais e clínicas. Atendimentos em grupo podem se tornar muito tumultuados quando não se faz o manejo adequado dos comportamentos expressos pelos participantes durante a execução das tarefas.

Uma dessas técnicas é elaborar um *plano de modificação de comportamento* que pode ser utilizado pelo reabilitador durante as sessões. O objetivo geral dessa técnica é reforçar os comportamentos positivos, diminuir os negativos e ajudar a criança e/ou adolescente a encontrar respostas e formas de atuação mais adaptativas.[35]

No entanto, antes de desenvolver um plano de modificação de comportamento, é importante primeiro considerar algumas diretrizes vitais para a efetividade do programa. A familiaridade com estas considerações gerais aumentará as chances de êxito da criança e/ou adolescente. Assim, é preciso atentar para:

- utilização de regras simples, claras e não contraditórias
- compreensão das regras (se a criança e/ou o adolescente identificar o plano como castigo, é provável que não tenha vontade de participar do programa)
- facilidade inicial de execução do plano estabelecido (a criança e/ou o adolescente pode ficar desencorajado se o plano for muito exigente desde o início)
- flexibilidade do plano, considerando a necessidade de revisões periódicas (não mudar as regras sem antes discuti-las com a criança e/ou o adolescente e com os outros envolvidos

O reabilitador precisa ser consistente com aquilo que propõe, pois a falta de consistência pode confundir a criança e/ou o adolescente. Na implantação do plano de modificação do comportamento, algumas condições podem ajudar no sucesso do programa:

- elaboração de uma lista relacionando os comportamentos-problema que estão ocorrendo no grupo
- criação de uma lista de recompensas (a recompensa deve ser periodicamente mudada para não perder seu efeito e funciona melhor quando é dada logo após a emissão do comportamento desejado)
- estabelecimento de uma lista de consequências negativas, considerando que o objetivo não é punir, e sim desencorajar a persistência no padrão inadaptativo do comportamento

O plano de modificação de comportamento precisa oferecer à criança e/ou ao adolescente modos mais apropriados de lidar com seus problemas. Há ainda as técnicas que estimulam processos autogerados de pensamentos associados à execução das tarefas e, portanto, requerem que as crianças tenham alguma habilidade para autorregular sua ação.

> O *método da solução de problemas* tem como orientação geral incentivar a criança a assumir uma atitude positiva diante do problema e da própria capacidade de resolvê-lo.

O *método da solução de problemas* tem como orientação geral incentivar a criança a assumir uma atitude positiva diante do problema e da própria capacidade de resolvê-lo, sendo importante a fragmentação da situação em uma série de passos. No início, é preciso conduzir a criança na formulação do problema e das ações necessárias para sua resolução, ou seja, a situação deve ser definida em termos operacionais. Em seguida, a criança é orientada a analisar as diversas alternativas de estratégias de resolução e a julgar as mais apropriadas, para então decidir qual será adotada. O último passo envolve a verificação dos resultados, que são comparados aos objetivos e expectativas anteriormente estabelecidos.

O *treino auto-orientado* caracteriza-se por estimular a criança a falar consigo mesma durante a execução da tarefa. Essa autoinstrução tem por objetivo ajudá-la a lidar com os processos de solução de problemas e a manter o foco de atenção, e se baseia no conceito de mediação verbal. Com o tempo, a autoinstrução não é mais falada em voz alta, e a criança aprende que seu uso pode ocorrer sem a necessidade do apoio verbal. Nesse sentido, o treino se vincula às concepções teóricas de internalização das funções mentais superiores.[36]

A *estimulação de processos metacognitivos*, associados ao treino das funções específicas, é muito importante. A metacognição diz respeito a uma capacidade individual de automonitoramento em tarefas intelectuais ou de aprendizagem, tendo, assim, relações intrínsecas com as funções executivas.[36]

A NECESSIDADE E A POSSIBILIDADE DO GRUPO DE MÃES OU DE CUIDADORES DURANTE O PERÍODO DO PROGRAMA DE REABILITAÇÃO

Um conceito de fundamental importância e que de fato mostra se o programa de reabilitação neuropsicológica pode ser uma ferramenta eficaz é a generalização. Ela se refere à possibilidade de transferir habilidades adquiridas em tarefas de reabilitação para atividades do dia a dia. Essa capacidade pode ser difícil para a criança, uma vez que ela pode não ser capaz de generalizar os esquemas sem o auxílio de um adulto.[36] Por isso, um trabalho paralelo que se faz necessário é a instrumentalização dos pais ou dos cuidadores quanto a algumas técnicas de estimulação e manejo de comportamento. O auxílio na lição de casa e a coordenação de muitas das atividades diárias da criança são realizados por algum cuidador, sendo oportunidades reais de aplicar o que foi trabalhado no programa de reabilitação.

A intervenção com a família proporciona esclarecimentos sobre o quadro e/ou diagnóstico e define orientações para auxiliar a generalização das aquisições no ambiente doméstico (organização do ambiente e métodos de trabalho com o paciente em casa).[34]

> A intervenção com a família proporciona esclarecimentos sobre o quadro e/ou diagnóstico e define orientações para auxiliar a generalização das aquisições no ambiente doméstico.

Birmaher[33] propõe para pais de indivíduos com TB um modelo de plano de modificação de comportamento. De modo geral, o plano deve conter:

- elaboração de uma lista de comportamentos que estão interferindo no funcionamento da criança e/ou do adolescente nas atividades diárias
- eleição de reforços positivos ou de consequências positivas que serão utilizados para gratificar a criança e/ou o adolescente quando for capaz de agir de forma mais adaptada. Esses reforços nunca devem ser alimentícios, e sim propostas de atividades prazerosas que possam ocorrer em família ou com amigos
- eleição de consequências negativas que serão usadas para controlar o comportamento disruptivo. É importante discutir com os pais a desvantagem de punições muito severas, que só aumentam o estresse no relacionamento e não favorecem um clima de confiança e de cuidado
- plano para ajudar a criança e/ou o adolescente a encontrar comportamentos mais adaptativos, a fim de evitar as consequências negativas

PROGRAMA DE REABILITAÇÃO NEUROPSICOLÓGICA DO HOSPITAL-DIA INFANTOJUVENIL DO INSTITUTO DE PSIQUIATRIA DO HOSPITAL DAS CLÍNICAS DA UNIVERSIDADE DE SÃO PAULO

O programa de reabilitação neuropsicológica estruturado para atender crianças e adolescentes do Hospital-dia Infantojuvenil do Instituto de Psiquiatria do Hospital das Clínicas da Faculdade de Medicina da Universidade de São Paulo, em caráter assistencial, iniciou seus trabalhos em abril de 2010. Foram selecionados seis adolescentes de 12 a 16 anos, para sessões semanais de uma hora de duração. Esses adolescentes tinham diferentes quadros psiquiátricos e, dentre eles, três haviam sido diagnosticados com transtornos do humor.

Paralelamente à sessão com os adolescentes, acontecia o encontro de um grupo de mães e/ou cuidadores, o qual era liderado por duas psicólogas.* Essa organização colaborou com a adesão dos pacientes ao trabalho. Porém, em algumas sessões, apenas o paciente comparecia ao hospital, pois havia impossibilidade da presença da mãe por motivos particulares, um aspecto limitador e de difícil controle.

No grupo de mães e/ou cuidadores, as psicólogas desenvolviam uma ação informativa, abordando o que estava sendo trabalhado com o adolescente e como aquela função cognitiva poderia ser estimulada nas atividades em casa. Também eram discutidas técnicas de manejo comportamental que poderiam ser aplicadas diante de comportamentos disruptivos. Paralelamente a esse objetivo de caráter informativo, era favorecido o espaço para que trocassem experiências e falassem sobre suas dúvidas e angústias no relacionamento familiar.

Os adolescentes eram submetidos à avaliação neuropsicológica antes de participarem do grupo. Além dos dados neuropsicológicos, os indivíduos passaram por uma avaliação psicomotora: aqueles que tinham indicação para esse tipo de intervenção eram encaminhados para sessões de psicomotricidade, conduzidas por uma psicóloga com especialização na área.** As sessões ocorriam uma hora antes do grupo de reabilitação, e seguiam o esquema de avaliação e intervenção proposto por Vítor da Fonseca.[37,38] Os objetivos e um breve resumo das sessões são apresentados no Quadro 17.1. A inclusão da intervenção psicomotora no programa de reabilitação neuropsicológica se revelou muito interessante para a segurança nos movimentos corporais observados.

Nas sessões do grupo de reabilitação, as atividades realizadas incluíam tarefas e estratégias para estimular e melhorar a atenção, a memória, o uso funcional da linguagem e as funções executivas. Além disso, havia atividades que trabalhavam o reconhecimento de emoções, um aspecto deficitário nas patologias do humor e em outros quadros psiquiátricos.[39] Não foi utilizado um programa pronto, as atividades foram retiradas de livros de exercícios e materiais disponíveis que se prestavam a trabalhar com funções cognitivas específicas. O corpo teórico que serviu como sustentação para o treino dos profissionais está citado neste capítulo.

É importante ressaltar as funções cognitivas selecionadas, pois, além de serem descritas como deficitárias no TB, eram também funções essenciais ao

---

* Graça Maria Ramos de Oliveira e Juliana Emy Yokomizo, psicólogas supervisoras do Serviço de Psicologia e Neuropsicologia do IPq-HCFMUSP.
** Margareth Ramos Mari Dreyer, psicóloga colaboradora no Serviço de Psicologia e Neuropsicologia do IPq-HCFMUSP.

QUADRO 17.1
Objetivos e resumo das sessões da terapia psicomotora

Objetivos	Descrição das sessões
Estabelecimento de *rapport* (1 sessão)	Jogos e exercícios motores; regras do grupo (contrato) e relacionamento interpessoal
Tonicidade (2 sessões)	Atividades para despertar a consciência da atividade tônica; exercícios que objetivam melhorar quadros hipertônicos
Equilibração (2 sessões)	Atividades relacionadas à segurança gravitacional, propriocepção; exercícios de coordenação e equilíbrio
Lateralização (2 sessões)	Consciência da própria lateralidade; técnicas de fortalecimento do lado não dominante, objetivando boa integração bilateral
Noções do corpo (6 sessões)	Exercícios de grande motricidade, somatognosia; discriminação sensorial
Estruturação espaço-temporal (8 sessões)	Exercícios de orientação espaço-corporal do ponto de vista motor, perceptomotor e proprioceptivo
Praxia fina (2 sessões)	Retomada da confiança nas atividades motoras; exercícios de grande motricidade; exercícios de pré-escrita, coordenação dinâmica, e motricidade delicada
Relaxação (1 sessão)	Ensino de técnicas de relaxação com objetivo de dissipar o estresse e melhorar o controle da impulsividade; preparar desligamento

processo de aprendizagem. Dessa forma, a preocupação não foi elaborar um programa específico para uma patologia, e sim um programa que considerasse as necessidades da população atendida em um hospital psiquiátrico.

Para a escolha e elaboração das tarefas de linguagem houve a colaboração de um fonoaudiólogo.[*] As atividades eram voltadas a competência se-

---

[*] Christian César Cândido de Oliveira, fonoaudiólogo do Programa Equilíbrio (IPq-FMUSP) e Doutor em Ciências pelo Departamento de Fisioterapia, Fonoaudiologia e Terapia Ocupacional da FMUSP, que contribuiu com a escolha e elaboração de atividades de linguagem.

mântica, ampliação de vocabulário, decodificação e interpretação textual, linguagem figurada e produção textual. O objetivo não era trabalhar aspectos relacionados à fonoaudiologia, mas favorecer a linguagem expressiva e compreensiva, sobretudo em relação aos conteúdos metafóricos da linguagem.

As atividades de atenção incluíam tarefas visuais de identificação figura--fundo, percepção de detalhes, varredura visual e associações entre símbolos. Para atenção auditiva, foram utilizadas músicas e apresentados textos para completar enquanto aquelas eram escutadas.

Para estimular a memorização e trabalhar com estratégias que facilitassem essa faculdade, foi adotado o material *Treino cognitivo para memória visual*, desenvolvido por Carvalho e Nomura.[40]

Para trabalhar com as funções executivas, foram selecionadas e elaboradas atividades de solução de problemas (p. ex., situações iniciando com *"o que você faria se..."*) e de tomadas de decisão (p. ex., escolher entre opções de resposta para uma situação, discutindo prós e contras de cada escolha). As habilidades visuoconstrutivas e visomotoras foram trabalhadas em atividades de quebra-cabeças, cópias de modelos gráficos e práticos, labirintos e elaborações de mapas de locais conhecidos. As atividades sobre a capacidade de reconhecer emoções incluíam a percepção de sinais em figuras de rostos, identificação e nomeação de sentimentos, representação de emoções por meio de desenhos e associação de situações a sensações e sentimentos.

Os comportamentos disruptivos foram manejados com base na experiência dos reabilitadores em técnicas comportamentais. Por vezes, foi necessário acolher o paciente e permitir que não realizasse a atividade proposta para a sessão; assim, ele poderia ocupar o espaço para falar sobre sua condição emocional naquele momento. Incentivos quanto ao sucesso nas tarefas e na habilidade de conter atitudes disruptivas ou de expressar o descontentamento de forma mais adaptada eram dados sempre que oportuno.

Atualmente, esse programa não trabalha com um número rígido de sessões para cada participante. Como tem o objetivo de assistência, o importante é que cada paciente cumpra todo o programa que está apostilado e seja reavaliado no final. A reavaliação é feita com testes neuropsicológicos clássicos, e é coletado o relato da mãe com suas observações sobre o comportamento e o desempenho de seu filho nas atividades cotidianas. As conquistas e limitações desse trabalho estão sendo discutidas, por enquanto, em reuniões de equipe. Ainda não foi estruturado um protocolo para pesquisa, mas reconhece-se a importância de avaliar a eficácia de programas desse tipo.

CONCLUSÃO

A reabilitação neuropsicológica/cognitiva é um importante recurso a ser utilizado com pacientes que apresentam déficits cognitivos. Sabe-se que a presença desses déficits pode decorrer de inúmeras situações que interfiram no desenvolvimento normal ou na adaptação social, acadêmica e ocupacional tanto na população infantil como na adulta. A literatura na área tem evoluído de forma rápida para o desenvolvimento dos aspectos teóricos e práticos que subsidiam essa forma de intervenção.

No TB, especificamente, déficits cognitivos são muito bem descritos tanto na população adulta como em crianças e adolescentes. As pesquisas fazem uso de instrumentos neuropsicológicos para traçar as dificuldades presentes nos pacientes e relatam que tais déficits ocorrem de forma proeminente durante as fases da doença, mas também podem permanecer nos períodos de remissão do quadro ou durante a fase eutímica. Nesse sentido, se as avaliações neuropsicológicas revelam a presença de déficits, a intervenção em reabilitação seria uma proposta viável. Entretanto, até o momento, existe apenas um artigo que relata essa forma de intervenção em adultos com TB. Estudos com crianças e/ou adolescentes não foram encontrados.

A reabilitação neuropsicológica favorece a melhora das funções cognitivas e a capacidade de utilizar estratégias (cognitivas e metacognitivas) para realizar tarefas com diferentes propostas, além de proporcionar o treinamento do autocontrole e do automonitoramento das ações. Contudo, o atendimento em reabilitação neuropsicológica com crianças e adolescentes diagnosticados com TB requer o manejo de atitudes decorrentes das características clínicas da doença, como irritabilidade, labilidade do humor, agitação e dificuldade em lidar com a frustração. Tais comportamentos precisam ser manejados, e uma alternativa de atuação pode ser encontrada nas técnicas de terapia cognitivo-comportamental.

> A reabilitação neuropsicológica favorece a melhora das funções cognitivas e a capacidade de utilizar estratégias para realizar tarefas com diferentes propostas, além de proporcionar o treinamento do autocontrole e do automonitoramento das ações.

Uma das dificuldades nesse campo de atuação é conseguir atestar a eficácia da intervenção quando se considera o desempenho do paciente na vida prática, sendo necessário empreender esforços para que seja possível avançar nessa etapa do processo.

O enriquecimento da eficiência cognitiva de pacientes com algum tipo de prejuízo na área favorece as condições de adaptação psicossocial, protegendo-o de enfrentar problemas mais sérios ao longo da vida.

REFERÊNCIAS

1. Abrisqueta-Gomez J, Santos FH. Reabilitação neuropsicológica: da teoria à prática. São Paulo: Artes Médicas; 2006.

2. Sohlberg MM, Matteer C. Reabilitação cognitiva: uma abordagem neuropsicológica integrativa. São Paulo: Santos; 2008.
3. Prigatano G. Rehabilitation for traumatic brain injury. JAMA. 2000;284(14):1783; author reply 1784.
4. D'Almeida A, Pinna D, Martins F, Siebra G, Moura I. Reabilitação cognitiva de pacientes com lesão cerebral adquirida. In: Pontes LMM, Hübner MMC. A reabilitação neuropsicológica sob a ótica psicologia comportamental. Rev Psiquiatr Clin. 2008;35(1);6-12.
5. Ylvisaker M, Szekeres SF, Haarbauer-Krupa J. Cognitive rehabilitation: organization, memory and language. In: Ylvisaker M, editor. Traumatic brain injury rehabilitation: children and adolescents. Boston: Butterworth-Heinemann; 1998. p. 181-220.
6. Bueno OF, Santos FH, Andrade VM. Neuropsicologia hoje. São Paulo: Artes Médicas; 2004.
7. Corrêa RCR. Uma proposta de reabilitação neuropsicológica através do programa de enriquecimento instrumental (PEI). Cienc Cogn. 2009;14(2):47-58.
8. Camargo CHP, Bolognani SAP, Zuccolo PF. O exame neuropsicológico e os diferentes contextos de aplicação. In: Fuentes D, Malloy-Diniz LF, Camargo CHP. Neuropsicologia: teoria e prática. Porto Alegre: Artmed; 2008.
9. Doyle AE, Wilens TE, Kwon A, Seidman LJ, Faraone SV, Fried R, et al. Neuropsychological functioning in youth with bipolar disorder. Biol Psychiatry. 2005;58(7):540-8.
10. Camargo CHP, Rocca CCA, Monteiro LC. Avaliação neuropsicológica. In: Louzã Neto MR, Elkis H, organizadores. Psiquiatria básica. 2. ed. São Paulo: Artmed; 2007. p. 88-95.
11. Felício JL. Avaliação e compreensão psicodinâmica do transtorno bipolar em crianças e adolescentes. In: Fu-I L, organizador. Transtorno bipolar na infância e na adolescência. São Paulo: Segmento Farma; 2007. p. 97-106.
12. Rocca CCA, Lafer B. Alterações neuropsicológicas no transtorno bipolar. Rev Bras Psiquiatr. 2006;28(3):226-37.
13. Martínez-Arán A, Vieta E, Torrent C, Sanchez-Moreno J, Goikolea JM, Salamero M, et al. Functional outcome in bipolar disorder: the role of clinical and cognitive factors. Bipolar Disord. 2007;9(1-2):103-13.
14. Goldberg JF, Chengappa KNR. Identifying and treating cognitive impairment in bipolar disorder. Bipolar Disord. 2009;11(Suppl 2):123-37.
15. DelBello MP, Adler CM, Amicone J, Mills NP, Shear PK, Warner J, et al. Parametric neurocognitive task design: a pilot study of sustained attention in adolescents with bipolar disorder. J Affect Disord. 2004;82 Suppl 1:579-88.
16. McClure EB, Pope K, Hoberman AJ, Pine DS, Leibenluft E. Facial expression recognition in adolescents with mood and anxiety disorders. Am J Psychiatry. 2003;160(6):1172-4.

17. Ernst M, Dickstein DP, Munson S, Eshel N, Pradella A, Jazbec S, et al. Reward-related processes in pediatric bipolar disorder: a pilot study. J Affect Disord. 2004;82 Suppl 1:S89-101.
18. Brotman MA, Skup M, Rich BA, Blair KS, Pine DS, Blair JR, et al. Risk for bipolar disorder is associated with face-processing deficits across emotions. J Am Acad Child Adolesc Psychiatry. 2008;47(12):1455-61.
19. Cahill CM, Green MJ, Jairam R, Malhi GS. Do cognitive deficits in juvenile bipolar disorder persist into adulthood? J Nerv Ment Dis. 2007;195(11):891-6.
20. McClure EB, Treland JE, Snow J, Dickstein DP, Towbin KE, Charney DS, et al. Memory and learning in pediatric bipolar disorder. J Am Acad Child Adolesc Psychiatry. 2005;44(5):461-9.
21. Pavuluri MN, Schenkel LS, Aryal S, Harral EM, Hill SK, Herbener ES, et al. Neurocognitive function in unmedicated manic and medicated euthymic pediatric bipolar patients. Am J Psychiatry. 2006;163(2):286-93.
22. Rucklidge JJ. Impact of ADHD on the neurocognitive functioning of adolescents with bipolar disorder. Biol Psychiatry. 2006;60(9):921-8.
23. Rocca CCA. Neuropsicologia do transtorno bipolar da infância. In: Fu-I L, organizador. Transtorno bipolar na infância e na adolescência. São Paulo: Segmento Farma; 2007. p. 107-24.
24. Rocca CCA. Perfil neuropsicológico do transtorno bipolar na infância e na adolescência como instrumento de auxílio diagnóstico. In: Fu-I L, Boarati MA, organizadores. Transtorno bipolar na infância e na adolescência: aspectos clínicos e comorbidades. Porto Alegre: Artmed; 2010. p. 204-21.
25. Deckersbach T, Nierenberg AA, Kessler R, Lund HG, Ametrano RM, Sachs G, et al. Cognitive rehabilitation for bipolar disorder: an open trial for employed patients with residual depressive symptoms. CNS Neurosci Ther. 2010:16(5):298-307.
26. McCoy KD, Gelder BC, Van Horn RE, Dean RS. Approaches to the cognitive rehabilitation of children with neuropsychological impairment. In: Feinberg TE, Farah MJ, editors. Behavioural neurology and neuropsychology. New York: McGraw-Hill; 1997.
27. Ylvisaker M, Feeney T. Executive functions, self-regulation, and learned optimism in paediatric rehabilitation: a review and implications for intervention. Pediatr Rehabil. 2002;5(2):51-70.
28. Honkinen O, Mäki HS, Melamies N, Miller H, Kaipio M, Von Wendt L. Holistic pediatric rehabilitation program (HOPE) for brain injured children. Brain Injury. 2003;17(Suppl 1):89.
29. Braga LW. Rehabilitation and the role of the family. Brain Injury. 2003;17(Suppl 1):7.
30. Tarrier N. Cognitive behavior therapy for schizophrenia and psychosis: current status and future directions. Clin Schizophr Relat Psychoses. 2010;4(3):176-84.
31. Szentagotai A, David D. The efficacy of cognitive-behavioral therapy in bipolar disorder: a quantitative meta-analysis. J Clin Psychiatry. 2010;1(1):66-72.

32. Wright JH, Basco MR, Thase ME. Aprendendo a terapia cognitiva-comportamental. Porto Alegre: Artmed; 2008.
33. Birmaher B. Crianças e adolescentes com transtorno bipolar. Porto Alegre: Artmed; 2009.
34. Pontes LMM, Hübner MMC. A reabilitação neuropsicológica sob a ótica psicologia comportamental. Rev Psiquiatr Clin. 2008;35(1):6-12.
35. Caballo VE. Manual de técnicas de terapia e modificação do comportamento. São Paulo: Santos; 2003.
36. Miranda MC, Mello CB, Muszkat M. Intervenção interdisciplinar em reabilitação neuropsicológica infantil. In: Abrisqueta-Gomez J, Santos FH. Reabilitação neuropsicológica: da teoria à prática. São Paulo: Artes Médicas; 2006. p. 45-58.
37. Fonseca V. Manual de observação psicomotora, significação psiconeurológica dos fatores psicomotores. Porto Alegre: Artmed; 1995.
38. Fonseca V. Desenvolvimento psicomotor e aprendizagem. Porto Alegre: Artmed; 2008.
39. Rocca CCA, Heuvel E, Caetano SC, Lafer B. Facial emotion recognition in bipolar disorder: a critical review. Rev Bras Psiquiatr. 2009;31(2):171-80.
40. Reabilitação neuropsicológica. Memória verbal e visuoverbal [Internet]. [capturado em 21 jun. 2011]. Disponível em: http://www.treinocognitivo.com.br/materiais-visual.php.

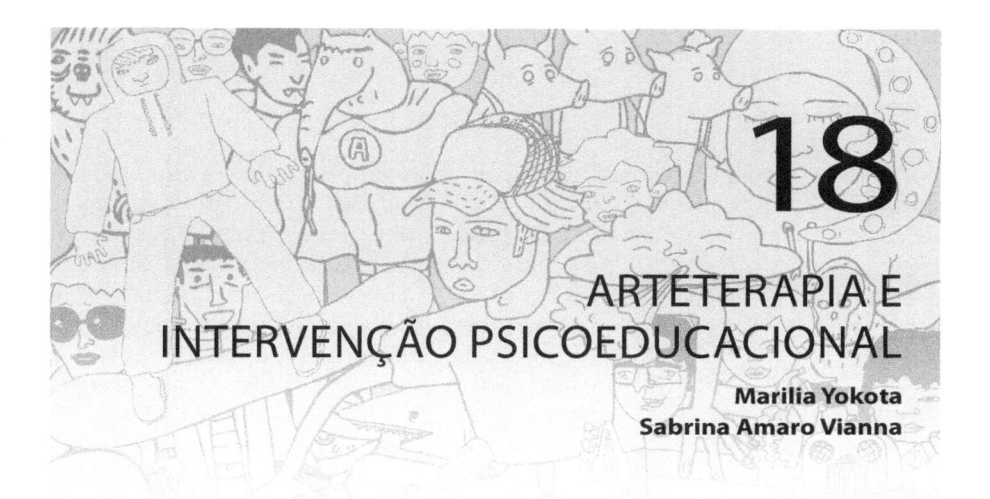

18
ARTETERAPIA E INTERVENÇÃO PSICOEDUCACIONAL

Marilia Yokota
Sabrina Amaro Vianna

O tratamento do transtorno bipolar (TB) na infância e na adolescência exige uma abordagem multidisciplinar, pois a doença gera prejuízos e entraves ao desenvolvimento emocional, social, adaptativo, funcional e escolar. São crianças e adolescentes que, por sua instabilidade de humor e rompantes de comportamentos exacerbados – agressividade, aceleração da fala, atitudes inesperadas –, provocam tensão no ambiente familiar e social. Tornam-se necessárias intervenções abrangentes que cuidem e orientem os familiares e a escola, além de oferecerem tratamento ao paciente.

> O tratamento do transtorno bipolar (TB) na infância e na adolescência exige uma abordagem multidisciplinar, pois a doença gera prejuízos e entraves ao desenvolvimento emocional, social, adaptativo, funcional e escolar.

Apesar da intervenção farmacológica ser essencial para o tratamento da doença, estudos apontam que fatores psicossociais, situações traumáticas, conflitos familiares e interpessoais podem contribuir para alterações do curso e evolução da patologia. Dessa forma, a recuperação dos pacientes é prejudicada, mesmo que em diferentes faixas etárias, demonstrando a necessidade e a importância de associar o tratamento farmacológico ao psicoterápico.[1-4]

Os objetivos dos tratamentos psicoterápicos são trazer maiores benefícios aos pacientes e aos familiares e promover melhoras no desfecho social, na adesão ao tratamento, na ruptura das estigmatizações, na melhora do manejo da doença e na prevenção de recaídas.[1-3] Dentre eles, há a abordagem psicoeducacional e a arteterapia, as quais serão discutidas ao longo deste capítulo.

ARTETERAPIA

A arteterapia é uma modalidade de psicoterapia em que a expressão se dá por meio de produções plásticas. As dificuldades do indivíduo aparecem de forma metafórica no processo de produção, e o efeito terapêutico revela-se nas trocas verbais em torno do conteúdo do trabalho. O conceito de arteterapia é fundamentado na ideia de que o processo criativo embutido na execução de um trabalho artístico pode curar e estimular a vida. A arte procura trazer humanização e integração social, pressupondo diálogo e comunicação. Arteterapia significa dar uso terapêutico à arte, envolvendo uma relação entre pessoas que tenham algum problema na vida (doenças, conflitos e questões não resolvidas) ou que procuram desenvolvimento pessoal e ajuda profissional.[5-7] Trata-se de uma terapia expressiva que, como as terapias verbais, busca atingir resultados como maior percepção, solução de conflitos, cura e aprendizagem.

A origem da exploração da imagem com finalidade terapêutica encontra-se nos ensinamentos do psicanalista Sigmund Freud: "Grande parte da experiência de um sonho se perde ao traduzir as imagens em palavras".[8] Freud explicou que a imagem seria como um véu que disfarça tendências e desejos inconscientes. Tal conceito de imagem foi trabalhado e ampliado por Carl Gustav Jung; "imaginação e criatividade são importantes forças que curam".[9] Segundo Jung, as imagens são autorretratos do que acontece no espaço interno da psique, são disfarces, véus, pois é peculiaridade natural e essencial da psique configurar imagens de suas atividades. Jung, ao ter percebido isso, começou a fazer suas próprias produções plásticas e tirar proveito terapêutico disso, para depois aplicar em seus pacientes. Diferentemente de Freud, que nunca sugeriu aos seus pacientes que desenhassem as imagens de seus sonhos, Jung com frequência pedia aos pacientes que as desenhassem ou pintassem. Sua influência na arteterapia derivou de seu interesse no significado psicológico de trabalhos artísticos ou plásticos, em mandalas, em suas próprias produções ou nas de seus pacientes.

A sessão de arteterapia é um espaço para acolhimento, descontração e expressão por meio da produção plástica. A função principal do arteterapeuta é orientar sobre os materiais e as técnicas, auxiliar o paciente nas dificuldades de execução, as quais giram em torno do material, da habilidade ou do estado de humor do indivíduo. O ateliê terapêutico é um espaço que possibilita vivenciar e superar as dificuldades de forma metafórica por meio do contato com o material e com as produções, pois o paciente confronta seus bloqueios e complexos ao "se ver", sempre com o acolhimento do arteterapeuta, que funciona como um facilitador. Sabe-se que, nesse processo, a interação subjetiva entre terapeuta e paciente se dá no nível do inconsciente, visto que o terapeuta acolhe e ajuda sem julgar nem conversar de maneira explícita, já que não se utiliza do recurso verbal, e sim do expressivo.[10,11]

> A função principal do arteterapeuta é orientar sobre os materiais e as técnicas, auxiliar o paciente nas dificuldades de execução, as quais giram em torno do material, da habilidade ou do estado de humor do indivíduo.

O arteterapeuta tem formação em arte e em psicoterapia. Deve ter conhecimento de áreas como desenvolvimento humano, teorias psicológicas, práticas clínicas, tradições espirituais, multiculturais e artísticas; além disso, deve acreditar no potencial de cura por meio da arte.[12]

ARTETERAPIA E CRIANÇAS E ADOLESCENTES COM TRANSTORNO BIPOLAR

Na literatura há pouquíssimos estudos sobre o tratamento de arteterapia com pacientes bipolares adultos, e apenas uma tese de mestrado de Lefebvre, abordando o relato de caso de um adolescente bipolar submetido a sessões de arteterapia, que demonstrou melhora significativa.[13] Foi realizado um projeto-piloto de atendimento em arteterapia com pacientes ambulatoriais do Programa de Atendimento aos Transtornos Afetivos (PRATA), do Serviço de Psiquiatria da Infância e Adolescência (SEPIA) do Instituto de Psiquiatria (IPq) do Hospital das Clínicas da Faculdade de Medicina da Universidade de São Paulo (HCFMUSP), que foi tema de pesquisa para tese de doutorado.[14] O aspecto lúdico da arteterapia funcionou como atrativo para pacientes adolescentes depressivos e bipolares resistentes, de contato difícil, que apresentavam grande dificuldade de expressão e não respondiam de maneira satisfatória ao tratamento medicamentoso. O trabalho foi uma combinação de vivências grupais, individuais e de abordagem analítica; as sessões eram tematizadas a partir de imagens de livre expressão, não focais. A investigação teve o objetivo de viabilizar uma intervenção psicológica com ênfase diferente das terapias verbais convencionais, favorecendo o enriquecimento de sentido e a melhora dos sintomas. Os resultados foram medidos qualitativamente por um instrumento de análise de discurso com base na verbalização do paciente a respeito dessa experiência. Pensou-se em um trabalho em grupo, pois este propiciaria uma ampliação do funcionamento pessoal e social do indivíduo. As sessões eram tematizadas a partir de imagens de livre expressão, a fim de proporcionar espaço para trabalhar questões emergentes, valorizando as sensações do paciente naquele momento. Assim, em um clima de liberdade, ele poderia traduzir suas emoções em imagens, priorizando-se o pensamento visual, não linear. Os trabalhos evidenciaram o processo de cada um dos pacientes, o difícil e árduo confronto consigo mesmo, cada qual com seu tempo para ingressar no processo terapêutico e começar a se organizar internamente.

Os resultados foram muito satisfatórios, deixando evidente a contribuição da arteterapia nos seguintes aspectos:

- O aspecto lúdico da arteterapia promoveu o contato entre os pacientes, melhorando sua socialização desde o hospital, na sala de espera dos atendimentos em grupo e dos atendimentos clínicos, até as esferas familiar, escolar e global.
- O ambiente terapêutico propiciou a melhora da tensão e da ansiedade, o que proporcionou descontração e relaxamento, facilitando o contato entre os pacientes e seu envolvimento com as atividades.
- A arteterapia promoveu a humanização do tratamento, possibilitou que o paciente passasse a se sentir como pessoa, não um aglomerado de sintomas; assim, o vínculo terapêutico mudou, pois houve uma melhora na relação entre o paciente e o médico/profissional.
- O ambiente do ateliê terapêutico facilitou a percepção das alterações do quadro clínico, o que ajudou na manutenção do tratamento.
- A arteterapia, priorizando a exploração da criatividade a partir de produções plásticas, ajudou na reparação de mecanismos psicológicos, mobilizados à medida que se estabeleceram novos padrões de inter--relação com conteúdos inconscientes. A criatividade foi estimulada para buscar e explorar a inovação, para promover ajustes e adequações no indivíduo, tornando-o flexível diante de situações diversas, como conflitos e dificuldades.
- De acordo com a escola analítica, a imagem é o símbolo do inconsciente para o consciente, e poder produzi-la, confrontá-la, já é terapêutico. Jung chamou isso de "símbolos transformadores".[15] Os pacientes puderam usufruir do efeito catártico de suas expressões artísticas.

Em geral, os trabalhos que aparecem na literatura referentes à utilização da arteterapia com pacientes com transtornos psiquiátricos, demonstram resultados satisfatórios quanto aos benefícios desse tipo de intervenção.[14] A realização de estudos futuros voltados a crianças e adolescentes com uma amostra abrangente é imprescindível para a compreensão e validação da eficácia e da aplicabilidade da arteterapia nessa população.

ORIENTAÇÃO PSICOEDUCACIONAL

Em contraposição à arteterapia – modalidade expressiva e não verbal que acessa aspectos subjetivos e inconscientes –, a psicoeducação é uma intervenção verbal, estruturada e objetiva. Trata-se de uma alternativa muito adequada por englobar intervenção e informação. Segundo Miklowitz e colaboradores,[16] a importância do profissional não reside apenas em falar sobre as características da doença; ele deve trabalhar também as reações emocionais resultantes das informações recebidas e ajudar os participantes a lidarem com o significado pessoal que esses novos conhecimentos podem gerar.

> Em contraposição à arteterapia – modalidade expressiva e não verbal que acessa aspectos subjetivos e inconscientes –, a psicoeducação é uma intervenção verbal, estruturada e objetiva.

O ponto inicial dos estudos com enfoque psicoeducacional tem origem fenomenológica, segundo a qual o indivíduo se desenvolve e aprende na inter-relação entre os aspectos biopsicossociais (físico, cognitivo, emocional e social). A abordagem passou a ser desenvolvida como prática clínica na psiquiatria a partir da década de 1970, pois havia necessidade de interlocução entre profissionais, pacientes e familiares. Juntos, eles teriam melhor entendimento do processo de adoecer e, assim, modificariam atitudes e trabalhariam para uma melhor qualidade de vida. Sabe-se, no entanto, que o simples acesso a informações seguras não basta para gerar mudanças estruturais, tanto comportamentais quanto emocionais. É necessário transformar a doença dos pacientes, ou seja, tentar entender a ligação complexa entre sintomas, personalidade e ambiente interpessoal, para que as pessoas percebam sua responsabilidade em relação à doença e que tenham, por conseguinte, uma colaboração mais ativa no tratamento, na perda do estigma e na melhoria do *insight*.[1,4,15]

De acordo com Engel, cada sistema afeta os outros sistemas e é afetado por eles.[15] Portanto, na intervenção psicoeducacional é necessário conhecer a estrutura sociofamiliar e contar com a participação dos familiares mais próximos, sobretudo no trabalho com crianças e adolescentes. Deve-se auxiliar a família na compreensão da pessoa que adoece e a entender os comportamentos e sentimentos do indivíduo. Dessa forma, as interações familiares modificam-se, pois o grau de estresse diminui – ele pode contribuir ou induzir crises no paciente com transtornos

> Deve-se auxiliar a família na compreensão da pessoa que adoece e a entender os comportamentos e sentimentos do indivíduo. Dessa forma, as interações familiares modificam-se, pois o grau de estresse diminui e as habilidades de comunicação e de resolução de problemas são trabalhadas e desenvolvidas.

afetivos – e as habilidades de comunicação e de resolução de problemas são trabalhadas e desenvolvidas. Do ponto de vista do paciente, a contribuição acontece para que se compreenda melhor a doença, ensinando como participar de forma efetiva do tratamento e alterar sequelas psicológicas e sociais que podem ocorrer.[4,17-19]

ORIENTAÇÃO PSICOEDUCACIONAL E ADOLESCENTES COM TRANSTORNO BIPOLAR

A psicoeducação com caráter psicodinâmico foi uma proposta que o grupo do PRATA-SEPIA-IPq-HCFMUSP buscou para a compreensão exata acerca das manifestações do comportamento do indivíduo, seu atendimento e tratamento clínico, sua relação com familiares e sua vida cotidiana. Foi desenvolvido um projeto de atendimentos psicoeducacionais para adolescentes com transtornos afetivos e seus cuidadores, em caráter assistencial e de pesquisa.

Participaram do projeto pacientes e seus familiares coabitantes, a psicóloga terapeuta e o psicólogo terapeuta lúdico; a médica psiquiatra participou de dois encontros, nos quais explicou as partes clínica e farmacológica dos transtornos afetivos. A estruturação de cada encontro e a abordagem de tópicos específicos foram ações muito importantes. Os encontros iniciais tiveram o formato de aulas expositivas com a participação dos pacientes e seus familiares, e sempre havia um momento de discussão aberta para esclarecimentos. Os encontros seguintes tiveram o formato de dinâmica de grupo, com os pacientes e seus familiares juntos em um mesmo espaço físico, onde foram realizados jogos e brincadeiras na primeira metade do encontro. Essa primeira etapa foi chamada de "aquecimento", visando maior descontração no grupo para facilitar o envolvimento e potencializar a participação de todos. Em seguida, foram abordados temas pertinentes a aspectos pessoais e familiares, por meio de discussões, vivências e jogos interativos. O fechamento de cada encontro sempre se deu com todo o grupo, proporcionando a todos a oportunidade de compartilhar experiências para facilitar *insights* que pudessem ter impacto sobre os sentimentos e o comportamento dos participantes. Os dois últimos encontros seguiram o mesmo formato dos anteriores, com o objetivo de instigar uma reflexão sobre:

a) aspectos das mudanças nas relações familiares;
b) adesão ao tratamento medicamentoso e clínico;
c) patologias abordadas, seus sintomas e comportamentos característicos;
d) reflexo dos encontros na dinâmica familiar e no funcionamento global do paciente.

Estes últimos encontros foram voltados para o fechamento do trabalho, o qual teve duração de um ano e englobou uma visão retrospectiva e outra prospectiva.

É importante frisar que o propósito foi atingir níveis satisfatórios de contribuições para a melhora da qualidade de vida dos indivíduos, não a eliminação do problema. Pode-se afirmar, portanto, que foram evidenciadas mudanças consideráveis nas áreas abordadas, em comparação à evolução dos quadros nos anos anteriores. Essa constatação possibilita supor que um trabalho psicoeducacional dentro de um espaço clínico institucional gera diminuição dos quadros clínicos, aprimoramento dos relacionamentos interpessoais e melhora na qualidade de vida dos pacientes e de seus familiares. O método dos profissionais envolveu adotar medidas de ação adequadas a serem aplicadas nos encontros, com os objetivos de facilitar a participação de todos, promover a saúde emocional e aplicar estratégias de convívio social, identificação dos sintomas e administração da patologia.

Essencialmente, o trabalho psicoeducacional deve ter o objetivo de proporcionar aos pacientes bipolares e seus familiares e/ou cuidadores bases teóricas e práticas para a compreensão e a administração da doença. O intuito é conseguir transformar a "doença" na "doença do indivíduo", ou seja, fazê-lo se apropriar dos sintomas e dos problemas relacionados à patologia, levando em consideração a complexidade que envolve sintomas, personalidade, interações interpessoais, efeitos colaterais de medicação e responsabilidade perante a doença, eliminando, no entanto, sentimentos de culpa e autopiedade.[1]

> Essencialmente, o trabalho psicoeducacional deve ter o objetivo de proporcionar aos pacientes bipolares e seus familiares e/ou cuidadores bases teóricas e práticas para a compreensão e a administração da doença.

O aumento da conscientização da doença é o objetivo primordial de um trabalho psicoeducacional. Assim, foi possível identificar tópicos essenciais a serem abordados na realização desse tipo de programa. Muitos tópicos foram identificados no trabalho de Colom e Vieta,[1] o programa psicoeducativo de Barcelona:

1. Informação sobre a doença de acordo com o Código Internacional e de que forma os sintomas aparecem em adolescentes, utilizando exemplos da vida cotidiana
2. Informação sobre os índices de recorrência associados à doença e suas condições crônicas
3. Informação sobre gatilhos e treinamento para ajudar os pacientes a identificarem seus próprios gatilhos
4. Informação sobre agentes psicofarmacológicos – vantagens e efeitos colaterais

5. Informação sobre os riscos de uso de drogas, cafeína e álcool
6. Treinamento para identificação de sintomas prodrômicos
7. Treinamento em manejo de sintomas
8. Informação sobre riscos em geral, como gravidez e suicídio
9. Informação sobre a importância de manter hábitos saudáveis, incluindo alimentação e sono
10. Treinamento para o controle do estresse e reações em situações estressantes
11. Treinamento em aceitação de regras
12. Identificação e treinamento para melhorar relações afetivas familiares
13. Auxílio em lidar com estigma e outros tipos de problemas sociais relacionados à bipolaridade
14. Identificação dos mitos relacionados à doença, que podem levar o paciente à negação do diagnóstico e, portanto, do tratamento

Os benefícios dos programas psicoeducacionais têm sido reconhecidos por vários grupos; por isso, tais programas são utilizados como ferramentas dentro de um conjunto de tratamentos profiláticos para pacientes bipolares adultos.[20-23] Pode-se evidenciar essa verdade no caso de pacientes bipolares adolescentes, e é recomendável que mais pesquisas sejam realizadas com essa faixa etária e com crianças, a fim de validar a eficácia da intervenção. Essa abordagem auxilia na adesão ao tratamento e aumenta de forma significativa a qualidade de vida do paciente e de seus cuidadores.

CONCLUSÃO

Apesar da intervenção farmacológica ser essencial ao tratamento do TB na infância e adolescência, o curso e a evolução da doença podem ser alterados em função de fatores psicossociais, conflitos familiares e interpessoais. É possível acessar tais fatores por meio da introdução de intervenções psicoterápicas no tratamento, com a finalidade de promover maiores benefícios ao paciente com TB. Além disso, o envolvimento da família é necessário e imprescindível para que a intervenção psicoterápica atinja maiores índices de sucesso nos indivíduos bipolares.

Observou-se, com base nos projetos realizados e no que se encontra na literatura, que a arteterapia e a orientação psicoeducacional se mostraram intervenções psicoterápicas promissoras no tratamento de crianças e adolescentes com TB, o que favorece a realização de estudos sobre esses tópicos com amostras mais abrangentes.

REFERÊNCIAS

1. Colom F, Vieta E. Melhorando o desfecho do transtorno bipolar usando estratégias não farmacológicas: o papel da psicoeducação. Rev Bras Psiquiatr. 2004;26(3): 47-50.
2. Figuereido AL, Souza L, Dell'Aglio Jr JC, Argimon IIL. O uso da psicoeducação no tratamento do transtorno bipolar. Rev Bras Ter Comport Cogn. 2009;11(1): 15-24.
3. Miklowitz D, George E, Axelson DA, Kim EY, Birmaher B, Schneck C, et al. Family-focused treatment for adolescents with bipolar disorder. J Affect Disord. 2004;82 Suppl 1:S113-28.
4. Knapp P, Isolan L. Abordagens psicoterápicas no transtorno bipolar. Rev Psiquiatr Clin. 2005;32(1):98-104.
5. Glover NM. Play therapy and art therapy for substance abuse clients who have a history of incest victimization. J Subst Abuse Treat. 1999;16(4):281-7.
6. Liebmann M. Exercícios de arte para grupos: um manual de temas, jogos e exercícios. São Paulo: Summus; 2000.
7. Paim S, Jarreau G. Teoria e técnica da arte-terapia: a compreensão do sujeito. Porto Alegre: Artmed; 1996.
8. Freud S. Os caminhos da formação dos sintomas. Rio de Janeiro: Imago; 1980. Edição Standard Brasileira das Obras Psicológicas Completas, v. 16.
9. Jung CG. Erinerungen, traeume, gedanken (Olten: Walter-Verlag, 1988). Memórias, sonhos, reflexões. Rio de Janeiro: Nova Fronteira; 1996.
10. Jung CG. The collected works of C. G. Jung. Princeton: Princeton University; 1977.
11. Neumann E. Art and the creative unconscious. Princeton: Princeton Universtiy; 1974.
12. Silveira N. Imagens do inconsciente. Rio de Janeiro: Alhambra; 1946.
13. Lefebvre AD. Art therapy interventions with an adolescent with bipolar disorder [thesis]. Ohio: Ursuline College; 2008.
14. Yokota M. A experiência de melhora dos sintomas através de arte-terapia em adolescentes com depressão refratária [dissertação]. São Paulo: Universidade de São Paulo; 2003.
15. Andrade ACF. A abordagem psioeducacional no tratamento do transtorno afetivo bipolar. Rev Psiquiatr Clin. 1999;26(6):1-8.
16. Miklowitz D, Simoneau T, George E, Richards J, Kalbag A, Sachs-Erocsson N, et al. Family-focused treatment of bipolar disorder: 1-year effects of a psychoeducational program in conjunction with pharmachotherapy. Biol Psiquiatry. 2000;48(6): 582-92.

17. AACAP official action. Practice parameters for the assessment and treatment of children and adolescents with bipolar disorder. J Am Acad Child Adolesc Psychiatry. 1997;36(1):138-57.
18. Keila SB. Aspectos psicológicos do transtorno afetivo bipolar. Rev Psiquiatr Clin. 1999;26(6):92-4.
19. Vieira-Machado R, Santin A, Soares JC. O papel da equipe multidisciplinar no manejo do paciente bipolar. Rev Bras Psiquiatr. 2004;26(3):180-8.
20. Andrade ACF. De vítimas e vilões à participação ativa e responsável na manutenção do bem estar [dissertação]. São Paulo: Pontifícia Universidade Católica de São Paulo; 1999.
21. Smith D, Jones I, Simpson S. Psychoeducation for bipolar disorder. Adv Psychiatr Treat. 2010;16(2):147-54.
22. Gomes BC, Lafer B. Psicoterapia em grupo de pacientes com transtorno afetivo bipolar. Rev Psiquiatr Clin. 2007;34(2):84-9.
23. Colom F, Vieta E, Moreno-Sanchez J, Martinéz-Aran A, Reinares M, Goikolea JM, et al. Stabilizing the stabilizer: group psychoeducation enhances the stability of serum lithium levels. Bipolar Disord. 2005;7 Suppl 5:32-6.

19
HOSPITAL-DIA

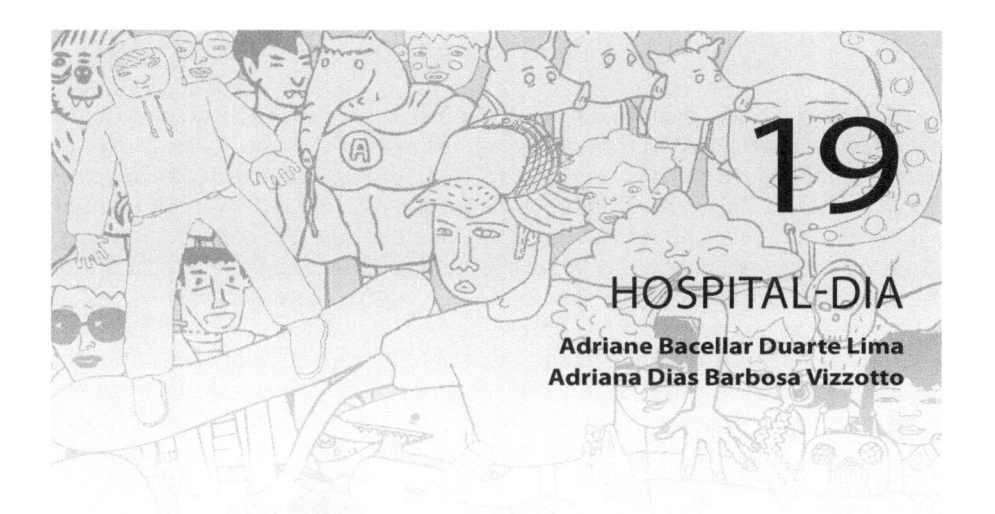

Adriane Bacellar Duarte Lima
Adriana Dias Barbosa Vizzotto

Nas últimas décadas, com a contribuição das neurociências e da medicina do comportamento, vem sendo possível conhecer cada vez mais o funcionamento físico e mental do ser humano, a fim de que procedimentos voltados à saúde e à qualidade de vida sejam desenvolvidos.

A Organização Mundial da Saúde (OMS) define que "saúde é um estado de completo bem-estar físico, mental e social, não simplesmente ausência de doença ou enfermidade".[1] Saúde mental, especificamente, é um conceito amplo, permeado por aspectos transculturais, tendo, assim, um caráter subjetivo ligado ao bem-estar, à autoeficácia percebida, à autonomia, à competência, à autorrealização do potencial intelectual e emocional do indivíduo.[1]

Aspectos biopsicossociais têm sido incorporados aos métodos terapêuticos no campo da saúde mental, ressaltando a importância das condições de vida social, dos fatores emocionais e dos modos de relação do sujeito com o ambiente na determinação dos quadros psiquiátricos.[2] Estudos epidemiológicos realizados em diversos países, incluindo o Brasil, apontam a interferência significativa dos fatores psicossociais na saúde mental dos indivíduos. A prevalência, o início e a evolução dos transtornos mentais são afetados por idade, sexo, condições socioeconômicas desfavoráveis (baixa renda, analfabetismo ou baixa escolaridade, desemprego, más condições de moradia e acesso restrito a serviços de educação e saúde), características do ambiente doméstico (condições ambientais adversas e hostis, como conflitos intrafamiliares, abusos físicos e/ou psicológicos, doença grave em algum membro da família, ausência de uma ou ambas as figuras parentais) e dificuldades no ambiente escolar (atraso escolar ou déficit de aprendizagem).[1,3,4]

> Aspectos biopsicossociais têm sido incorporados aos métodos terapêuticos no campo da saúde mental, ressaltando a importância das condições de vida social, dos fatores emocionais e dos modos de relação do sujeito com o ambiente na determinação dos quadros psiquiátricos.[2]

A partir da Constituição de 1988, e consolidado pelo Estatuto da Criança e do Adolescente (ECA), as crianças e adolescentes brasileiros passaram a ter seus direitos assegurados quanto a vida, alimentação, educação, profissionalização, cultura, lazer, dignidade, respeito, liberdade e convivência familiar e comunitária, bem como ficaram protegidos de toda forma de negligência, discriminação, exploração, violência, crueldade e opressão.[5,6] No entanto, mesmo que atualmente sejam tomados como sujeitos de direitos, a exposição a fatores de risco continua muito presente.

Os problemas de saúde mental acometem crianças e adolescentes em todo o mundo (10 a 20%), estando entre as cinco principais causas de doenças.[7] Esse número reflete a necessidade de contar com procedimentos que possibilitem intervir em momentos cada vez mais precoces, de modo a criar condições de se ampliação ou restauração do processo maturacional da criança em todos os níveis.

"No Brasil, a atenção pública em saúde mental dirigida ao grupo infantojuvenil tem sido marcada por um vazio histórico de cobertura, preenchido ao longo dos anos por entidades filantrópicas."[8] Atualmente, embora exista uma política nacional de saúde mental e uma legislação que protege as pessoas com transtornos mentais, os gastos destinados à infância e à adolescência são restritos.[9] Há também uma escassez de serviços especializados e de profissionais capacitados para trabalhar com essa população. Os tratamentos, portanto, são insuficientes para atender à demanda.[3]

Crianças e adolescentes com transtornos mentais, bem como suas famílias ou seus cuidadores, precisam de um cuidado adequado e interdisciplinar, já que não é possível transpor um modelo de assistência conferido a um adulto para atender as suas necessidades.[10]

O objetivo do cuidado dispensado à criança "é não apenas produzir uma criança saudável, mas também permitir que o desenvolvimento máximo de um adulto saudável seja alcançado. A saúde do adulto é estabelecida em todos os estágios da infância".[11] Portanto, deve-se considerar que as crianças e jovens de hoje são os adultos de amanhã. Prevenção, diagnóstico e tratamento dos transtornos mentais em momentos precoces têm impacto no futuro dos jovens[12] e tornam-se condição *sine qua non* em qualquer prática clínica.

Este capítulo baseia-se na concepção da importância de um cuidado apropriado aos transtornos mentais nessa faixa etária, considerando-se não só os novos paradigmas acerca da compreensão da saúde mental e as mudanças nas diretrizes preconizadas pelas políticas públicas de saúde, mas, principalmente, a singularidade de cada sujeito que delas necessita. Estratégias preventivas e fatores de proteção devem ser estudados e adotados, analisando-se os estados de vulnerabilidade dessa parte da população, o momento de crescimento e desenvolvimento em que a criança ou o adolescente se encontra, suas peculiaridades, a valorização de sua subjetividade, assim como seus riscos, do ponto de vista constitucional e psicossocial. Intervenções técnicas e terapêuticas éticas têm sido ampliadas, sendo o hospital-dia (HD) uma modalidade de atendimento para transtornos graves e quadros agudos.

REDE DE CUIDADOS EM SAÚDE MENTAL

O primeiro HD surgiu em Moscou, entre as duas Grandes Guerras (1933), em consequência da carência de leitos hospitalares e da necessidade de redução de custos, constituindo-se como uma importante modalidade assistencial.[2] O trabalho realizado era baseado principalmente na laborterapia. Em Montreal (1946), foi desenvolvida uma forma experimental de HD para pacientes psiquiátricos, descrita por Cameron,[13] que já naquela época valorizava os aspectos psicossociais do tratamento, pois se tratava de uma intervenção que preservava o cotidiano do paciente, sem separá-lo da família e de sua vida social. Cameron destacou o aspecto terapêutico do ambiente, de modo que o HD não deveria ser parecido com um hospital tradicional, e sim ter características próprias de um ambiente doméstico (mobiliário confortável, louças e talheres, cortinas, etc.). Também enfatizou que as intervenções terapêuticas, predominantemente em grupo, seriam de cunho psicoterápico.[2,13] As ideias de Cameron influenciaram inúmeros HDs em vários países, visando proporcionar uma alternativa à hospitalização plena.[2]

A partir da década de 1950, a utilização da farmacoterapia para as doenças mentais contribuiu para que o tempo de internação em instituições psiquiátricas fosse reduzido, e, com a melhora da sintomatologia, pacientes refratários a intervenções psicoterápicas passaram a ser cuidados sob tal modalidade.[2] Os anos seguintes foram marcados pela ampliação de diferentes abordagens terapêuticas e por novas concepções acerca do tratamento dos transtornos mentais, com ênfase na psiquiatria comunitária e na desinstitucionalização do paciente psiquiátrico.

No Brasil, a assistência ao paciente com doença mental sofreu modificações importantes, sob a influência da reforma psiquiátrica, principalmente a partir dos anos 1990. "Novas diretrizes e ações promovendo a desospitalização e o resgate da cidadania do paciente com transtorno mental foram propostas."[14] De 1991 a 1997, o número de leitos diminuiu de forma significativa, passando de cerca de 82.500 para 57.000; em 2010, o número correspondia a 32.735.[15,16] O número de hospitais psiquiátricos também caiu drasticamente. Desde então, a nova política de saúde mental preconiza que a diminuição progressiva da quantidade de leitos deve estar associada ao aumento da criação de recursos e cuidados na comunidade.[15] Serviços e abordagens baseados em um modelo de atenção integral em saúde mental vêm sendo implantados nas últimas décadas, para além de um recurso terapêutico centrado na farmacoterapia.

De 1989 a 1992, foram criados: equipes multidisciplinares em saúde mental nas Unidades Básicas de Saúde (UBS), para o desenvolvimento de ações ambulatoriais em conjunto com as ações de promoção de saúde e outras ações de interface mais geral; unidades de hospital-dia; HDs; Centros de Convivência e Cooperativas (Ceccos) em espaços públicos, como parques municipais, centros esportivos e centros comunitários; emergências de saúde mental em pronto-socorros e enfermarias em hospitais gerais, visando a internação sem características asilares; equipes de saúde mental em hospitais gerais públicos, com o objetivo de valorizar a ação terapêutica interdisciplinar e a subjetividade do paciente; e Centros de Referência do Trabalhador, caracterizados por ações de saúde mental voltadas ao trabalho.[17]

A experiência de um serviço para tratar pacientes com transtornos mentais graves* na cidade de São Paulo foi transformadora, e resultou em diversos serviços inspirados nesse modelo. Foram criados, ao longo dos anos 1990, os Centros de Atenção Psicossocial (CAPSs),** que, a partir de 2002, passaram a ser considerados o equipamento assistencial principal, de modo que a maioria dos HDs foi substituída por tal dispositivo.[18] Atualmente, em todo o Brasil, são 1.620 CAPSs, sendo que apenas 128 são CAPS infância (CAPSi).[16]

Mais recentemente, em 2008, foram criados os Núcleos de Apoio à Saúde da Família (NASFs), e, em 2010, foi inaugurado em São Paulo o Ambulatório Médico de Especialidade de Psiquiatria (AME),[19] destinado a pacientes psicóti-

---

* Centro de Atenção Psicossocial Luiz da Rocha Cerqueira – CAPS Itapeva, concebido inicialmente como Clínica da Psicose, em 1982.
** CAPS – inspirado na Psicoterapia Institucional Francesa; NAPS (Núcleo de Atenção Psicossocial) – inspirado na Psiquiatria Democrática Italiana.

cos, com transtornos afetivos, transtornos devidos ao uso de álcool e drogas, e também a psiquiatria geriátrica e psiquiatria infantil, porém voltado para casos menos graves ou de menor complexidade do que os atendidos nos CAPSs.

A incorporação do cuidado à saúde mental pelas equipes da atenção básica tem tornado possível atender uma grande parcela da demanda dos transtornos mentais mais comuns. No entanto, apesar da ampliação dos equipamentos de assistência com base na integralidade das ações, com consequente aumento da cobertura, casos mais graves e persistentes ainda carecem de acompanhamento especializado em situações de crise.

Ao refletirmos sobre situações de crise, devemos pensar que se tratam de um momento de ruptura, de descontinuidade, tanto para o sujeito como para seu meio familiar e social.[20] Não se resume apenas à manifestação ou agudização de sintomas psiquiátricos. Uma crise marca a perda das possibilidades de troca e de autonomia dos pacientes; em caso de crianças e adolescentes, acompanha a perda do seu potencial de crescimento.

HD E CAPS

Os CAPSs são serviços de atenção diária que realizam o acompanhamento clínico e a reinserção social de pessoas com transtornos mentais, conforme a portaria do Ministério da Saúde n° 336/2002.[21]

É função do CAPS evitar internações, promover inserção social por meio de ações intersetoriais, regular a porta de entrada da rede de assistência em saúde mental em sua área de atuação e dar suporte à saúde mental básica.[21]

A partir dessa definição e da regulamentação dos CAPSs, abandonou-se a concepção de programas e os princípios de referência e contrarreferência, para se adotar a noção de apoio matricial.[22,*] O eixo e *sede cerebral* da articulação da rede passou a ser o CAPS, que deveria *regular*, assim, a assistência do território, garantindo o acesso e a integralidade da oferta, além de capacitar as equipes de atenção básica e os serviços e programas de saúde do seu entorno.[18,22] O enfoque é *tratar na comunidade* e acolher pacientes em crise.

> Cabe ao CAPS preservar e fortalecer os laços sociais do usuário em seu território, por ser um serviço municipal, aberto e comunitário. Muitas vezes, os projetos desses serviços ultrapassam a própria estrutura física na busca da rede de suporte social, potencializadora de suas ações; a preocupação é com o sujeito e sua singularidade, história, cultura e vida cotidiana.[23]

---

*Matriciamento é um método de trabalho cujo objetivo é viabilizar a interconexão entre os serviços primário, secundário e terciário em saúde, além de também poder ter alcance nos diversos setores e secretarias do município, visando um acolhimento integral ao cidadão, que envolve não só sua saúde física mas também a psíquica e social.

Cabe ao CAPS preservar e fortalecer os laços sociais do usuário em seu território, por ser um serviço municipal, aberto e comunitário. Muitas vezes, os projetos desses serviços ultrapassam a própria estrutura física na busca da rede de suporte social, potencializadora de suas ações; a preocupação é com o sujeito e sua singularidade, história, cultura e vida cotidiana.[23]

São serviços que se diferenciam de acordo com a abrangência populacional, recursos humanos e atividades desenvolvidas: CAPS I, CAPS II, CAPS III, CAPSi e CAPS Álcool e Drogas.[23*]

A instituição de HD na assistência em saúde mental, segundo a portaria nº 224/92, "representa um recurso intermediário entre a internação e o ambulatório, que desenvolve programas de atenção de cuidados intensivos por equipe multiprofissional, visando substituir a internação integral".[24]

Os HDs caracterizam-se, de modo geral, como centros de atendimento que recebem pacientes de outros serviços em saúde mental, frequentemente egressos de internações psiquiátricas, não sendo, na prática, *porta de entrada* para pacientes provenientes diretamente da comunidade, como nos CAPSs. Muitos estão ligados a hospitais universitários, como o Centro de Reabilitação e Hospital-dia (CRHD), de adultos, e o Hospital-dia Infantojuvenil (HDI) do Instituto de Psiquiatria do Hospital de Clínicas da Faculdade de Medicina da USP; o Hospital-dia da Faculdade de Medicina de Ribeirão Preto, da USP, e o Hospital-dia do Centro de Atenção Integrada à Saúde Mental (CAISM) da Santa Casa de Misericórdia de São Paulo.

Os HDs e os CAPSs preconizam o acolhimento do paciente em crise e até mesmo podem funcionar com uma programação muito semelhante, porém os pacientes inseridos nos HDs necessitariam de atenção da equipe terapêutica de forma ainda mais constante e intensiva.[2] A diferenciação entre tais modalidades é muito tênue, e os HDs recebem críticas no que concerne ao fato de se configurarem como uma internação, só que parcial e diurna, que remete em sua base ao modelo hospitalocêntrico.

---

* CAPS I: 20.000 a 70.000 habitantes, das 8 às 18h;
  CAPS II: 70.000 a 200.000, das 8 às 21h;
  CAPS III: acima de 200.000, 24 horas;
  CAPS Infância: cerca de 200.000, turno idêntico ao do CAPS II;
  CAPS Álcool e Drogas: acima de 70 mil, turno idêntico ao do CAPS II.

UMA PERSPECTIVA PSICODINÂMICA DE HOSPITAL-DIA

Saúde, no que se refere ao desenvolvimento emocional, "é maturidade de acordo com a idade do indivíduo, e somente alcançada quando é capaz de percorrer o caminho de transição entre o cuidado dos pais e a vida social".[25] Conforme a criança se desenvolve, de acordo com seus fatores hereditários de crescimento e próxima de condições suficientemente boas, ela progride de um estado de dependência absoluta para dependência relativa e, mais adiante, para independência, sendo capaz de identificar e internalizar um meio ambiente.[26] A criança só consegue que sua tendência inata se estabeleça, no sentido da integração e do crescimento, na medida em que recebe um cuidado adequado às suas necessidades durante seu percurso.[25]

> Saúde, no que se refere ao desenvolvimento emocional, "é maturidade de acordo com a idade do indivíduo, e somente alcançada quando é capaz de percorrer o caminho de transição entre o cuidado dos pais e a vida social."[25]

O processo de adoecimento marca uma ruptura no potencial de crescimento da criança ou do adolescente. Não envolve apenas os aspectos biológicos. No âmbito psíquico, pode ocorrer um afastamento do meio externo; no plano da realidade objetiva, a separação de familiares, de amigos e objetos significativos, mudança nas rotinas e até mesmo exposição a procedimentos invasivos e dolorosos. Sentimentos são intensificados e fantasias são despertadas. Algumas vezes, o medo da morte ou de ser tomado pela loucura torna-se premente. As repercussões emocionais são muitas, para o paciente e para aqueles que o cercam, além das consequências de ordem social e econômica. Os compromissos cotidianos, como a escola ou o próprio tratamento, tornam-se obstáculos a serem transpostos e, muitas vezes, podem perder o sentido diante do sofrimento vivido, aos olhos do paciente e de sua família. A experiência subjetiva do adoecimento, bem como a reação às suas vicissitudes, são diferentes em cada criança, ainda que os sintomas apresentados do ponto de vista fenomenológico permitam ser dignosticados e classificados dentro de uma entidade nosológica.

O HD em saúde mental para infância e adolescência é um programa de intervenção terapêutica destinado ao tratamento de transtornos mentais moderados a graves, quadros agudos, ocorrências de crise ou estados de vulnerabilidade que estejam interferindo no desenvolvimento psicológico e social do paciente. Tais situações requerem cuidado interdisciplinar emergencial, mais intensivo e constante que o acompanhamento clínico e ambulatorial, dentro de um ambiente terapêutico.[27]

Sob um enfoque psicodinâmico, a estrutura de um HD baseia-se na concepção de *ambiente terapêutico*, de modo que a assistência terapêutica,

> Sob um enfoque psicodinâmico, a estrutura de um HD baseia-se na concepção de *ambiente terapêutico*, de modo que a assistência terapêutica, composta de forma integrada pelo arsenal interdisciplinar, proporciona uma experiência, como Winnicott denominou, de *holding* ao paciente.[25,28]

composta de forma integrada pelo arsenal interdisciplinar, proporciona uma experiência, como Winnicott denominou, de *holding* ao paciente.[25,28] Trata-se de um ambiente adaptado às necessidades físicas e emocionais da criança, isto é, compatível com suas necessidades, seu processo de desenvolvimento e de adoecimento. Portanto, respeita e valoriza a singularidade de cada criança e adolescente. Esse cuidado apropriado para cada indivíduo significa *provisão ambiental* e caracteriza-se por:[25-28]

- Ambiente *estruturado*: organizado tanto do ponto de vista espaço-temporal (mesmo local, horário, grade de atividades), quanto do material terapêutico. Esse enquadramento claro e efetivo permite a discriminação eu/outro, eu/mundo, eu/tempo, eu/espaço.
- Ambiente *continente*: aquele que oferece acolhimento à confusão, à desorganização e ao sofrimento, inerentes ao processo de crescimento, e à significação das experiências patológicas e saudáveis.
- Ambiente *confiável*: relaciona-se à estabilidade nas relações terapêuticas (relação diária, constância terapeuta/atividade) e permite o desenvolvimento da confiança no vínculo, base de sustentação da vida afetiva, das identificações e de um comportamento adaptativo.
- Ambiente *facilitador*: é aquele que permite a experiência de novas formas de expressão, comunicação e interação com o meio.

A rotina no HD representa um referencial importante de organização não só interna, mas também de um cotidiano que precisa, na maioria dos casos, ser restabelecido, ou mesmo construído. Por meio dos vínculos terapêuticos com a equipe e de seus espaços facilitadores de expressão das fantasias dos conflitos e das restrições, a composição do ambiente terapêutico em HD propicia escuta e continência ao paciente e sua família, trazendo sustentação, segurança e confiança para lidar com o imprevisto, com a diversidade, com as relações interpessoais e familiares e com os processos subjetivos marcados pela experiência de adoecimento.

> Tratar o paciente dentro da sua realidade cotidiana e, se possível, ampliar suas condições de enfrentamento, sem a exclusão do convívio familiar e social, é fundamental.

Nessa vertente, a relação do indivíduo com seu universo psíquico, assim como sua interação com a realidade externa e compartilhada, é ao mesmo tempo realçada e *cuidada*. Para tanto, tratar o paciente dentro da sua realidade cotidiana e, se possível, ampliar suas condições de enfrentamento, sem a exclusão do convívio familiar e social, é fundamental. A segregação compromete ainda mais o quadro psicopatológico, e a família, como conjunto de elementos interdependentes, precisa ser incluída.

O programa terapêutico de HD, em uma perspectiva psicossocial, pressupõe e estimula uma participação mais ativa do paciente e de sua família, de forma que todos se responsabilizam e se comprometem com o tratamento.[10] Os sintomas, quando não são emergentes de alguma questão familiar, certamente se refletem em sua dinâmica, visto que têm um sentido na vida psíquica do paciente e contextualizam-se também em suas relações. Nessa abordagem, fica diluída a compreensão do paciente como o representante da doença mental, pois todos os integrantes carregam, de algum modo, tanto os aspectos patológicos como os saudáveis. A intervenção familiar em HD acontece além do grupo de cuidadores e dos atendimentos em orientação às famílias, especificamente. Ocorre em todos os espaços e momentos, contribuindo para que haja mudanças na percepção dos papéis e lugares de cada membro da família, e na sua dinâmica nuclear.

> O programa terapêutico de HD, em uma perspectiva psicossocial, pressupõe e estimula uma participação mais ativa do paciente e de sua família, de forma que todos se responsabilizam e se comprometem com o tratamento.[10]

É impossível pensar o tratamento de qualquer criança ou adolescente que apresente dificuldades de natureza física, mental ou emocional, sem considerar a importância que a socialização exerce em seu crescimento, no sentido mais amplo da palavra.[29] Promover a inserção (ou reinserção) social, implica, então, estimular o paciente a desenvolver novas formas de existir e relacionar-se no mundo. Interagir com o outro, fazendo parte de um universo social, comporta ao mesmo tempo o objetivo, o instrumento e a consequência da prática clínica em HD.

> É impossível pensar o tratamento de qualquer criança ou adolescente que apresente dificuldades de natureza física, mental ou emocional, sem considerar a importância que a socialização exerce em seu crescimento, no sentido mais amplo da palavra.[29]

Para o critério de evolução clínica, na direção da alta, isto é, quando a demanda do paciente não exige mais um cuidado intensivo, levam-se em conta não só a melhora sintomatológica, mas também a redução da ansiedade, a melhora na funcionalidade, o desenvolvimento da autonomia e do autocontrole, da iniciativa e da motivação, da capacidade de estabelecer vínculos, a continência familiar e a inserção social.[10]

O TRABALHO EM EQUIPE INTERDISCIPLINAR

Uma equipe de saúde mental da infância deve assumir uma função integradora e favorecer o desenvolvimento emocional da criança na direção de seu crescimento. Os profissionais, com suas diferentes especificidades, compõem as diversas possibilidades e recursos para atender as necessidades do paciente, em um esforço de reconstituir a sua unidade como sujeito. Isso só é possível porque não se trata de uma somatória de diferentes tipos de intervenções, em que cada membro da equipe atua de forma independente. Trabalhar na interdisciplinaridade significa incorporar os resultados das várias disciplinas de maneira enriquecedora e complementar, trazendo uma nova dimensão ao conhecimento comum.[30] Como destaca Scherer e colaboradores,[31] na prática em equipe a visão do *meu* paciente cede lugar para a valorização do trabalho em prol do *nosso* paciente.

> A concepção de equipe interdisciplinar está pautada em um modelo de comunicação colaborativa entre os olhares diferenciados que a compõe e em uma relação de parcerias para a ampliação do processo terapêutico.

A concepção de equipe interdisciplinar está pautada em um modelo de comunicação colaborativa entre os olhares diferenciados que a compõe e em uma relação de parcerias para a ampliação do processo terapêutico. Muitas vezes, as diferenças técnicas e a desigualdade atribuída a uma determinada especialidade, ou mesmo uma hierarquização das funções terapêuticas, geram tensões e rivalidades na equipe, de modo que ocorre uma perda da reciprocidade entre trabalho e interação.[31]

Em um HD, além de seu *setting* específico, o profissional circula por diversos espaços. Cada integrante da equipe personifica o *setting* como um todo, carregando consigo todos os elementos da provisão ambiental. Para isso, "é esperado que cada profissional tenha clareza de seu papel, limite e responsabilidade, além de reconhecer tais aspectos em seus colegas."[31] Só assim será capaz de formar, em conjunto com o grupo, *a identidade da equipe*.

A reunião de equipe é essencial para a construção dessa identidade, tornando o ambiente confiável para o conjunto terapêutico (pacientes e profissionais). Esse encontro propicia um diálogo entre as singularidades de seus membros, como um recurso para integrar as diversas formas de agir e pensar.

> Buscar uma linguagem uniforme é também um fator de agregação grupal, pois há um esforço comum para a compreensão daquilo que se apresenta no interjogo clínico, assim como diminui as distorções na comunicação com o outro e favorece um melhor desempenho na execução das tarefas.[10]

Não se trata de eliminar as diferenças teóricas e individuais, mas de compor um espaço de reflexão acerca da prática clínica. Em hipótese alguma significa "homogeneização de pensamento, levando a uma falsa ideia de integração de equipe".[27] É o momento de rever conceitos, posturas e atitudes, eliminar preconceitos, prover inovações na prática, trabalhar conflitos emergentes e facilitar os relacionamentos interpessoais na equipe e entre a equipe e o paciente.[31] Buscar uma linguagem uniforme é também um fator de agregação grupal, pois há um esforço comum para a compreensão daquilo que se apresenta no interjogo clínico, assim como diminui as distorções na comunicação com o outro e favorece um melhor desempenho na execução das tarefas.[10]

A identidade da equipe é construída como fruto de um processo grupal, em constante transformação, a partir tanto da ampliação dos conceitos teórico-práticos quanto da elaboração das próprias necessidades emocionais emergentes dos profissionais a cada nova experiência, conforme as ideias amadurecem e as vivências clínicas são compartilhadas.[10]

Pode-se dizer que o papel da equipe é fundamental para a organização, o desenvolvimento e a manutenção de um ambiente terapêutico. Sendo assim, a função do coordenador vai além da manutenção da estrutura ou do funcionamento do HD. Cabe a ele estimular seus integrantes para que participem e contribuam na elaboração dos planos terapêuticos e no estabelecimento das condutas. Acima de tudo, um coordenador deve incitar e exercitar o potencial criativo da equipe. Uma equipe coesa, bem estruturada, produz intervenções e condutas comuns.[27]

Se, por um lado, o trabalho interdisciplinar depende da articulação entre os membros da equipe que o desenvolvem e da complexidade de cada caso a ser tratado, por outro, não é possível separar o manejo das diferentes abordagens terapêuticas das características da instituição onde a equipe está inserida. Portanto, a prática em HD sofre influência também das concepções e do cotidiano institucional.[10,32]

O PROGRAMA TERAPÊUTICO

Um programa terapêutico com uma multiplicidade de ações interdisciplinares oferece a pacientes com transtornos mentais e a seus familiares a sustentação da provisão ambiental. Cada paciente deve ter um plano terapêutico organizado e discutido em equipe, que pode sofrer modificações de acordo com a evolução do tratamento. Portanto, os objetivos de cada etapa devem ser rediscutidos e reelaborados, adaptando-se às novas necessidades do caso.[10]

A partir das mudanças no modelo assistencial, as intervenções grupais passaram a ser muito utilizadas em diferentes equipamentos de saúde mental para responder à intensa demanda de pacientes, oferecendo vantagens de custo em comparação ao atendimento individual, e sobretudo por diminuir o isolamento social do paciente com doença mental. Assim, no HD, as intervenções são predominantemente grupais; os atendimentos individualizados são indicados em casos de maior complexidade ou quando, no início do tratamento, o paciente não consegue estar em grupo, sendo necessário, primeiro, o fortalecimento do vínculo e da confiança.

Para a composição do grupo, consideram-se o estado clínico e mental, a faixa etária, as necessidades, os aspectos funcionais, os recursos internos e cognitivos, o desenvolvimento maturacional e os interesses pessoais da criança ou do adolescente.[10] O grupo pode ser *aberto*, no qual há uma rotatividade de pacientes, ou *fechado*, no qual os pacientes permanecem os mesmos durante um período limitado de tempo. Podem ser grupos *homogêneos* ou *heterogêneos* quanto aos diagnósticos e características dos pacientes.[32] Em geral, priorizam-se os grupos heterogêneos, que favorecem aspectos de um paciente para que possam ser aproveitados por outros como capacidade terapêutica. "Um grupo muito homogêneo pode tornar-se improdutivo, até mesmo repetitivo, caso se restrinja à sintomatologia de seus membros. Por trás dos sintomas há a subjetividade do paciente a ser redimensionada a cada encontro com o outro."[10]

> Para a composição do grupo, consideram-se o estado clínico e mental, a faixa etária, as necessidades, os aspectos funcionais, os recursos internos e cognitivos, o desenvolvimento maturacional e os interesses pessoais da criança ou do adolescente.[10]

Independentemente da orientação teórica, a modalidade de intervenção grupal apresenta três características indispensáveis: o *setting*, os objetivos e a estrutura do tempo.[32] As atividades terapêuticas, como espaços facilitadores, favorecem a expressão das emoções, dos sentimentos, das fantasias e dos conflitos que aparecem nas diversas relações que se estabelecem: terapeuta/paciente, terapeuta/atividades/paciente, terapeuta/grupo, terapeuta/atividades/grupo e paciente/paciente. Nos diversos *settings*, o coordenador de cada atividade deve oferecer, além de sua especificidade, um espaço de continência e de estímulo à interação com o outro.

> Independentemente da orientação teórica, a modalidade de intervenção grupal apresenta três características indispensáveis: o *setting*, os objetivos e a estrutura do tempo.[32]

Preconiza-se que o programa de atividades terapêuticas deve ser o eixo principal do tratamento de crianças e adolescentes em HD, de modo que cada atividade – e o ambiente terapêutico como um todo – possa funcionar como um campo de experimentação, ao que Winnicott denomina de *espaço potencial*.[10] Esse espaço corresponderia à área de toda a experiência satisfatória, na qual o indivíduo pudesse alcançar emoções primitivas pertencentes "aos anos precoces, à consciência de estar vivo. Na realidade, qualquer atividade pode vir a pertencer a essa área, desde que seja colorida pela criatividade do indivíduo, seu sentimento de estar pessoalmente presente [...] É, portanto, o lugar onde ocorre a comunicação significativa".[33]

> Preconiza-se que o programa de atividades terapêuticas deve ser o eixo principal do tratamento de crianças e adolescentes em HD, de modo que cada atividade – e o ambiente terapêutico como um todo – possa funcionar como um campo de experimentação, ao que Winnicott denomina de *espaço potencial*.[10]

Safra[34] enfatiza que "só uma intervenção acontecida no espaço potencial produz um efeito terapêutico mutativo, eficaz e rápido, sem seduzir ou submeter a criança, conseguindo, dessa forma, uma real cooperação para o trabalho que se está realizando". Sendo assim, as atividades não podem ser rígidas ou impostas pela equipe, pois perde-se a singularidade de cada paciente e as características *daquele* grupo de trabalho.[10]

A flexibilidade permite o surgimento de novas possibilidades, de modificações de acordo com o processo grupal. Como consequência, "a grade de atividades pode ser constantemente redefinida, caso alguma atividade perca o sentido ou se transforme em algo desorganizador para todos que dela participam".[10]

Entretanto, as modificações devem acompanhar o conjunto de atividades essenciais em um programa terapêutico, tendo a função de enriquecê-lo e respeitar o percurso de cada paciente. A equipe precisa estar atenta para não criar demandas que não sejam do paciente ou do grupo, elegendo algo que possa aliviar as angústias dos profissionais, mas que nem sempre correspondem às necessidades dos pacientes.

A observação clínica* tem mostrado que a experiência vivida em uma intervenção terapêutica pode dar impulso ao desenvolvimento de novas experimentações em outros espaços do HD, formando um *continuum* das atividades e denotando uma integração no ambiente terapêutico que pode favorecer a integração do *self*. Por isso, as atividades não podem ter a função de apenas preencher o tempo de permanência da criança ou do adolescente no HD.[10] O excesso de atividades pode sobrecarregar o paciente e fazê-lo sentir-se despreparado para lidar com tantos estímulos. Pode, inclusive, causar uma sensação de estar sendo invadido pelo ambiente. Deve-se evitar também a superposição ou conflito de atividades, que pode gerar uma angústia no paciente, pois ele pode não saber a que demanda corresponder, ou até mesmo sentir-se cindido. A avaliação constante da equipe interdisciplinar, quanto à efetividade do conjunto terapêutico, é fundamental.

INTERVENÇÕES TERAPÊUTICAS ESSENCIAIS

O conjunto de intervenções terapêuticas de um HD deve contribuir para organizar a vida psíquica e cotidiana de crianças e adolescentes com transtornos mentais. A grade de atividades deve contemplar uma multiplicidade de dispositivos terapêuticos que atenda as necessidades dessa população e ofereça a cada paciente uma atenção singular. Sob essa ótica, o plano tera-

---

* Realizada no Hospital-dia Infantojuvenil do IPq-HCFMUSP.

pêutico deve ser estabelecido de forma adequada e sólida. Para tal, algumas intervenções terapêuticas são consideradas essenciais e funcionam como um suporte, um esqueleto de sustentação ao paciente e sua família.

A *triagem* é fundamental para que o planejamento individualizado seja construído de acordo com cada caso, embora não tenha uma função terapêutica direta. É na triagem que um diagnóstico situacional inicial é realizado. Ela pode ser feita em dois momentos complementares: pela observação clínica direta do paciente (p. ex., uma observação lúdica) e por meio de uma entrevista aberta ou semiestruturada com os responsáveis ou a família. Às vezes, é necessária uma terceira etapa para observar a interação familiar. Com esses procedimentos, é possível a identificação de áreas problemáticas para o esclarecimento clínico e psicodinâmico. Elementos são detectados nas informações trazidas na história pessoal e da doença, não só da criança ou do adolescente como do ambiente familiar. As condições socioemocionais, socioeconômicas e culturais também são avaliadas.[10] A composição diagnóstica (psiquiátrica, psicológica, terapêutico-ocupacional, pedagógica e social) deve ser formulada mediante a discussão de equipe interdisciplinar e comunicada em entrevista devolutiva. Outras avaliações, mais específicas, podem ser necessárias durante o tratamento no HD; junto com o acompanhamento intensivo e interdisciplinar, permitem uma visão mais abrangente, tornando o diagnóstico situacional mais completo e global.

A triagem é o momento em que se analisa a adequação do ingresso do paciente no HD, se o programa irá beneficiá-lo ou não, e como isso pode transcorrer. Com a entrevista devolutiva, faz-se o contrato inicial, esclarecendo as regras e as metas terapêuticas para o caso e informando sobre o modo de funcionamento do serviço. É nessa comunicação verbal que se estabelece o primeiro passo para que todos se comprometam com a proposta, o que de início já discrimina o papel de cada um no trabalho a ser desenvolvido.

> As *atividades de vida básica* (AVB) e as *atividades instrumentais de vida diária* (AIVD) relacionam-se com a capacidade de autocuidado, gerenciamento e funcionalidade do paciente.

As *atividades de vida básica* (AVB) e as *atividades instrumentais de vida diária* (AIVD) relacionam-se com a capacidade de autocuidado, gerenciamento e funcionalidade do paciente. Têm o objetivo de promover autonomia em sua vida diária, prática, educacional (ou profissional) e de lazer. Possibilitam também o treinamento de habilidades, inclusive sociais, na busca de comportamentos mais adaptativos. Seu exercício é estimulado nas tarefas diárias relativas a alimentação, higiene pessoal, vestuário, utilização dos meios de comunicação e transporte e manejo com dinheiro. No ambiente do HD, as atividades ocorrem durante as refeições (p. ex., colocar a toalha de mesa, lavar e arrumar os talheres, escolher um lugar à mesa, fazer o próprio prato), em situações que requerem um cuidado higiênico (lavar as mãos, escovar os dentes ou banho de pacientes), nas atividades da classe hospitalar (usar o telefone, computador ou agenda escolar), dentre outras intervenções. Como são atividades essencialmente práticas e assemelham-se às rotinas cotidianas e familiares, tornam-se espaços nos quais dinâmicas interpessoais e familiares emergem, criando uma oportunidade para que se possa operar de maneira direta nas suas dificuldades.

Os *grupos psicoterápicos* têm um papel de acolhimento, troca e convivência que permite o reconhecimento de si e do outro, criando possibilidades de elaboração das experiências emocionais e integração do mundo interno, a partir das necessidades e dos conflitos do paciente. Recursos lúdicos podem ser utilizados como facilitadores de uma comunicação que nem sempre é expressa pela linguagem verbal.

O grupo de *terapia ocupacional* é fundamental para um espaço de construção no qual seja possível um fazer compartilhado, cujos limites estão na relação que se estabelece entre o terapeuta, os pacientes, as atividades e o grupo. As atividades, instrumentos dessa relação, favorecem uma comunicação que é moldada e se constituem de informações que são traduzidas na ação do sujeito. Aspectos cognitivos e de funcionalidade são avaliados, e a aprendizagem de novas habilidades é um processo constante nesse *setting*, podendo ser transportadas para o cotidiano.[35]

> O grupo de *terapia ocupacional* é fundamental para um espaço de construção no qual seja possível um fazer compartilhado, cujos limites estão na relação que se estabelece entre o terapeuta, os pacientes, as atividades e o grupo.

O *grupo de familiares/cuidadores* deve representar um atendimento de cunho psicoterápico para tratar a relação entre familiar, cuidador e paciente. Cria a oportunidade para que papéis sejam ressignificados e para que emoções e sentimentos envolvidos sejam explicitados, a fim de que novos intercâmbios, mais satisfatórios, possam surgir no ambiente familiar. Há momentos em que um caráter psicoeducacional, voltado para a compreensão da doença e dos tratamentos realizados, torna-se presente, mesclado à abordagem psicodinâmica. Quando necessário, o *atendimento familiar* a um caso específico pode ser realizado nos moldes da psicoterapia breve, para orientações pontuais e focais. *Visitas domiciliares* devem ocorrer quando é preciso uma intervenção mais imediata e incisiva no ambiente familiar.

A *classe hospitalar* deve ser considerada uma atividade essencial, em decorrência da associação direta com o aspecto de inclusão social e por ser um direito da criança.

Diversas outras intervenções grupais, verbais ou não, como *oficinas, atividades psicomotoras e psicoeducacionais, práticas de promoção da cidadania, musicoterapia, grupos operativos* e *atividades externas* podem compor o programa terapêutico em harmonia com as atividades essenciais. O surgimento de novas atividades deve considerar as demandas e o desejo coletivo.

INCLUSÃO SOCIAL E CLASSE HOSPITALAR

Aprender é um processo dinâmico que integra o equipamento neurobiológico e cognitivo e o ambiente psicológico e relacional do indivíduo.[36] Por isso, compreende-se que a aquisição que o indivíduo faz do instrumental para lidar com as vicissitudes da vida e as exigências cotidianas, tem início no ambiente familiar, com as primeiras experiências afetivas e pessoais. Esse processo de desenvolvimento é acrescido pela educação formal, por isso a escola tem um papel fundamental na socialização e como campo de produção e assimilação de conhecimentos. A etapa escolar representa um período longo e muito importante na constituição de um indivíduo.

Situações de adoecimento não só causam restrições ao potencial intelectual, como interferem no próprio desenvolvimento de potencialidades da personalidade e da capacidade de comunicação da criança ou do adolescente (ver o capítulo *Processos e distúrbios de aprendizagem e de linguagem no transtorno bipolar de início precoce*).

Na área da psiquiatria, observa-se uma lacuna que se estabelece em relação à aprendizagem e à escolarização do paciente no período de agudização do seu quadro clínico ou em razão da cronificação do seu adoecimento. Muitos abandonam a escola, outros nem sequer ultrapassam o momento de adaptação escolar.[27] A criança perde, então, o estímulo que o espaço de convivência social proporciona.

Outras questões estão relacionadas às dificuldades de inserir e sustentar uma criança ou um adolescente com transtornos mentais no ambiente escolar. Os efeitos colaterais dos psicofármacos e os aspectos clínicos e cognitivos presentes nos diversos quadros psicopatológicos podem afetar o desempenho do indivíduo. Além disso, a educação, assim como a área da saúde, foi marcada pela segregação de crianças com dificuldades escolares, todas inseridas, de maneira generalizada, no diagnóstico de deficiência mental e acompanhadas pedagogicamente como tal, quando possível.

Esses elementos, ainda hoje, tornam-se dificuldades a serem transpostas, ante as quais nem crianças e adolescentes, nem suas famílias, nem mesmo os professores, sabem como se portar. A maioria das escolas ainda não está adequada para receber alunos com tal demanda, apesar da criação do Programa de Educação Inclusiva.

Qualquer intervenção deverá ocorrer no ambiente ensino-aprendizagem, trabalhar a lógica da inclusão e integrar os diversos níveis de atenção às necessidades do paciente com transtorno mental (saúde e educação). A integralidade das ações contribui para a redução do impacto que o adoecimento impõe ao indivíduo e sua família.

Um dos objetivos dos novos modelos públicos de atenção em saúde é colaborar para a reinserção social do sujeito, o que deve envolver terapêuticas que favoreçam a *inclusão escolar*. As políticas e diretrizes preconizadas pelo Ministério da Educação e Cultura (MEC) procuram assegurar o acesso à educação básica a todas as crianças e adolescentes, garantindo o direito à aprendizagem e à escolarização por meio de práticas da educação especial, como as classes hospitalares e domiciliares.[37]

> A classe hospitalar caracteriza-se pelo atendimento pedagógico-educacional que ocorre em ambientes de tratamento de saúde.

A classe hospitalar caracteriza-se pelo atendimento pedagógico-educacional que ocorre em ambientes de tratamento de saúde. É composta por educandos com necessidades especiais, isto é, cuja condição clínica ou exigências de cuidado em saúde interferem na permanência escolar ou nas condições de construção do conhecimento, ou, ainda, impedem a frequência escolar de forma temporária ou permanente.[37]

O professor da classe hospitalar em psiquiatria tem a função de identificar as demandas pedagógicas e emocionais do aluno e, consequentemente, coordenar sua proposta pedagógica a partir de estratégias criadas para favorecer o processo de ensino e aprendizagem. Em sua rotina, depara-se com o desafio de lidar com os aspectos da singularidade de cada paciente, cujo ritmo e tempo de aprender é próprio e desenvolvido naquele ambiente, o que se reflete na duração da aula, na adaptação dos currículos, na escolha de métodos, nas técnicas e nos recursos educativos utilizados para atender as necessidades educacionais especiais nesse campo. Cada aluno/paciente está ali com sua história de vida e sua realidade pessoal.

A sala de aula vai além da possibilidade da construção do conhecimento, representa a conexão e a continuidade com a realidade externa, abre caminho para o mundo compartilhado. Segundo Fonseca, "a interação entre as crianças é tão importante quanto a mediação do professor nas atividades desenvolvidas".[38]

A classe hospitalar constitui uma atividade que busca inserir o paciente na instituição de ensino de forma mais compatível às suas necessidades cognitivo-emocionais, utilizando o acompanhamento pedagógico direto e sistemático de um professor preparado tecnicamente para lidar com os aspectos clínicos, psicopatológicos, cognitivos e até psicodinâmicos dessa população. Mas a criança ou o adolescente tem que estar matriculado na rede de ensino para que se efetive a articulação entre as equipes de saúde mental e de educação (representadas pelo professor da classe hospitalar e pelo coordenador ou professor da escola à qual o paciente pertence).

Colocar o sujeito na escola e esperar que ele se relacione com os demais não é *inclusão*, muito menos garantia de aprendizagem.[36] É necessário um diálogo constante com a instituição de ensino, a fim de trabalhar a diversidade e as dúvidas que dela emergem. O intercâmbio entre as equipes permite aplacar as dificuldades inerentes a esse processo e possibilita que as informações sejam usadas de forma ética, para que se possa compreender melhor a criança ou o adolescente. Também amplia a formação e a experiência do professor de classe regular. Essa perspectiva intersetorial multiplica as estratégias para que se evite a cronificação e a segregação dos portadores de transtornos mentais na comunidade. A experimentação nesse papel de aluno e a troca com o professor servem de estímulo para que o paciente participe e deseje seu próprio processo de *inclusão*.

Destaca-se, assim, a necessidade de não se perder a perspectiva da educação inclusiva, isto é, deve-se olhar a classe hospitalar como um espaço intermediário que, como tal, não pode tornar-se um elemento de manutenção do paciente nos hospitais. A classe hospitalar não substitui a escola, visto que é um recurso para que se garanta o direito à escolarização, de modo a transformar uma realidade estigmatizante. Em um convívio mais restrito, seja o de classes especiais ou o das instituições, como outrora, as crianças e os adolescentes com transtornos mentais permaneceriam marcados por uma experiência de estigma e exclusão.[30]

CONCLUSÃO

Desde a implantação das novas Diretrizes de Atenção à Saúde Mental no Brasil, modalidades de atendimento vêm sendo redefinidas. Entretanto, a construção da rede é uma tarefa constante e dinâmica, resultado também das diversas demandas particulares e específicas dos sujeitos que dela se beneficiam. Os objetivos da criação de serviços que privilegiam espaços de sociabilidade e de troca são a produção de saúde e o estímulo das subjetividades.

Abordagens visando a integralidade das ações interdisciplinares e o trabalho intersetorial diminuem a interferência dos fatores psicossociais na saúde mental dos indivíduos, como consequência não só do tratamento, mas também de diagnósticos mais abrangentes e precisos, e, sobretudo, possibilitam desenvolver estratégias de prevenção.

O hospital-dia (HD) é caracterizado por um espaço de acolhimento ao sofrimento mental, à confusão, à desorganização, e tem como objetivo propiciar um ambiente facilitador e continente, respeitando a singularidade do indivíduo. Por meio de uma multiplicidade de intervenções realizadas por uma equipe interdisciplinar, oferece uma ação concentrada sobre o sujeito e sua família ou cuidador, promovendo um olhar intensivo e integrado a pacientes com transtornos mentais de alta complexidade, sem exclusão do convívio familiar, social e escolar. Os diversos recursos utilizados compõem um ambiente que deve ser mantido terapêutico e protegido, voltado para o cuidado apropriado aos pacientes.

Para crianças e adolescentes com transtornos mentais, em estado de vulnerabilidade emocional, situação de crise ou até de risco, as abordagens terapêuticas devem representar para o paciente o sentimento de estar sendo cuidado e atendido em suas necessidades. A terapia funciona como um amplo campo de experimentação para que angústias e conflitos possam ser elaborados e novas possibilidades possam emergir. Busca-se promover um desenvolvimento mais compatível com as potencialidades de cada paciente.

> Para crianças e adolescentes com transtornos mentais, em estado de vulnerabilidade emocional, situação de crise ou até de risco, as abordagens terapêuticas devem representar para o paciente o sentimento de estar sendo cuidado e atendido em suas necessidades.

A finalidade desse dispositivo assistencial é criar condições de restauração e ampliação do potencial de crescimento do indivíduo, reduzindo o impacto emocional e social que os transtornos mentais geram, e intervindo nos processos de cronificação e estigmatização dos pacientes.

REFERÊNCIAS

1. World Health Organization. The mental health report 2001: mental health, new understanding hope. Geneva: WHO; 2001.
2. Betarello SV, Greco F, Silva Filho LMA, Silva MCF. Fundamentos e prática em hospital-dia e reabilitação psicossocial. São Paulo: Atheneu; 2008.
3. Assis SG, Avanci JQ, Pesce, RP, Ximenes LF. Situação de crianças e adolescentes brasileiros em relação à saúde mental e a violência. Cienc Saude Coletiva. 2009;14(2):349-61.
4. Paula CS, Miranda CT, Bordin IAS. Saúde mental na infância e adolescência: revisão de estudos epidemiológicos brasileiros. In: Ribeiro-Lauridsen E, Tanaka OY, organizadores. Atenção em saúde mental para crianças e adolescentes no SUS. São Paulo: Hucitec; 2010. p. 75-92.
5. Brasil. Ministério da Saúde. Estatuto da Criança e do Adolescente. 3. ed. Brasília: MS; 2008.

6. Amstalden ALF, Hoffmann MCC, Monteiro TP. A política de saúde mental infanto-juvenil: seus percursos e desafios. In: Ribeiro-Lauridsen E, Tanaka OY, organizadores. Atenção em saúde mental para crianças e adolescentes no SUS. São Paulo: Hucitec; 2010. p. 33-45.

7. Murray CJL, Lopez AD, editors. The global burden of disease. Geneva: WHO; 1996.

8. Arce VAR. Análise do trabalho de reabilitação psicossocial desenvolvido no Centro de Atenção Psicossocial Infanto-Juvenil da Secretaria de Saúde do Distrito Federal: relato de experiência. In: Costa II, Grigolo TM, organizadores. Tecendo redes em saúde mental no Cerrado: estudos e experiências de atenção em saúde mental. Brasília: Universidade de Brasília; 2009. p. 259-72.

9. Assis SG, Avanci JQ, Pires TO, Oliveira RVC. Necessidade e utilização de serviços de saúde mental infantil. In: Lauridsen-Ribeiro E, Tanaka OY, organizadores. Atenção em saúde mental para crianças e adolescentes no SUS. São Paulo: Hucitec; 2010. p. 93-108.

10. Lima ABD, Vizzotto ADB. Atendimento interdisciplinar em hospital dia infantil juvenil. In: Oliveira BSA, Baptista MGG, organizadores. Linguagem e saúde mental na infância: uma experiência de parcerias. Curitiba: CRV; 2010. p. 85-102.

11. Winnicott DW. Da pediatria à psicanálise: obras escolhidas. Rio de Janeiro: Imago; 2000.

12. Fleitlich-Bilyk B. A saúde mental na adolescência. In: Fleitlich-Bilyk B, Andrade ER, Scivoletto S, Pinzon VD. A saúde mental do jovem brasileiro. São Paulo: Inteligentes; 2004. p. 41-63.

13. Cameron DE. The day-hospital: an experimental forms of hospitalization for patients. Mod Hosp. 1947;69(3):60-2.

14. Leite MBGD, Tiveron RM, Silva SVP. Hospital-dia: espaço de continência e participação. In: Tecendo a rede: trajetórias da saúde mental em São Paulo. Taubaté: Cabral Ed. Universitária; 1999. p. 101-16.

15. Bezerra Junior B. Prefácio. In: Vieira MCT, Vicentin MC, Fernandes MIA, organizadores. Tecendo a rede: trajetórias da saúde mental em São Paulo. São Paulo: Cabral Ed. Universitária; 1999.

16. Brasil. Ministério da Saúde. Saúde Mental em Dados 8: 2003-2010 [Internet]. 2011 [capturado em 10 maio 2011];6(8):1-24. Disponível em: http://portal.saude.gov.br/portal/saude/default.cfm.

17. Lopes IC. A contribuição paulistana à reforma em saúde mental brasileira. In: Vieira MCT, Vicentin MC, Fernandes MIA, organizadores. Tecendo a rede: trajetórias da saúde mental em São Paulo. São Paulo: Cabral Ed. Universitária; 1999. p. 27-78.

18. Lima MGA, coordenador. Avaliação dos Centros de Atenção Psicossocial (CAPS) do Estado de São Paulo. São Paulo: Cremesp; 2010.

19. São Paulo. Decreto 55.469, de 23 de fevereiro de 2010. São Paulo: Governo do Estado; 2010.

20. Stasevskas YO, Maximino VS. A rede e o sentido. In: Vieira MCT, Vicentin MC, Fernandes MIA, organizadores. Tecendo a rede: trajetórias da saúde mental em São Paulo. São Paulo: Cabral Ed. Universitária; 1999. p. 155-68.

21. Brasil. Ministério da Saúde. Portaria nº 336/MS, de 19 de fevereiro de 2002. Define as normas e diretrizes a organização dos serviços que prestam assistência em saúde mental. Diário Oficial da União. 3 mar 2002.
22. Bezerra E, Dimestein M. O caps no processo do matriciamento da saúde mental na atenção básica [Internet]. São Paulo: ABRAPSO; 2006 [capturado em 10 maio 2011]. Disponível em: http://www.abrapso.org.br/siteprincipal/.../trab_completo_301.pdf.
23. Brasil. Ministério da Saúde. Saúde mental passo a passo: como organizar a rede de saúde mental no seu município [Internet]. Brasília: MS; 2008 [capturado em 10 maio 2011]. Disponível em: http://portal.saude.gov.br/portal/arquivos/pdf/rede_de_saude_mental_revisado_6_11_2008.pdf.
24. Brasil. Ministério da Saúde. Portaria nº 224/MS, de 29 de janeiro de1992. Item 4.2 alterada(o) por: Portaria nº 147, de 25 de agosto de 1994. Brasília: MS; 1994.
25. Winnicott DWA. O ambiente e os processos de maturação. 3. ed. Porto Alegre: Artmed; 1990.
26. Shepherd R, Johns J, Robinson HT, organizadores. D.W. Winnicott: pensando sobre crianças. Porto Alegre: Artmed; 1997.
27. Lima ABD. Hospital-dia infanto-juvenil. In: Fu-I L, organizador. Transtorno bipolar na infância e na adolescência. São Paulo: Segmento Farma; 2007.
28. Abram J. A linguagem de Winnicott. Rio de Janeiro: Revinter; 2000.
29. Japiassu M. Interdisciplinaridade e patologia do saber. Rio de Janeiro: Imago; 1976.
30. Lykouropoulos CB. Saúde e educação: intersetoriaridade e práticas inclusivas. In: Ribeiro-Lauridsen E, Tanaka OY, organizadores. Atenção em saúde mental para crianças e adolescentes no SUS. São Paulo: Hucitec; 2010. p. 381-93.
31. Scherer EA, Scherer ZAP, Campos MA. Percepções sobre coordenação e funcionamento de reuniões de equipe geral de um hospital-dia psiquiátrico. Rev Latinoam Enferm. 2007;15(1):113-9.
32. Guimarães ACP, Contel JOB. Psicoterapia de grupo em hospital-dia psiquiátrico. Paidéia. 2009;19(44):378-85.
33. Davis ME, Wallbridge D. Limite e espaço: uma introdução à obra de D. W. Winnicott. Rio de Janeiro: Imago; 1982.
34. Safra G. Curando com histórias. São Paulo: Sobornost; 2005.
35. Benetton J. A linguagem de Winnicott. Rio de Janeiro: Revinter; 2000.
36. Baptista MGG. Inclusão educacional e fonoaudiologia. In: Oliveira BSA, Baptista MGG, organizadores. Linguagem e saúde mental na infância: uma experiência de parcerias. Curitiba: CRV; 2010. p. 103-13.
37. São Paulo. Secretaria de Educação Especial. Estratégias e orientações pedagógicas para a educação de crianças com necessidades educacionais especiais. São Paulo: SEESP; 2002.
38. Fonseca ES. Atendimento escolar no ambiente hospitalar. São Paulo: Menon; 2003.